U0189162

Endometriosis
子宫内膜异位症
诊断与治疗

Current Topics in Diagnosis and Management

原著 [英] Nazar N. Amso [英] Saikat Banerjee

主译 张信美

中国科学技术出版社

·北京·

图书在版编目（CIP）数据

子宫内膜异位症诊断与治疗 /（英）纳扎尔·N. 阿姆索 (Nazar N. Amso)，（英）赛卡特·班纳吉 (Saikat Banerjee) 原著；张信美主译 . — 北京：中国科学技术出版社，2024.7

书名原文：Endometriosis: Current Topics in Diagnosis and Management

ISBN 978-7-5236-0621-6

Ⅰ. ①子… Ⅱ. ①纳… ②赛… ③张… Ⅲ. ①子宫内膜异位症－诊疗 Ⅳ. ① R711.71

中国国家版本馆 CIP 数据核字 (2024) 第 072516 号

著作权合同登记号：01-2024-1345

策划编辑　靳　婷　延　锦
责任编辑　靳　婷
文字编辑　魏旭辉
装帧设计　佳木水轩
责任印制　徐　飞

出　　版　中国科学技术出版社
发　　行　中国科学技术出版社有限公司
地　　址　北京市海淀区中关村南大街 16 号
邮　　编　100081
发行电话　010-62173865
传　　真　010-62179148
网　　址　http://www.cspbooks.com.cn

开　　本　889mm×1194mm　1/16
字　　数　366 千字
印　　张　14.5
版　　次　2024 年 7 月第 1 版
印　　次　2024 年 7 月第 1 次印刷
印　　刷　北京盛通印刷股份有限公司
书　　号　ISBN 978-7-5236-0621-6/R·3242
定　　价　198.00 元

版权声明

译者名单

主　译　张信美

副主译　黄秀峰　徐　萍

译　者　（以姓氏笔画为序）

马月江　王亚萍　朱丽波　刘　武

孙　曼　李小永　李娟清　杨诗舟

杨梦佳　沈　丽　沈　涛　陈正云

陈利青　周　勇　贾　璐　钱林华

钱洪浪　章蒙蒙

内容提要

本书引进自 CRC 出版社，是一部全面聚焦子宫内膜异位症临床诊疗新进展的实用著作。全书共 18 章，内容涵盖了子宫内膜异位症的起源、临床特点和延迟诊断，详细描述了超声检查和磁共振成像在诊断内异症时的特征表现，还对影像学的质控指标和体系、影像学培训和认证等进行了细致讲解。本书介绍了多个国家的实践经验，同时强调了内异症中心和多学科团队建设的重要性，可帮助相关专业人员从多学科、多角度了解子宫内膜异位症，以减少延迟诊断，为精准治疗子宫内膜异位症和打造多学科合作团队提供有益参考。

主译简介

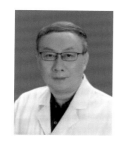

张信美

教授，主任医师，医学博士，博士研究生导师。浙江大学医学院附属妇产科医院普通妇科大科主任兼妇二科病区（子宫内膜异位症病房）科主任。中国医师协会妇产科分会子宫内膜异位症专业委员会副主任委员，中国医药教育协会妇科专业委员会副主任委员，中国医师协会微无创盆底与盆腔疼痛专业委员会主任委员，中国性学会妇科专业委员会副主任委员，中华预防医学会生殖健康分会常务委员，全国卫生产业管理协会妇科智能诊疗分会副会长，浙江省数理医学学会盆腔整合医学专业委员会主任委员，浙江省预防医学会生殖健康专业委员会主任委员，浙江省医学会微创外科学分会副主任委员，浙江省医学会妇产科分会子宫内膜异位症学组副组长，浙江省重点学科（妇科微创）负责人。长期致力于子宫内膜异位症及子宫腺肌症的临床与科研，国内首先关注深部子宫内膜异位症的诊断与治疗，较早开展腹腔镜下肠道及泌尿系子宫内膜异位症病灶切除术，擅长复杂性、难治性的子宫内膜异位症手术。2011 年创建双瓣法子宫腺肌症病灶切除术并得到推广。主持国家自然基金 7 项和国家重大专项子课题 2 项，以第一作者或通讯作者身份在 *JAMA Netw Open*、*Biomaterials*、*Hum Reprod* 等期刊上发表论文 150 余篇。主编《子宫腺肌症》（人民卫生出版社，2018 年）。

副主译简介

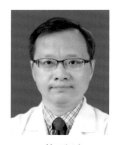

黄秀峰

主任医师，医学博士。浙江大学医学院附属妇产科医院妇一科病区主任。中国妇幼保健协会宫内疾病防治专委会副主任委员，浙江省妇幼健康协会日间诊疗专委会主任委员，中国医药教育协会妇科专委会常务委员，浙江省医学会妇产科分会子宫内膜异位症学组委员兼秘书，浙江省预防医学会生殖健康分会子宫内膜异位症学组组长，浙江省创新学科妇科微创学后备学科带头人。1996年获得浙江医科大学医学学士学位，2002年获得浙江大学妇科肿瘤临床专业硕士学位，2019年获得德国基尔大学妇产科学医学博士学位。主要从事妇科微无创诊疗和子宫内膜异位疾病、子宫肌瘤临床和基础研究，在这些研究方向积累了一定的经验。参与国家自然科学基金3项，主持并参与省部级科研项目3项。作为主参获得2020年浙江省自然科学奖二等奖和2013年浙江省医药卫生科技奖一等奖，曾经获得"石华玉青年医生"称号。于中华系列期刊及SCI收录期刊发表多篇学术论文，共同主编《子宫腺肌症》，参编《子宫内膜异位症》《子宫体疾病》等专著多部。

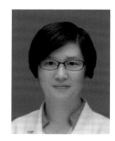

徐　萍

副主任医师，医学博士。浙江大学医学院附属妇产科医院妇二科病区副主任。浙江省医学会妇产科分会青年委员，浙江省预防医学会生殖健康专业委员会委员兼秘书，浙江省预防医学会生殖健康专业委员会子宫内膜异位症学组副组长，浙江省数理医学会盆腔整合医学专业委员会委员兼秘书，中国医师协会微无创专委会盆底与盆腔疼痛学组委员兼秘书，中国医药教育协会妇科专业委员会委员，中国医药教育协会医疗器械管理妇产分会委员，中国妇幼健康研究会妇产科精准医疗专业委员会委员。2006年获得中国协和医科大学临床医学八年制博士学位，毕业后长期致力于子宫内膜异位症临床、科研及教学相关工作，在子宫内膜异位症、子宫腺肌症、妇科微创手术等方面积累了一定的经验。曾赴加拿大麦吉尔大学附属犹太总医院学习妇科微创手术。参与国家自然科学基金1项，主持省部级科研项目2项。作为主要参与者，获得全国妇幼健康科学技术奖－科技成果奖三等奖。于国内一级/核心期刊及SCI收录期刊发表学术论文10余篇，参编《子宫腺肌症》《子宫内膜异位症》等专著多部。

原著者介绍

Nazar N. Amso 伦敦大学妇产科荣誉退休教授，曾任卡迪夫大学医学院妇产科学术部主任，英国卡迪夫医院妇科顾问医生，高级医学模拟在线公司的首席执行官。曾在伊拉克巴格达大学医学院接受培训，并在英国完成了妇产科专科培训。在伦敦大学获得了生殖内分泌学博士学位，长期致力于生殖医学和超声领域，并发表了大量论文。同时也是卡迪夫大学超声大师班项目的负责人，高级医疗模拟在线公司的首席执行官（该公司提供远程技能培训、远程医学教育和医疗保健方面的创新解决方案）。他目前仍活跃在临床一线，并继续为全球教育做出贡献。

Saikat Banerjee 理学学士，工商管理学士，DFFP FRCOG，理学硕士，剑桥大学医院生殖医学和外科顾问医生，英国剑桥 CEES-u（剑桥子宫内膜异位症和内镜手术单元）联合主任，前萨里大学高级讲师。曾在伦敦大学盖伊医院和圣托马斯医院受训。他是公认的子宫内膜异位症专家，长期从事影像学和内镜手术研究，在影像学方向获得了放射学科学士学位，在伦敦国王学院担任讲师期间对超声学产生了浓厚的研究兴趣；在内镜手术方面，他是业内公认的专家，在萨里大学担任高级讲师期间从事内镜培训和研究，并参与了该校的内镜手术大师班项目。长期担任英国妇科内镜学会的董事会成员。

中文版序

自 1860 年 Rokitansky 首次报道"子宫内膜异位症"至今有 160 余年，子宫内膜异位症已成为妇科的常见病和多发病。随着时代和科学的不断发展，对本病的认识与以往相比已有长足的进步，但仍未真正揭开其面纱触及本质。

直到 20 世纪 80 年代初，国内第一部有关本病的译著才由张惜阴教授（已故）翻译出版，仅 16 万字；1999 年，我参与编写了第一部国内关于本病的医学科普"名医谈百病"丛书之一；2002 年，由我主编了第一部有关本病的专著，40 万字，张信美、黄秀峰等也参与了；2003 年，郎景和院士主编了第一部有关本病的基础与临床研究汇编，汇集了论文 47 篇，40 万字。以上著作均各有特色，在当时起到了引领作用。此后有关本病的专著和译本仍较为罕见，仅在各期刊、学术会议、国内外交流中可见。因真正的病因仍未探明，也有"路艰难、难进展"之因所致，近年势头也有所下降。在此进展缓慢、似有徘徊之际，中国科学技术出版社审时度势，引进了新近出版的 *Endometriosis:Current Topics in Diagnosis and Management* 一书，由国内著名子宫内膜异位症研究和实践的专家张信美主任担任主译，并领衔其专业团队共同完成了中译本。译者的辛勤付出，使本书顺利与广大读者见面。本书的出版是对该领域的巨大贡献，有助于本病的深入研究，进而加快患者的有效康复。

承张信美主任等盛邀，为中译本作序，有幸先睹为快，读后怦然心动，受益匪浅！本书内容新颖、丰富、实用，设计独具匠心，其特点正如原著前言中所述的三大挑战：一是内异症的起源、及时诊断、鉴别诊断、手术诊断、影像学诊断的关键作用；二是药物和手术治疗，尤其是深部内异症；三是临床服务的监管、标准和质控。全书特别强调内异症诊疗的有关培训、资质认证、医疗单位分级要求、医疗中心的建立等，也体现了多学科共同诊治弥补分科过细和专业水平差异过大对本病诊治的影响；引进新手术技能（即机器人辅助手术）的正规使用和评估等也是本书的独特之处，有别于目前同类书刊的论述为我们提供了可借鉴和启迪的新认知，有利于我们结合国内实际情况，进行深入研究和临床应用，对医疗、教学、科研等，以及对广大女性、家庭、社会，均有所裨益。

老朽作如上历史回忆和个人领悟，赧然为序。更祝张信美主任及其团队在子宫内膜异位症的深入研究上"青出于蓝，胜于蓝"，取得更多成就。

浙江大学医学院附属妇产科医院
浙江大学医学院妇产科教研室
教授，主任医师，博士研究生导师

译者前言

子宫内膜异位症（简称"内异症"）是一个谜一般的妇科疾病。它会影响女性的一生，从青春期，甚至婴儿期开始，一直贯穿育龄期到绝经后；它影响女性的几乎全身器官，从最常见的累及卵巢、宫骶韧带、腹膜，到泌尿道、肠道，甚至肺部、鼻黏膜、神经系统。自从100多年前内异症被发现至今，全世界妇产科同道们已积累了颇多的诊疗经验，对此也有了深入的研究和理解，但是较长时间的延迟诊断、难以精确的术前评估、相对复杂的手术治疗给从事该疾病研究的专家带来了极大挑战。

本书聚焦内异症的临床诊治，展示了最新循证证据和实践经验。其两位主编都来自英国，Nazar N. Amso 是卡迪夫大学医学院妇产科名誉教授，曾经是该院妇产科学术部主任和英国妇科影像学会的创始主席，从事临床工作的同时，还在超声应用和教育培训方面做出过卓越贡献。Saikat Banerjee 是剑桥大学内异症和内镜外科的创始人和联合负责人，以及资深的妇科腹腔镜手术和妇科超声专家。

他们基于内异症诊治中心和多学科团队致力相关研究30余年积累的丰富诊治经验，并邀请了来自英、法、意、德、奥地利、瑞士、土耳其等国家共40位内异症研究的专家，可以说集聚了欧洲本领域的临床诊治精英，根据自身的专长，纵笔撰写了18个章节，几乎涉及内异症诊疗的各个方面。

笔者在内镜和超声领域具有高深的造诣，本书对除腹膜型以外的其他各种类型的内异症影像学特征进行了归纳总结，为该病的非创伤性诊断提供了宝贵经验。这些信息不仅能改善内异症的延迟诊断，而且也为有效建立较可靠的术前评估体系做出了贡献。书中对内异症的疼痛控制、药物选择和不孕处理进行了有针对性的分层管理描述。对于深部内异症累及肠道、泌尿道、神经系统等组织，重点阐述了其系统诊断和手术治疗的关键环节，图文并茂，剖析精当。书中后部展示了不断完善的内异症手术质量控制体系和不断发展的内异症诊治中心的架构和运行管理，让我们看到欧洲各位同行为改善内异症患者的生存质量和优化医疗系统的资源配置所做出的不懈努力和获得的成效。有关内镜外科医生的超声影像学培训和认证、腹腔镜手术培训，尤其是内异症模块的详细说明同样令人印象深刻。同时，书中还展示了很多内异症的最新信息，包括内异症诊断新技术的数字模拟和虚拟仿真、机器人手术数据、新型冠状病毒感染给内异症的诊疗和专业培训带来的新挑战等，这些新角度给了我们很多新启示。虽然我国还没有像英国制订"2030年内异症延迟诊断不超过1年"这样的宏大计划，但是对内异症同质化管理和对患者高质量服务一直是我们的工作重点和未来努力的方向。

希望本书中译本能对妇产科、超声、影像、外科领域的各位同仁均有所裨益。由于中外术语规范及语言表述习惯有所不同，书中可能遗有疏漏之处，恳请各位读者及同行提出宝贵意见。最后，非常感谢中国科学技术出版社，在出版过程中给予我们极大的支持，让我们有机会把这部著作介绍给国内各位同仁，在此一并致谢！

浙江大学医学院附属妇产科医院　周坚

原书前言

　　子宫内膜异位症是导致严重月经问题和盆腔疼痛的最常见原因之一，也是导致生育能力下降的主要原因。子宫内膜异位症影响 1/10 的女性人群，即全世界 1.76 亿女性。它会严重影响患者的生存质量，导致抑郁和社会关系破裂；会影响患者的工作，每年给英国经济造成高达 82 亿英镑的损失。在妇科就诊原因中，慢性盆腔疼痛占 10%。关于子宫内膜异位症起源的传统观点是基于 100 年前的一个假说，其发病机制尚不清楚，并且与其他疾病有显著交互共存。根据目前的实际情况，其诊断仍然主要依赖于手术确诊。因此，患者在确认诊断和接受治疗之前可能会遭受相当长一段时间的疾病折磨。

　　显然，为了缩短患者从出现症状到确诊的时间，我们还需要深入研究。在英国，为了帮助实现上述目的，两个主要的专家协会［英国妇科内镜学会（BSGE）和英国妇科影像学会（BSGI）］在英国萨里举行了一次联席会议，汇集了影像学和子宫内膜异位症领域的主要决策性行业领袖，以揭开疾病的神秘面纱，规划疾病诊治的前进方向，并将子宫内膜异位症的管理带入 21 世纪。

　　谨以本书献给所有患有子宫内膜异位症的人，本书旨在帮助那些不知疲倦工作的医疗保健专业人员，通过明确诊断并以最高的专业标准管理子宫内膜异位症，以减轻患者的痛苦。本书为实现这一点提出了新的模式，这些模式将揭开疾病的神秘面纱，加快诊断速度，减少不必要的手术次数。本书汇集了来自各个专业的专家，结合他们在子宫内膜异位症领域多年的经验，提供最新的循证证据。

　　本书从三个主要方面阐述了子宫内膜异位症的挑战。第一个方面致力于阐明子宫内膜异位症的起源和及时诊断。这需要全面理解疾病的发生发展且与时俱进，包括充分认识疾病演变、病史采集和鉴别诊断的重要性，以及影像学检查在外科诊断（目前为金标准）中的关键作用。第二个方面致力于介绍子宫内膜异位症管理中的药物治疗和手术治疗的挑战。最后，我们阐述了临床医学服务的挑战，无论是与临床服务的监管、标准和质量控制有关的挑战，还是与受新型冠状病毒感染影响的培训相关的挑战。特别考虑到需要采用复杂的管理策略对累及多器官的疾病采取多学科协同诊疗科学方法的模式。首要目标是早期诊断，以提供最合适并基于循证医学证据的治疗方案。

Nazar N. Amso

Saikat Banerjee

致　谢

感谢 BSGI-BSGE 子宫内膜异位症联合会议的与会者，他们使会议成为出席人数最多的会议之一，并希望那些没有出席的人能觉得本书是一部耳目一新、富有启发性的读物。

我们要特别感谢对本书做出贡献的人员，他们都是在子宫内膜异位症领域各个专业公认的领军者。

原著封面由 Nazar N.Amso 和 Saikat Banerjee 共同设计完成。

我们也要感谢家人的理解，还要感谢CRC出版社/Taylor & Francis集团对此版本的支持！

补充说明

本书配套视频已更新至网络，读者可通过扫描右侧二维码，关注出版社"焦点医学"官方微信，后台回复"9787523606216"，即可获得视频下载观看。

目　录

第1章 子宫内膜异位症的起源
The Origins of Endometriosis

Jeremy Wright 著

医学的公理之一就是，为了成功地治疗一种疾病，我们需要了解其病因、流行病学和人口统计学。如果在 2019 年，使用谷歌学术对"子宫内膜异位症病因"进行检索，有 27 000 条结果，而检索其患病率则有 53 600 条。

如果回顾过去 10 年有关子宫内膜异位症（简称"内异症"）治疗方面的文献，其患病率似乎已经从 6% 缓慢上升到 10%[1, 2]，但这可能是因为随着腹腔镜观察和活检确认技术的完善，诊断的准确性得以提高，而并非是发病率的实际上升。大多数来自高收入国家的研究表明，临床病例队列报道中发病率的升高意味着这些女性开始认识到盆腔疼痛是不正常的，就像其意识到围产期暴露于工业毒素可能导致致畸率升高一样。随着中等收入国家对腹腔镜手术干预的热情不断增长，子宫内膜异位症的报道也随之增多，但在缺乏诊断和治疗设施的低收入国家，子宫内膜异位症仍在很大程度上被忽略了。然而，很少有关于子宫内膜异位症患病率在社区方面的研究[3, 4]，明显这方面未被重视，但也的确表明可能该疾病的发病在人群中并非一个大问题，其发病数据并没有像文献和会议上报道的大量病例系列那么多。在过去 10 年中，手术治疗已经成为子宫内膜异位症的主要治疗方式，随着腹腔镜技术的提高，手术效果越来越好，实现根治性治疗的可能性越来越大，尤其是与结直肠外科医生的合作增加了手术的复杂性，以致肠切除越来越常见。这种手术治疗方法越来越多地基于恶性肿瘤根治性手术的原则，然而，很少有长期研究评价这种治疗的有效性。

为了制订有效的治疗方法并同时考虑预防复发的策略，无论是彻底阻断疾病，还是在患病女性中尝试阻断其严重临床症状或改善其生育能力，我们首先要了解疾病的发展过程。

一、子宫内膜异位症的病因

19 世纪初至 20 世纪 20 年代，子宫内膜异位症起源的胚胎源性假说一直盛行，直到 20 世纪 20 年代，Sampson[5] 提出的"经血逆流播散"学说成为最为大家所公认的理论。基于许多观察性研究的结论，Sampson 提出，经血逆流是子宫内膜异位症的主要原因，这一观点至今仍有很大的影响力[6]。为了形成浅表内异病灶，逆流经血中的子宫内膜细胞必须植入、增殖，然后侵入腹膜，而深部内异病灶的产生则需要进一步的驱动力，启动侵袭、炎症反应和纤维肌性增生。但尚无体内研究证据表明逆流的子宫内膜细胞附着在盆腔表面，然后增殖和侵入，最终形成子宫内膜异位症。

Brosens 进一步修改和扩展了 Sampson 的理论，Brosens 认为，新生儿因雌激素撤退所导致的经血逆流，可能引起子宫内膜样细胞的腹膜种植，但缺少实验性或观察性证据[7]。

Brosens 在许多文章中提出了这一假说，并引用了组织化学研究和分化簇（cluster of differentiation, CD）标志物表达研究来支持他的理论[7-9]。一些研究表明，患子宫内膜异位症的女性与非患病女性在子宫内膜的行为方面存在明显差异，提示患子宫内膜异位症女性的子宫内膜具有更大的黏附倾向[10]。其他研究表明，子宫内膜异位症患者子宫内膜间充质干细胞 / 基质细胞分化为成纤维细胞的倾向更大[11]；然而，这些研究均未证实发生异位子宫内膜细胞植入。对子宫内膜异位症起源是新生儿经血逆流这一观点持反对意见者，与反对成人期子宫内膜异位症起源于经血逆流学说者都一致认为，如果没有最初异位内膜细胞附着和增殖/侵袭步骤的显微照片证据，即使在90年后，这些理论仍不能被证实。

经血逆流学说，无论是新生儿中还是成人中，都无法解释为什么经血逆流人群中只有一小部分发生子宫内膜异位症，而已证实超过90%的健康成人个体[12]腹腔中存在经血，高达60%的新生儿中存在隐匿性腹腔内经血[13]。虽然目前未能证实逆流的子宫内膜细胞或组织附着在盆腔表面，但子宫内膜的自体植入也是可能的。事实上，人们通过将部分子宫植入猕猴的眼球前房，完成了整个月经周期中子宫内膜变化的初步研究。

1988年，David Redwine[14]证实死于婴儿猝死综合征（sudden infant death syndrome，SIDS）的婴儿后陷凹存在子宫内膜异位症。随后，Fujii和Signorili均发现了胎儿标本中的子宫内膜异位组织，表明子宫内膜异位症可在月经初潮前就存在[15-17]。

二、生殖道的胚胎发育学与子宫内膜异位症的起源

基因可以调控胚胎发育。如果子宫内膜异位症具有胚胎源性起源，那么基因必然可以调控疾病的表达。男性和女性中子宫内膜异位症多变，又在一定程度上可预测临床表现，就可以很容易地用一系列基因之间的相互作用来解释，这些基因可以一起被视为米勒遗传集合。

在胚胎发育的起始阶段，有两个胚层，外胚层最终分化为大脑，内胚层分化为消化道内层组织。子宫内膜异位症是由于中胚层的发育异常。所有描述的子宫内膜异位症病灶所侵犯的部位均起源于中胚层。无论是什么部位的肌肉都是中胚层起源，包括脑血管壁的肌肉层，这就解释了为什么大脑这一外胚层来源的器官会发生中胚层源性疾病。

肠胚形成（因为原沟似乎正在吞噬通过类似相对传送带的过程输送给它的外胚层）是被吞噬的外胚层在通过原沟后转化为中胚层的过程。中胚层细胞进入外胚层和内胚层之间并自主向前移动。中胚层发育成了除大脑以外表皮和肠黏膜之间的所有组织。

在肠胚形成期间，所有的遗传指令开始发挥作用。中胚层细胞已经被标记为遗传指令，即形成体内的一切，包括子宫内膜异位症。一切事物似乎都以某种方式与其他事物相关联。对于子宫内膜异位症专科的外科医生来说，存在一个惯常思路是，子宫内膜异位与一系列妇科、泌尿和胃肠道问题有关，包括结构缺陷，如米勒管发育不良、宫颈狭窄、肾脏缺失，还和其他疾病密切相关，如子宫腺肌症、子宫肌瘤和其他被移位的米勒管组织。只关注子宫内膜异位症这一种疾病的观点太过于狭隘和局限了。Sampson的学说永远无法解释的某部分子宫内膜异位症病因，以人类基因组的表现各不相同就能完全解释清楚。

胎儿性腺在胎儿发育第7周左右才分化为男性或女性。原生殖细胞由靠近尿囊的卵黄囊壁的内胚层细胞发育而来，并沿着后肠的背脊迁移，之后迁移至生殖嵴上，然后形成细胞索，再形成簇，每个簇都是围绕原生殖细胞生长的，之后发育成被卵泡细胞包围的卵母细胞。这一过程的重要意义在于，这些卵母细胞有可能发展为对激素有反应性的子宫内膜上皮，并有可能由此发展为卵巢的子宫内膜异位囊肿。

无论遗传性别如何，生殖系统均由两套生殖管道（中肾管和副中肾管）发育而成。生殖系统先是由生殖嵴前外侧的体腔上皮内陷，最初向外侧延伸至副中肾嵴，再穿行至腹侧交叉并融合于中线，开始只是一个隔膜，但随后融合形成子宫管道。如果该融合过程失败，则有可能导致子宫畸形（如双子宫），以及其他更常见的变异，如子宫纵隔。双侧管道在尾端融合形成米勒结节，并沿副中肾管进入泌尿生殖窦。

融合的管道被宽大的腹膜横褶覆盖，输卵管位于子宫阔韧带的上缘；卵巢位于阔韧带后表面。

阔韧带进一步将盆腔分为前方的膀胱子宫陷凹和后方的直肠子宫陷凹。腹膜褶的下面是一层间充质，能发育形成子宫肌层。

副中肾管中有一个实性组织外翻，并迅速增殖形成窦阴道球或米勒结节，该生长过程拉大了从米勒球到泌尿生殖窦的距离。在宫内发育的第 5 个月左右，这种阴道的生长完全形成了管道，并在子宫末端（即发育中的子宫颈）周围的阴道呈翼状扩张，形成阴道穹窿。一个薄组织板（即处女膜）标志着阴道与泌尿生殖窦的分界。所有这些都在很大程度上受基因调控。每个人的基因组似乎都预先决定了他们生来就有的东西。

三、历史上有关子宫内膜异位症的研究

从 19 世纪中叶开始，随着尸检法的放宽，人们对正常组织和病理组织解剖学的兴趣激增，同时对胎儿和动物模型病理检测的兴趣也与日俱增。正是对胚胎学和病理学知识的结合和积累，才使各种病因假说得以发展，并在很大程度上有助于制备更好的组织用于组织学评估。

彼时，医学期刊还处于起步阶段，但已发表的文献报道与在会议上展示的病例一起被传阅，引起了很多讨论和争议，其中有一些相当激烈，但也使各种假说得以被检测、修改，最终被接受或拒绝。

1878 年，法国发表了最早的一篇表明卵巢囊肿可以从卵巢的 Pfluger 管发育而来的论文。Pfluger 管是生殖道上皮的早期发育阶段，并在滤泡细胞中逐渐分化。大约在 1892 年，Waldeyer 提出子宫内膜异位症的胚胎学起源来自这些 Pfluger 管，虽然原始参考文献已随时间丢失，但 Pozzi 在 *Treatise in Gynaecology：Medical and Surgical*（William Wood & Company，1892）[18] 一书中再次引用了这一结论。

有关子宫腺肌症胚胎源性起源的文献报道、圆韧带子宫腺肌症是否来源于米勒管的争议的文献，以及直肠阴道隔子宫内膜异位症的报道也随之而来。这些病例报道当时在欧洲各地的会议上分享展示，并引起了广泛的讨论。von

Recklinghausen 于 1860 年强烈主张这些结节起源于后肾（Wolffan）管，这一学说广泛为大家所接受，直到 Kossman Meyer 和 Cullen 提出他们的理论。这一学术争论的过程由英国妇科医生 Cuthbert Lockyer 在其著作 *Fibroids and Allied Tumours*[19] 中进行了详细的阐述。

两次世界大战和欧洲的混乱使大多数研究陷入停顿。Cullen 的研究工作支持了米勒管学说，使其处于主导地位。他在手术中报告了所有解剖区域的"子宫腺肌症"，而这些区域现在被认为是深部子宫内膜异位症的常见部位。这一学说最终被 Sampson 提出的经血逆流学说所取代。

David Redwine 是最早开始正式挑战已被公认和普遍接受的子宫内膜异位症起源学说的妇科医生之一[20]。他基于基础手术中的观察所见和盆腔定位，在 1988 年提出了子宫内膜异位症起源的"米勒管化生"（Mulleriosis）学说。这一学说在某些细节方面是值得研究的，因为它是理解疾病胚胎学起源的基础。"米勒管化生"学说提出了比单纯的子宫内膜异位症发病更宏大的世界观，是基因编程和可能与子宫内膜异位症发病相关的发育缺陷的统称。Redwine 报道了 1 例死于 SIDS 的婴儿，其直肠子宫陷凹中存在异位的子宫内膜和间质，说明子宫内膜异位症也可发生在婴儿。但米勒管化生并不仅仅是胚胎源性移位的子宫内膜。子宫内膜异位症是妇科疾病整个家族（包括腹膜袋）中最常见和症状最明显的疾病，这是由米勒基因组在器官发生过程中对中胚层细胞分化和迁移的影响所致。对于子宫内膜异位症而言，米勒管化生导致大片组织沉积植入盆腔和盆腔外部位，这些部位对于子宫内膜异位症专科医生来讲是非常熟悉的，但实际上这种沉积可以发生在任何有中胚层来源的组织的部位。这些片状组织可能含有子宫内膜异位岛，但也同时具有化生为更明显的肉眼可见的子宫内膜异位症病灶、纤维肌性化生形成深部子宫内膜异位症病灶的能力。女性盆腔器官随着细胞扫过后盆腔而形成，这也解释了子宫内膜异位症最好发于后盆腔的原因。这些片

状组织可能一直保持未分化状态，直到受到雌激素刺激。这些片状组织似乎在腹膜表面上或其附近最常见，但也可以随着胚胎发育而浸润至更深。如果手术在三维空间上完全切除一块片状组织，就可以在该部位治愈子宫内膜异位症。未分化片状组织的不完全切除可能导致该区域内或周围仍残留少量浅表病灶。这些片状组织可延伸至腹壁或会阴，在协助创面愈合的生长因子的帮助下，这些片状组织增生进而形成子宫内膜异位症病灶。

1988年，米勒管化生具有明显但尚未确定的遗传学基础，由此导致米勒管细胞的异常分化和迁移。现在，遗传学可以提供一些解释，米勒遗传集合可以接受尽可能多的可以识别的基因。子宫内膜异位症专科医生所熟悉的疾病的重复表现模式被很好地解释为遗传作用的不可避免的生理表现。

现如今，基因测序已确定了负责胚胎发育的基因，胚胎发育始于同源框或 Hox 基因 9、10、11 和 13[21]。

Zondervan 等最近对子宫内膜异位症复杂的基因组学进行了综述，包括 Hox 基因下游的许多相互作用基因[22]。

Bulun 在 New England Journal of Medicine[23] 中发表的一篇综述中推测，遗传或环境因素都可能改变这些基因的功能，特别是 DNA 甲基化的变化可能导致表观遗传畸变和关键基因的病理表达。此类病例包括祖细胞中 SF1 和 ER-β 表达改变，使这些细胞易患子宫内膜异位症。

目前，还有 Fujii[17] 报道的使用特定组织染色（如 CA125）的胚胎源性证据，除了正常的米勒管发育外，在体腔上皮和周围的间充质细胞中可能存在继发性紊乱的其他米勒管通路。这些细胞或细胞碎片，可以处于休眠状态，直到暴露于雌激素中，然后获得从米勒管发育成子宫内膜腺体及其周围间质的能力，从而表现为子宫内膜异位症。这就能解释为什么大多数子宫内膜异位病灶位于生殖道发育的形成路径上，特别是常见的宫骶韧带处和直肠阴道隔上段病灶，均起源于体腔内皮的细胞碎片，正如前文 Redwine 米勒管化生理论中所提及的那样。

如前所述，两种原始生殖细胞的发育都起源于卵黄囊，并沿着后肠迁移到发育中的生殖嵴，其本身在卵黄囊中发育，然后右旋回到腹腔；这两个同时发生的胚胎学过程就可以解释阑尾、盲肠和膈肌这些相对罕见部位的子宫内膜异位症的起源。

Redwine 在 9 例死于 SIDS 的婴儿的其中 1 例中发现了子宫内膜腺体和间质，有力地证明了子宫内膜异位组织在青春期之前就存在，并且很可能起源于胚胎。在随后的详细研究中，Signorili 及其同事[15, 16] 使用各种染色技术（包括 CA125 和 ER）在 36 例流产的女胎中寻找子宫内膜异位症的证据。其中找到了 4 例（11%），这与引用的 10% 的患病率相似。所有这些子宫内膜异位症病灶区域都位于米勒管形成的路径上，提示为继发于米勒管化生。最近，在一例 35 周胎儿中诊断出左侧卵巢子宫内膜异位囊肿，随后囊肿在新生儿期被切除[24]。

综合这些文献，目前的论点强烈支持子宫内膜异位症的胚胎源性理论，但在动物中没有发现自发性子宫内膜异位症，这使实验动物模型的开发非常困难，获取胎儿组织学材料更是难上加难。因此，尽管胚胎源性理论的间接证据很强，但现在并没有，也可能永远没有证据来证明这一点。

然而，该理论在治疗中提出了一些有趣的问题。年轻女性的手术治疗还是相当棘手的，因为子宫内膜组织的细胞碎片尚未形成肉眼可见的病灶。由于年轻女性在雌激素环境中的接触时间不足（年长的女性更容易出现严重病变），因此只能获得疾病某一时间点的表现概况。在没有治疗的情况下，没有多次腹腔镜评估的纵向研究。对子宫内膜异位症的自然病程及其未经治疗的进展知之甚少。如果能识别早期疾病，抑制月经的治疗是否会延缓严重疾病的发生并维持正常的解剖结构和生育能力？是否可以识别和切除还处于亚临床状态的子宫内膜异位组织细胞碎片，从而预防重度纤维化（尤其是纤维化间隔疾病），并降低年轻女性接受毁损性手术或出现并发症手术的可能？子宫腺肌症是子宫摘除（因盆腔疼痛和子宫出血性疾病而行子宫切除术）的重要原因，能否早期识别和治疗子宫腺肌症以减少子宫切除术？

结论

尽管人们对生殖道的胚胎学有了更好的了解，并且我们现在对子宫内膜异位症的表观遗传学也有了更好的了解，但我们最终的目标可能更倾向于提供早期干预措施，阻止或延缓导致纤维化和破坏功能的子宫内膜异位斑块的发展。然而，目前缺乏的是提供早期诊断和非侵入性检测子宫内膜异位症的能力，既能识别子宫内膜异位症的存在，又能在这些子宫内膜异位症斑块变成明显病灶之前检测其起源，以便有针对性地根除它们。

参 考 文 献

[1] Laufer MR. Helping 'adult gynecologists' diagnose and treat adolescent endometriosis: reflections on my 20 years of personal experience. *J Pediatr Adolesc Gynecol.* 2011;24(5 Suppl) Suppl:S13–7.

[2] Laufer MR, Goitein L, Bush M, Cramer DW, Emans SJ. Prevalence of endometriosis in adolescent girls with chronic pelvic pain not responding to conventional therapy. *J Pediatr Adolesc Gynecol.* 1997;10(4):199–202.

[3] Ballard K, Lowton K, Wright J. What's the delay? A qualitative study of women's experiences of reaching a diagnosis of endometriosis. *Fertil Steril.* 2006;86(5):1296–1301.

[4] Ballard KD, Seaman HE, de Vries CS, Wright JT. Can symptomatology help in the diagnosis of endometriosis? Findings from a national case-control study – Part 1. *BJOG.* 2008;115(11):1382–1391.

[5] Sampson JA. Peritoneal endometriosis due to the menstrual dissemination of endometrial tissue into the peritoneal cavity. *Am J Obstet Gynecol.* 1927;14(4):422–469.

[6] Sampson JA. Metastatic or embolic endometriosis, due to the menstrual dissemination of endometrial tissue into the venous circulation. *Am J Pathol.* 1927;3(2):93–110, 43.

[7] Brosens I, Benagiano G. Is neonatal uterine bleeding involved in the pathogenesis of endometriosis as a source of stem cells? *Fertil Steril.* 2013;100(3):622–623.

[8] Brosens I, Puttemans P, Benagiano G. Endometriosis: a life cycle approach? *Am J Obstet Gynecol.* 2013;209(4):307–316.

[9] Brosens I, Benagiano G. Perinatal origin of endometriosis revisited. *Gynecol Endocrinol.* 2015;31(6):419–421.

[10] Nikoo S, Ebtekar M, Jeddi-Tehrani M, Shervin A, Bozorgmehr M, Vafaei S, et al. Menstrual bloodderived stromal stem cells from women with and without endometriosis reveal different phenotypic and functional characteristics. *Mol Hum Reprod.* 2014;20(9):905–918.

[11] Gargett CE, Gurung S. Endometrial mesenchymal stem/stromal cells, their fibroblast progeny in endometriosis, and more. *Biol Reprod.* 2016;94(6):129.

[12] Halme J, Hammond MG, Hulka JF, Raj SG, Talbert LM. Retrograde menstruation in healthy women and in patients with endometriosis. *Obstet Gynecol.* 1984;64(2):151–154.

[13] Kaiser R, Grassel G. Incidence and intensity of uterine bleeding in the neonate (author's transl). *Geburtshilfe Frauenheilkd.* 1974;34(8):644–648.

[14] Redwine DB. Mulleriosis instead of endometriosis. *Am J Obstet Gynecol.* 1987;156(3):761.

[15] Signorile PG, Baldi F, Bussani R, D'Armiento M, De Falco M, Boccellino M, et al. New evidence of the presence of endometriosis in the human fetus. *Reprod Biomed Online.* 2010;21(1):142–147.

[16] Signorile PG, Baldi F, Bussani R, Viceconte R, Bulzomi P, D'Armiento M, et al. Embryologic origin of endometriosis: analysis of 101 human female fetuses. *J Cell Physiol.* 2012;227(4):1653–1656.

[17] Fujii S. Secondary Mullerian system and endometriosis. *Am J Obstet Gynecol.* 1991;165(1):219–225.

[18] *Treatise on Gynaecology – Medical and Surgical.* William Wood & Company; 1892.

[19] *Fibroids and Allied Tumours (Myoma and Adenomyoma).* London: Macmillan & Co Ltd.; 1918.

[20] Redwine D. Chapter 10: Sampson revisited: a critical review of the development of Sampson's theory of origin of endometriosis. In: Garcia-Velasco J, Rizk B, editors. *Endometriosis: Current Management and Future Trends:* Jaypee; 2010.

[21] Daftary GS, Taylor HS. Endocrine regulation of HOX genes. *Endocr Rev.* 2006;27(4):331–355.

[22] Zondervan KT, Becker CM, Missmer SA. Endometriosis. *N Engl J Med.* 2020;382:1244–1256.

[23] Bulun SE. Endometriosis. *N Engl J Med.* 2009;360(3):268–279.

[24] Schuster M, Mackeen DA. Fetal endometriosis: a case report. *Fertil Steril.* 2015;103(1):160–162.

第2章 子宫内膜异位症的临床表现及鉴别诊断
Endometriosis: Clinical Manifestation and Differential Diagnosis

Oudai Ali　Nazar N. Amso　著

子宫内膜异位症是一种谜一样的疾病，在女性中的发病率为 10%～15%，平均延误诊断 6.7 年[1]。其症状通常不典型且无特异性。子宫内膜异位症的表现包括疼痛、痛经、月经中期疼痛、性交痛、肠道症状、膀胱症状、疲乏和生育力降低[2]。研究疾病严重程度与症状严重程度之间的相关性、疾病分布与症状和体征表现形式间的相关性是非常有趣的。临床表现确实倾向于代表受累的结构或器官[3]；目前为止，临床诊断中阳性预测值最佳的是宫骶韧带触痛结节联合重度痛经，可达 95%[4]。

子宫内膜异位症是一种慢性的良性"浸润性"疾病；因此，临床症状将会获得进一步的重视，故而疾病的管理侧重于改善生存质量，以及恢复和维持功能。在诊断疾病的过程中应当反复不断排除其他疾病，因为体征和症状的鉴别诊断将提供更精准的诊断路径并减少诊断的滞后，直到达到确诊诊断。

子宫内膜异位症患者因何就诊？一般来说，有两种可能的情况。

1. 有症状的患者

由于疾病的慢性病程和容易形成瘢痕的特性，患者可能不一定认识到其症状的意义，直到注意到这些症状的严重程度从可以自我调节管理转变到需要就诊的状态。通常没有发现疾病的某种常规模式。在转诊到专科医生处之前，会对症状进行评估或治疗一段时间。由于目前公认的确诊金标准是腹腔镜检查，在诊断最终确立之前可能存在进一步的诊断滞后。症状的范围广泛且不具备明确的特异性，但通常具有周期性，并在降低雌激素水平后可缓解。

2. 无症状患者

部分子宫内膜异位症患者进行自我管理，没有就诊。在育龄期症状明显的子宫内膜异位症患者，往往绝经后症状减轻；随后症状再次出现，并伴有其他需要检查的疾病，子宫内膜异位症或子宫内膜异位囊肿（以下简称"内异囊肿"）必然在需要鉴别诊断的疾病列表中。其他发现疾病的情况是，由于其他原因进行盆腔检查时偶然发现并怀疑是子宫内膜异位症，如在阴道镜检查或不孕检查时，因此需要转诊以进一步获取专科意见。卵巢子宫内膜样癌是一种起源于子宫内膜异位囊肿的卵巢肿瘤，内异囊肿具有恶变风险[5]。

综上所述，子宫内膜异位症没有特定的发病特征。可以几乎无症状，也可以有多种症状；临床表现会随着时间而进展，症状往往会随着绝经而消失；症状也可能与其他并存疾病的症状相重叠[6]。

一、子宫内膜异位症的流行病学

子宫内膜异位症会影响 10%～15% 的女性[7]。为了准确了解其流行病学特征，需要考虑多种因素。首先需要考虑的一点是子宫内膜异位症需要由腹腔镜来诊断，获取医疗资源允许进行腹腔镜检查确诊的途径很多样，但非常关键。在相同的背景下，世界各地关于子宫内膜异位症的出版物在数量上完全不同，与其他国家相比，它们通常反映了北美国家的数据（占据过高的比例），并不一定具有代表性。在过去 40 年中，北美出版物的发表比例还在稳步增加，反映了微创手术和对疾病认知的进步。这也很难自信地说子宫内膜异位症流行病学的差异只是地域上的差异，子宫内膜异位症发病趋势的报道已经观察到种族和其他变量之间的差异，如社会经济和营养状况。图 2-1 显示了子宫内膜异位症文献发表趋势的巨大差异[8]。

每个国家的面积按其出版物总数的比例进行了缩放（图 2-1A）。不同的颜色反映了子宫内膜异位症出版物的数量。红色虚线（图 2-1B）表示 1990 年以后出版物数量急剧增加。

（一）年龄、激素状态、不孕和产次

子宫内膜异位症的发病的中位年龄为 33.2 岁。患病率从 15 岁开始逐渐增加，44 岁左右患病率最高[9]。这种随年龄增长而增加的患病率反映了疾病所致损伤具有累积的特性，疾病随着时间的推移而加重，并且由于症状无明显特异性常导致延迟确诊。一般人群中子宫内膜异位症的患病率在 15—19 岁时为最低点（1/1000），20—24 岁时上升至 2/1000，25—29 岁时为 6/1000，35—39 岁时超过 16/1000，在 40—44 岁时达到 18/1000 的峰值，然后下降（$n=6146$）[9]。

月经初潮较早、周期较短的女性子宫内膜异位症的发病率较高[10]，产次多、口服避孕药的女性发病率较低。此外，与接受不孕治疗的非子宫内膜异位症患者相比，接受不孕治疗的子宫内膜异位症女性既往妊娠次数较少[10]。

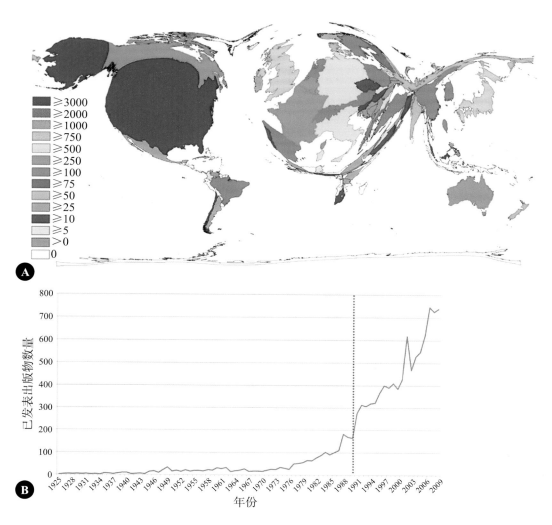

▲ 图 2-1　A. 各个国家 / 地区的子宫内膜异位症出版物总数的平均密度图；B. 1925—2009 年子宫内膜异位症相关出版物的年代演变图
引自文献 [8]

输卵管结扎史与子宫内膜异位症之间的相关性仍不清楚[11]。

（二）种族

最近的研究表明，白人女性的发病率高于亚洲或黑人女性。但是，疾病的表现可能存在差异。来自法国的一项有趣的流行病学研究表明，子宫内膜异位症与眼睛颜色（蓝色或绿色）及白色皮肤存在相关性，并且与先天性痣相关[12]。但很难解释上述相关性的原因，上述观察结果也尚没有合理的生物学解释[13]。

（三）社会经济、环境和营养状况

文献证据表明，城市居民和经济状况较好的人群的子宫内膜异位症发病率更高。有一些文献表明，子宫内膜异位症更容易影响专业人士。了解子宫内膜异位症的一些危险因素和保护因素是有用的。子宫内膜异位症与低体重指数相关，但也必须考虑到高体重指数的女性评估和诊断内异症存在困难。身高与子宫内膜异位症呈正相关[14]。在瑞典一项对 172 例子宫内膜异位症受试者的研究中，发现患有子宫内膜异位症的女性饮酒、运动和休闲活动、哮喘均较少。然而，研究又发现饮酒增加与子宫内膜异位症呈正相关[15]。在较早的一项研究中发现咖啡因摄入量增加是子宫内膜异位症发病的一个危险因素[16]，而在许多研究中发现吸烟与子宫内膜异位症呈负相关[10]。

有研究对一些校正后的危险因素进行了研究，摄入较多的鱼类和不饱和脂肪酸能降低子宫内膜异位症的发病[17]。

（四）与其他疾病和其他危险因素的相关性

据报道，子宫内膜异位症发生与患肠易激综合征和服用抗抑郁药呈正相关。此外，甲状腺受体激素抗体在子宫内膜异位症患者中明显升高，表明子宫内膜异位症与自身免疫性疾病有关[18]。

子宫内膜异位症患者发生癌症的可能性也增加。子宫内膜异位症与胃肠道和免疫性疾病、卵巢癌及其他妇科恶性肿瘤、甲状腺癌之间存在明显关联[19]。子宫内膜异位症还与其他自身免疫性疾病和过敏有关[20]。

（五）家族史

子宫内膜异位症患者一级亲属患子宫内膜异位症的风险增加 10 倍[21]。这表明该疾病可能具有遗传倾向。在一项 148 例患者的多因素 Logistic 回归分析中，子宫内膜异位症家族史是唯一与腹腔镜剔除术后子宫内膜异位囊肿复发独立相关的变量[22]。

双胎研究提供了更有力的遗传证据，同卵双生子与异卵双生子相比，子宫内膜异位症患病具有更高的一致性，这一发现不太可能受到基于诊断概率的选择偏差的影响[23]。

样本量最大的双胎研究在 3096 名澳大利亚女性双胞胎中进行，估计子宫内膜异位症发病的遗传因素占 51%[24]。患有子宫内膜异位症的女性更可能有恶性肿瘤家族史[10]。

二、子宫内膜异位症的临床表现

子宫内膜异位症患者中最常见的主诉是持续超过 6 个月的慢性盆腔疼痛和不孕。使用标准化评分系统（如子宫内膜异位症健康量表、健康相关生活质量的患者自评量表）评估疾病对生活质量和生产力的影响是非常重要的[25]。成功诊断子宫内膜异位症的可能指标包括阳性家族史、既往盆腔手术史、卵巢囊肿和卵巢疼痛病史[26]。虽然子宫内膜异位症需要腹腔镜确诊，但当做出手术确诊时往往已经延迟诊断了。尽管手术越来越简化和标准化，但仍存在一定的风险，并且不易立即实施手术治疗。因此，持续提高临床诊断和影像学诊断对减少诊断延误具有重要意义。在这种情况下，子宫内膜异位症专病中心设立了"子宫内膜异位症专科护士"这一岗位。

三、症状

在评估症状时，应始终对妊娠或相关疾病的可能性进行风险评估。重要的是要全面了解一般情况，以及包括性传播疾病史在内的妇产科专科病史。

（一）疼痛

疼痛是一种令人痛苦的感觉，通常由强烈或损伤性的刺激引发。国际疼痛研究协会广泛使用的疼痛定义是，"疼痛是一种与实际或潜在的组织损伤相关的不愉快的感觉和情绪情感体验，或与此相似的经历"[27]。在子宫内膜异位症中，疼痛是患者痛苦的主要原因，也是因为疼痛需要就诊进行评估、用药和干预。女性慢性盆腔疼痛定义为盆腔及盆腔相关结构持续超过 6 个月的持续性、非周期性疼痛[27]。这种疼痛大多是慢性的，但偶尔也存在急性疼痛，如在多年慢性盆腔疼痛自我管理后的内异囊肿破裂。为了了解子宫内膜异位症疼痛的鉴别诊断，我们需要了解一般慢性疼痛的类型。

1. 慢性原发性疼痛

慢性疼痛本身就是一种疾病。

2. 慢性继发性疼痛（慢性疼痛综合征，ICD10）

慢性继发性疼痛包括以下情况。

- 慢性癌症相关疼痛。
- 慢性术后或创伤后疼痛。
- 慢性神经性疼痛。
- 慢性继发性头痛或颌面部疼痛。
- 慢性继发性内脏痛。
- 慢性继发性肌肉骨骼疼痛。

继发于子宫内膜异位症的女性慢性盆腔疼痛归类于慢性内脏疼痛。因此，对该分类系统的清晰理解将有助于精准定义子宫内膜异位症的疼痛症状，并在临床上排除其他来源。子宫内膜异位症中疼痛可能是持续性、间歇性、周期性或进行性的，但仅疼痛可能不足以作为诊断标准。子宫内膜异位症的疼痛程度严重，且在经期加重，服用避孕药或抑制雌激素水平后可改善。有趣的是，没有子宫内膜异位症的疼痛患者对非甾体抗炎药（nonsteroidal anti-inflammatory drug，NSAID）的反应往往更好；在子宫内膜异位症患者中，NSAID 的药效随时间推移逐渐减退[28]。研究疼痛类型将提高疼痛评估和疼痛定位的准确性[29]。

（二）痛经

继发性痛经是指由于盆腔病变或已知的疾病引起的月经期疼痛。子宫内膜异位症是青少年继发性痛经的主要原因。激素治疗和 NSAID 治疗无效，仍持续存在临床显著痛经的患者应考虑子宫内膜异位症。继发性痛经是子宫内膜异位症最常见的症状。2017 年瑞典的一项研究（$n=26\ 898$）表明，子宫内膜异位症的痛经症状在其诊断方面的敏感性具有中等强度的准确度[30]。

（三）性交痛

性交痛是一种复杂而敏感的症状，需要临床专业技术人士的评估，并需要认识到性交痛可能由多种因素引起。

Yong 等基于对性交障碍子宫内膜异位症的文献综述阅读，提出子宫内膜异位症女性有四种类型的深部性交痛[31]。

- Ⅰ型是直接由子宫内膜异位症引起的。
- Ⅱ型与合并症有关。
- Ⅲ型原发性生殖器 - 盆腔性交障碍。
- Ⅳ型继发于Ⅰ～Ⅲ型疼痛组合。

深部性交痛对子宫内膜异位症诊断的灵敏度低但特异度高[31]。

（四）急性疼痛

在慢性盆腔疼痛（chronic pelvic pain，CPP）背景下，疼痛通常在月经期或周期中期出现加重。急性疼痛可能与子宫内膜异位囊肿的并发症（破裂、感染和囊肿内出血）有关。子宫内膜异位症的另一个罕见并发症是急性肠梗阻[32]。在急性疼痛中，重要的是尽早开始早期诊断的检查，如血液和影像学检查，以排除需要早期或紧急干预的严重急腹症的可能性，如异位妊娠、卵巢扭转、盆腔炎等。

（五）月经中期痛

查阅近期文献，该症状尚没有统一命名，大多被认为是一种正常现象，称为"经间痛"（Mittelschmerz）。这种疼痛是周期中期、急性、中度、单侧的疼痛，可自行缓解。在子宫内膜异位症中可观察到合并有新的症状或周期中期疼痛程度的加剧。月经中期疼痛这一症状也提示需排除其他的病理性因素，如盆腔炎和任何原因导致的盆腔瘢痕形成。口服避孕药治疗的临床试验正在进行中[33]。

（六）膀胱症状、排尿痛、周期性血尿、肾盂积水

子宫内膜异位症的泌尿系统症状发生率通常较低，并且常与慢性膀胱疼痛或间质性膀胱炎等泌尿系统合并症症状相重叠。

2017 年 Cavaco-Gomes 等回顾了 327 项研究，共包括 700 例输尿管子宫内膜异位症患者，在 671 例患者中，有 324 例发现了明显输尿管积水 / 肾盂积水的术前证据（48.3%）。输尿管子宫内膜异位症多见于左侧（53.6%），双侧占 10.6%。19.8% 的患者同时伴有输尿管和膀胱子宫内膜异位症。大多数患者表现为其他疼痛症状，但非泌尿系特异性疼痛[34]。

泌尿道子宫内膜异位症需要高度怀疑，尤其是如果既往有剖宫产或复杂手术史[35]。文献中很少报道周期性血尿的症状。在 2017 年发表的一项研究中（n=473），手术证实的子宫内膜异位症中，有 22.6% 存在排尿痛，而在正常盆腔中则为 11.0%（P<0.03）[29]。

综上所述，泌尿系统子宫内膜异位症是一种相对静息的疾病，在泌尿外科的鉴别诊断中并不排在前列。

（七）肠道症状、排便痛、腹胀、腹泻和肠梗阻

子宫内膜异位症中直肠子宫陷凹受累比膀胱子宫陷凹更常见，直肠阴道瘢痕形成是子宫内膜异位症的严重表现。文献报道子宫内膜异位症胃肠道受累比例差异较大（3.8%～37%）[36]。乙状结肠是最常见的受累部位，其次是直肠、回肠、阑尾和盲肠。直肠和乙状结肠是 95% 子宫内膜异位症肠道患者中最常见的位置。5%～20% 的肠道受累患者中有阑尾子宫内膜异位症[37]。小肠病变多累及回肠末端，占胃肠道子宫内膜异位症病例的 5%～16%。已报道的极为罕见的受累部位包括胆囊、Meckel 憩室、胃、胰腺和肝脏的子宫内膜异位囊肿。21 例肝囊性肿块诊断为肝子宫内膜异位囊肿。胆囊子宫内膜异位症非常罕见[38]。非常严重的直肠阴道子宫内膜异位症可引起肠排空困难，并且在极少数情况下会表现为肠梗阻。

Fuldeore 和 Soliman（2017）在一项对已被诊断为子宫内膜异位症的女性进行的横断面在线调查（n=48020）中报道，肠道症状（如便秘、腹胀和腹泻）增加，OR 为 1.9（95%CI 1.7～2.2）[39]。

总之，反映疾病严重程度和病灶分布的肠道症状存在很大差异。子宫内膜异位症肠道症状与肠道其他疾病的症状常相重叠，包括最常见的肠易激综合征和炎症性肠病在内的一长串需要鉴别诊断的疾病。患者常被引导到内镜检查部门以排除肠道疾病。在 2008 年进行的 360 例病例分析中，子宫内膜异位症大便困难的严重程度确实与肠道狭窄程度相关[40]。

（八）疲劳

疲劳是一种持续的疲倦，持续存在并限制了正常活动。它会导致无法解释、持续和反复的疲惫，即系统性劳力不耐受疾病（systemic exertion intolerance disease，SEID）。慢性疲劳综合征（chronic fatigue syndrome，CFS）持续时间长，会导致病前功能性活动下降和睡眠不足。发病原因不明。

在一项纳入 36 名女性的有关 CFS 和子宫内膜异位症的研究中，发现超过 1/3 的 CFS 女性合并有子宫内膜异位症[41]。

2018 年发表的一项纳入 1120 名女性（其中 560 名患有子宫内膜异位症）的研究表明，大多数被诊断为子宫内膜异位症的女性都会频繁出现疲乏。子宫内膜异位症的疲乏与失眠、抑郁、疼痛和职业压力相关，但与年龄、首次诊断的时间和疾病分期无关[2]。

（九）不孕症

在评估疑似或确诊患有子宫内膜异位症的病例时，关注生育意愿或是否有生育困难尤为重要，因为它可以改变疾病治疗管理方案。

在 2008 年发表的一项研究（n=1285）中，70.6% 的子宫内膜异位症患者自我报告存在生育问题，而在普通人群中，25.2%（P<0.001）报告了生育问题[42]。在 2008 年一项由子宫内膜异位症女性（n=5540）和匹配对照（n=21239）组成的全国病例对照研究中，发现子宫内膜异位症患者不孕 / 生育能力低下的比例高出 6 倍（OR=6.2，95%CI 5.4～7.1）[6]。

（十）特殊部位子宫内膜异位症（腹壁、胸部）

在腹壁瘢痕、脐部、会阴切开术瘢痕[43]、胸廓和心包、大脑和眼睛[44] 等特殊部位都报道有子宫内膜异位症发生。甚至有在肌肉中报道子宫内膜异位症并可侵犯盆腔神经，引起神经系统症状[45]。未报道子宫内膜异位症的唯一部位是脾[43, 46]。

腹壁是盆腔外子宫内膜异位症发病最常见的部位。这多与剖宫产瘢痕有关，但由于症状不一定是周期性的，造成诊断困难[47]。软组织高频超声及 MRI 均有助于病灶定位，但确诊需通过手术切除后的组织学检查和随后的症状改善。

胸腔出现子宫内膜异位结节可引起周期性症状（月经相关）。这些可能是月经相关的胸腔积血、子宫内膜异位肺结节咯血和月经相关的胸痛[48]。

（十一）异常出血

Ballard 等观察到，子宫内膜异位症诊断病例中经量过多的患者更多，OR 为 5.0（95%CI 4.6～5.5）[6]。

在 2014 年结束的对 50 000 例女性进行的横断面调查中，Heitmann 等观察到子宫内膜异位症病例的月经异常比非子宫内膜异位症病例更严重，包括经量过多、不规则出血、血块排出和周期不规则。经前点滴出血也与不孕女性的子宫内膜异位症相关[49]。尽管这些疾病在子宫内膜异位症女性中很常见，但具有讽刺意味的是，大多数患有子宫内膜异位症的女性都有规律的周期而没有异常出血[50]。仅 10%～20% 的患者有月经不调。这种症状需要与一长串的疾病进行鉴别诊断，症状基本可以通过保守措施（如曼月乐环）进行管理甚至改善。

罕见的宫颈子宫内膜异位症可能是性交后出血的原因[51]。

四、临床检查结果 / 体征

了解主诉的范围及其重要性将有助于理解临床检查的结果，因为大多数子宫内膜异位症病例的临床检查可能没有明显异常[52]。首先对患者进行一般观察，检查是否存在贫血、疲乏、抑郁和与慢性疼痛相关的情绪低落等情况。在疑似盆腔感染的情况下，生命体征评估（包括体温）很重要。即便是步态观察也会提供重要信息，如是否有迹象表明疼痛是肌肉骨骼原因而不是盆腔原因引起的。

术前评估中需加入评估一般身体状况，确定是否需要手术治疗，以及极端 BMI、心血管和呼吸系统问题、高血压、吸烟或哮喘等问题将如何影响治疗结局。

重要的是，要在与患者会面时获得最大化的信息量，临床检查对医患关系有积极正面的影响。遗漏或仓促检查是漏诊、延误诊断或误诊的常见根本原因。重要的是要遵循指南进行仔细检查，并要注意到是否存在特殊需求，如学习障碍和明显年轻或虚弱的患者。需要进行阴道镜检查、宫腔镜检查、直肠镜检查和尿液检查，它们是子宫内膜异位症所需的辅助检查，而并不是一些特殊检查。

（一）腹部检查

对于评估是否有压痛、疝气、手术瘢痕和腹盆腔肿块的存在，腹部检查获得信息的价值可能是有用的。更常见的是，超声是最常用的影像检查，与临床评估相结合，可以增加获得的信息量。

（二）盆腔检查

因为盆腔检查可能会诱发严重慢性盆腔痛女性的疼痛，因此在行盆腔检查时动作务必要轻柔。直肠子宫陷凹的瘢痕可能会缩短阴道并引起妇科检查时窥器不能完全打开。

除了罕见的会阴或会阴切口瘢痕处的子宫内膜异位症病例，外生殖器检查没有子宫内膜异位症的特征性表现。然而，有文献报道盆腔子宫内膜异位症可以引起阴唇牵涉性疼痛，因此在会阴和阴道疼痛的鉴别诊断时应考虑子宫内膜异位症的可能[53]。对疼痛灵敏度的异常增高是临床检查时应该考虑的另一个因素[29]。阴道壁的视诊检查，特别是阴道后穹窿的检查，可能会发现子宫内膜异位症病灶，这是子宫内膜异位症的一个特征性表现。但要注意排除先天性阴道囊肿，后者往往触痛不明显。宫颈的检查可能会发现罕见的宫颈子宫内膜异位囊肿，但这仍需要在诊断过程中排除其他异常或共存的疾病，如盆腔炎性疾病。同样，当发现异常阴道分泌物时也要进行鉴别诊断。

指检可以发现压痛、盆腔结构固定不动、子宫骶骨韧带结节或盆腔肿块。2014 年，Marasingh 等通过对 110 例腹腔镜确诊的子宫内膜异位症患者进行分析后发现，阴道检查的准确率为 83%[54]。

有经验的超声医生进行检查可提高阴道检查的准确性[5]，但是在基层医疗机构甚至在二级医疗机构的第一次就诊咨询时，一般不常规进行超声检查，因此，强调进行准确的盆腔检查尤为重要。对盆腔检查完全正常的患者可能会采取比较保守的治疗方法，而对盆腔检查有明显异常发现的患者往往会进一步检查和干预，甚至需要转送至专病中心进行诊治。

（三）子宫内膜异位症中拭子、涂片及阴道镜下专业宫颈评估的价值

迄今为止，还没有文献证明子宫内膜异位症患者进行常规阴道镜检查的价值。阴道镜检查可以放大宫颈的视图并可以用照片记录，还便于对宫颈进行活检或取样。除非患者有性交后出血的病史、宫颈细胞学检查异常或检查时发现宫颈外观异常，否则不建议对疑似子宫内膜异位症患者进行阴道镜检查。了解既往宫颈涂片检查的情况是病史采集的常规内容。拭子检查是评估下生殖道健康状况的检查方法，可以用于排除性传播疾病，这也是子宫内膜异位症鉴别诊断的重要部分。

（四）诊室或门诊宫腔镜检查和子宫内膜取样的价值

宫腔镜作为一种一站式的检查方法越来越完善。在异常子宫出血的鉴别诊断中，宫腔镜检查可以快速评估子宫内膜的性状并进行子宫内膜取样，并且排除肌瘤或息肉等局部病变。然而，子宫内膜取样不作为疑似子宫内膜异位症患者的常规检查。

阴道内镜技术可以对阴道子宫内膜异位结节进行视诊，但是诊室宫腔镜检查不作为子宫内膜异位症评估的常规检查，而是作为某些选择性病例的有用的辅助检查，如有生育问题的患者或超声检查发现子宫内膜增厚需要排除子宫内膜癌的患者[56]。

（五）直肠指检、直肠镜检查和粪便检查的价值

如果可疑患有子宫内膜异位症伴有排便困难的女性首诊于外科，从结直肠疾病方面考虑，直肠指检是标准的常规检查方法。通过直肠指检，可以发现类似直肠癌的低位子宫内膜异位症结节。

一般而言，在基层社区医院，直肠指检用于检查可触及的直肠肿瘤的准确性较差，并且对直肠肿瘤的预测能力较差[57]。

从妇科医生的角度，大多数信息是通过阴道检查获得的。同时三合诊检查可以进行直肠触诊，并对高位直肠阴道隔的结节和压痛进行触诊和评估。对于处女膜完整的患者，在患者同意的情况下，直肠指检是唯一的评估子宫内膜异位症盆腔情况的方法。

对 140 例准备行腹腔镜手术或开腹手术的患者在术前麻醉状态下进行直肠阴道检查，检查者并未被告知手术指征，研究发现尽管在全身麻醉、排空膀胱和理想的检查体位的手术室环境下，直肠阴道检查仍有明显的局限性。直肠阴道检查的特异度很高，但灵敏度很低[58]。

直肠镜在妇科应用很少。在外科，这是一项常规的检查，通常用于痔疮的评估、炎症性肠病患者低位直肠黏膜检查并行活组织检查。子宫内膜异位症通常不会累及黏膜，而是引起直肠和乙状结肠等较高的位置的瘢痕挛缩改变。

在有血液检查异常、感染和炎症等情况时粪便检查可能有用，但粪便检查不是妇科门诊的常规检查项目。

如鉴别诊断怀疑为肠道恶性肿瘤或炎症，应考虑让患者转诊进行结肠镜检查。

（六）尿液检查与诊室膀胱镜检查的价值

目前还没有关于子宫内膜异位症尿液检查价值的报道。根据病史和检查，有膀胱疼痛、肾脏疼痛或耻骨上压痛的患者进行尿液检查是一种很好的做法。诊室膀胱镜检查不是一般妇科门诊的常规检查，但在泌尿科诊室膀胱镜检查不需要麻醉，能够发现膀胱的异常情况。

只累及部分肌层的膀胱子宫内膜异位症结节具有正常的膀胱镜检查结果，这种情况就不需要进行膀胱镜检查了。膀胱子宫内膜异位症结节通常与其他类型的子宫内膜异位症合并存在，往往不累及输尿管开口[59]。

五、子宫内膜异位症症状和体征的鉴别诊断

尽管其他妇科疾病（如子宫肌瘤）也可以伴有疼痛，但是手术证实的子宫内膜异位症患者的周期性和慢性疼痛程度与正常盆腔或其他疾病的患者相比会更严重[29]。进一步使用简化的麦吉尔疼痛问卷来确定疼痛性状，可能会对鉴别诊断有所帮助。Droz 在一项对慢性盆腔疼痛女性（n=331）

的回顾性队列研究中发现，最常见的病因是子宫内膜异位症、间质性膀胱炎、膀胱疼痛综合征和肠易激综合征（图 2-2），其中 71% 的患者有一个以上的诊断。用疼痛的描述语作为诊断工具做出具体诊断的相对风险是最为重要的，如用"痉挛性疼痛"诊断子宫内膜异位症，"痉挛性疼痛"诊断间质性膀胱炎和膀胱疼痛综合征，用"疼痛伴恶心"诊断肠易激综合征，用"隐痛"诊断腹部肌筋膜疼痛综合征[60]。

六、妇科疾病（或病症）

相比于其他专科医生来说，妇科医生最擅长在子宫内膜异位症症状和体征的鉴别诊断中评估和排除其他妇科疾病，并明确其相关性，决定进一步诊断性检查和治疗。在所有的诊断检查中，首先必须排除妊娠和妊娠相关的疾病。

（一）子宫腺肌症

尽管子宫腺肌症会引起与子宫内膜异位症相似的症状，如疼痛、功能失调性出血、性交痛、影响生育力，但是子宫腺肌症应视为有别于子宫内膜异位症的一个独立的疾病[61]。由于子宫腺肌病的症状与其他疾病（如子宫肌瘤或子宫内膜异

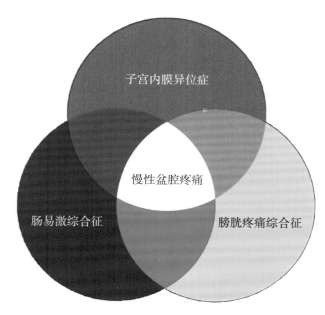

▲ 图 2-2　慢性盆腔疼痛是子宫内膜异位症、肠易激综合征和膀胱疼痛综合征三者共有的症状

位症）的症状多有重叠，因此，很难将某些特征性症状归于子宫腺肌症，根据文献还不清楚有多少子宫腺肌症患者是无症状的[62]。许多患者有严重的经量增多、痛经、检查时发现子宫增大触痛。超声（包括三维超声）和 MRI 一样，有助于子宫腺肌症的分型。值得注意的是，接受手术治疗的子宫内膜异位症患者的超声检查普遍有子宫腺肌症的超声特征[63]。

（二）盆腔瘀血综合征

盆腔瘀血综合征诊断困难，其原因主要是诊断方法仍有争议，其病因仍不清楚且缺乏高特异度的诊断标准。盆腔瘀血综合征的症状与许多其他盆腔疾病有很大的重叠，多见于多产妇和超重的女性，或继发于血管畸形和既往有盆腔血栓病史的女性[55]。盆腔瘀血综合征的诊断除了症状在经前期、长期站立、疲劳和性交后加重外，应注意到同时有静脉曲张和痔疮，也是诊断盆腔瘀血综合征的线索。超声检查显示子宫血管直径超过8mm，多普勒检查观察到血流缓慢、反向血流和弓形静脉交通[64]。

（三）盆腔炎性疾病、盆腔粘连

子宫内膜异位症鉴别诊断的重要任务之一是评估和排除性传播疾病。用拭子检查并评估异常分泌物是很好的方法。要关注到性接触史可能会增加慢性盆腔炎性疾病（pelvic infammatory disease，PID）和盆腔粘连的可能性。炎症指标和 CA125 通常会在炎症急性期后下降到正常。

一项对 141 460 名女性的回顾性队列研究表明，PID 患者发生子宫内膜异位症的风险增加了3 倍[65]。微生态失调和炎症可能是 PID 和子宫内膜异位症粘连和瘢痕形成的潜在过程。

影像学检查有助于鉴别诊断。若超声检查显示有输卵管积水的齿轮征，倾向于诊断 PID，而不是子宫内膜异位症。卵巢脓肿在超声检查上常常表现为回声不均匀，在 MRI 检查上常常表现为强弱不等的信号。CT 检查主要在急性期，尤其有助于排除腹膜炎的其他外科原因[66]。

（四）手术后慢性疼痛综合征

手术后的持续 3 个月以上的疼痛是一种常见的术后不良反应，常常导致患者的功能受限和心理抑郁状态[67]。妇科手术后的慢性疼痛常见于消融、开腹手术或腹腔镜手术后。除此之外，剖宫产术后有 11% 的女性慢性疼痛持续超过 12 个月，这些患者的鉴别诊断需考虑子宫内膜异位症的可能性[68]。文献报道，子宫内膜异位症术后持续存在和复发率术后 2 年为 21.5%，术后 5 年为40%～50%[69]。因此，子宫内膜异位症的治疗仅仅依靠手术是不够的，而应该采取综合的治疗方式。

（五）子宫肌瘤

子宫肌瘤和子宫内膜异位症常常合并存在，分别对生育产生负面影响。在一项研究中，子宫肌瘤组患者中 19.6% 同时合并有子宫内膜异位症，而在子宫内膜异位症组，25.8% 同时合并有子宫肌瘤[70]。另一项研究得出结论，绝大多数有症状的子宫肌瘤患者同时合并有子宫内膜异位症。对这些患者，若忽视子宫内膜异位症的合并诊断可能导致患者不能得到最佳的治疗[71]。在实际工作中，治疗侧重于某个疾病是很重要的，如优先治疗子宫肌瘤（如放射介入性治疗）不能改善子宫内膜异位症的症状。同样，避孕药或孕激素治疗子宫内膜异位症不能改善子宫肌瘤症状。子宫肌瘤更容易引起压迫症状，这取决于肌瘤的位置、数量和大小。

（六）盆腔肿块的鉴别诊断

盆腔肿块往往会引起临床医生和患者的重视。17%～44% 子宫内膜异位症患者有卵巢子宫内膜异位囊肿，卵巢子宫内膜异位囊肿占所有良性卵巢囊肿的 35%[72]。应重视持续存在的卵巢囊肿并观察症状的进展。子宫内膜异位症囊肿位置往往比较固定，有触痛，双合诊常常可触及结节和盆腔结构固定。盆腔超声是评估盆腔肿块特征的主要方法。图像识别、联合 CA125 的诊断和识别模型可能有助于鉴别诊断。在绝经后女性，首先应排除恶性肿瘤。复杂的附件肿块可能需要进一步的影像学检查和多学科讨论。英国皇家妇产科学院（Royal College of Obstetricians and Gynecologists，RCOG）指南不建议把 CA125 作为子宫内膜异位症的诊断标准或随访指标。

七、非妇科疾病（或病症）

文献中目前尚不清楚非妇科医生在评估肠易激综合征、膀胱疼痛综合征或慢性疲劳综合征的症状时，是否会将子宫内膜异位症作为首先需要进行鉴别诊断的疾病。通常的优先考虑顺序是：首先排除癌症，然后是炎症或感染性疾病，之后进行症状管理和改善生活质量，最后才会考虑到妇科疾病因素。

（一）泌尿系统：膀胱疼痛综合征、间质性膀胱炎和膀胱溃疡

由于间质性膀胱炎（interstitial cystitis，IC）或膀胱疼痛综合征症状不一、疼痛严重程度不等，因此诊断往往比较困难。75% 的间质性膀胱炎患者有疼痛的症状，并且这种疼痛症状与子宫内膜异位症引起的慢性疼痛一样，具有痉挛性疼痛的特点。子宫内膜异位症往往在术后数年慢慢复发，因此术后 12 个月内出现复发的疼痛症状，要考虑到间质性膀胱炎引起的可能性（子宫内膜异位症复发不太可能）[73]。

值得注意的是，间质性膀胱炎往往合并有其他引起盆腔疼痛的疾病，性交可加剧疼痛的症状[74]。除了疼痛，间质性膀胱炎还可以合并有其他的膀胱症状，如尿急、排尿困难和尿不净。若性行为、性交体位、某些食物和饮料等是加重疼痛症状的因素，那么在鉴别诊断时更加需要考虑间质性膀胱炎的可能性。临床上，间质性膀胱炎还可能在耻骨上和阴道前壁有相应的压痛。尿常规检查有助于排除感染、脓尿和血尿。若尿检提示镜下血尿，可能与子宫内膜异位症侵犯泌尿道有关。在膀胱子宫内膜异位症的诊断和制订手术方案上，超声检查优于膀胱镜检查，至少和 MRI

检查一样有效[75]。国际深部子宫内膜异位症研究学组（International Deep Endometriosis Analysis group，IDEA）拟定的子宫内膜异位症高级超声评估流程中包括对膀胱在内的前盆腔结构进行详细评估[76]。

如果怀疑膀胱疼痛综合征由子宫内膜异位症引起，则建议患者转诊至专科进行进一步评估，如膀胱镜检查评估膀胱黏膜，行活组织检查排除溃疡和肿瘤，并进一步进行膀胱影像学检查和试验性治疗。

（二）消化系统：肠易激综合征、炎症性肠病和直肠癌

大多数子宫内膜异位症患者的胃肠道症状比对照组更严重。肠易激综合征不仅仅是一个需要鉴别诊断的疾病，而且可能与子宫内膜异位症合并存在，并有在月经期前后发作的倾向。通过饮食调整和服用益生菌酸奶来治疗肠易激综合征的确可以改善慢性盆腔疼痛的状况，而用阿片类药物或促性腺激素释放激素激动药（gonadotropin releasing hormone agonist，GnRH-a）作为子宫内膜异位症的保守治疗会加重胃肠道症状。研究发现女性肠易激综合征（irritable bowel syndrome，IBS）的症状会随着绝经的到来得到改善，男性随着年龄的增长 IBS 症状往往没有变化。使用激素替代治疗后 IBS 的症状往往会加重（或恶化），而子宫内膜异位症手术治疗可改善 IBS 的症状[78]。

在直肠检查中，低位直肠结节的鉴别诊断包括子宫内膜异位症、癌症或孤立性直肠溃疡。直肠子宫内膜异位结节病灶往往累及黏膜下组织，而其他病变往往位于直肠黏膜，因此，无论是否进行活检，直肠镜检查都可以明确诊断[79]。

对于高度怀疑炎症性肠病或小麦不耐受的患者，进行包括炎症指标的血液学检查和粪便检查是有帮助的。可进行多学科会诊和交叉转诊到胃肠专家和（或）结直肠外科医生，确保患者得到合适的诊断性的检查，如内镜检查或 CT/MRI，以便明确诊断。

（三）肌肉骨骼系统：肌筋膜疼痛综合征

肌筋膜疼痛（myofascial pain，MP）是一种软组织疼痛（soft tissue pain，STP）综合征，是由触发点引起的软组织疼痛或放射痛。在慢性盆腔疼痛的鉴别诊断中，局部 STP 的触发点可能来自盆骨和脊柱下段的肌肉骨骼系统的多个点。通过对坐骨神经痛、小关节、髋关节病、骶髂关节功能障碍或耻骨痛等病例仔细的病史询问和详细的体格检查可以发现，疼痛是局限且可重复的。此外，还应该考虑其他疼痛的触发因素，如疝气、腹部瘢痕、神经卡压和泌尿生殖系统脱垂[81]。似乎还存在一种与原发性炎症状态无关的神经致敏的因素，而有子宫内膜异位症病史的女性确实存在神经致敏[82]。服用三环类抗抑郁药和肌松药有一定的改善疼痛的作用就是一个很好的证明[82]。

（四）生物心理社会系统：躯体精神疾病、性创伤与痛苦事件

2013 年发表的一项来自中国的研究（n=1260）在新发的泌尿妇科疾病患者中进行性虐待的调查，研究表明有性虐待史的女性中盆底疾病的患病率为 17%[84]。在多因素分析中，只有慢性盆腔痛与性虐待史显著相关[84]。病史中的某些特定征象提示既往可能有创伤经历，如妇科检查困难史、拒绝涂片检查、卫生棉条塞入困难和就诊时过度焦虑。耐心而且有技巧的病史询问可以发现这些症状，从而追溯到与创伤事件相对应的时间点。

2018 年发表的一项前瞻性队列研究表明，1989—2013 年共跟踪了 60 595 名绝经前女性，其中有 394 人在腹腔镜下证实存在子宫内膜异位症。经历过严重身体虐待或严重性虐待的女性罹患子宫内膜异位症的风险更高。在遭受多种类型严重的长期虐待的女性中，腹腔镜检查证实的子宫内膜异位症的风险增加 79%。虐待与子宫内膜异位症之间的关联在无不孕症的女性中更强[85]。

2016 年发表的另一项研究中，在美国 14 个中心接受妇科手术的 473 名 18—44 岁女性中，43% 的女性遭受性虐待，39% 的女性遭受身体虐待，很难解释这种关联的原因。性虐待或身体虐待史与子宫内膜异位症、卵巢囊肿或子宫肌瘤的发病风险之间没有关联。相反，身体虐待史与粘连风险较高有关[86]。这些研究的方法及其局限性还应进一步评估。但是，这些研究提示在子宫内膜异位症人群中应进行身体虐待和性虐待史的调查。

八、检查的作用

血液检查的价值

1. 血液学检查

子宫内膜异位症并非血液学检查的指征。全血细胞计数可排除因月经量过多引起的贫血。纠正贫血可以改善患者的症状和治疗效果。一个特别感兴趣的研究领域是研究淋巴细胞与单核细胞的比值、平均血小板体积和中性粒细胞与淋巴细胞的比值，以区分子宫内膜异位症女性与对照组，但结果还需进一步验证[87]。

2. 生化检查

子宫内膜异位症并非生化检查的常规指征。如果严重的子宫内膜异位症导致泌尿道狭窄的患者，则需要进行肾功能检查。与子宫内膜异位症相关的慢性疲劳的患者则需要行甲状腺功能检查。

3. 生物标记物

迄今为止，还没有单个被证实的生物标志物可以用于子宫内膜异位症的诊断[88]，这是一个需要进一步进行研究的领域[89]。CA125≥30μ/ml 有助于临床怀疑子宫内膜异位症患者的诊断[90]，尤其对绝经后的盆腔肿块的鉴别诊断更为重要。

4. CRP/ 炎症指标

没有证据表明在子宫内膜异位症中 CRP 升高。超敏 CRP（high-sensitivity CRP，hsCRP）检测的作用是有争议的。在一些研究中，它在提示子宫内膜异位症患者血浆中存在亚临床炎症方面优于

经典 CRP[91]，同样，非常低的超敏 CRP 可能提示不存在子宫内膜异位症[92]。在另一项研究中，超敏 CRP 与子宫内膜异位症没有显著相关性[93]。

在实际应用中，经典 CRP 增高将为子宫内膜异位囊肿破裂、PID 和炎症性肠病的临床评估提供有用的信息。

5. 影像学检查

超声检查是临床评估的一个补充方法。在子宫内膜异位症的诊断检查中，该方法具有成本低、动态性好、效率高等优点。结合临床检查，超声检查提高了子宫内膜异位症的诊断率。有越来越多的证据表明，超声检查提高了术前分期和手术分类管理的能力[94]。

IDEA 小组正在起草子宫内膜异位症标准化影像学检查的专家共识[76]。

超声和横断面成像（MRI 和 CT）在子宫内膜异位症的诊断和围术期管理的作用将在本书的其他章进行阐述。

九、诊断流程和（或）国家及专科指南

一个全面的循序渐进的诊断流程，即进行详细的病史采集和体格检查对减少延误诊断是不可或缺的。一些标准化的诊断工具对临床症状进行定性和定量的记录可以有助于诊断，如英国妇科内镜学会（British Society for Gynecological Endoscopy，BSGE）问卷、英国子宫内膜异位症问卷[95]、子宫内膜异位症健康问卷[25]。

Soliman 等（2017）报道，与手术诊断相比，非手术方法诊断子宫内膜异位症缩短了从第一次就诊到确诊的平均时间[96]。

对疑似子宫内膜异位症的患者，NICE 指南提供了最佳诊断流程之一[97]。欧洲人类生殖和胚胎学会（European Society of Human Reproduction and Embryology，ESRHE）的子宫内膜异位症指南也提出了诊断和治疗的最佳方案，包括患者资讯部分[98]。

十、重点

（一）基层医疗

对基层医疗机构来说，有三个注意点。首先，需要提高对子宫内膜异位症的认识，降低延迟诊断率。其次，子宫内膜异位症对女性受教育程度和（或）在日常工作贡献度的负面影响是很大的。最后，子宫内膜异位症需要长期持续对其症状进行管理，以提高患者的生活质量。基层医疗机构知晓那些支持患者和医疗保健专业人员的可获得的资源和服务，是有益的。

（二）二级医疗

二级医疗机构，是子宫内膜异位症患者第一次确诊和启动所需检查的黄金机会。理想情况下在腹腔镜检查确诊之前，利用超声和（或）MRI 进行影像学检查，是诊断过程中的一部分。对子宫内膜异位症进行鉴别诊断时，鼓励进行跨学科甚至跨学院的会诊，这将更有利于帮助患者。将患者转诊至三级医疗机构，如子宫内膜异位症专病中心，由合适的多学科的诊治专家以确保患者得到最佳照护。然而，上述的这些措施并不是为了免除二级医疗机构对子宫内膜异位症患者进行长期的后续管理的责任。

结论

临床医生在诊疗过程中对每一位来就诊的患者应给予最高标准临床技巧的病史采集和临床检查。提高基层医疗机构对子宫内膜异位症的认识，将有利于患者的早期诊断和全程化管理。二级医疗机构较易采用廉价的超声检查来提高子宫内膜异位症的临床评估的诊断准确性，这一点至关重要。定性和定量地描述临床特征及准确地报告检查结果是目前标准的临床流程，特别是在三级的子宫内膜异位症专病诊疗中心。然而，由于其他专科医生对子宫内膜异位症的认识不足，导致其发病率仍然被低估（框 2-1 和框 2-2）。

框 2-1 子宫内膜异位症的症状及独特的临床特征	
症 状	**子宫内膜异位症特有**
慢性盆腔痛	慢性的内脏疼痛,可为持续性、间断性、周期性或进行性加重
痛经	即便使用激素或 NSAID 药物治疗,仍有持续、严重的痛经
性交痛	多因素引起,但是深部性交痛对子宫内膜异位症有很高的特异度
消化道症状	与月经周期相关或周期性的消化道症状,尤其是排便痛
泌尿系症状	与月经周期相关或周期性疼痛或血尿

框 2-2 子宫内膜异位症的鉴别诊断概要	
妇科疾病	
子宫腺肌症	研究结合带宽度及超声特征(内膜岛)
子宫肌瘤	肌瘤压迫症状、超声特征(低回声区)
盆腔瘀血	超声和多普勒提示血管扩张且血流缓慢
盆腔炎性疾病	既往手术史、超声提示输卵管积水
术后疼痛综合征	既往手术史和先前的病理结果可鉴别
盆腔肿块	超声特征、使用单一标准、国际卵巢肿瘤分析(International Ovarian Tumor Analysis,IOTA)模型或专家扫描
非妇科疾病	
消化系统	肠易激综合征、小麦不耐受或炎症性肠病,需要详细的症状分析,肠镜检查往往表现为黏膜上(内生性)的病灶
泌尿系统	间质性膀胱炎往往有排尿后痉挛性疼痛,膀胱镜检查可发现黏膜上的病灶,尿常规用于排除尿路感染
肌肉骨骼	肌筋膜疼痛综合征可能与特定的触发点有关,如与职业或以前受伤有关的椎间盘突出或肌腱炎
心理躯体因素	往往有妇科检查困难或阴道棉条塞入困难的既往史,也有可能是回避行为,妇科检查表现为外阴疼痛或阴道痉挛

参 考 文 献

[1] Nnoaham KE, Hummelshoj L, Webster P, d'Hooghe T, de Cicco Nardone F, de Cicco Nardone C, Jenkinson C, Kennedy SH, Zondervan KT, World Endometriosis Research Foundation Global Study of Women's Health Consortium. Impact of endometriosis on quality of life and work productivity: A multicenter study across ten countries. *Fertil Steril.* 2011 Aug;96(2):366–373.e8. doi: 10.1016/ j.fertnstert. 2011.05.090. Epub 2011 Jun 30. PMID: 21718982; PMCID: PMC3679489.

[2] Ramin-Wright A, Schwartz ASK, Geraedts K, et al. Fatigue: A symptom in endometriosis. *Hum Reprod.* 2018;33(8):1459–1465. doi:10.1093/ humrep/dey115.

[3] Panel P, Renouvel F. Prise en charge de l'endométriose: Évaluation clinique et biologique [Management of endometriosis: Clinical and biological assessment]. *J Gynecol Obstet Biol Reprod.* 2007;36(2):119– 128. doi:10.1016/j.jgyn.2006.12.020.

[4] Cheewadhanaraks S, Peeyananjarassri K, Dhanaworavibul K, Liabsuetrakul T. Positive predictive value of clinical diagnosis of endometriosis. *J Med Assoc Thai.* 2004;87(7):740–744.

[5] Somigliana E, Vigano' P, Parazzini F, Stoppelli S, Giambattista E, Vercellini P. Association between endometriosis and cancer: A comprehensive review and a critical analysis of clinical and epidemiological evidence. *Gynecol Oncol.* 2006;101(2):331–341.

doi:10.1016/j.ygyno.2005.11.033.

[6] Ballard KD, Seaman HE, de Vries CS, Wright JT. Can symptomatology help in the diagnosis of endometriosis? Findings from a national case-control study: Part 1. *BJOG.* 2008;115(11):1382–1391. doi:10.1111/j.1471–0528.2008.01878.x.

[7] Giudice LC, Kao LC. Endometriosis. *Lancet.* 2004 Nov 13–19; 364(9447):1789–1799. doi: 10.1016/S0140–6736(04)17403–5. PMID: 15541453.

[8] Brüggmann, D, Elizabeth-Martinez, A, Klingelhöfer, D et al. Endometriosis and its global research architecture: An in-depth density-equalizing mapping analysis. *BMC Women's Health.* 2016;16:64. doi:10.1186/s12905–016–0336–0.

[9] Eisenberg VH, Weil C, Chodick G, Shalev V. Epidemiology of endometriosis: A large population-based database study from a healthcare provider with 2 million members. *BJOG.* 2018 Jan;125(1):55–62. doi:10.1111/1471–0528.14711. Epub 2017 Jun 14. PMID: 28444957.

[10] Matalliotakis IM, Cakmak H, Fragouli YG, Goumenou AG, Mahutte NG, Arici A. Epidemiological characteristics in women with and without endometriosis in the Yale series. *Arch Gynecol Obstet.* 2008 May;277(5):389–393. doi: 10.1007/s00404–007–0479–1. Epub 2007 Oct 9. PMID: 17922285.

[11] Missmer SA, Hankinson SE, Spiegelman D, Barbieri RL, Marshall LM, Hunter DJ. Incidence of laparoscopically confirmed endometriosis by demographic, anthropometric, and lifestyle factors. *Am J Epidemiol.* 2004 Oct 15;160(8):784–796. doi: 10.1093/aje/kwh275. PMID: 15466501.

[12] Von Theobald P, Cottenet J, Iacobelli S, Quantin C. Epidemiology of endometriosis in France: A large, nation-wide study based on hospital discharge data. *Biomed Res Int.* 2016;2016:3260952. doi:10.1155/2016/3260952.

[13] Bougie O, Yap Ma.I, Sikora L, Flaxman T, Singh S. Influence of race/ethnicity on prevalence and presentation of endometriosis: A systematic review and meta-analysis. *BJOG.* 2019;126:1104–1115.

[14] Hediger ML, Hartnett HJ, Buck Louis GM. Association of endometriosis with body size and figure. *Fertil Steril.* 2005;84(5):1366–1374.

[15] Heilier JF, Donnez J, Nackers F, Rousseau R, Verougstraete V, Rosenkranz K, et al. Environmental and host-associated risk factors in endometriosis and deep endometriotic nodules: A matched case-control study. *Environ Res.* 2007;103(1):121–129.

[16] Grodstein F, Goldman MB, Ryan L, Cramer DW. Relation of female infertility to consumption of caffeinated beverages. *Am J Epidemiol.* 1993 Jun 15;137(12):1353–1360.

[17] Missmer SA, Chavarro JE, Malspeis S, Bertone-Johnson ER, Hornstein MD, Spiegelman D, Barbieri RL, Willett WC, Hankinson SE. A prospective study of dietary fat consumption and endometriosis risk. *Human Reproduction.* 2010;25(6):1528–1535.

[18] Ek M, Roth B, Nilsson PM, Ohlsson B. Characteristics of endometriosis: A case-cohort study showing elevated IgG titers against the TSH receptor (TRAb) and mental comorbidity. *Eur J Obstet Gynecol Reprod Biol.* 2018;231:8–14. doi:10.1016/j.ejogrb.2018.09.034.

[19] Parazzini F, Esposito G, Tozzi L, Noli S, Bianchi S. Epidemiology of endometriosis and its comorbidities. *Eur J Obstet Gynecol Reprod Biol.* 2017;209:3–7. doi:10.1016/j.ejogrb.2016.04.021.

[20] Shigesi N, Kvaskoff M, Kirtley S, Feng Q, Fang H, Knight JC, Missmer SA, Rahmioglu N, Zondervan KT, Becker CM. The association between endometriosis and autoimmune diseases: A systematic review and meta-analysis. *Hum Rep Update.* July–August 2019;25(4):486–503. doi:10.1093/humupd/dmz014.

[21] Matalliotakis IM, Arici A, Cakmak H et al. Familial aggregation of endometriosis in the Yale Series. *Arch Gynecol Obstet.* 2008;278:507–511. doi:10.1007/s00404–008–0644–1.

[22] Campo S, Campo V, Gambadauro P. Is a positive family history of endometriosis a risk factor for endometrioma recurrence after laparoscopic surgery? *Rep. Sci.* 2014;21(4):526–531. doi:10.1177/1933719113503413.

[23] Hadfield RM, Mardon HJ, Barlow DH. Endometriosis in monozygotic twins. *Fertil. Steril.* 1997;68:941–942.

[24] Treloar, SA, O'Connor, DT, O'Connor, VM Genetic influences on endometriosis in an Australian twin sample. *Fertil. Steril.* 1999;71:701–710.

[25] https://innovation. ox. ac. uk/outcome-measures/endometriosis-health-profile-ehp.

[26] Agarwal SK, Chapron C, Giudice LC, Laufer MR, Leyland N, Missmer SA, Singh SS, Taylor HS. Clinical diagnosis of endometriosis: A call to action. *Am J Obstet Gynecol.* 2019 Apr;220(4):354.e1–354. e12. doi: 10.1016/j.ajog.2018.12.039. Epub 2019 Jan 6. PMID: 30625295.

[27] Speer LM, Mushkbar S, Erbele T. Chronic pelvic pain in women. *Am Fam Physician.* 2016;93(5):380–387.

[28] Leyland N, Casper R, Laberge P, Singh SS. Society of Obstetricians and Gynaecologists of CanadaEndometriosis: Diagnosis and management. *J Obstet Gynaecol Can.* 2010;32(Supplement 2): S1–S32.

[29] Schliep KC, Mumford SL, Peterson CM, et al. Pain typology and incident endometriosis. *Hum Reprod.* 2015;30(10):2427–2438. doi:10.1093/humrep/dev147.

[30] Saha R, Marions L, Tornvall P. Validity of self-reported endometriosis and endometriosis-related questions in a Swedish female twin cohort, *Fertil Steril.* 2017;107:174–178.

[31] Yong PJ. Deep dyspareunia in endometriosis: A proposed framework based on pain mechanisms and genito-pelvic pain penetration disorder. *Sex Med Rev.* 2017;5(4):495–507. doi:10.1016/j.sxmr.2017.06.005.

[32] Mabrouk M, Borghese G, Esposti ED, et al. Acute abdominal pain in non-pregnant endometriotic patients: Not just dysmenorrhoea. A systematic review [published online ahead of print, 2020 Apr 21]. *J Obstet Gynaecol.* 2020;1–14. doi:10.1080/01443615.2019.1700946.

[33] Won HR, Abbott J. Optimal management of chronic cyclical pelvic pain: An evidence-based and pragmatic approach. *Int J Womens Health.* 2010;2:263–277. Published 2010 Aug 20. doi:10.2147/IJWH.S7991.

[34] Cavaco-Gomes J, Martinho M, Gilabert-Aguilar J, Gilabert-Estelles J. Laparoscopic management of ureteral endometriosis: A systematic review. *Eur J Obstet Gynecol Reprod Biol.* 2017;210:94–101. doi:10.1016/j.ejogrb.2016.12.011.

[35] Comiter CV. Endometriosis of the urinary tract. *Urol Clin North Am.* 2002;29(3):625–635. doi:10.1016/s0094–0143(02)00065–4.

[36] Rana R, Sharma S, Narula H, Madhok B. A case of recto-sigmoid endometriosis mimicking carcinoma. *Springerplus.* 2016;5:643.

[37] Schipper E, Nezhat C. Video-assisted laparoscopy for the detection and diagnosis of endometriosis: Safety, reliability, and invasiveness. *International Journal of Women's Health.* 2012;4:383–393. doi: 10.2147/IJWH.S24948.

[38] Watari H, Shibahara N, Ebisawa S, Nogami T, Fujimoto M, Hikiami H, Shimada Y. [Case report: A case of hepatic endometriosis with periodic right upper quadrant pain]. *Nihon Naika Gakkai Zasshi.* 2012 Nov 10;101(11):3233–3235. Japanese. doi: 10.2169/naika.101.3233. PMID: 23342597.

[39] Fuldeore MJ, Soliman AM. Prevalence and symptomatic burden of diagnosed endometriosis in the United States: National estimates from a cross-sectional survey of 59,411 women. *Gynecol Obstet Invest.* 2017;82:453–461.

[40] Seracchioli R, Mabrouk M, Guerrini M, Manuzzi L, Savelli L, Frascà C, Venturoli S. Dyschezia and posterior deep infiltrating endometriosis: Analysis of 360 cases. *J Minim Invasive Gynecol.* 2008 Nov– Dec;15(6):695–699. doi: 10.1016/j.jmig.2008.07.005. PMID:

18971131.

[41] Bae J, Lin JS. Healthcare utilization in myalgic encephalomyelitis/chronic fatigue syndrome (ME/CFS): Analysis of US ambulatory healthcare data, 2000–2009. *Front Pediatr.* 2019;7:185. Published 2019 May doi:10.3389/fped.2019.00185.

[42] Flores I, Abreu S, Abac S, Fourquet J, Laboy J, Rios-Bedoya C. Self-reported prevalence of endometriosis and its symptoms among Puerto Rican women. *Int J Gynaecol Obstet.* 2008;100(3):257–261. doi:10.1016/j.ijgo.2007.08.010.

[43] Douglas C, Rotimi O. Extragenital endometriosis – a clinicopathological review of a Glasgow hospital experience with case illustrations. *J Obstet Gynaecol.* 2004;24(7):804–808. doi:10.1080/01443610400009568.

[44] https://endometriosisnews. com/cerebral-endometriosis.

[45] Floyd JR 2nd, Keeler ER, Euscher ED, McCutcheon IE. Cyclic sciatica from extrapelvic endometriosis affecting the sciatic nerve. *J Neurosurg Spine.* 2011 Feb;14(2):281–289. doi: 10.3171/2010.10. SPINE09162. Epub 2010 Dec 24. PMID: 21184633.

[46] https://www. endometriosis-uk. org/sites/endometriosis-uk. org/files/files/Information/Understanding-endometriosis. pdf.

[47] Blanco RG, Parithivel VS, Shah AK, Gumbs MA, Schein M, Gerst PH, *Am J Surg.* 2003 Jun;185(6):596–598.

[48] Jablonski C, Alifano M, Regnard JF, Gompel A. Pneumoperitoneum associated with catamenial pneumothorax in women with thoracic endometriosis. *Fertil Steril.* 2009;91(3):930.e19–930.e9.3E22. doi:10.1016/j.fertnstert.2008.09.071.

[49] Heitmann RJ, Langan KL, Huang RR, Chow GE, Burney RO. Premenstrual spotting of ≥2 days is strongly associated with histologically confirmed endometriosis in women with infertility. *Am J Obstet Gynecol.* 2014;211:358.

[50] Ashrafi M, Sadatmahalleh SJ, Akhoond MR, Talebi M. Evaluation of risk factors associated with endometriosis in infertile women. *Int J Fertil Steril.* 2016 Apr–Jun;10(1):11–21. doi: 10.22074/ijfs.2016.4763. Epub 2016 Apr 5. PMID: 27123195; PMCID: PMC4845520.

[51] Wang S, Li XC, Lang JH. Cervical endometriosis: Clinical character and management experience in a 27–year span. *Am J Obstet Gynecol* 2011;205:452.e1–5.

[52] Matorras R, Rodriguez F, Pijoan JI, et al. Are there any clinical signs and symptoms that are related to endometriosis in infertile women? *Am J Obstet Gynecol.* 1996;174(2):620–623. doi:10.1016/s0002–9378(96)70438–6.

[53] Origoni M, Maggiore ULR, Salvatore S, Candiani M. Neurobiological mechanisms of pelvic pain. *BioMed Res Int.* 2014:903848, 9 pages. doi:10.1155/2014/903848.

[54] Marasinghe JP, Senanayake H, Saravanabhava N, Arambepola C, Condous G, Greenwood P. History, pelvic examination findings and mobility of ovaries as a sonographic marker to detect pelvic adhesions with fixed ovaries. *J Obstet Gynaecol Res.* 2014;40:785–790.

[55] Ignacio EA, Dua R, Sarin S, et al. Pelvic congestion syndrome: Diagnosis and treatment. *Semin Intervent Radiol.* 2008;25(4):361–368. doi:10.1055/s-0028–1102998.

[56] Yen C-F, Chou H-H, Wu H-M, Lee C-L, Ting-Chang C. Effectiveness and appropriateness in the application of office hysteroscopy. *J Formosan Med Assoc.* 2019;118(11):1480–1487, ISSN 0929–6646. doi:10.1016/j.jfma.2018.12.012.

[57] Ang CW, Dawson R, Hall C, Farmer M. The diagnostic value of digital rectal examination in primary care for palpable rectal tumour. *Colorectal Dis.* 2008 Oct;10(8):789–792. doi: 10.1111/j.1463–1318.2007.01381.x. Epub 2007 Sep 14. PMID: 17868406.

[58] Dragisic KG, Padilla LA, Milad MP. The accuracy of the rectovaginal examination in detecting cul-de-sac disease in patients under general anaesthesia. *Hum Reprod.* 2003 Aug;18(8):1712–1715. doi:10.1093/humrep/deg350.

[59] Ros C, de Guirior C, Rius M, Escura S, Martinez-Zamora MA, Gracia M, Peri L, Franco A, Carmona F. Accuracy of transvaginal ultrasound compared to cystoscopy in the diagnosis of bladder endometriosis nodules. *J Ultrasound Med.* 2021. doi:10.1002/jum.15537.

[60] Droz J, Howard FM. Use of the short-form McGill pain questionnaire as a diagnostic tool in women with chronic pelvic pain. *J Minim Invasive Gynecol.* 2011;18:211–217.

[61] Horton J, Sterrenburg M, Lane S, Maheshwari A, Li TC, Cheong Y. Reproductive, obstetric, and perinatal outcomes of women with adenomyosis and endometriosis: A systematic review and meta-analysis. *Hum Reprod Update.* 2019 Sep 11;25(5):592–632. doi: 10.1093/humupd/dmz012. PMID: 31318420.

[62] Lacheta J. Uterine adenomyosis: Pathogenesis, diagnostics, symptomatology and treatment. Děložní adenomyóza: Patogeneze, diagnostika, symptomatologie a léčba. *Ceska Gynekol.* 2019;84(3):240–246.

[63] Eisenberg VH, Arbib N, Schiff E, Goldenberg M, Seidman DS, Soriano D. Sonographic signs of adenomyosis are prevalent in women undergoing surgery for endometriosis and may suggest a higher risk of infertility. *Biomed Res Int.* 2017;2017:8967803. doi:10.1155/2017/8967803.

[64] Osman MW, Nikolopoulos I, Jayaprakasan K, Raine-Fenning N. Pelvic congestion syndrome. *Obstet Gynaecol.* 2013;15:151–157.

[65] Tai FW, Chang CY, Chiang JH, Lin WC, Wan L. Association of pelvic inflammatory disease with risk of endometriosis: A nationwide cohort study involving 141,460 individuals. *J Clin Med.* 2018;7(11):379. Published 2018 Oct 24. doi:10.3390/jcm7110379.

[66] Taipale P, Tarjanne H, Ylostalo P. Transvaginal sonography in suspected pelvic inflammatory disease. *Ultrasound Obstet Gynecol.* 1995;6(6):430–434. doi:10.1046/j.1469–0705.1995.06060430.x.

[67] Thapa P, Euasobhon P. Chronic postsurgical pain: Current evidence for prevention and management. *Korean J Pain.* 2018;31(3):155–173. doi:10.3344/kjp.2018.31.3.155.

[68] Weibel S, Neubert K, Jelting Y, et al. Incidence and severity of chronic pain after caesarean section: A systematic review with meta-analysis. *Eur J Anaesthesiol.* 2016;33(11):853–865. doi:10.1097/EJA.0000000000000535.

[69] Horne AW, Daniels J, Hummelshoj L, Cox E, Cooper KG. Surgical removal of superficial peritoneal endometriosis for managing women with chronic pelvic pain: Time for a rethink? *BJOG.* 2019;126(12):1414–1416. doi:10.1111/1471–0528.15894.

[70] Uimari O, Jarvela I, Ryynanen M. Do symptomatic endometriosis and uterine fibroids appear together? *J Hum Reprod Sci.* 2011;4(1):34–38. doi:10.4103/0974–1208.82358.

[71] Huang JQ, Lathi RB, Lemyre M, Rodriguez HE, Nezhat CH, Nezhat C. Coexistence of endometriosis in women with symptomatic leiomyomas. *Fertil Steril.* 2010;94(2):720–723. doi:10.1016/j.fertnstert.2009.03.052.

[72] Gałczyński, K, Jóźwik, M, Lewkowicz, D et al. Ovarian endometrioma-a possible finding in adolescent girls and young women: A mini-review. *J Ovarian Res* 2019;12:104. doi:10.1186/s13048–019–0582.

[73] Butrick CW. Patients with chronic pelvic pain: Endometriosis or interstitial cystitis/painful bladder syndrome? *JSLS.* 2007;11(2):182–189.

[74] Richter B, Hesse U, Hansen AB, Horn T, Mortensen SO, Nordling J. Bladder pain syndrome/interstitial cystitis in a Danish population: A study using the 2008 criteria of the European Society for the Study of Interstitial Cystitis. *BJU Int.* 2010;105(5):660–667. doi:10.1111/j.1464–410X.2009.08847.x.

[75] Thonnon C, Philip CA, Fassi-Fehri H, et al. Three-dimensional ultrasound in the management of bladder endometriosis. *J Minim Invasive Gynecol.* 2015;22(3):403–409. doi:10.1016/j.jmig.2014.10.021.

[76] Guerriero, Condous G, Van Den Bosch T, et al. Systematic approach to sonographic evaluation of the pelvis in women with suspected

endometriosis, including terms, definitions and measurements: A consensus opinion from the International Deep Endometriosis Analysis (IDEA) group. *Ultrasound Obstet Gynecol*. 2016;48:318–332.

[77] Ek M, Roth B, Ekstrom P, Valentin L, Bengtsson M, Ohlsson B. Gastrointestinal symptoms among endometriosis patients – A case-cohort study. *BMC Women's Health*. 2015;15:59. Published 2015 Aug 13. doi:10.1186/s12905–015–0213–2.

[78] Icks A, Haastert B, Enck P, Rathmann W, Giani G. Prevalence of functional bowel disorders and related health care seeking: A population-based study. *Z Gastroenterol*. 2002;40:177–183. Giudice LC, Kao LC. Endometriosis. *Lancet*. 2004;364:1789–1799.

[79] Klur VIu, Tsvelev IuV, Gur'ev AV, Stoĭko IuM. Differentsial'no-diagnosticheskie priznaki endometrioza i raka priamoĭ kishki [Differential-diagnostic symptoms of endometriosis and cancer of the rectum]. *Vestn Khir Im I I Grek*. 1990;144(6):138–141.

[80] Pastore EA, Katzman WB. Recognizing myofascial pelvic pain in the female patient with chronic pelvic pain. *J Obstet Gynecol Neonatal Nurs*. 2012;41(5):680–691. doi:10.1111/j.1552–6909.2012.01404.x.

[81] Nicol AL, Crooks M Hsu ES, Michael Ferrante F. Chapter 25: Myofascial pain syndrome. Editor(s): Honorio T Benzon, Srinivasa N Raja, Spencer S Liu, Scott M Fishman, Steven P Cohen, *Essentials of Pain Medicine* (Fourth Edition), Elsevier, 2018;207–212.e1, ISBN:780323401968, doi:10.1016/B978–0–323–40196–8.00025–5.

[82] Stratton P, Khachikyan I, Sinaii N, Ortiz R, Shah J. Association of chronic pelvic pain and endometriosis with signs of sensitization and myofascial pain. *Obstet Gynecol*. 2015;125(3):719–728. doi:10.1097/AOG.0000000000000663.

[83] Sansone RA, Sansone LA. Pain, pain, go away: Antidepressants and pain management. *Psychiatry (Edgmont)*. 2008 Dec;5(12):16–9. PMID: 19724772; PMCID: PMC2729622.

[84] Cichowski SB, Dunivan GC, Komesu YM, Rogers RG. Sexual abuse history and pelvic floor disorders in women. *South Med J*. 2013;106(12):675–678. doi:10.1097/SMJ.0000000000000029.

[85] Harris HR, Wieser F, Vitonis AF, Rich-Edwards J, Boynton-Jarrett R, Bertone-Johnson ER, Missmer SA. Early life abuse and risk of endometriosis. *Hum Reprod*. 2018 Sep 1;33(9):1657–1668. doi:10.1093/humrep/dey248. PMID: 30016439; PMCID: PMC6112577.

[86] Schliep KC Mumford SL, Johnstone EB, Matthew Peterson C, Sharp HT, Stanford JB, Chen Z Backonja U, Wallace ME, Buck Louis GM. Sexual and physical abuse and gynecologic disorders. *Hum Reprod*. 2016August;31(8):1904–1912. doi:10.1093/humrep/dew153.

[87] Turgut A, Hocaoglu M, Ozdamar O, Usta A, Gunay T, Akdeniz E. Could hematologic parameters be useful biomarkers for the diagnosis of endometriosis? *Bratisl Lek Listy*. 2019;120(12):912–918. doi:10.4149/BLL_2019_153.

[88] Fassbender A, Burney RO, FO D, D'Hooghe T, Giudice L. Update on biomarkers for the detection of endometriosis. *Biomed Res Int*. 2015;2015:130854. doi:10.1155/2015/130854.

[89] Nisenblat V, Bossuyt PM, Shaikh R, Farquhar C, Jordan V, Scheffers CS, Mol BW, Johnson N, Hull ML. Blood biomarkers for the non-invasive diagnosis of endometriosis. *Cochrane Database Syst Rev*. 2016;5:CD012179. doi: 10.1002/14651858.CD012179. PMID: 27132058.

[90] Hirsch M, Duffy JM, Deguara CS, Davis CJ, Khan KS. Diagnostic accuracy of cancer antigen 125 (CA125) for endometriosis in symptomatic women: A multi-center study. *Eur J Obstet Gynecol Reprod Biol*. 2016;210:102–107. doi: 10.1016/j.ejogrb.2016.12.002. PMID: 27987404.

[91] Vodolazkaia A, Bossuyt X, Fassbender A, et al. A high sensitivity assay is more accurate than a classical assay for the measurement of plasma CRP levels in endometriosis. *Reprod Biol Endocrinol*. 2011;9:113. Published 2011 Aug 9. doi:10.1186/1477–7827–9–113.

[92] Lermann J, Mueller A, Korber F, et al. Evaluation of high-sensitivity C-reactive protein in comparison with C-reactive protein as biochemical serum markers in women with endometriosis. *Fertil Steril*. 2010;93(7):2125–2129. doi:10.1016/j.fertnstert.2009.01.072.

[93] Thubert T, Santulli P, Marcellin L, et al. Measurement of hs-CRP is irrelevant to diagnose and stage endometriosis: Prospective study of 834 patients. *Am J Obstet Gynecol*. 2014;210(6):533.e1–533.e10. doi:10.1016/j.ajog.2014.01.022.

[94] Menakaya UA, Rombauts L, Johnson NP. Diagnostic laparoscopy in pre-surgical planning for higher stage endometriosis: Is it still relevant? *Aust N Z J Obstet Gynaecol*. 2016;56:518–522. doi:10.1111/ajo.12505.

[95] https://www. endometriosis-uk. org/sites/endometriosis-uk. org/files/files/Information/consultation_questionnaire. pdf.

[96] Soliman AM, Fuldeore M, Snabes MC. Factors associated with time to endometriosis diagnosis in the United States. *J Womens Health*. 2017 Jul;26(7):788–797. doi: 10.1089/jwh.2016.6003. Epub 2017 Apr 25. PMID: 28440744.

[97] https://www. nice. org. uk/guidance/ng73/resources/endometriosis-diagnosis-and-management-pdf-1837632548293.

[98] https://www. eshre. eu/Guidelines-and-Legal/Guidelines/Endometriosis-guideline.

第3章　子宫内膜异位症盆腔超声检查：一般特征
Pelvic Ultrasound for Endometriosis: General Features

Caterina Exacoustos　Lucia Lazzeri　著

子宫内膜异位症常见类型包括三种，即卵巢子宫内膜异位症（子宫内膜异位囊肿）、浅表腹膜子宫内膜异位症、深部子宫内膜异位症。盆腔子宫内膜异位症，尤其是分期较高、较严重的子宫内膜异位症，往往与子宫腺肌症及盆腔粘连密切相关。

卵巢是子宫内膜组织最常见的种植部位，可引起典型的卵巢囊肿。深部子宫内膜异位症（deep infltrating endometriosis，DIE）指子宫内膜异位病灶侵犯腹膜并浸润腹膜后间隙或盆腔脏器深度至少 5mm[1]，在子宫内膜异位症中占 4%～37%。不同类型和表现的子宫内膜异位症有不同的影像学表现，在影像学诊断中，可能引发特有的难题。

在子宫内膜异位症的诊断中会面临几个主要的挑战：首先，非囊性病变，如微小病灶难以检测；其次，因对于盆腔内整个疾病的侵犯程度和范围（卵巢、腹膜粘连和 DIE），尚无国际统一的分类标准，关于子宫内膜异位症在盆腔内结构中累及范围的评估较为困难。结合患者的个人病史、症状和妇科检查，加上超声医生和放射科医生的经验，可以提高诊断的准确性。

考虑到在因子宫内膜异位症接受手术的患者中，高达 22% 的患者超声下能检测出合并子宫腺肌症，因而对于子宫内膜异位症患者，评估是否合并子宫腺肌症很重要[2-4]。

准确诊断盆腔子宫内膜异位症是制订最佳治疗策略的基础；因此，需要非侵入性方法来明确子宫内膜异位症的部位和累及范围。

一、影像学技术

最常用于识别和评估子宫内膜异位病灶的影像学检查包括两种，即超声（特别是经阴道超声）及 MRI。

经阴道超声（transvaginal sonography，TVS）能广泛探查盆腔，并且接受度高、易于实施，已成为子宫内膜异位症的一线影像学检查。

MRI 可作为女性盆腔研究的二线检查手段。关于 MRI 在子宫内膜异位症，特别是 DIE 评估中的作用将在后文阐述。根据经阴道超声检查结果和症状严重程度，必要的患者可行 MRI。

其他的检查手段，如钡餐、泌尿系 CT 造影，根据病灶部位，在子宫内膜异位症的识别评估中可作为补充手段，并可对手术入路的选择提供参考。

（一）二维超声技术

1. 经腹部超声检查

经腹部超声检查（transabdominal sonography，TAS）可以对盆腔区域及盆腔与上腹部解剖结构间的关系有一个整体认识。因此，经腹部超声与经阴道超声相比，在体积较大的子宫或附件区肿瘤的检查中更为有用。TAS 提供了更好的全局视野，可能会使测量更加精确。但是，经腹部超声对盆腔脏器的识别能力易受肠气、患者体型、盆腔粘连等影响，故而对子宫内膜异位症的识别不够精准。为了拥有更强的组织穿透能力，经腹超声采用低频探头，其分辨率较低，导致图像质量不如经阴道超声。

2. 经阴道超声检查

与经腹部超声相比，经阴道超声的主要优势在于能够在感兴趣的部位放置高频探头，而无须穿过腹壁和其他可能干扰腹部超声成像的结构。这就能获取子宫体、子宫颈、卵巢、附件区域、阴道穹窿及膀胱、直肠的最佳视图。经阴道超声在肥胖患者、后倾和（或）后屈位子宫患者的评估中特别有用。经阴道超声的主要局限性在于对体积较大的子宫或巨大附件肿块患者的评估作用有限。对于合并阴道或直肠疾病的患者，超声检查存在技术难题。在这种情况下，使用经阴道探头经直肠入路行超声检查能够拥有同样的准确性。

3. 经直肠超声检查

经阴道探头也可以经直肠使用，这一技术对于无性生活的女性、先天性阴道发育不全或无阴道患者的评估具有重要价值。将探头插入直肠并推进，直到在纵切面看到宫颈的中线图像。通过沿两个轴向及纵轴平面的主轴方向移动探头评估子宫颈、宫旁、阴道和直肠壁情况。该视图与经阴道路径非常相似，唯一不同的是由于阴道位于探头尖端的前方，因此能更好地识别阴道管内的情况（图 3-1）。

4. 超声子宫造影

子宫超声造影，或称超声子宫造影，是一种将超声成像与宫腔注射超声对比剂结合的诊断技术，对比剂包括生理盐水（盐水输注超声）、凝胶

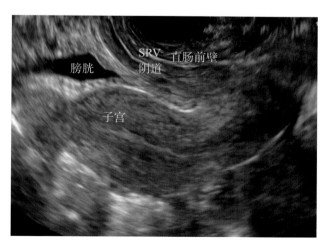

▲ 图 3-1　利用经阴道探头行经直肠超声检查，显示正常前倾子宫
注意，阴道、直肠壁和直肠阴道隔（SRV）以及其他盆腔器官、子宫和膀胱的图像与经阴道入路非常相似

[凝胶输注超声（gel infusion sonography，GIS）]。由于宫腔是一个虚拟空间，因此用单一的超声检查来评估非常困难。然而，通过注射对比剂使宫腔扩张能够提供更多信息，并能改善宫腔内部形态的成像质量（图 3-2）。

与经阴道超声相比，超声造影更好地识别和显示宫腔内的异常，如子宫内膜息肉和子宫黏膜下肌瘤[5]。宫腔内异常的评估最好在早卵泡期或使用促性腺激素释放激素激动药（gonadotropin releasing hormone agonist，GnRH-a）或孕激素制剂致使雌激素活性受抑制的患者中进行。当患者存在出血或处于分泌期内膜较厚时，则难以准确评估。

5. 多普勒超声

血管形态和血流情况有助于明确卵巢或子宫肿块的类型，也可用于区分子宫肌层囊肿和血管，并以此鉴别子宫平滑肌瘤和子宫局灶性腺肌症。彩色多普勒超声可用于评估血流及其方向。大多数情况下，当探头置于感兴趣的部位，超声医生能够使用更高频率的探头以提高图像分辨率，此时利用经阴道超声能更好地了解盆腔血管的多普勒效应。

（二）三维超声

三维超声和二维超声的区别仅仅在于三维超声采用了 3D 探头及具有必备硬件和软件的超声单元，联合使用这些硬件和软件能够构建三维图像。简单地说，三维超声是二维图像在立体层面叠加得到的集合体，二维图像叠加过程中构建了一个独特的数据库，通过该数据库，可在不同的平面实现重建和扫描评估，最重要也是最独特的一点，可获取冠状面视图（图 3-3）。

三维超声的一个重要附加价值是图像集可以储存和输出，以便重新评估、讨论和在培训项目中使用。

一旦获得图像集，就可以利用 3D 软件立即对其进行查看、使用或存储以进行离线分析。

二、子宫内膜异位症盆腔的超声评估

近期，IDEA 制订了一份关于盆腔子宫内膜异位症超声评估中的术语、定义、测量方法的专家共识，可用于不同类型子宫内膜异位症超声特征的描述[6]。目前，由于不同研究者在描述同一结构和解剖位置时常使用不同术语，因而很难对已发表的研究结果进行直接比较。故保证术语标准化才能在未来超声诊断为子宫内膜异位症的患者的研究之间进行有意义的比较，并促进多中心研究的开展。IDEA 制订的专家共识中提出了一个标准化经阴道超声盆腔评估方法，包括四步。

• 子宫和卵巢的评估：①子宫的评估：子宫腺肌症的二维 – 三维超声征象。②附件的评估：是否存在子宫内膜异位囊肿和输卵管病变。

• 器官活动度（粘连）的经阴道超声评估：附件和子宫的活动度，特定部位的压痛。

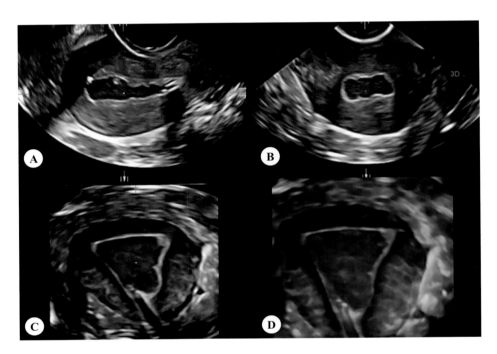

◀ 图 3-2　通过无球囊的小导管注入盐水溶液扩张宫腔完成超声子宫造影术得到的子宫三维多平面视图

请注意，在纵向（A）和横向（B）切面上，子宫内膜前层回声不均伴有细小囊性区域。在冠状切面（C）和 3D 宫腔成像视图（D）上，可见正常宫底部宫腔，内膜呈小息肉样不规则凸起，导管尖端位于宫颈管内

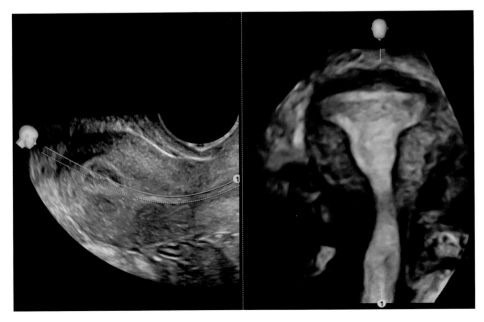

◀ 图 3-3　使用 4mm 切面三维超声造影获得的子宫超声图像

- 使用基于实时超声的"滑动征"评估直肠子宫陷凹（道格拉斯窝）（pouch of douglas，POD）。

- 对侧前盆腔和后盆腔 DIE 结节进行评估。

无论是否按照上述顺序，只要执行完这些步骤，都可以确诊 / 排除不同类型的子宫内膜异位症。

（一）附件

1. 子宫内膜异位囊肿

一些研究阐述了子宫内膜异位囊肿的超声特征，并试图确定其典型的超声征象[7-12]。典型的子宫内膜异位症囊肿为单房或多房囊肿（＜5 房），囊内呈均匀低回声（磨玻璃样回声）。Guerriero 标准[11] 将子宫内膜异位囊肿定义为：囊内呈磨玻璃回声、囊肿壁无至中等强度血流信号且囊肿内无血流信号（"典型"子宫内膜异位囊肿）的单房囊肿（图 3-4）；囊内呈磨玻璃状回声，囊壁有乳头状突起且乳头状突起内无血流信号（"非典型"子宫内膜异位囊肿）的单房囊肿（图 3-5 和图 3-6）。根据 Guerriero 标准[11]，具有磨玻璃回声和强血流信号的单房囊肿或具有磨玻璃样回声、伴存在血流或强血流信号的乳头状突起的单房实性囊肿为非子宫内膜异位囊肿。

接近 50% 的子宫内膜异位囊肿表现为非典型的超声征象（典型征象为囊液呈磨玻璃样回声的单房囊肿）。此外，子宫内膜异位囊肿的超声表现

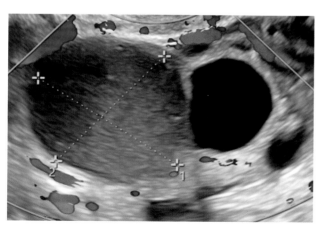

▲ 图 3-4　卵巢子宫内膜异位囊肿的典型超声表现
单房囊肿，磨玻璃回声，无血管形成，囊肿周围是正常卵巢组织

在绝经前和绝经后存在差异。绝经后子宫内膜异位囊肿患者较少出现单房囊肿，也较少表现出磨玻璃样回声[12, 13]。相反，它们更常表现为多房实性肿块，以及无回声囊肿或混合回声囊肿[12, 13]。

"绝经前状态，磨玻璃回声，1～4 房，无血供的乳头状突起"这一准则很好地概括了子宫内膜异位囊肿的特点，但通常超声医生的主观诊断更加准确，可能是因为超声医生评估时将患者症状和大量临床资料结合。大多数情况下，血清

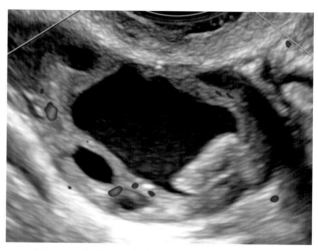

▲ 图 3-5　卵巢子宫内膜异位囊肿的非典型超声表现
一个具有磨玻璃回声的单房囊肿，内有乳头状突起，乳头状突起无血流信号。这不是一个真正的乳头状突起，而是由囊壁周围的血块或纤维蛋白组成的高回声组织

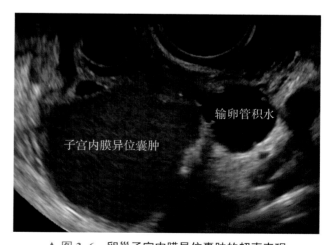

▲ 图 3-6　卵巢子宫内膜异位囊肿的超声表现
一个伴有磨玻璃样回声的单房囊肿，其旁有典型的输卵管积水表现：内有积液的扩张输卵管，壁薄而不规则，并伴有小的高回声乳头状突起，即典型的"串珠"征

CA125 水平在鉴别子宫内膜异位囊肿与其他良恶性肿瘤方面无明显用处[12]；然而，因 CA125 在盆腔子宫内膜异位患者中常有轻微升高，因此可用于鉴别子宫内膜异位症和其他卵巢良性病变[8]。

在评估乳头状突起时，合理使用彩色多普勒有助于避免将恶性肿瘤误诊为子宫内膜异位囊肿。此外，任何基于超声诊断的规则都应该尽可能简单并适用于临床。因此，从临床角度看，将绝经前患者的子宫内膜异位囊肿概括为具有磨玻璃回声的囊肿，1～4 房，无实性成分，该方法无须对肿块进行彩色多普勒评估，因此在大多数临床场景中都非常有用。该诊断标准的鉴别能力与统计学意义上的最佳诊断标准几乎一致，但灵敏度低。最终，所有主要标准的灵敏度为 62%～73%，特异度为 94%～98%，阳性预测值（positive predictive value，PPV）为 76%～89%[12]。

2. 子宫内膜异位囊肿与恶性肿瘤

0.2%～0.9% 的附件恶性肿瘤被误诊为子宫内膜异位囊肿，因此使用客观的超声诊断标准或基于主观经验进行超声诊断很重要。绝经前和绝经后患者子宫内膜异位囊肿的超声特征不同。绝经后患者的肿块，囊内呈磨玻璃状回声者，恶性肿瘤风险高。事实上，研究已证实绝经后患者的子宫内膜异位囊肿发生了变化[12, 13]，"由于血液中的纤维蛋白的转化，囊肿内液回声更强且不规则，因此与其他类型的卵巢病变，特别是恶性病变的鉴别诊断更加困难"。子宫内膜异位囊肿可看作卵巢交界性肿瘤（borderline ovarian tumors，BOT）的肿瘤前病变。卵巢交界性子宫内膜肿瘤具有进展为低级别浸润型癌的潜能。由子宫内膜样囊肿进展而来的卵巢交界性肿瘤和卵巢癌超声上往往表现为囊肿内有含血供的实性成分。Testa 等的研究表明，一名专业的超声医生应该能够区分良性子宫内膜样囊肿、恶性肿瘤和由子宫内膜异位症进展而来的卵巢交界性肿瘤[14]。这似乎不适用于妊娠期卵巢囊肿，因妊娠期鉴别蜕膜化子宫内膜异位囊肿和卵巢交界性肿瘤可能很困难[15, 16]。

3. 输卵管病变

在存在盆腔子宫内膜异位症的情况下，输卵管常受疾病累及，要么是由于盆腔粘连改变了输卵管的正常走行并导致了输卵管堵塞，或者是 DIE 病灶影响了输卵管壁。因此，子宫内膜异位症病灶周围常可见输卵管积水。在输卵管子宫内膜异位症的病例中，可以看到典型的具有厚壁和不完全分隔特征的扩张型输卵管，其内液非常稠厚，类似于子宫内膜异位囊肿（输卵管积血）。在输卵管远端和伞端的粘连或 DIE 病灶导致的输卵管阻塞病例中，可见输卵管积水呈典型"串珠征"表现，即在积液扩张的输卵管管腔横断面可见 2～3mm 的高回声附壁结节[7]（图 3-7）。由于不孕患者出现输卵管积水是手术切除输卵管的指征，因此对于子宫内膜异位症或 DIE 患者，在行经阴道超声评估盆腔情况时仔细检查输卵管非常重要[18]。

累及卵巢和输卵管的子宫内膜异位症会使卵巢 – 输卵管粘连包裹形成一团块，超声在该团块中可以分别辨认和识别出卵巢和输卵管，但不能通过用阴道探头推动输卵管来单独移动卵巢（滑动征）。

4. 盆腔粘连

子宫内膜异位症往往伴有盆腔粘连。通过超声诊断卵巢或腹膜子宫内膜异位症患者的盆腔粘连确实是项挑战。在子宫内膜异位症累及盆腔脏器继发盆腔粘连和小结节病灶而不伴有卵巢内异囊肿时，超声几乎不可能检测到，因此这种情况非常难诊断。文献报道，腹膜病灶和盆腔粘连较卵巢病灶更为常见[19]。仅有少量研究试图评估经阴道超声用于检测盆腔子宫内膜异位症患者盆腔粘连的存在及其严重程度的能力。

（二）卵巢和子宫

正常情况下，卵巢和子宫具有良好的活动度，在超声探头推动和（或）用手经腹部触诊推动周围组织时，卵巢和子宫不会粘连于周围组织，而超声下可探及这些器官的移动（滑动征）。

如果通过超声探头触诊和（或）用手腹部触诊，

卵巢或子宫粘连于相邻结构上，并且无法移动（阔韧带、直肠子宫陷凹、膀胱、直肠和壁腹膜），无法在外力作用下从相邻结构上滑行并分离，则应考虑存在粘连。

存在盆腔积液时，有时能在卵巢、子宫内膜异位囊肿和子宫或直肠子宫陷凹的腹膜之间看到细小的分隔或组织条索（粘连）[20-22]。子宫内膜异位囊肿通常固定于子宫后方的直肠子宫陷凹处。这在双侧子宫内膜异位囊肿中更为常见，在这些病例中，两个卵巢都固定在子宫后方，并与对侧卵巢相互粘连（对吻卵巢）（图 3-8）。触诊时无法

移动卵巢（固定的卵巢），卵巢与探头之间的距离增加，甚至在腹部加压后仍存在这种情况[20]，这高度提示卵巢与盆腔侧壁粘连。

（三）直肠子宫陷凹

通过超声实时成像动态评估来检查直肠子宫陷凹。通过阴道探头轻压子宫颈，或用手在腹部触诊子宫，以确定直肠乙状结肠是否能在子宫上段 / 宫底的后方自由滑动，使用滑动征评估直肠子宫陷凹是否封闭[23-25]。

在评估经阴道超声诊断盆腔粘连的准确性时，笔者根据 rAFS 分类将粘连的严重程度分为轻度、中度或重度[26]。与腹腔镜相比，超声在预测伴有盆腔粘连的 3 期和 4 期子宫内膜异位症诊断准确性方面，对于 3 期疾病的诊断灵敏度和特异度分别为 86% 和 82%，4 期疾病的灵敏度和特异度分别为 76% 和 91%[20]。Guerriero 等[19] 在运用超声诊断卵巢固定于子宫上的灵敏度和特异度分别为 89% 和 90%。通过术前实时动态经阴道超声检查，运用滑动征技术检查直肠子宫陷凹是否封闭，有助于识别肠道子宫内膜异位症高风险的女性。Hudelize 等[27] 报道，经阴道超声滑动征阴性预测直肠 DIE 的灵敏度为 85%，特异度为 96%，诊断准确度为 93.1%。Reid 等[23] 证实，经阴道超声预测直肠子宫陷凹是否封闭的灵敏度和特异度分别为 83.3% 和 97.1%。使用经阴道超声滑动征技术预

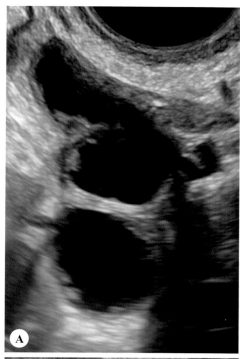

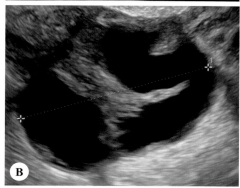

▲ 图 3-7　输卵管积水：管腔积液，壁薄，有不全分隔的扩张输卵管，典型的"串珠"征即 2～3mm 的高回声附壁小结节

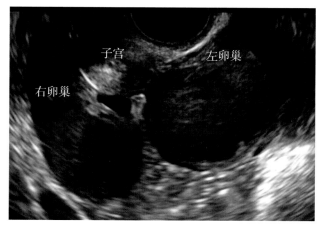

▲ 图 3-8　双侧子宫内膜异位囊肿的超声图像，两个卵巢相互粘连（对吻卵巢），并固定于子宫后方

测直肠子宫陷凹是否封闭已经被证实是可接受的，因为超声专家的自身前后和相互之间对照的诊断准确性和一致性介于基本一致和几乎完全一致之间[23-25, 28]。

三、深部子宫内膜异位症

如果超声医生训练有素，TVS 在 DIE 的诊断中可作为一种高准确性、可重复的无创诊断工具[49, 50]。TVS 检查中，可根据 Chapron 等的 DIE 分类，基于对器官和组织的详细评估，将盆腔分为前盆腔和后盆腔[29, 30]。

盆腔评估存在系统的程序步骤。将超声探头定向于矢状面，置入阴道并缓慢地从阴道中撤出，以显示尿道和直肠的图像。将探头置于阴道前穹窿，以观察膀胱和子宫及宫颈，最后将探头置于阴道后穹窿评估后盆腔。

检查前并不强制要求肠道准备以清除直肠乙状结肠中的粪便残留物和气体[31-34]。

如果存在 DIE，必须详细评估 DIE 结节的解剖位置、大小和数量、浸润深度和肠腔狭窄程度，这对于制订手术计划、为患者提供合理的建议及选择合适的手术团队非常重要。必须特别注意患者的疼痛感，若探头的轻柔按压引发了患者的疼痛，则应对所有疼痛部位进行仔细评估[35]。

盆腔的 DIE 超声定位

1. 前盆腔 DIE（膀胱）

在进行 TVS 检查前应要求患者不要完全排空膀胱。轻度充盈的膀胱有助于更好地评估膀胱壁，以及子宫内膜异位结节的检测和描述。膀胱内异结节表现为低回声线状或球形病灶，伴或不伴囊性区域，边界呈规则或不规则形态，病灶向腔内凸出，累及膀胱浆膜、肌层（最常见）或黏膜下层[6, 35-37]。

膀胱壁可分为三个区域，即膀胱三角区和膀胱底、膀胱顶（位于三角区上方，腹腔内）、腹膜后前膀胱[6, 38, 39]（图 3-9）。在 TVS 上，三角区表现为尿道开口 3cm 范围内轻微增厚的膀胱壁，两侧以两个输尿管开口为界。

膀胱子宫内膜异位症最常见的是位于膀胱后壁的膀胱顶，近膀胱子宫陷凹。超声检查中应记录结节的大小、结节与输尿管和膀胱三角之间的距离[6, 38, 39]（图 3-10）。通过子宫和膀胱之间是否存在"滑动征"来评估膀胱子宫陷凹区域的膀胱粘连。仅在病灶浸润膀胱壁的情况下考虑膀胱子宫内膜异位症，如果仅有膀胱浆膜粘连或病灶浅表腹膜种植，则不考虑膀胱子宫内膜异位症。

2. 侧盆腔的 DIE

（1）如果子宫内膜异位病灶累及宫骶韧带，则必须特别注意同侧宫旁组织和盆腔输尿管的评估，尤其是在宫颈旁区域。应在宫颈两侧检查宫旁组织：首先在矢状面上，将探头从侧方，即宫旁组织附着于宫颈部位，移动至子宫血管分叉处，再移动至盆侧壁；在横切面上，将探头从子宫峡部移动至宫颈外口。宫旁受累时超声下可见呈浸润性的不规则低回声组织，可使用彩色或能量多普勒从宫颈血管丛向内侧进行界定。

（2）输尿管子宫内膜异位症在所有子宫内膜异位症患者中占 0.01%～1%，最常累及输尿管远端[40]。

累及输尿管的子宫内膜异位症包括两种类型：①外生型，占 75%～80%，指输尿管包膜外存在子宫内膜异位症病灶，即从盆腔病灶延伸形成的内异结节包绕输尿管；②内生型，占 20%～25%，指输尿管黏膜和（或）肌层中存在子宫内膜异位症病灶。

输尿管子宫内膜异位症影像学表现为沿输尿管走行的结节或肿块，伴盆腔输尿管扩张或疑似病变上方的肾盂输尿管积水。

TVS 能很轻易地探查到扩张的输尿管盆腔段，表现为无回声管状结构，在宫旁组织中伴或不伴蠕动，与血管非常相似，但彩色／能量多普勒信号呈阴性（蠕动期间有尿液通过除外）。

在输尿管受外在压迫而无狭窄的情况下，TVS 诊断更困难。可在膀胱三角区附近识别输尿管远端，然后可见输尿管向侧方走行至宫颈、骨盆边缘再跨过髂总血管的水平[40]（图 3-11）。在 DIE 病变位于输尿管附近时，需怀疑输尿管可能受外压而不伴扩张。

由于输尿管子宫内膜异位症的发病率可能被低估，并且 DIE 累及输尿管时，可能无症状，因此对于所有 DIE 的女性，都有必要进行经腹肾脏超声检查以排除输尿管狭窄[40-43]。

3. 后盆腔 DIE

(1) 阴道 DIE 表现为阴道壁的结节性增厚，探头压迫后不会变薄。病灶可能呈低回声，均质或不均质，伴或不伴囊性区域，能量多普勒可能探查到一些血流信号（图 3-12）。病灶更常见于阴道后穹隆，由于探头压迫，可能导致漏诊。将盐水注入阴道（超声阴道造影术）可提高这些病灶

的检出率[41-44]。通过增加超声探头表面凝胶的量，以在探头和阴道壁之间形成声学窗口，从而更好地显示阴道后穹隆和前穹隆，也能提高阴道后壁 DIE 病灶的检出率[45, 46]。这一技巧创造了一个超声波隔离区，缩小探头与病灶的距离，以更好地显示阴道后壁和直肠阴道隔附近的区域的图像。尽管如此，已发表的研究显示，TVS 设备在超声检测阴道子宫内膜异位症方面的准确度较低[39, 46]，因此，应将妇科指检加入 TVS 中，以检测该区域的 DIE。

(2) 直肠阴道隔（rectovaginal septum，RVS）是位于阴道后壁和直肠前壁间的解剖结构[47]；这一结构的上缘是直肠子宫陷凹的腹膜，下缘是会阴。直肠阴道隔的 DIE 表现为低回声病灶，取代了正常的阴道和直肠间的高回声图像。

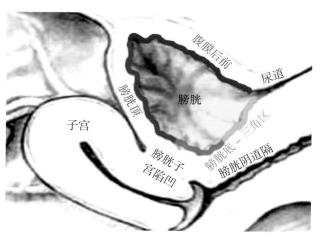

▲ 图 3-9　突出了膀胱的三个区域，即三角区和膀胱底、膀胱顶、腹膜后部分

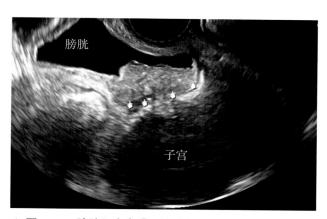

▲ 图 3-10　膀胱子宫内膜异位结节的超声图像（白色标志）
膀胱略微充盈，可见高回声病灶，边缘不规则，突入膀胱腔内，浸润膀胱后壁和膀胱子宫陷凹。内异结节与子宫前壁粘连

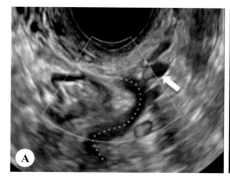
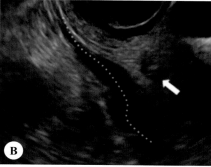
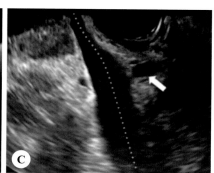

▲ 图 3-11　正常输尿管盆腔段（**A**）和扩张输尿管盆腔段（**B** 和 **C**）的经阴道超声图像，即盆腔的纵切面中看到的管状无回声结构（黄虚线）。注意输尿管旁边的子宫血管（白箭）

学者已经提出了不同的超声标记来界定直肠阴道隔的上缘，即正中矢状面或穿过宫骶韧带的平面中的宫颈后唇的下缘。然而，重要的外科概念是直肠阴道隔病灶位于阴道和直肠之间的腹膜下方。该病灶主要浸润直肠阴道隔，并且可能延伸至直肠和（或）阴道后穹窿[6]。

（3）宫骶韧带（uterosacral ligaments，USL）在超声上通常不可见。探头置入宫颈后外侧时，在子宫的纵切面上，可探及宫骶韧带的 DIE 病灶，常表现为规则或星状边缘的结节（图 3-13）或增厚的低回声线状病灶。在宫颈横切面上，这些结节出现在宫颈的后外侧，并阻断了高回声的宫颈外筋膜的连续性。若想最好地显示宫骶韧带的 DIE 病灶，应将经阴道超声探头置于阴道后穹窿的矢状面中线，然后将探头向外向侧方扫至宫颈来观察。宫骶韧带病灶可能是孤立的，也可能是延伸到阴道或其他周围结构的大内异结节的一部分。

在宫颈的宫骶韧带起始处测量增厚的宫骶韧带厚度，前提是可以清晰地区分宫骶韧带与相邻结构。在某些情况下，累及宫骶韧带的 DIE 病灶位于子宫颈环平面。如果是这样，则测量两侧宫骶韧带间的宫颈后方区域的中心性增厚部位[6, 39, 48, 49]。

正如在伴有同侧宫旁受累的宫骶韧带 DIE 病例中已经强调的那样，必须特别注意宫颈旁的输尿管评估。

（4）直肠和直肠乙状结肠段是最常见的肠道受累部位，占肠道子宫内膜异位症病例的 70%~88%，其次易受累的部位乙状结肠、直肠、回肠、阑尾和盲肠。子宫内膜腺体和间质从浆膜侵入肠道，进入固有肌层，并被增生的平滑肌包围并纤维化，这可能导致肠壁增厚和肠腔狭窄，但很少累及黏膜下层或黏膜层[1]。经阴道超声中可以看到正常的直肠壁各层：直肠浆膜和平滑肌层表现为一条薄薄的低回声线，其上覆盖有直肠黏膜下层和黏膜层，超声下表现为覆盖直肠平滑肌

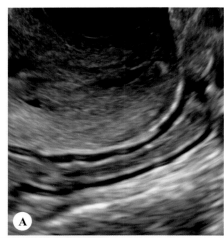

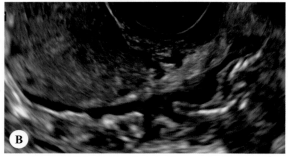

▲ 图 3-12　A. 正常宫颈、直肠（具有三层结构，即高回声浆膜、黏膜、低回声肌层）和后穹窿阴道壁高回声线状内异病灶的经阴道超声图像；B. 浸润大部分肌层的直肠下段 DIE 结节和阴道 DIE 结节的经阴道超声图像

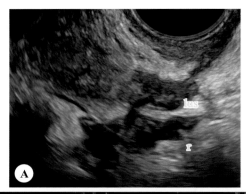

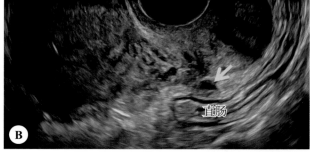

▲ 图 3-13　A. 与直肠结节（r）相关的宫骶韧带大内异结节的经阴道超声图像（纵切面）；B. 注意回声的细微差别，直肠病灶回声更低直肠壁尚规则的宫骶韧带小结节（黄箭）的经阴道超声图像

层的高回声边缘[48]。深部内异结节超声上表现为腹膜后线性或结节状增厚且边界不规则的低回声病变，能量多普勒上可在结节内见少量血管[6, 39, 48-53]。超声下可见这些结节表现为不规则的低回声肿块，穿透肠壁并令肠管正常结构扭曲（图 3-14）。

每个病灶的径线都应进行测量（包括纵轴、横轴和前后径）。利用经阴道三维超声的体积计算能对 DIE 病灶在不同平面上进行更准确的测量和评估（图 3-15 和图 3-16）。

位于 POD 腹膜（或 POD 封闭情况下，宫骶韧带于宫颈的起始部水平插入处）下方的肠道结节为低位直肠病灶，而高于该水平的肠结节则为高位直肠病灶或直肠乙状结肠交界处病灶。该虚拟线界定了 POD 腹膜下的平面，侧面边界为两侧宫旁，内侧边界为直肠阴道隔（图 3-17 和图 3-18）。

由于低位直肠病灶无论进行病灶刨削术还是肠段切除术，手术都更为困难，并且并发症发生率更高，因此，超声检查时应确定肠道结节的下界[1]。通过经直肠超声评估从体外肛门开口到置于内异病灶探头尖端的距离可测出病灶距肛门的距离。

此外，超声下还应评估病灶的个数。多发性病灶指在主要病灶 2cm 区域内存在深部内异病灶，或在同一节段肠管内的多个内异病灶。多中心病灶指距主要病灶 2cm 以上的卫星状深部内异结节，或影响多个肠段的子宫内膜异位病灶[54, 55]。

TVS 在黏膜层浸润方面的诊断准确性较低[1]。此外，经直肠超声对于直肠肌层浸润的直肠子宫内膜异位症具有一定价值，但在评估黏膜下层 /

黏膜层受累方面准确性有限[54-56]。因此，经阴道超声和经直肠超声检查都无法帮助外科医生判断是否进行病灶刨削术或病变部位的肠段 / 碟形切除术。对决定手术方式更有参考意义的是患者的症状，也与病灶侵犯组织的直径和肠管管腔狭窄程度有关。据报道，经阴道超声检查时在直肠中注入水对比剂（RWC-TVS）可提高直肠阴道隔子宫内膜异位症患者直肠浸润的诊断率[34, 57, 58]。与TVS 相比，RWC-TVS 在明确直肠阴道隔内异结节是否浸润直肠固有肌层方面准确性更高[34]。当TVS 无法排除直肠浸润时，可采用 RWC-TVS。

四、子宫腺肌症

子宫腺肌症是一种常见的妇科疾病，其特征是子宫内膜腺体和间质从子宫内膜基底层移位至子宫肌层。该病与平滑肌增生有关，超声检查时可探及子宫肌层内轮廓不清的病灶。可将子宫腺肌症看作一种子宫内膜肌层结合带（junctional zone，JZ）的疾病，该部位的子宫内膜屏障受损，导致子宫内膜组织可浸润至子宫肌层[59]。

子宫腺肌症的诊断仍然是一个挑战。TVS 联合 MRI 在术前检测子宫腺肌症方面具有较高的准确性[60]。

（一）子宫腺肌症的二维 TVS 特征

多项研究显示，以下的二维经阴道超声表现与子宫腺肌症相关，并据此将其定义为子宫腺肌症的二维 TVS 特征[5, 60-62, 63-65]。

- 子宫整体增大：宫底部增宽（图 3-19）。

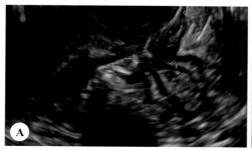 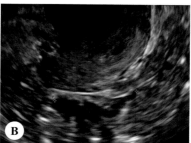 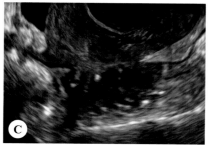

▲ 图 3-14　3 个不同的直肠深部子宫内膜异位症结节的超声表现
注意边缘不规则低回声组织浸润至直肠肌层

- 与平滑肌瘤无关的子宫不对称性增大（例如，前壁比后壁厚，反之亦然）。
- 子宫肌层内可见圆形囊性区域。
- 在某一边界不清的区域内，子宫肌层呈不均、不规则增强或减弱回声；高回声岛、内膜下线状和芽状回声。
- 子宫肌层低回声线状条纹，呈放射状薄声影，而与回声灶或平滑肌瘤无关（扇形阴影）。
- 子宫内膜与子宫肌层边界模糊、难以区分（内膜线不清晰）。
- 存在弥漫性微小血管，表现为弥漫播散的小血管，在子宫肌层内无正常的弓形动脉和放射状动脉走行（图 3-19 和图 3-20）。
- 问号征[66]，即当子宫体向后屈曲且宫底部

朝向后盆腔，而宫颈向前朝向膀胱。

肌层受累的子宫腺肌症可分为三种类型。

- 当子宫腺肌症累及子宫壁肌层的单个或多个部位，形成体积小于子宫总体积 50% 的局限性病灶时，称为局灶性或局限性子宫腺肌症。
- 当子宫腺肌症累及大部分子宫肌层，病灶体积占整个子宫体体积的 50% 或以上时，称为弥

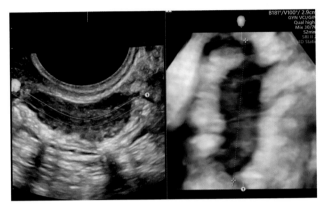

▲ 图 3-16 深部子宫内膜异位症结节的三维超声表现
由于病灶位于不同的平面（黄线），对结节体积进行曲线切割可以更好地评估病灶的大小和范围

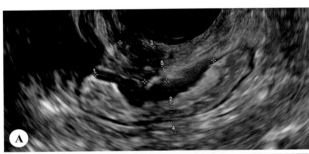

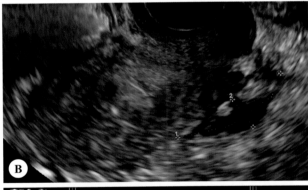

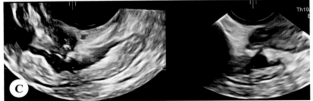

▲ 图 3-15 浸润大部分直肠肌层和左侧宫骶韧带的 DIE 结节的超声图像
A. 探头置于阴道前穹窿时的图像；B. 探头置于阴道后穹窿时的图像；C. 相同 DIE 结节的 3D VCI。注意病灶边缘显示更加清楚

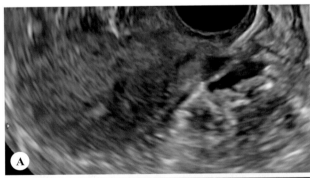

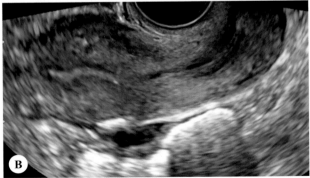

▲ 图 3-17 位于宫颈后方和直肠下段区域（A）、子宫后方和直肠上段或直肠乙状结肠交界处的 DIE 结节的超声表现

漫性子宫腺肌症。

• 子宫腺肌瘤指位于子宫肌层内的子宫内膜腺体和（或）子宫内膜间质的局灶性实性病变，伴周围子宫肌层的代偿性增厚（图 3-21）。

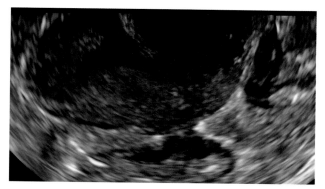

▲ 图 3-18　横跨直肠下段和直肠上段或直肠乙状结肠交界处的 DIE 结节的超声表现

能量多普勒可用于区分子宫肌层内囊肿和血管，并以此鉴别子宫平滑肌瘤和局灶性子宫腺肌症。子宫平滑肌瘤表现为沿肌瘤假包膜的环形血流，而局限性子宫腺肌症和子宫腺肌瘤的特征则为病灶内弥漫性血流。

Reinhold 及其同事报道[61]，二维超声诊断弥漫性子宫腺肌症的灵敏度为 80%～86%，特异度为 50%～96%，总体准确率为 68%～86%。

子宫腺肌症似乎也与子宫内膜异位症相关[2-4, 59, 67]。据报道，TVS 诊断的子宫腺肌症与子宫内膜异位症之间存在着密切关系，子宫腺肌症患者中有 48%～50% 合并 DIE[2-4]。

二维 TVS 对于子宫腺肌症的诊断准确性很高，许多学者报道了子宫腺肌症的超声诊断和病理结

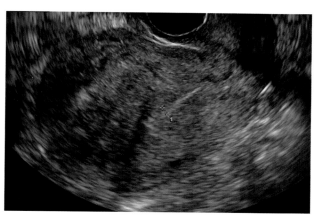

▲ 图 3-19　子宫腺肌症的超声影像
灰阶成像显示一个球形增大的子宫，子宫肌层的非对称性增厚，以及肌层内的异常回声

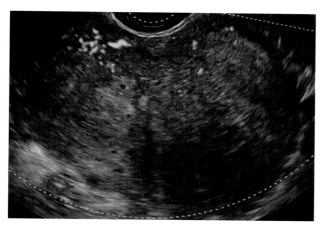

▲ 图 3-20　子宫腺肌症子宫的超声图像
能量多普勒见病灶内弥漫性分布的小血管

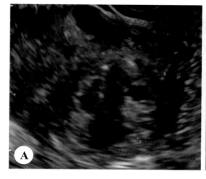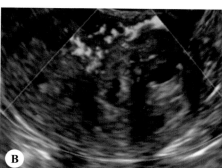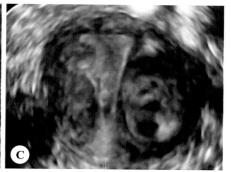

▲ 图 3-21　左侧壁子宫腺肌瘤的超声图像
A. 二维灰阶图像显示包裹在高回声肌层内的囊性无回声区域；B. 能量多普勒下见弥漫性分布的血流，而无子宫平滑肌瘤典型的沿假包膜分布的环形血流；C. 通过三维超声获得的子宫冠状面图像，从左侧看，子宫腺肌瘤完全位于肌壁间，略微改变了结合带形态，但没有影响宫腔形态

果的高度一致性。最近的一篇综述认为[60]，TVS应是子宫腺肌症的主要筛查诊断工具，当TVS无法确诊或合并大肌瘤时，应使用MRI。

（二）子宫腺肌症的三维TVS特征

子宫腺肌症的经阴道三维超声特征是基于对所获取的子宫三维立体图所构建的冠状视图中的结合带的评估。在冠状面上，JZ表现为包绕子宫内膜的低回声区[3, 5, 68]。应描述子宫的每个位置（前、后、左、右、宫底部）[3, 5, 68]JZ的任何异常（如囊性区域、点状高回声、芽状和线状高回声）（图3-22和图3-23）。

为了避免仅对JZ进行主观形态学评估，应报告客观参数，如厚度测量[49, 68, 69]。JZ和肌层总厚度可在子宫同一截面上垂直于子宫内膜进行测量。在对子宫进行总体三维容积评估后，在JZ看起来最厚的区域测量JZ的最大厚度（JZ_{max}），在JZ看起来最薄的区域测量最小厚度（JZ_{min}）。

不规则JZ的大小可用最大JZ厚度与最小JZ厚度之间的差值来表示：$JZ_{max}-JZ_{min}=JZ_{dif}$。JZ不规则程度可以用不规则JZ所占百分比（<50%或≥50%）来进行主观评估[5, 68, 69]。

JZ的中断可能是由子宫内膜组织的局灶性浸润引起的；然而，JZ的收缩和内部变化也可能导致JZ的明显不规则或影响JZ的厚度。JZ段的中断程度以JZ中断部分所占百分比的主观估计来记录（<50%或≥50%）[5]（图3-24）。

将子宫切除术后患者的经阴道超声特征与组织学标本进行比较显示，JZ_{max}≥6~8mm和$JZ_{max}-JZ_{min}$≥4mm与子宫腺肌症显著相关[69, 70]。此外，

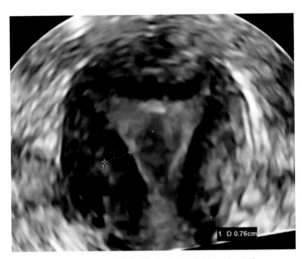

▲ 图3-23 结合带改变的子宫超声图像
结合带在子宫内膜外呈暗晕，表现为子宫内膜浸润的弥漫性增厚和小的高回声条纹（黄色点状线条，测量结合带最大宽度）

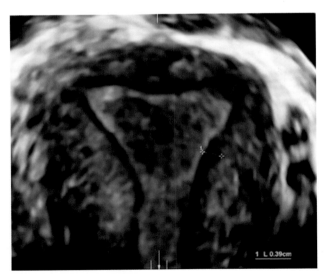

▲ 图3-22 使用3D超声和4mm切片的体积对比成像（VCI）获得的子宫冠状面视图
正常的结合带表现为包绕子宫内膜的低回声区域（黄色点状线条，测量结合带最大宽度）

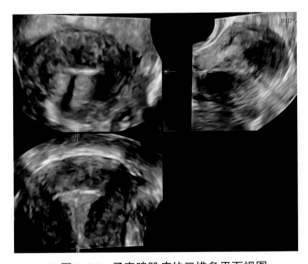

▲ 图3-24 子宫腺肌症的三维多平面视图
注意横切面（A）和纵切面（B）上弥漫性不均匀、不规则的肌层回声，并伴有高回声的小囊性区域。在冠状面上（C），结合带增厚，不规则，界限不清，完全为子宫腺肌症病灶浸润

对结合带是否受子宫内膜组织浸润和破坏的主观评估是诊断子宫腺肌症的可靠工具[5, 59, 68–72]。

总之，结合带的增厚和破坏与子宫腺肌症密切相关[5, 68, 69, 72]。

结论

在能够包含盆腔所有病灶部位和范围的子宫内膜异位症的新分型分期出现之前，应使用精准的诊断性影像定位系统根据解剖位置评估所有子宫内膜异位病灶。因此，为了更好地管理患者、用药物或手术治疗患者和为其提供咨询，尽可能详细的关于病灶位置和累及范围的信息对于外科医生和医护人员来说非常有用。

参 考 文 献

[1] Konninckx PR, Ussia A, Adamyan L, Wattiez A, Donnez J. Deep endometriosis: definition, diagnosis, and treatment. *Fertil Steril.* 2012 Sep;98(3):564–571.

[2] Di Donato N, Montanari G, Benfenati A, Leonardi D, Bertoldo V, Monti G, et al. Prevalence of adenomyosis in women undergoing surgery for endometriosis. *Eur J Obstet Gynecol Reprod Biol.* Elsevier Ireland Ltd; 2014;181:289–293.

[3] Naftalin J, Hoo W, Pateman K, Mavrelos D, Holland T, Jurkovic D. How common is adenomyosis? A prospective study of prevalence using transvaginal ultrasound in a gynaecology clinic. *Hum Reprod.* 2012;27(12):3432–3439.

[4] Lazzeri L, Di Giovanni A, Exacoustos C, Tosti C, Pinzauti S, Malzoni M, et al. Preoperative and postoperative clinical and transvaginal ultrasound findings of adenomyosis in patients with deep infiltrating endometriosis. *Reprod Sci.* 2014 Aug 14;21(8):1027–1033.

[5] Van den Bosch T, Dueholm M, Leone FPG, Valentin L, Rasmussen CK, Votino A, et al. Terms, definitions and measurements to describe sonographic features of myometrium and uterine masses: a consensus opinion from the Morphological Uterus Sonographic Assessment (MUSA) group. *Ultrasound Obstet Gynecol.* 2015;46(3):284–298.

[6] Guerriero S, Condous G, van den Bosch T, Valentin L, Leone FPG, Van Schoubroeck D, et al. Systematic approach to sonographic evaluation of the pelvis in women with suspected endometriosis, including terms, definitions and measurements: a consensus opinion from the International Deep Endometriosis Analysis (IDEA) group. *Ultrasound Obstet Gynecol.* 2016;48(3):318–332.

[7] Mais V, Guerriero S, Ajossa S, Angiolucci M, Paoletti AM, Melis GB. The efficiency of transvaginal ultrasonography in the diagnosis of endometrioma. *Fertil Steril.* 1993 Nov;60(5):776–780.

[8] Guerriero S, Mais V, Ajossa S, Paoletti AM, Angiolucci M, Melis GB. Transvaginal ultrasonography combined with CA-125 plasma levels in the diagnosis of endometrioma. *Fertil Steril.* 1996 Feb;65(2):293–298.

[9] Patel MD, Feldstein VA, Chen DC, Lipson SD, Filly RA. Endometriomas: diagnostic performance of US. *Radiology.* 1999 Mar;210(3):739–745.

[10] Valentin L. Use of morphology to characterize and manage common adnexal masses. *Best Pract Res Clin Obstet Gynaecol.* 2004 Feb;18(1):71–89.

[11] Guerriero S, Ajossa S, Mais V, Risalvato A, Lai MP, Melis GB. The diagnosis of endometriomas using colour Doppler energy imaging. *Hum Reprod.* 1998 Jun;13(6):1691–1695.

[12] Van Holsbeke C, Van Calster B, Guerriero S, Savelli L, Paladini D, Lissoni AA, et al. Endometriomas: their ultrasound characteristics. *Ultrasound Obstet Gynecol.* 2010; 35:730–740.

[13] Guerriero S, Van Calster B, Somigliana E, Ajossa S, Froyman W, De Cock B, et al. Age-related differences in the sonographic characteristics of endometriomas. *Hum Reprod.* 2016 Aug;31(8):1723–1731.

[14] Testa AC, Timmerman D, Van Holsbeke C, Zannoni GF, Fransis S, Moerman P, et al. Ovarian cancer arising in endometrioid cysts: ultrasound findings. *Ultrasound Obstet Gynecol.* 2011 Jul;38(1):99–106.

[15] Fruscella E, Testa AC, Ferrandina G, Manfredi R, Zannoni GF, Ludovisi M, et al. Sonographic features of decidualized ovarian endometriosis suspicious for malignancy. *Ultrasound Obstet Gynecol.* 2004 Oct;24(5):578–580.

[16] Mascilini F, Moruzzi C, Giansiracusa C, Guastafierro F, Savelli L, De Meis L, et al. Imaging in gynecological disease. 10: clinical and ultrasound characteristics of decidualized endometriomas surgically removed during pregnancy. *Ultrasound Obstet Gynecol.* 2014 Sep;44(3):354–360.

[17] Timor-Tritsch IE, Lerner JP, Monteagudo A, Murphy KE, Heller DS. Transvaginal sonographic markers of tubal inflammatory disease. *Ultrasound Obstet Gynecol.* 1998 Jul;12(1):56–66.

[18] Johnson N, van Voorst S, Sowter MC, Strandell A, Mol BWJ. Surgical treatment for tubal disease in women due to undergo in vitro fertilisation. *Cochrane Database Syst Rev.* 2010 Jan 20;1:CD002125.

[19] Guerriero S, Ajossa S, Garau N, Alcazar JL, Mais V, Melis GB. Diagnosis of pelvic adhesions in patients with endometrioma: the role of transvaginal ultrasonography. *Fertil Steril.* 2010 Jul;94(2):742–746.

[20] Exacoustos C, Zupi E, Carusotti C, Rinaldo D, Marconi D, Lanzi G, et al. Staging of pelvic endometriosis: role of sonographic appearance in determining extension of disease and modulating surgical approach. *J Am Assoc Gynecol Laparosc.* 2003 Aug;10(3):378–382.

[21] Holland TK, Yazbek J, Cutner A, Saridogan E, Hoo WL, Jurkovic D. Value of transvaginal ultrasound in assessing severity of pelvic endometriosis. *Ultrasound Obstet Gynecol.* 2010 Aug 14;36(2):241–8.

[22] Okaro E, Condous G, Khalid A, Timmerman D, Ameye L, Huffel S V, et al. The use of ultrasoundbased 'soft markers' for the prediction of pelvic pathology in women with chronic pelvic pain – can we reduce the need for laparoscopy? *BJOG.* 2006 Mar;113(3):251–256.

[23] Reid S, Lu C, Casikar I, Reid G, Abbott J, Cario G, et al. Prediction of pouch of Douglas obliteration in women with suspected endometriosis using a new real-time dynamic transvaginal ultrasound technique: the sliding sign. *Ultrasound Obstet Gynecol.* 2013 Jun;41(6):685–691.

[24] Reid S, Lu C, Casikar I, Mein B, Magotti R, Ludlow J, et al. The prediction of pouch of Douglas obliteration using offline analysis of the transvaginal ultrasound 'sliding sign' technique: inter-and intraobserver reproducibility. *Hum Reprod.* 2013 May 1;28(5):1237–1246.

[25] Menakaya U, Condous G. The retroverted uterus: refining the description of the real time dynamic 'sliding sign'. *Australas J Ultrasound Med.* Australasian Society for Ultrasound in Medicine; 2013 Aug;16(3):97.

[26] Revised American Fertility Society. Classification of endometriosis: 1985. *Fertil Steril.* 1985 Mar;43(3):351–352.

[27] Hudelist G, Fritzer N, Staettner S, Tammaa A, Tinelli A, Sparic R, et al. Uterine sliding sign: a simple sonographic predictor for presence of deep infiltrating endometriosis of the rectum. *Ultrasound Obstet Gynecol.* 2013 Jun;41(6):692–695.

[28] Menakaya U, Infante F, Lu C, Phua C, Model A, Messyne F, et al. Interpreting the real-time dynamic 'sliding sign' and predicting pouch of Douglas obliteration: an interobserver, intraobserver, diagnostic-accuracy and learning-curve study. *Ultrasound Obstet Gynecol.* Wiley-Blackwell; 2016 Jul 1;48(1):113–120.

[29] Chapron C, Fauconnier A, Vieira M, Barakat H, Dousset B, Pansini V, et al. Anatomical distribution of deeply infiltrating endometriosis: surgical implications and proposition for a classification. *Hum Reprod.* 2003 Jan;18(1):157–161.

[30] Tuttlies F, Keckstein J, Ulrich U, Possover M, Schweppe K, Wustlich M, et al. ENZIAN-Score, eine Klassifikation der tief infiltrierenden Endometriose. *Zentralbl Gynakol.* 2005 Sep 29;127(05):275–281.

[31] León M, Vaccaro H, Alcazar JL, Martinez J, Gutierrez J, Amor F, et al. Extended transvaginal sonography in deep infiltrating endometriosis: use of bowel preparation and an acoustic window with intravaginal gel: preliminary results. *J Ultrasound Med.* 2014 Feb;33(2):315–321.

[32] Goncalves MO da C, Podgaec S, Dias JA, Gonzalez M, Abrao MS. Transvaginal ultrasonography with bowel preparation is able to predict the number of lesions and rectosigmoid layers affected in cases of deep endometriosis, defining surgical strategy. *Hum Reprod.* 2010 Mar 1;25(3):665–671.

[33] Chamié LP, Pereira RMA, Zanatta A, Serafini PC. Transvaginal US after bowel preparation for deeply infiltrating endometriosis: protocol, imaging appearances, and laparoscopic correlation. *Radiographics.* 2010 Sep;30(5):1235–49.

[34] Valenzano Menada M, Remorgida V, Abbamonte LH, Nicoletti A, Ragni N, Ferrero S. Does transvaginal ultrasonography combined with water-contrast in the rectum aid in the diagnosis of rectovaginal endometriosis infiltrating the bowel? *Hum Reprod.* 2008 May 1;23(5):1069–1075.

[35] Guerriero S, Ajossa S, Gerada M, D'Aquila M, Piras B, Melis GB. 'Tenderness-guided' transvaginal ultrasonography: a new method for the detection of deep endometriosis in patients with chronic pelvic pain. *Fertil Steril.* 2007 Nov;88(5):1293–1297.

[36] Hudelist G, Ballard K, English J, Wright J, Banerjee S, Mastoroudes H, et al. Transvaginal sonography vs. clinical examination in the preoperative diagnosis of deep infiltrating endometriosis. *Ultrasound Obstet Gynecol.* 2011 Apr;37(4):480–7.

[37] Fedele L, Bianchi S, Raffaelli R, Portuese A. Pre-operative assessment of bladder endometriosis. *Hum Reprod.* 1997 Nov;12(11):2519–2522.

[38] Savelli L, Manuzzi L, Pollastri P, Mabrouk M, Seracchioli R, Venturoli S. Diagnostic accuracy and potential limitations of transvaginal sonography for bladder endometriosis. *Ultrasound Obstet Gynecol.* 2009 Nov;34(5):595–600.

[39] Bazot M, Thomassin I, Hourani R, Cortez A, Darai E. Diagnostic accuracy of transvaginal sonography for deep pelvic endometriosis. *Ultrasound Obstet Gynecol.* 2004 Aug;24(2):180–185.

[40] Maccagnano C, Pellucchi F, Rocchini L, Ghezzi M, Scattoni V, Montorsi F, et al. Ureteral endometriosis: proposal for a diagnostic and therapeutic algorithm with a review of the literature. *Urol Int.* 2013;91(1):1–9.

[41] Knabben L, Imboden S, Fellmann B, Nirgianakis K, Kuhn A, Mueller MD. Urinary tract endometriosis in patients with deep infiltrating endometriosis: prevalence, symptoms, management, and proposal for a new clinical classification. *Fertil Steril.* 2015 Jan;103(1):147–152.

[42] Reid S, Condous G. Should ureteric assessment be included in the transvaginal ultrasound assessment for women with suspected endometriosis? *Australas J Ultrasound Med.* 2015 Feb;18(1):2.

[43] Carmignani L, Vercellini P, Spinelli M, Fontana E, Frontino G, Fedele L. Pelvic endometriosis and hydroureteronephrosis. *Fertil Steril.* 2010 Apr;93(6):1741–1744.

[44] Bignardi T, Condous G. Sonorectovaginography: a new sonographic technique for imaging of the posterior compartment of the pelvis. *J Ultrasound Med.* 2008 Oct;27(10):1479–1483.

[45] Reid S, Lu C, Hardy N, Casikar I, Reid G, Cario G, et al. Office gel sonovaginography for the prediction of posterior deep infiltrating endometriosis: a multicenter prospective observational study. *Ultrasound Obstet Gynecol.* 2014 Dec;44(6):710–8.

[46] Guerriero S, Ajossa S, Gerada M, Virgilio B, Angioni S, Melis GB. Diagnostic value of transvaginal 'tenderness-guided' ultrasonography for the prediction of location of deep endometriosis. *Hum Reprod.* 2008 Nov 29;23(11):2452–2457.

[47] Sokol A, Shveiky D. Clinical anatomy of the vulva, vagina, lower pelvis, and perineum. *Glob Libr Women's Med.* 2009. DOI 10.3843/GLOWM.10000.

[48] Hudelist G, Tuttlies F, Rauter G, Pucher S, Keckstein J. Can transvaginal sonography predict infiltration depth in patients with deep infiltrating endometriosis of the rectum? *Hum Reprod.* 2009 May 27;24(5):1012–1017.

[49] Exacoustos C, Manganaro L, Zupi E. Imaging for the evaluation of endometriosis and adenomyosis. *Best Pract Res Clin Obstet Gynaecol.* Elsevier Ltd; 2014;28(5):655–681.

[50] Chapron C, Chopin N, Borghese B, Foulot H, Dousset B, Vacher-Lavenu MC, et al. Deeply infiltrating endometriosis: pathogenetic implications of the anatomical distribution. *Hum Reprod.* 2006 Jul;21(7):1839–1845.

[51] Piketty M, Chopin N, Dousset B, Millischer-Bellaische A-E, Roseau G, Leconte M, et al. Preoperative work-up for patients with deeply infiltrating endometriosis: transvaginal ultrasonography must definitely be the first-line imaging examination. *Hum Reprod.* 2009 Mar 4;24(3):602–607.

[52] Abrao MS, Goncalves MO da C, Dias JA, Podgaec S, Chamie LP, Blasbalg R. Comparison between clinical examination, transvaginal sonography and magnetic resonance imaging for the diagnosis of deep endometriosis. *Hum Reprod.* 2007 Dec 18;22(12):3092–3097.

[53] Exacoustos C, Malzoni M, Di Giovanni A, Lazzeri L, Tosti C, Petraglia F, et al. Ultrasound mapping system for the surgical management of deep infiltrating endometriosis. *Fertil Steril.* 2014 Jul;102(1):143–150.e2.

[54] Rossi L, Palazzo L, Yazbeck C, Walker F, Chis C, Luton D, et al. Can rectal endoscopic sonography be used to predict infiltration depth in patients with deep infiltrating endometriosis of the rectum? *Ultrasound Obstet Gynecol.* 2014 Mar;43(3):322–327.

[55] Belghiti J, Thomassin-Naggara I, Zacharopoulou C, Zilberman S, Jarboui L, Bazot M, et al. Contribution of computed tomography enema and magnetic resonance imaging to diagnose multifocal and multicentric bowel lesions in patients with colorectal endometriosis. *J Minim Invasive Gynecol.* 2015 Jul;22(5):776–784.

[56] Koga K, Osuga Y, Yano T, Momoeda M, Yoshino O, Hirota Y, et al. Characteristic images of deeply infiltrating rectosigmoid endometriosis on transvaginal and transrectal ultrasonography. *Hum Reprod.* 2003 Jun;18(6):1328–1333.

[57] Ferrero S, Biscaldi E, Morotti M, Venturini PL, Remorgida V, Rollandi GA, et al. Multidetector computerized tomography enteroclysis vs. rectal water contrast transvaginal ultrasonography in determining the presence and extent of bowel endometriosis. *Ultrasound Obstet Gynecol.* 2011 May;37(5):603–613.

[58] Bergamini V, Ghezzi F, Scarperi S, Raffaelli R, Cromi A, Franchi M. Preoperative assessment of intestinal endometriosis: a comparison of transvaginal sonography with water-contrast in the rectum,

transrectal sonography, and barium enema. *Abdom Imaging*. 2010 Dec 3;35(6):732–736.

[59] Leyendecker G, Wildt L, Mall G. The pathophysiology of endometriosis and adenomyosis: tissue injury and repair. *Arch Gynecol Obstet*. 2009 Oct 31;280(4):529–538.

[60] Dueholm M. Transvaginal ultrasound for diagnosis of adenomyosis: a review. *Best Pract Res Clin Obstet Gynaecol*. 2006 Aug;20(4):569–582.

[61] Reinhold C, Tafazoli F, Mehio A, Wang L, Atri M, Siegelman ES, et al. Uterine adenomyosis: endovaginal US and MR imaging features with histopathologic correlation. *Radiographics*. 1999 Oct;19(Spec No(suppl_1)):S147–60.

[62] Bazot M, Cortez A, Darai E, Rouger J, Chopier J, Antoine JM, et al. Ultrasonography compared with magnetic resonance imaging for the diagnosis of adenomyosis: correlation with histopathology. *Hum Reprod*. 2001 Nov;16(11):2427–2433.

[63] Kepkep K, Tuncay YA, Goynumer G, Tutal E. Transvaginal sonography in the diagnosis of adenomyosis: which findings are most accurate? *Ultrasound Obstet Gynecol*. 2007 Sep;30(3):341–345.

[64] Bromley B, Shipp TD, Benacerraf B. Adenomyosis: sonographic findings and diagnostic accuracy. *J Ultrasound Med*. 2000 Aug;19(8):529–534; quiz 535–536.

[65] Reinhold C, Tafazoli F, Wang L. Imaging features of adenomyosis. *Hum Reprod Update*. 1998;4(4): 337–349.

[66] Di Donato N, Bertoldo V, Montanari G, Zannoni L, Caprara G, Seracchioli R. Question mark form of uterus: a simple sonographic sign associated with the presence of adenomyosis. *Ultrasound Obstet Gynecol*. 2015 Jul;46(1):126–127.

[67] Kunz G, Beil D, Huppert P, Noe M, Kissler S, Leyendecker G. Adenomyosis in endometriosis: prevalence and impact on fertility. Evidence from magnetic resonance imaging. *Hum Reprod*. 2005 Aug 1;20(8):2309–2316.

[68] Exacoustos C, Brienza L, Di Giovanni A, Szabolcs B, Romanini ME, Zupi E, et al. Adenomyosis: threedimensional sonographic findings of the junctional zone and correlation with histology. *Ultrasound Obstet Gynecol*. 2011 Apr;37(4):471–479.

[69] Luciano DE, Exacoustos C, Albrecht L, LaMonica R, Proffer A, Zupi E, et al. Three-dimensional ultrasound in diagnosis of adenomyosis: histologic correlation with ultrasound targeted biopsies of the uterus. *J Minim Invasive Gynecol*. 2013 Nov;20(6):803–810.

[70] Vercellini P, Consonni D, Dridi D, Bracco B, Frattaruolo MP, Somigliana E. Uterine adenomyosis and in vitro fertilization outcome: a systematic review and meta-analysis. *Hum Reprod*. 2014 May 1;29(5):964–977.

[71] Larsen SB, Lundorf E, Forman A, Dueholm M. Adenomyosis and junctional zone changes in patients with endometriosis. *Eur J Obstet Gynecol Reprod Biol*. 2011 Aug;157(2):206–211.

[72] Naftalin J, Jurkovic D. The endometrial-myometrial junction: a fresh look at a busy crossing. *Ultrasound Obstet Gynecol*. 2009 Jul;34(1): 1–11.

第4章　子宫内膜异位症的二线影像学技术：MRI

Alternative Imaging Techniques for Endometriosis: Magnetic Resonance Imaging

Flora Daley　Amreen Shakur　Susan J. Freeman　著

尽管子宫内膜异位症是一种良性疾病，但它的发病率较高。它的症状取决于病灶的位置，以及是否合并粘连。该疾病通常呈多灶性生长，主要有三种类型，即卵巢型、浅表腹膜型和深部子宫内膜异位症（病灶穿透腹膜后间隙或器官壁，深度至少为5mm）。虽然腹腔镜被认为是诊断子宫内膜异位症的金标准[1]，但药物治疗仍被认为是一线治疗方法。因此，放射影像学在疾病诊断和治疗策略规划的管理流程中发挥着越来越重要的作用，因为它可以进行无创性诊断。

经阴道超声（transvaginal ultrasound，TVUS）是针对盆腔疼痛/不孕患者首选的影像学方法。在疑似子宫内膜异位症的病例中，TVUS对鉴别子宫内膜异位囊肿的灵敏度为84%[2]。TVUS具有动态评估的优势，可即时获得患者反馈，从而对子宫内膜异位病灶进行定位。虽然TVUS已广泛应用，但采用这种方法诊断子宫内膜异位症越来越受限于所需的专业技能。TVUS的局限性还与视野受限有关，它难以显示疾病的范围，特别是盆腔外疾病。

术前可能进行MRI，可以提供概述疾病范围程度的解剖定位，包括直肠或膀胱浸润深度、子宫旁和输尿管受累情况，并识别盆腔外的子宫内膜异位症病灶。TVUS上所见的复杂子宫内膜异位囊肿可以通过MRI进一步评估，以确定或排除恶性肿瘤的存在。与手术金标准相比，MRI诊断子宫内膜异位症病灶的灵敏度为94%，特异度为97%[3]。MRI尤其适用于观察那些腹腔镜下难以进入的区域，例如，致密粘连导致直肠子宫陷凹封闭的子宫内膜异位症。这些术前提供的信息使外科医生能够精确地计划手术，并在必要时安排泌尿外科或结直肠手术[4]。

MRI检查方案

在进行MRI检查前，患者最好禁食4～6h，以减少肠蠕动[5]。检查前需静脉注射或肌内注射抗蠕动药物（通常为单次20mg丁溴东莨菪碱），除非患者存在禁忌证（重症肌无力、窄角型青光眼、心动过速、近期心肌梗死、肠梗阻或前列腺肥大和尿潴留）。

膀胱的适度扩张可以更好地显示膀胱子宫陷凹微小病灶，并通过使肠道向上移位来减少肠道运动伪影，从而减少运动伪影[4]。膀胱充盈度应当找到合适的平衡点，减少患者的不适感和膀胱过度充盈引起的逼尿肌收缩，后者可能会导致运动伪影；而完全排空的膀胱会影响和限制膀胱或输尿管病灶的评估。为了达到最佳的膀胱部分充盈的效果，我们建议在扫描前30min排空膀胱。

欧洲泌尿生殖放射学会（European Society of Urogenital Radiology，ESUR）关于盆腔子宫内膜异位症MRI成像的指南中讨论了其他提高图像质量的方法[8]。这些方法包括灌肠行肠道准备、腹部捆扎、经阴道和直肠超声凝胶显影。阴道凝胶的目的是使阴道变得不透明及扩张阴道，以便更好地检测和定位阴道内病灶。同样，直肠凝胶可被用于改善肠腔的轮廓，从而能够检测直肠子宫陷凹或直肠乙状结肠的病变。虽然一些研究表明，使用凝胶可以提高子宫内膜异位症病灶检测的灵敏度和特异度[10, 11]，但另一些研究显示是否使用凝胶在病变检测方面没有差异[12]，这两者数据并不一致。因此，根据 ESUR 指南[8]，凝胶的使用被认为是可选的。

已经有许多研究旨在评估 MRI 扫描的最佳时机与月经周期的相关性。目前还没有令人信服的证据表明 MRI 检查的时间对诊断的准确性有任何影响[8, 13]。

一、标准 MRI 序列

• 对于疑似的子宫内膜异位症，我们的标准 MRI 方案包括 3 个正交平面（矢状面、横断面和冠状面 / 轴向斜位）的 T_2 加权成像（T_2 weighted imaging，T_2WI）。T_2WI 薄切片具有高分辨率，可以很好地描绘盆腔软组织解剖。这个序列可以更好地识别由子宫内膜异位病灶、纤维化和粘连引起的解剖改变。深部子宫内膜异位症病灶在 T_2WI 上呈混合型表现，但通常表现为低信号结节。纤维化子宫内膜异位症病灶可表现为低信号带。

• 在盆腔的轴向平面上获得轴向 T_1 加权成像（T_1 weighted imaging，T_1WI）。脂肪和血液成分在 T_1WI 上均表现出高信号强度。同时也获得了轴向脂肪饱和的 T_1WI，因为它是检测含血液成分病灶最敏感的序列。在脂肪饱和的 T_1WI 上，盆腔内的子宫内膜异位囊肿和含血液成分的子宫内膜异位病灶的信号强度更高，而盆腔内脂肪的信号强度较低，从而提高了病变的检出率。

二、附加序列

一些研究表明，子宫内膜异位症与妇科恶性肿瘤的风险增加有关，特别是某些卵巢癌亚型（典型的子宫内膜样癌和透明细胞癌）[14]。在复杂病例中，如果子宫内膜异位囊肿影像学特征不典型或血清 CA125 升高，应采用扩散加权成像（diffusion weighted imaging，DWI）和增强扫描以改善病灶定性。

DWI 是水分子在细胞内和细胞外腔室内的三维微观运动的一种成像方法。如果因组织细胞密度或液体黏度的变化而限制了水的自由流动，这将表现为高信号强度[15]。由于病变内细胞密度增加，肿瘤内通常可见扩散受限。DWI 必须结合标准 MRI 序列进行分析，以确保扩散受限组织对应实性结节。重要的是，在大约 50% 的病例中，子宫内膜异位囊肿内的血液成分也会导致 DWI 上的扩散受限；这种陷阱可以通过将匹配的 T_1WI 和 T_2WI 进行仔细比对来避免[15]。

任何 MRI 序列均可在子宫内膜异位囊肿内发现明显的附壁结节。然而，通过关联 T_2WI 与 T_1WI 及有无脂肪饱和度来鉴别软组织结节与黏附的血凝块是至关重要的。如果结节为血凝块，T_1WI 上通常表现为高信号。如果结节确实是软组织，病变在 T_2WI 上表现为中等信号，在 T_1WI 上表现为低信号（伴或不伴脂肪饱和度），静脉注射钆后，病灶强化并呈高信号[16]。

静脉注射钆后延迟的 T_1WI 和脂肪饱和度可以评估输尿管[7]。T_2WI 冠状面在很大程度上可以提供 MRI 尿路影像[5]。后一种技术避免静脉注射对比剂和相关风险（过敏、肾源性系统性纤维化、脑内沉积）[17, 18]。

三、子宫内膜异位症的 MRI 表现

在 MRI 上，子宫内膜异位症的表现取决于发病部位和潜在病理过程。最常见的病变类型包括浅表种植、子宫内膜异位囊肿、纤维化病变（通常是宫骶韧带、子宫颈后方区域、子宫旁组织和子宫圆韧带）、结节性病灶（包括膀胱和肠壁的实性病灶）、盆腔粘连。MRI 表现与潜在的病理基础相关。当异位子宫内膜发生周期性出血时，它会引起炎症和纤维化反应。子宫内膜细胞、出血、炎症和纤维化的相对比例会改变 MRI 信号强度。

四、浅表型子宫内膜异位症

MRI 对浅表型子宫内膜异位症的评估作用有限。腹腔镜下所见的小泡和"火焰样病灶"通常太小，无法在 MRI 上显示。由于出血[19]，浅表的着色病灶偶尔在 T_1WI 上可被检测为脂肪饱和的高信号灶。病灶内反复出血可导致纤维化，在 T_1WI 和 T_2WI 上呈低信号。

五、子宫内膜异位囊肿

卵巢是子宫内膜异位症的常见发病部位，在子宫内膜异位症病例中占 20%～40%[20]，典型表现为子宫内膜异位囊肿或卵巢与子宫或卵巢与卵巢之间的粘连（"双卵巢对吻状即卵巢对吻征"）（图 4-1）。MRI 检查对子宫内膜异位囊肿的特异度达到 98%，因此是一种有用的诊断工具[21]。MRI 上子宫内膜异位囊肿的存在证实了子宫内膜异位症的诊断，并表明多灶性疾病肠道受累的风

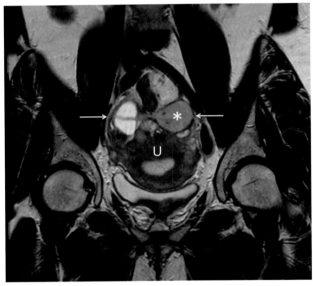

▲ 图 4-1　子宫体（U）的 T$_2$WI 冠状面成像
卵巢被向后向内拉入直肠子宫陷凹，其与宫体后壁之间的粘连可形成所谓的"卵巢对吻征"。左侧卵巢内包含了一枚子宫内膜异位囊肿（星）

险增加[20]。子宫内膜异位囊肿的 MRI 表现与卵巢病变内继发于反复出血的血液成分的存在有关（图 4-2）。通常情况下，子宫内膜异位囊肿由于内部含有血液成分，在 T$_1$WI 和 T$_1$W 脂肪饱和图像上呈高信号，从而也排除了含脂肪的病灶，因为脂肪病灶在脂肪饱和图像上呈低信号。在 T$_2$WI 上，从中信号到低信号的可变梯度被描述为"阴影"，并代表子宫内膜异位囊肿内因反复出血而导致的高铁含量。这些特征可将子宫内膜异位囊肿与出血性囊肿区分开来，后者不显示阴影[21]。

六、深部子宫内膜异位症

深部子宫内膜异位病灶由异位内膜腺体周围组织的纤维肌性增生而成[5]。异位内膜的反复出血可引起炎症反应或纤维化反应。当异位内膜腺体及其周围间质引起平滑肌肥大和纤维反应时，在 MRI 上可见到实性结节，如病灶侵及肠管浆膜面[22]。由于扩张的异位内膜腺体内的液体影响，在 T$_2$WI 上偶尔可以看到内异灶内的高强度灶。在脂肪饱和的 T$_1$WI 上，这些小病灶可能表现为高信号，这是由于其内存在血液成分[5]。

在 T$_2$WI 和 T$_1$WI 上，纤维化组织和平滑肌均表现为低信号。对于子宫颈后方和子宫骶韧带常见的低信号斑块，以及针状或星状病灶，都可能提示纤维化改变。

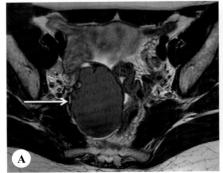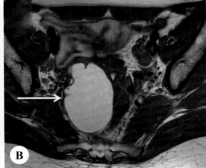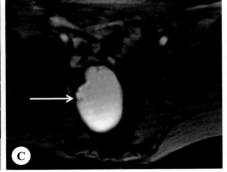

▲ 图 4-2　右侧卵巢子宫内膜异位囊肿（白箭）
A. 一个大的内异囊肿在 T$_2$WI 横断面成像上显示的"阴影"，表示从前到后，信号强度从中到低的梯度（浅灰色到深灰色）变化；B 和 C. 在 T$_1$WI 横断面成像（B）和脂肪饱和的 T$_1$WI 横断面成像（C）上，内异囊肿内的血液成分显示为高信号强度

（一）直肠子宫陷凹

直肠子宫陷凹是子宫内膜异位症最常发生的部位之一。在 T_1WI 和 T_2WI 上，这些部位的子宫内膜异位症通常表现为低信号，主要为沿着宫体及宫颈后方走行的平滑纤维化斑片[23]。子宫体 / 子宫颈后方的斑块可引起子宫的纤维化后屈（图 4-3），以及阴道后穹窿的抬升和扭曲。

子宫内膜异位症有时也可表现为实性结节，其在 T_1WI 和 T_2WI 上也以低信号为主[5]。这一表现提示明显的纤维肌性增生内可能包含血液成分，其在 T_1WI 上表现为高信号。子宫后壁浆膜层还可见斑块浸润，形成类似子宫腺肌症的形态[24]（图 4-4）。

子宫后壁病变可粘连于邻近卵巢和（或）直肠乙状结肠，导致直肠子宫陷凹封闭，在 T_2WI 上显示为低信号带[25]（图 4-5）。若直肠子宫陷凹封闭，腹腔镜评估将受到限制，并有可能低估病灶侵及直肠子宫陷凹或直肠阴道隔的深度。术前 MRI 可帮助手术方案的制订，并降低并发症发生率[26]。

MRI 对直肠子宫陷凹病灶的检测准确率很高，灵敏度和特异度分别达到 89% 和 94%[27]。子宫后壁肿块，囊性积液（图 4-5），子宫后屈及阴道穹窿抬升引起的子宫解剖结构扭曲（图 4-6），以及肠襻的粘连 / 成角（图 4-6），均可提示直肠子宫陷凹的子宫内膜异位症，尽管其灵敏度各有差异。直肠子宫陷凹封闭的术前 MRI 诊断准确率为 92%[26]。

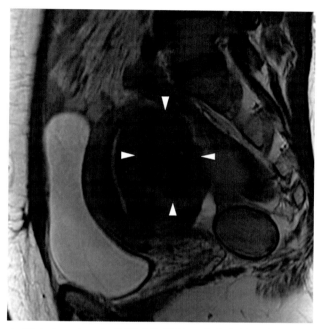

▲ 图 4-4　T_2WI 矢状面成像显示一个膨大的子宫，内异病灶侵犯宫体后方，主要表现为低信号（白箭头），其内多个小的高信号灶代表扩张的异位内膜腺体

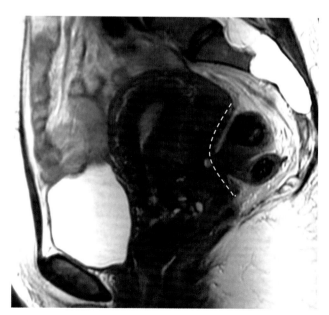

▲ 图 4-3　T_2WI 矢状面成像显示，沿着子宫后壁浆膜层走行的低信号斑片导致子宫体后屈（虚线）

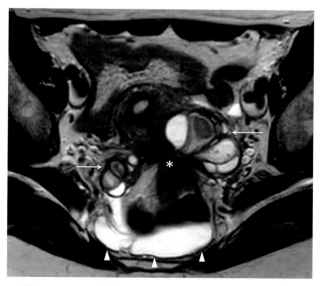

▲ 图 4-5　T_2WI 横断面成像显示，从子宫后壁浆膜层，直肠乙状结肠前壁浆膜层及两侧卵巢（箭）延伸至直肠子宫陷凹内的针状低信号病灶（星），其两侧卵巢均有子宫内膜异位囊肿。这一部位脂肪平面的消失提示直肠子宫陷凹的封闭。在直肠周围及骶前间隙内可见囊性积液（箭头）

（二）子宫颈后方 / 宫骶韧带

宫骶韧带起始于子宫颈上段后方（子宫圆环），绕行直肠系膜筋膜，然后向头端向后连接于骶骨。在 T₂WI 上，宫骶韧带通常为薄的低信号带。该部位的子宫内膜异位症很常见，发病率约为 70%[28]，可引起宫骶韧带增厚，呈结节状或针状（图 4-7）。

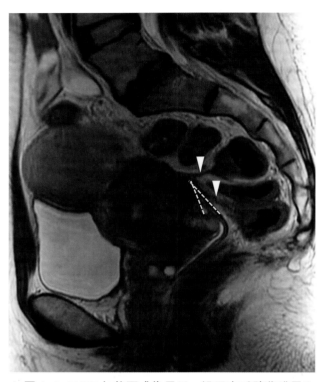

▲ 图 4-6　T₂WI 矢状面成像显示，沿子宫后壁浆膜层和子宫颈后方走行的低信号带引起阴道后穹窿抬升（虚线）。子宫后壁浆膜层与直肠乙状结肠前壁浆膜层之间可见低信号粘连带（白箭头），导致被粘连的肠襻成角

为提高检查的成功率，薄层成像很有必要，尤其是呈现于 T₂W 矢状面和冠状面成像[29]。累及宫骶韧带和宫颈后方的子宫内膜异位症也可引起子宫的纤维化后屈。延伸至相邻直肠乙状结肠的粘连可导致肠管轮廓的成角[5]。

（三）直肠阴道隔

直肠阴道子宫内膜异位症位于后腹膜，在直肠子宫陷凹腹膜返折下方。直肠阴道子宫内膜异位症可分为 3 个亚型：直肠阴道隔型（Ⅰ型），阴道后穹窿型（Ⅱ型），以及累及阴道后穹窿和直肠前壁肌层的沙漏状病变型（Ⅲ型）[30]。Ⅰ型病变最不常见，占直肠阴道子宫内膜异位症的 10%，在 T₁WI 和 T₂WI 上呈低信号。Ⅲ型病变多为体积较大的实性病灶，累及阴道后穹窿，直肠前壁浆膜层及肌层[30]（图 4-8）。在 T₂WI 上Ⅲ型病变呈中低信号，表示异位内膜腺体周围组织的显著纤维肌性增生，其测量长度通常超过 30mm。Ⅱ型病变介于上述两者病变之间，多为较小的病灶，仅累及阴道后穹窿。由于内部血液成分占比的不同，在 T₁WI 上Ⅱ型和Ⅲ型病变可表现为高信号灶。

（四）肠道

患有深部子宫内膜异位症的女性中，高达 37% 的患者同时患有肠道子宫内膜异位症[31]。其中，最常见的受累部位依次为直肠和直肠乙状结肠连接处、乙状结肠、回肠、盲肠、阑尾[32]。高

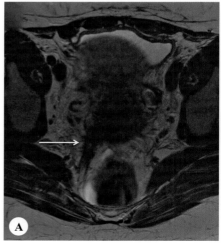

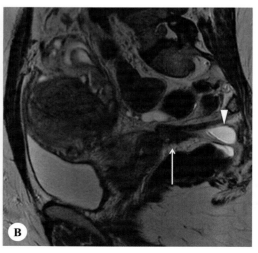

◀ 图 4-7　T₂WI 横断面（A）和矢状面（B）成像显示右侧宫骶韧带呈针状、低信号增厚（箭）。直肠旁间隙可见囊性积液（箭头）

达 55% 的肠道子宫内膜异位症患者是多灶性的。

在 T_1WI 和 T_2WI 中，病变呈现为低信号结节。若病灶内有出血，脂肪饱和的 T_1WI 中会显示结节内部的高信号小灶。

因直肠和直肠乙状结肠连接处在盆腔 MRI 中显示良好，故盆腔 MRI 可用于评估子宫内膜异位症侵入肠道的深度。肠道子宫内膜异位症最常侵犯浆膜层，但也可侵及固有肌层，导致肌层显著增厚及平滑肌肥大[22]。一项研究表明，MRI 对肠道肌层浸润的诊断灵敏度为 100%，特异度为 75%[34]。Busard 描述了一种继发于平滑肌肥大的"扇形"病变，显示为低信号（图 4-9）。此前，这一朝向腔隙内生长的较小病灶被描述为"蘑菇帽"[35]。

Kavallaris 研究显示，在需要行肠段切除的特定患者中，所有病灶均累及浆膜层和固有肌层，其中 34% 和 10% 的患者还累及黏膜下层和黏膜层[22]。随着肌层的累及和增厚，其表面的黏膜下层和黏膜层通常表现为病灶上方的高信号，但这仅仅代表炎症反应，而与这些结构的浸润无关[34]。

MRI 上显示的肠道受累的深度和范围，对于术前手术方案制订和患者咨询非常关键[36]。根据浸润深度的不同，可采用不同的手术方式，包括病灶刨削术、碟形切除术和肠段切除术[32, 37]。

当怀疑有更近端的肠道受累时，需要不同的观察视野，可考虑使用 MR 肠管造影来评估病变范围[31]。

（五）膀胱

泌尿道子宫内膜异位症较为罕见，其中最常见的是膀胱子宫内膜异位症[38]。膀胱子宫内膜异位症病灶通常仅累及浆膜层，在 T_2WI 上呈斑片状或结节状低信号，往往沿着膀胱后壁走行，或位于子宫膀胱反折腹膜内[23]。但是，与肠道子宫内膜异位症一样，存在侵入膀胱肌层的深部子宫内膜异位症，在 T_2WI 和 T_1WI 上病灶呈较大的低信号结节（图 4-10），T_2WI 上的高信号灶代表异位内膜腺体；若内含血液成分，T_1WI 上也可表现为高信号。膀胱肌层受累可引起黏膜内水肿，在 T_2WI 上表现为黏膜层的高信号增厚（泡状水肿）。非常罕见的情况下，子宫内膜异位病灶可穿透至黏膜层，在 T_2WI 上显示为高信号黏膜层中断。术前影像学检查起着重要的作用，特别是大多数膀胱子宫内膜异位症在膀胱镜检查中是无法被发现的[4]。MRI 可用于准确评估子宫内膜异位病灶的部位和深度，以及与输尿管开口和尿道的距离，为手术方案的制订提供重要的信息。

（六）输尿管/宫旁

MRI 也可有效评估宫旁病灶和输尿管的受累情况。在 T_2WI 上，宫旁子宫内膜异位症通常表现为子宫颈旁的纤维化样、毛刺状低信号病灶[23]。病灶侵犯至远端输尿管周围可引起输尿管向内偏斜，严重时可致输尿管积水（图 4-11）。

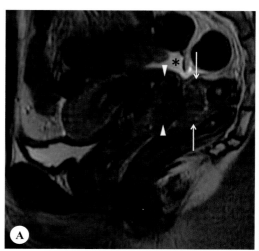
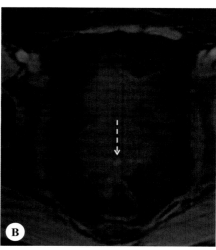

◀ 图 4-8　A. T_2WI 矢状面成像显示Ⅲ型阴道直肠结节，可见一个以低信号为主的结节侵及直肠乙状结肠前壁浆膜层（箭）；病灶内少数高信号灶为扩张的异位子宫内膜腺体。结节第二部分侵及阴道后穹窿（箭头），形成"沙漏状"外观。阴道直肠结节位于腹膜后，其上的直肠子宫陷凹内可见少量腹膜内游离液体（星）。B. 脂肪饱和的 T_1WI 横断面成像显示，阴道直肠结节内的高信号灶与血液成分一致（虚箭）

宫骶韧带的子宫内膜异位病灶可侵犯邻近的输尿管，在 T_2WI 上表现为低信号条带，并可引起邻近输尿管的成角[5, 7]。偶然情况下，子宫内膜异位症可直接累及输尿管肌层，当部分或完全包绕输尿管时，在 T_2WI 上呈实性针状低信号结节（图 4-12）。输尿管子宫内膜异位症常可引起近端输尿管扩张和肾积水。

MRI 有助于鉴别是输尿管自身受累所致的内生型病灶，还是缩窄性纤维化。因为有可能需要进行输尿管切除和输尿管膀胱再植，这一鉴别可以帮助妇科和泌尿科医生制订手术计划。

七、罕见部位

（一）前腹壁

前腹壁子宫内膜异位症通常与既往子宫手术史有关，尤其是剖宫产。发病机制被认为是由子宫切开后的子宫内膜细胞医源性植入引起的。腹壁子宫内膜异位症的另一个好发部位在脐，这可能与腹腔镜手术史或胚胎起源有关。患者通常表现为腹壁结节周期性疼痛和肿胀。腹壁子宫内膜异位在超声上没有特异表现。因此，如果患者缺乏典型的临床表现，MRI 是一个有效的检查方法[39]。在 MRI 的成像表现上，病变信号强度可能不同；T_2WI 表现为低信号，T_2WI 和 T_1WI 的脂肪饱和成像上表现为点状高信号。腹壁结节常见于手术瘢痕处，有些学者认为瘢痕角的位置发生率较高[39]（图 4-13）。

（二）横膈

横膈子宫内膜异位症非常罕见，但 MRI 可以检测到，灵敏度高达 83%[40, 41]。患者通常表现为月经周期相关的气胸、胸痛或肩胛骨痛。病变通常位于右半膈，可能是斑块或结节性病灶。此

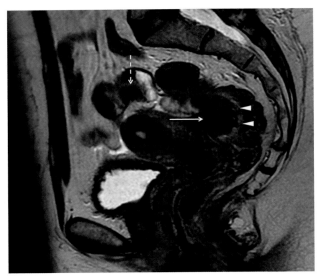

▲ 图 4-9　T_2WI 矢状面成像显示，"扇形"低信号结节侵及远端乙状结肠前壁浆膜层（实箭）。子宫内膜异位病灶引起其上黏膜层的炎症反应（箭头），表现为高信号并轻微增厚。还可见到子宫内膜异位病灶侵犯盆腔内的小肠襻（虚箭）

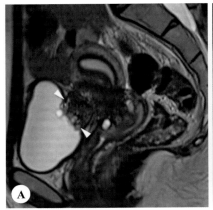
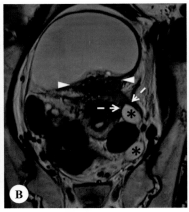
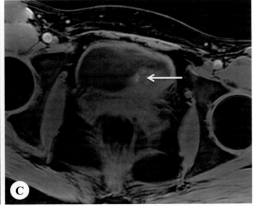

▲ 图 4-10　T_2WI 矢状面（A）和斜向横断面（B）成像显示，低信号为主的肿块（箭头）侵犯膀胱后壁。肿块内多个高信号小灶表示扩张的异位内膜腺体。子宫膀胱腹膜反折内较大的子宫内膜异位病灶还包绕了左侧输尿管远端（虚箭），引起严重的输尿管积水（星）。脂肪饱和的 T_1WI 横断面（C）显示，高信号小灶（实箭）与内含的少量血液成分一致

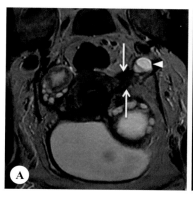
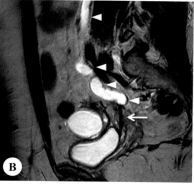
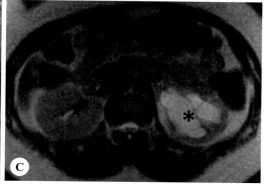

▲ 图 4–11　T_2WI 斜向横断面（A）和 T_2WI 矢状面（B）成像显示，左侧宫旁见低信号的毛刺状纤维化内异病灶（箭）。邻近左侧输尿管远端的纤维化缩窄已引起严重的输尿管积水（箭头）。上腹部的 T_2WI 横断面成像（C）显示重度左侧肾积水（星），肾皮质的变薄提示慢性进展

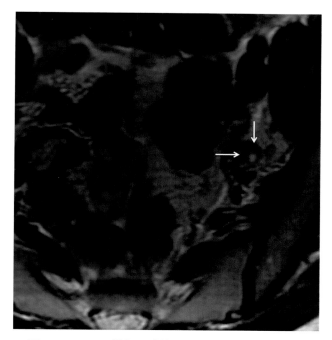

▲ 图 4–12　T_2WI 横断面成像显示部分包绕左侧输尿管远端的低信号内异结节（箭）

外，子宫内膜异位症引起的横膈缺损所致的局灶性肝疝也被认为是横膈子宫内膜异位症的继发性征象[41]。通常，由于病灶内血液成分的存在，横膈病灶在 T_1WI 呈高信号。由于囊性病灶的存在，病变也可能在 T_2WI 上表现为相对高信号。因此，脂肪抑制成像在 T_1WI 和 T_2WI 上均提高了检出率（图 4–14）。

（三）腹股沟管 / 圆韧带

圆韧带在 MRI 上显示为一条从子宫角前外侧延伸至腹股沟管的纤细、光滑、低信号强度的条带。当受到子宫内膜异位病灶的影响时，圆韧带变厚、结节状[23]。腹沟管内圆韧带上可见子宫内膜异位结节，T_2WI 为低信号，如有血液成分的存在，在 T_1WI 的成像上可见点状高信号。这些病变的患者有典型的周期性腹股沟疼痛和肿胀（图 4–15）。

（四）盆腔神经

子宫内膜异位症的神经受累被认为是非常罕见的，但可能会影响骶神经丛和坐骨神经，患者表现为疼痛、无力或麻木[42]。因为除了 MRI 外，其他影像学评估受限，神经子宫内膜异位症诊断困难（见第 13 章）。MRI 可检测沿神经生长的子宫内膜异位病变，呈低信号强度，不规则结节引起局灶性神经增粗。子宫内膜异位症也可由邻近的盆腔侧壁病灶直接浸润神经，沿神经方向延伸，在 MRI 上呈纤维状低信号。神经子宫内膜异位症的继发征象包括失神经肌肉的萎缩，并在 T_2WI 上呈高信号[43]（图 4–16）。

八、恶性病变

子宫内膜异位症能增加盆腔内外恶性肿瘤的风险[44]。恶性肿瘤最常发生于子宫内膜异位囊肿中，因此放射科医生必须保持高度警惕，以确保恶性病变不被忽略。子宫内膜样癌和透明细胞癌这两种肿瘤类型的患者通常伴有腹部肿块和腹胀。

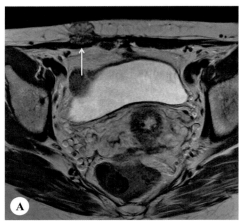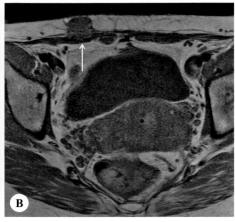

◀ 图 4-13 盆腔横断面的 T_2WI（A）和 T_1W（B）图像显示，一个界限清楚的肿块侵入右腹直肌和邻近的皮下脂肪（箭）。病变因异位子宫内膜腺体内液体的存在，在 T_2WI 上呈相对高信号

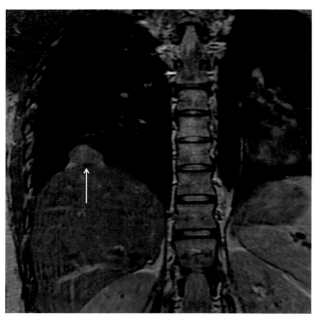

▲ 图 4-14 T_2WI 冠状位成像显示一个起源于右半横膈的界限清楚的中等信号子宫内膜异位结节（箭）

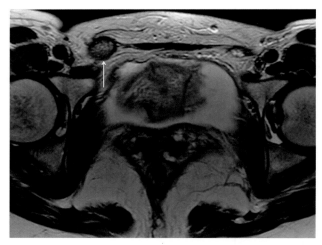

▲ 图 4-15 T_2WI 横断面成像显示右腹股沟管内一个界限清楚的子宫内膜异位结节（箭）

子宫内膜异位症相关的卵巢癌患者，往往能早期识别（67% 的患者处于 I 期），因此比非子宫内膜异位症相关的典型高级别浆液性卵巢癌患者（48%的患者处于Ⅲ期）预后更好[45]。恶变常发生于绝经后较大的子宫内膜异位囊肿中（≥9cm）[46, 47]。

子宫内膜异位囊肿的超声影像学表现可能很复杂，包括囊内间隔和附壁结节[48]。在超声上识别这种增加的复杂性是很困难的，因此 MRI 对于附件病变的准确描述发挥了重要作用。子宫内膜异位囊肿体积不断增大、存在附壁结节或增厚的分隔、囊肿内 T_2 阴影丧失增加了可疑恶变的风险[16]（图 4-17）。对于可疑的软组织，应在 T_2WI 和 T_1WI 上评估病灶，以区分壁结节和机化的血凝块，可能需要增强成像来区分肿瘤和血凝块[16]。子宫内膜异位囊肿通常在 DWI 上显示扩散受限，因此，需要结合 T_2 加权的解剖图像进行综合评估[15]。

结论

MRI 在子宫内膜异位症的检测和诊断中具有重要作用，病灶的累及范围和盆腔结构的准确描绘为患者的治疗提供了重要的信息。对于计划手术的患者，MRI 可以明确病灶的位置和范围，并能预测可能需要的多学科手术方式，如泌尿外科和结肠直肠外科手术。

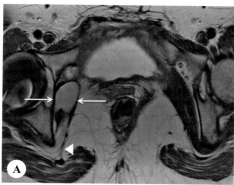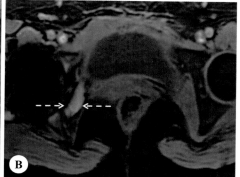

◀ 图 4-16　A. 通过下盆腔的横断面 T_2 加权图像显示右侧闭孔内肌内的积液（箭）；B. 脂肪饱和的横断面 T_1 加权成像上显示积液内高信号与血液成分（虚箭）的存在一致。子宫内膜异位病灶累及右侧骶丛分支，引起右侧闭孔内肌萎缩（箭头）

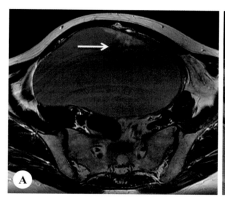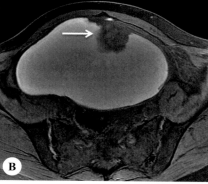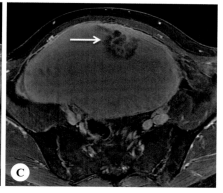

▲ 图 4-17　横断面 MRI 显示盆腔巨大子宫内膜异位囊肿

在 T_2WI 上（A）呈"阴影"现象，在脂肪饱和的 T_1WI 上呈高信号（B）。在子宫内膜异位囊肿内部，有一实性囊壁结节（箭头）。静脉注射钆剂（C）后，实性结节表现为高度可疑恶性病变的增强。组织学证实子宫内膜异位囊肿内存在子宫内膜样腺癌

参考文献

[1] Dunselman GAJ, Vermeulen N, Becker C, Calhaz-Jorge C, D'Hooghe T, De Bie B, et al. ESHRE guideline: management of women with endometriosis. *Hum. Reprod.* 2014 Mar 29, 400–412.

[2] Holland TK, Cutner A, Saridogan E, Mavrelos D, Pateman K, Jurkovic D. Ultrasound mapping of pelvic endometriosis: does the location and number of lesions affect the diagnostic accuracy? A multicentre diagnostic accuracy study. *BMC Women's Health.* 2013 Oct 29;13(1):43.

[3] Di Paola V, Manfredi R, Castelli F, Negrelli R, Mehrabi S, Pozzi Mucelli R. Detection and localization of deep endometriosis by means of MRI and correlation with the ENZIAN score. *Eur J Radiol.* 2015 Apr;84(4):568–574.

[4] Del Frate C, Girometti R, Pittino M, Del Frate G, Bazzocchi M, Zuiani C. Deep retroperitoneal pelvic endometriosis: MR imaging appearance with laparoscopic correlation. *RadioGraphics.* 2006 Nov;26(6):1705–1718.

[5] Coutinho A, Bittencourt LK, Pires CE, Junqueira F, Lima CMA de O, Coutinho E, et al. MR imaging in deep pelvic endometriosis: a pictorial essay. *RadioGraphics.* 2011 Mar;31(2):549–567.

[6] Schneider C, Oehmke F, Tinneberg HR, Krombach GA. MRI technique for the preoperative evaluation of deep infiltrating endometriosis: current status and protocol recommendation. *Clin Radiol.* 2016 Mar;71(3):179–194.

[7] Foti PV, Farina R, Palmucci S, Vizzini IAA, Libertini N, Coronella M, et al. Endometriosis: clinical features, MR imaging findings and pathologic correlation. *Insights Imag.* 2018 Apr;9(2):149–172.

[8] Bazot M, Bharwani N, Huchon C, Kinkel K, Cunha TM, Guerra A, et al. European society of urogenital radiology (ESUR) guidelines: MR imaging of pelvic endometriosis. *Eur Radiol.* 5 ed. 2017 Jul;27(7):2765–2775.

[9] Brown MA, Mattrey RF, Stamato S, Sirlin CB. MRI of the female pelvis using vaginal gel. *AJR Am J Roentgenol.* 2005 Nov;185(5):1221–1227.

[10] Fiaschetti V, Crusco S, Meschini A, Cama V, Di Vito L, Marziali M, et al. Deeply infiltrating endometriosis: evaluation of retro-cervical space on MRI after vaginal opacification. *Eur J Radiol.* Elsevier Ireland Ltd; 2012 Nov 1;81(11):3638–3645.

[11] Chassang M, Novellas S, Bloch-Marcotte C, Delotte J, Toullalan O, Bongain A, et al. Utility of vaginal and rectal contrast medium in MRI for the detection of deep pelvic endometriosis. *Eur Radiol.* 2009 Oct 28;20(4):1003–1010.

[12] Bazot M, Gasner A, Lafont C, Ballester M, Darai E. Deep pelvic endometriosis: limited additional diagnostic value of postcontrast in comparison with conventional MR images. *Eur J Radiol.* Elsevier Ireland Ltd; 2011 Dec 1;80(3):e331–9.

[13] Botterill EM, Esler SJ, McIlwaine KT, Jagasia N, Ellett L, Maher PJ, et al. Endometriosis: does the menstrual cycle affect magnetic resonance (MR) imaging evaluation? *Eur J Radiol.* 2015 Nov;84(11):2071–2079.

[14] Krawczyk N, Banys-Paluchowski M, Schmidt D, Ulrich U, Fehm T. Endometriosis-associated malignancy. *Geburtshilfe Frauenheilkd.* 2016 Feb;76(2):176–181.

[15] Addley H, Moyle P, Freeman S. Diffusion-weighted imaging in gynaecological malignancy. *Clin Radiol.* 2017 Nov;72(11):981–990.

[16] Takeuchi M, Matsuzaki K, Uehara H, Nishitani H. Malignant transformation of pelvic endometriosis: MR imaging findings and pathologic correlation. *RadioGraphics.* 2006 Mar;26(2):407–417.

[17] Prince MR, Zhang H, Morris M, MacGregor JL, Grossman ME, Silberzweig J, et al. Incidence of nephrogenic systemic fibrosis at two large medical centers. *Radiology.* 2008 Sep;248(3):807–816.

[18] Gulani V, Calamante F, Shellock FG, Kanal E, Reeder SB, International Society for Magnetic Resonance in Medicine. Gadolinium deposition in the brain: summary of evidence and recommendations. *Lancet Neurol.* 2017 Jul;16(7):564–570.

[19] Bis KG, Vrachliotis TG, Agrawal R, Shetty AN, Maximovich A, Hricak H. Pelvic endometriosis: MR imaging spectrum with laparoscopic correlation and diagnostic pitfalls. *RadioGraphics.* 1997 May;17(3):639–655.

[20] Chamié LP, Blasbalg R, Pereira RMA, Warmbrand G, Serafini PC. Findings of pelvic endometriosis at transvaginal US, MR imaging, and laparoscopy. *RadioGraphics.* 2011 Jul;31(4):E77–100.

[21] Togashi K, Nishimura K, Kimura I, Tsuda Y, Yamashita K, Shibata T, et al. Endometrial cysts: diagnosis with MR imaging. *Radiology.* 1991 Jul;180(1):73–78.

[22] Kavallaris A, Kohler C, Kuhne-Heid R, Schneider A. Histopathological extent of rectal invasion by rectovaginal endometriosis. *Hum Reprod.* 2003 Jun;18(6):1323–1327.

[23] Bourgioti C, Preza O, Panourgias E, Chatoupis K, Antoniou A, Nikolaidou ME, et al. MR imaging of endometriosis: spectrum of disease. *Diagn Interv Imaging.* 2017 Nov;98(11):751–767.

[24] Siegelman ES, Oliver ER. MR imaging of endometriosis: ten imaging pearls. *RadioGraphics.* 2012 Oct;32(6):1675–1691.

[25] Kataoka ML, Togashi K, Yamaoka T, Koyama T, Ueda H, Kobayashi H, et al. Posterior cul-de-sac obliteration associated with endometriosis: MR imaging evaluation. *Radiology.* 2005 Mar;234(3):815–823.

[26] Macario S, Chassang M, Novellas S, Baudin G, Delotte J, Toullalan O, et al. The value of pelvic MRI in the diagnosis of posterior cul-de-sac obliteration in cases of deep pelvic endometriosis. *Am J Roentgenol.* 2012 Dec;199(6):1410–1415.

[27] Medeiros LR, Rosa MI, Silva BR, Reis ME, Simon CS, Dondossola ER, et al. Accuracy of magnetic resonance in deeply infiltrating endometriosis: a systematic review and meta-analysis. *Arch Gynecol Obstet.* 2015 Mar;291(3):611–621.

[28] Kinkel K, Frei KA, Balleyguier C, Chapron C. Diagnosis of endometriosis with imaging: a review. *Eur Radiol.* 2006 Feb;16(2):285–298.

[29] Bazot M, Gasner A, Ballester M, Darai E. Value of thin-section oblique axial T2-weighted magnetic resonance images to assess uterosacral ligament endometriosis. *Hum Reprod.* 2011 Jan 21;26(2):346–353.

[30] Squifflet J, Feger C, & Donnez J. Diagnosis and imaging of adenomyotic disease of the retroperitoneal space. *Gynecol Obstet Invest.* 2002;54(Suppl 1):43–51.

[31] Rousset P, Peyron N, Charlot M, Chateau F, Golfier F, Raudrant D, et al. Bowel endometriosis: preoperative diagnostic accuracy of 3.0–T MR enterography: initial results. *Radiology.* 2014 Oct;273(1):117–124.

[32] Chapron C, Fauconnier A, Vieira M, Barakat H, Dousset B, Pansini V, et al. Anatomical distribution of deeply infiltrating endometriosis: surgical implications and proposition for a classification. *Hum Reprod.* 2003 Jan;18(1):157–161.

[33] Piketty M, Chopin N, Dousset B, Millischer-Bellaische A-E, Roseau G, Leconte M, et al. Preoperative work-up for patients with deeply infiltrating endometriosis: transvaginal ultrasonography must definitely be the first-line imaging examination. *Hum Reprod.* 2009 Mar;24(3):602–607.

[34] Busard MPH, van der Houwen LEE, Bleeker MCG, Pieters van den Bos IC, Cuesta MA, van Kuijk C, et al. Deep infiltrating endometriosis of the bowel: MR imaging as a method to predict muscular invasion. *Abdom Imaging.* 2012 Aug;37(4):549–557.

[35] Yoon JH, Choi D, Jang K-T, Kim CK, Kim H, Lee SJ, et al. Deep rectosigmoid endometriosis: 'mushroom cap' sign on T2–weighted MR imaging. *Abdom Imaging.* 2010 Dec;35(6):726–731.

[36] Wolthuis AM, Meuleman C, Tomassetti C, D'Hooghe T, de Buck van Overstraeten A, D'Hoore A. Bowel endometriosis: colorectal surgeon's perspective in a multidisciplinary surgical team. *World J Gastroenterol.* 2014 Nov 14;20(42):15616–15623.

[37] Koninckx PR, Ussia A, Adamyan L, Wattiez A, Donnez J. Deep endometriosis: definition, diagnosis, and treatment. *Fertil Steril.* 2012 Sep;98(3):564–571.

[38] Leone Roberti Maggiore U, Ferrero S, Candiani M, Somigliana E, Viganò P, Vercellini P. Bladder endometriosis: a systematic review of pathogenesis, diagnosis, treatment, impact on fertility, and risk of malignant transformation. *Eur Urol.* 2017 May;71(5):790–807.

[39] Busard MPH, Mijatovic V, van Kuijk C, Hompes PGA, van Waesberghe JHTM. Appearance of abdominal wall endometriosis on MR imaging. *Eur Radiol.* 2010 May;20(5):1267–1276.

[40] Redwine DB. Diaphragmatic endometriosis: diagnosis, surgical management, and long-term results of treatment. *Fertil Steril.* 2002 Feb;77(2):288–296.

[41] Rousset P, Gregory J, Rousset-Jablonski C, Hugon-Rodin J, Regnard J-F, Chapron C, et al. MR diagnosis of diaphragmatic endometriosis. *Eur Radiol.* 2016 Nov;26(11):3968–3977.

[42] Siquara De Sousa AC, Capek S, Amrami KK, Spinner RJ. Neural involvement in endometriosis: review of anatomic distribution and mechanisms. *Clin Anat.* 2015 Nov;28(8):1029–1038.

[43] Pham M, Sommer C, Wessig C, Monoranu C-M, Pérez J, Stoll G, et al. Magnetic resonance neurography for the diagnosis of extrapelvic sciatic endometriosis. *Fertil Steril.* 2010 Jun;94(1):351.e11–4.

[44] Robinson KA, Menias CO, Chen L, Schiappacasse G, Shaaban AM, Caserta MP, et al. Understanding malignant transformation of endometriosis: imaging features with pathologic correlation. *Abdom Radiol.* 2020;45(6):1762–1775.

[45] Eržen M, Rakar S, Klancnik B, Syrjanen K, Klančar B. Endometriosis-associated ovarian carcinoma (EAOC): an entity distinct from other ovarian carcinomas as suggested by a nested case-control study. *Gynecol Oncol.* 2001 Oct;83(1):100–108.

[46] Kobayashi H, Sumimoto K, Kitanaka T, Yamada Y, Sado T, Sakata M, et al. Ovarian endometrioma – risk factors of ovarian cancer development. *Eur J Obstet Gynecol Reprod Biol.* 2008 Jun;138(2):187–193.

[47] Tanaka YO, Okada S, Yagi T, Satoh T, Oki A, Tsunoda H, et al. MRI of endometriotic cysts in association with ovarian carcinoma. *Am J Roentgenol.* 2010 Feb;194(2):355–361.

[48] Bennett G, Slywotzky C, Cantera M, Hecht E. Unusual manifestations and complications of endometriosis – spectrum of imaging findings: pictorial review. *Am J Roentgenol.* 2010;194 (6_supplement):WS34–WS46.

第 5 章　手术医生的诊断视角
A Surgeon's Perspective on Diagnosis

Saikat Banerjee　著

医学上，治疗患者的第一步是确定诊断，这是正确治疗疾病的关键。教授给医学生的确立诊断的传统做法是，医生通过获取详细的病史来了解病情，然后在专科医生指导下对患者进行检查[1]。这被称为"模式识别匹配"，即识别出症状和体征，并与之前的模式/病例进行比较，当某种疾病与实际模式匹配时，就能识别出该种疾病[2]。子宫内膜异位症可能有多种与其他疾病重叠的表现模式（见第 2 章），但症状的严重程度似乎与疾病的严重程度无关；因此，子宫内膜异位症是一种"谜一样"的疾病[3]。鉴于该病在病理学上定义为存在子宫内膜样腺体和间质，诊断的金标准只能通过直接可视、可能的活检和组织学确认的组织病理学检查（即诊断性腹腔镜）来确诊[4-10]。在临床实践中，考虑到诊断性手术的相关问题，无创的诊断方法是子宫内膜异位症研究的重点之一[11]。尽管如此，除了周期性盆腔痛之外，详细的病史对于准确分析问题至关重要[12]。如果发现病史与确定的疾病相符，那么治疗成功的可能性更大。子宫内膜异位症作为一种良性疾病，其症状及对生活质量的影响实际上比疾病本身更需要管理[13]，因此，在初次就诊时需要仔细和全面地评估病情。模式识别仍应作为临床医生进行鉴别诊断的首选（见第 2 章），然后可将子宫内膜异位症列为导致该女性疾病的可能和重要原因[14, 15]。结合腹部和盆腔检查，可能提高对子宫内膜异位症的可疑诊断率，在某些情况下，甚至可以确诊[16]。这也可以对子宫内膜异位症的可能类型和疾病部位进行风险评估[17]。检查的作用通常是鉴别诊断，并在此过程中回答提出的特定临床问题。

这将允许对检查结果进行重点分析，以提高检测的准确性。此外，对于"患者表现出的与子宫内膜异位症相关的症状是否都已被识别"的问题，以是否仅存在子宫内膜异位症并不能回答，但与症状模式的相关性是治疗结局的预测因素[18]。

本章的目的在于介绍腹腔镜在临床诊断实践中的作用，分析其目前的优势、潜在的局限性和问题。这将涉及子宫内膜异位症的诊断知识，以及诊断性腹腔镜和其他可用成像技术在外科医生术前和术中决策方面的帮助。

要点

- 影像学检查能否为子宫内膜异位症的诊断提供补充，并且是否有可能成为另外一种诊断替代方法？
- 诊断性腹腔镜在现代临床实践中的临床作用是什么？

一、诊断

对患者而言，数百万例未得到诊断的女性正在遭受子宫内膜异位症带来的痛苦，尽管这些女性的盆腔疼痛严重干扰了她们的生理和心理健康，且显著降低了其生活质量，但多年来却一直未得到有效的管理[19]。据估计，60% 子宫内膜异位症患者未被确诊。这可能与诊断困难有关，因为该疾病需要手术才能确诊[20]。子宫内膜异位症也作为一种常见疾病，影响多达 1/10 的育龄女性[21]，全世界范围内人数达到 1.76 亿人。英国每年因子宫内膜异位症医疗费用和误工费而造成经济损失 82 亿英镑。子宫内膜异位症对生活质量有很大影响，只有 1/3 的受影响女性认为目前的疼痛管理有效，80% 的人需要请假，45% 的女性发现该病影响到她们与朋友和家人的关系，32% 的人因此产生抑郁[23-25]。

对于外科医生来说，子宫内膜异位症是一种谜一样的疾病，缺乏无创检查手段，无法通过症状确诊并实施充分的治疗；疼痛症状的严重程度与疾病严重程度不相关，与所采用的分期也无关[3]。因此，确定诊断和传统治疗方案所需的信息只有在手术时才能获取，简而言之，手术才能确诊疾病并进行分期[6]。其结果就是两步手术管理计划，首先诊断性腹腔镜检查以确定病因和严重程度，然后提出适合的可能治疗方案并获得患者同意[26]，其次是治疗性腹腔镜（图 5-1），除非第一步手术中确定的病情较轻且切除范围在患者同意

的合理范围内。考虑到这一疾病的高发病率，而且许多女性可能选择非手术治疗方案（见第 6 章和第 7 章），替代方法是以拟诊来完全避免手术，并基于经验进行药物治疗[27]。

要点

- 诊断性腹腔镜是公认的诊断子宫内膜异位症的金标准。
- 治疗方法仍然依赖于详细的病史和检查，临床评估具有重要性。

二、疾病的严重程度

虽然准确诊断子宫内膜异位症很重要，但在制订治疗计划时，对病变严重程度（包括内脏器官受累程度）的进一步评估也是至关重要的。当

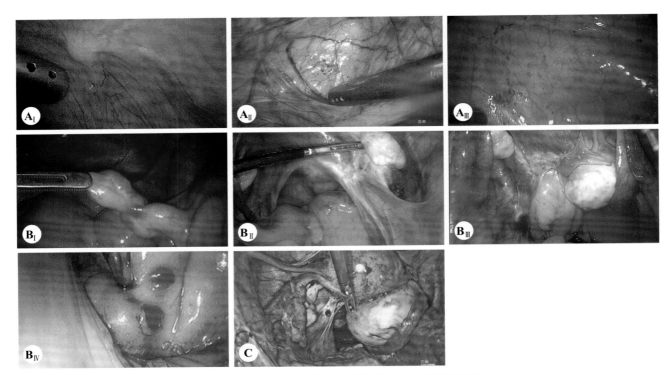

▲ 图 5-1　子宫内膜异位症腹腔镜检查的典型盆腔表现

A. 各种形式的浅表型病变。右盆腔侧壁腹膜子宫内膜异位症，在冲洗器顶端上方有一个明显的白色瘢痕，下方是透明的西米颗粒外观，也是浅表型子宫内膜异位症（A_I）；左侧盆壁腹膜陷凹内有红色病灶（A_{II}）；直肠子宫陷凹前部表面的红色和黑色病灶（A_{III}）。B. 深部子宫内膜异位症。阑尾的浸润性病灶（B_I）；宫骶韧带浸润性病灶（B_{II}）；直肠阴道深部子宫内膜异位症，直肠和阴道全层受累（B_{III}）；阴道窥器检查所见（B_{IV}）。C. 卵巢病灶。右卵巢子宫内膜异位囊肿和左侧宫骶韧带子宫内膜异位症（注意右侧深部宫骶韧带子宫内膜异位症不可见，因为右侧卵巢致密粘连于右盆腔侧壁上）

采用手术治疗子宫内膜异位症时，疾病的严重程度具有额外重要的意义。这是因为潜在病变严重程度及其所致临床后果的差异巨大，所导致手术治疗效果和并发症方面的差异也非常大。手术可能是一个简单的日间手术，也可能是一个需要住院治疗、耗时很长、多学科协作的重建手术。根据适当的资源配置和手术风险分级的需要，提前制订手术计划是患者术前准备工作的重要组成部分，也是使治疗计划有效运行的必要条件。子宫内膜异位症的严重程度也可能从根本上决定需要采用的治疗类型 [28, 29]，因其本质上是一种良性疾病，可以接受除了手术之外的其他治疗（见第 6 章和第 7 章）。这个诊疗决策的确定需要以患者为中心，并获得其完全知情和同意 [30]。了解疾病严重程度与诊断同样重要，能指导患者做出明智且知情了解的治疗决定，因为这一决策会影响治疗的并发症和疗效。当了解到还是有可能需要接受外科手术这样的事实后，药物治疗似乎变得不那么吸引人。严重病例的手术治疗可能导致器官衰竭，如肠或输尿管狭窄和（或）梗阻 [31]。关于应采用哪种治疗方法，文献中并无明确建议或证据，因此需要仔细权衡治疗性手术的获益与风险。对妊娠的迫切程度、对疼痛程度的耐受性、对生活质量的影响是决定治疗措施的主观因素，客观因素则因人而异。这些症状需要与现有治疗的利弊、成功的可能性、并发症的风险和可接受性进行权衡。在外科手术中，治疗风险与疾病的严重程度和外科医生的经验直接相关 [32]。在获得知情同意和进行任何治疗之前，妇科医生需要向女性提供所有这些信息 [26]。因此，我们需要以患者为中心做出决策，其中诊断和疾病严重程度也会影响治疗方案的选择和实施。

治疗子宫内膜异位症的外科医生需要采取最理想的检查来获得诊治患者的信息，包括以下内容。

- 疾病识别：解释患者症状的明确诊断。
- 精确的病灶分布定位，明确周围邻近结构的受累程度。

- 结合检查结果，告知患者相关情况。
  - 治疗方案。
  - 预后。
- 给出正确的治疗方案计划。
  - 推进治疗方案之间的决策制订。
  - 手术规划：多学科团队（multi-disciplinary team，MDT）讨论 / 多脏器受累的识别。
- 允许比较术前、术中和术后的结果（审核临床标准）。
- 为研究子宫内膜异位症的科学团队制订标准化的方法和语言。

如果实施诊断性腹腔镜检查，考虑到其作为公认的诊断金标准的特点，手术将需要提供关于疾病分期的所有必要信息。

要点

- 全面评估子宫内膜异位症需要结合诊断和疾病严重程度进行综合评估。
- 这种评估需要对盆腔和腹腔进行全面和系统的检查。

三、诊断性腹腔镜

Sampson（1921）[33] 最初将子宫内膜异位症定义为"具有子宫内膜组织学结构和功能的异位组织"。

历史上，子宫内膜异位症的诊断是通过开腹检查腹膜腔来进行的 [34, 35]，近些年则是通过腹腔镜检查，即"诊断性腹腔镜" [7, 5, 9, 10, 8]。诊断是通过仔细的目视检查和系统地触诊盆腔腹膜表面，确定典型子宫内膜异位症的腹腔内病变（图 5–1）。2017 年国际公认的子宫内膜异位症定义是"以子宫内膜和肌层外存在子宫内膜样上皮和间质为特征的疾病"，由于子宫内膜异位症定义中对组织学的要求仍然存在，因此自然需要诊断性腹腔镜去确诊 [36]。这些定义是基于病理学，而没有考虑到症状，但症状才是治疗的驱动因素。这一定义要求手术诊断，因此，纯理论而言，诊断性腹腔镜与组织学仍然是诊断的金标准。在临床实践中，如果可以采用别的方法，在手术前至少能够诊断出深部子宫内膜异位症，那么可能需要重新对子宫内膜异位症进行定义，其中症状被认为是最重要的，同时需要考虑到影像学，以及"手术刀下"发现的情况。

如果进行腹腔镜检查，会发现子宫内膜异位病变的外观往往是多变的（图5-1）[37, 38]，但根据组织学鉴定，它们都被归为子宫内膜异位症的同一范畴（图5-2）。正是由于这个原因，许多人主张需要进行腹腔镜下活检和组织学检查才能准确诊断[39]。这一点很重要，不仅因为子宫内膜异位症外观的异质性，还因为非色素病变很难被发现，但是又通常代表高活性病变[40]。此外，其他病变可能有类似的外观，如输卵管内病变、间皮增生、血管瘤和碳沉积或以前腹膜手术导致的纤维化，可能出现误导，从而导致假阳性诊断。此外，组织学上也确认了具有正常腹腔镜外观的腹膜或无症状的女性中，存在子宫内膜异位症[41]。同样，在临床实践中，组织病理学家可能只看标本的一个代表性样本，而忽略了具有典型外观的区域，低估了诊断 – 样本抽样误差。

未经治疗的子宫内膜异位症可从多方面对患者生活造成不利影响，因此，强调及时诊断和尽早给予正确的治疗方案。目前临床常规使用的金标准是诊断性腹腔镜，它作为唯一可靠的诊断方法是有限制的。这种方法仅限于接受侵入性检查的患者，而不是更广泛的受疾病影响的人群。此外，它仅适用于医院 / 非初级保健机构，进一步增加了受限制的程度，并显著导致了诊断延迟，从最初医疗保健专业人员处就诊到最终诊断平均延迟 7.5 年[19, 42, 43]。在此期间，许多女性接受了各种医生的多次会诊（平均每年达 11 次）[42]，并被误诊为其他疾病［如慢性盆腔疼痛综合征、肠易激综合征、盆腔炎和（或）特发性不孕症等］。因为症状持续的影响，患者伴有沮丧的情绪，逐渐对医疗专业失去信心。为了解决这些问题，英国政府制订了一个国家目标，即到 2030 年，所有患有子宫内膜异位症的女性都应该得到诊断[44]。考虑到子宫内膜异位症的高患病率，如果腹腔镜是唯一的诊断方法，那么至少潜在的 1/10 的女性需要行腹腔镜检查。英国有 3382 万女性[45]，这意味着至少需要 380 万次腹腔镜手术。这将对英国的卫生系统提出巨大的需求，而这是不可持续的。此外，这样的检查也不是没有风险，根据统计数据显示，1000 人中有 4 人在置入首个套管时发生严重内脏损伤[46]。这将转化为 15 000 例女性因这一倡议而遭受套管内脏损伤。此外，如果子宫内膜异位症的诊断变得必不可少，并且只能通过手术进行诊断，诊断性手术的增加可能会使医生只采用手术治疗，而绕过所有其他治疗方法。这可能会导致这些女性接受不必要的手术，并且增加相关并发症，因此，这种方式的获益必然受到质疑。

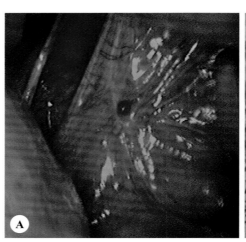
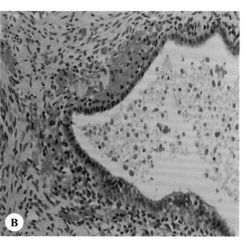

◀ 图 5–2　浅表型子宫内膜异位症

A. 腹腔镜下的大体外观；B. 相关的 HE 染色组织学外观。图示子宫内膜异位症的典型外观，存在子宫内膜腺体和间质样结构

在全球范围内，子宫内膜异位症的诊断仍然被认为是手术 – 病理诊断，包括以下在内的大多数诊断子宫内膜异位症的指南都引用了它。

- 世界子宫内膜异位症学会（World Endometriosis Society，WES）[10]。
- 欧洲人类生殖与胚胎学会（European Society of Human Reproduction and Embryology，ESHRE）[5]。
- 英国皇家妇产科学院（Royal College of Obstetricians and Gynaecologists，RCOG）[4]。
- 国家健康和护理卓越研究所（National Institute for Health and Care Excellence，NICE）[6]。
- 美国妇产科医师学会（American College of Obstetricians and Gynecologists，ACOG）[7]。
- 美国生殖医学学会（American Society for Reproductive Medicine，ASRM）[8]。
- 加拿大妇产科医师学会（Society of Obstetricians and Gynaecologists of Canada，SOGC）[9]。

总结见表 5–1（单位及诊断方法）。

这些指南都建议，初步诊断为子宫内膜异位症的患者接受治疗性药物干预失败后，诊断性腹腔镜可以作为进一步检查方法。基于社区的统计，包括 2020 年英国全党派议会小组对子宫内膜异位症诊治管理的审查[44]，都强调了早期诊断的重要性。在英国，那些未被及时诊断的子宫内膜异位症女性在身体、情感和社会层面遭受着痛苦，其诊断延迟可能长达 9 年。对患者来说，诊断有许多重要的意义，例如，使他们的病情得到合理的解释，缓解他们的焦虑，以及鼓励转介到适当的专业治疗中心[47]。同时也可减少患者的挫败感，以及减少对疾病进行鉴别诊断时所进行的

表 5–1　关于子宫内膜异位症诊断和治疗的主要建议摘要

诊断方法	ACOG	ASRM	SOGC	ESHRE	WES
临床依据	明确诊断只能通过手术和组织学证实	经验性治疗前腹腔镜是"首选方法，尽管需要进一步研究"	"疑似子宫内膜异位症的检查应包括病史、体格检查和影像学检查"	"子宫内膜异位症的诊断是根据病史、症状和体征来怀疑的，由体格检查和影像学技术来证实，最终由腹腔镜下收集标本的组织病理学证实"	诊断的金标准是腹腔镜直视，最好有组织学证实
经验性治疗可在诊断性腹腔镜检查前提供，尽管对治疗的反应不能确认诊断	在某些病例中，手术直视可以作为组织学诊断的替代手段，尽管不典型病变在不进行活检的情况下难以确定	腹腔镜直视与组织学验证是金标准；然而，经验性治疗可以在诊断性腹腔镜检查之前提供	疼痛的经验性治疗可在诊断性腹腔镜检查前提供	经验性药物治疗可在手术诊断和治疗之前开始，但应在术前进行全面评估	
TVUS	在评估子宫内膜异位症和（或）直肠或直肠阴道隔深部子宫内膜异位症时，首选的影像学技术	尚未发现影像学检查可以提高诊断的准确性	"疑似子宫内膜异位症的一线检查工具"	"有助于识别或排除直肠子宫内膜异位症"，推荐诊断或排除卵巢子宫内膜异位囊肿	未讨论
MRI	适用于超声检查结果不明确时疑似直肠阴道或膀胱子宫内膜异位症者	尚未发现影像学检查可以提高诊断的准确性	如果怀疑是深部子宫内膜异位症，可能需要	对诊断腹膜子宫内膜异位症是否有用尚不明确	未讨论

ACOG. 美国妇产科医师学会；ASRM. 美国生殖医学学会；SOGC. 加拿大妇产科医师学会；ESRHE. 欧洲人类生殖和胚胎学会；WES. 世界子宫内膜异位症学会；TVUS. 经阴道超声检查；MRI. 磁共振成像

经许可转载，引自 Taylor HS, Adamson GD, Diamond MP et al. An evidence-based approach to assessing surgical versus clinical diagnosis of symptomatic endometriosis. *Int J Gynecol Obstet* 2018;142:131–142. https://doi. org/10. 1002/ijgo. 12521

不当检查和治疗，提高子宫内膜异位症治疗的可接受性[12]。越来越多的患者开始质疑"拟诊是无法接受的"这一观念。2020 年，在英国高等法院审理原告与诺丁汉大学医院 NHS 信托基金的法律案件后，该信托基金承认在 2001 年未能对患者进行腹腔镜检查，当时患者仅仅 18 岁。法官明确指出了遵循 NICE2017 年指南的重要性。该指南明确指出，若有一种或多种关键症状，包括慢性盆腔疼痛、痛经、性交疼痛、肠道或膀胱问题，则应怀疑子宫内膜异位症的存在。由于未能对被最终证实的严重的 4 期子宫内膜异位症进行诊断性腹腔镜检查，未能及时诊断出她的子宫内膜异位症，原告获得了 50 万英镑赔偿金[48]。

子宫内膜异位症通常由妇科医生处理。子宫内膜异位症专家需要经过培训，并且具有手术背景，因为子宫内膜异位症的手术可以算得上是最具挑战性的妇科手术之一[49]。在这方面，手术诊断和腹腔镜有很大的优势。鉴于"眼见为实"，由主治妇科医做出的手术诊断自然会在诊断和疾病严重程度评估中具有最高水平的准确性。它为主治妇科医生提供了疾病的直观证据，并自然而然地相信它。如果我们考虑不再进行手术诊断，那么我们将在培训妇科医生和子宫内膜异位症专科医生方面面临挑战，需要改变疾病的全面评估形式（见第 14 章）。重要的是，诊断性腹腔镜作为一种侵入性干预手段，不仅受限于不能普遍开展，还必须考虑其他方面的局限性。

子宫内膜异位症大体表现形式的多样性导致了手术诊断（手术者内部差异）、复杂性评估和治疗的广泛差异，这通常被认为是"经验"[50, 51]。考虑到子宫内膜异位病灶外观和位置的差异，手术评估高度依赖于手术人员，导致存在诊断不足的问题。伯明翰临床试验单位[52]对 5 项共涉及 422 名参与者的研究进行了 Meta 分析，证明了这一点。观察腹腔镜作为子宫内膜异位症诊断检查的准确性（肉眼判断外观为子宫内膜异位症的病灶与该病灶组织学确认进行比较），合并数据计算出的阳性似然比（likelihood ratio，LR）仅为 4.30

（95%CI 2.45～7.55），合理的阴性似然比为 0.06（0.01～0.47）。根据 Jaeschke（1994）[53]对似然比解释的描述，腹腔镜只是一个较差的诊断方法，一个中等强度的排除疾病的方法。这种分析表明一个问题，即对于高度依赖手术者的手术几乎没有任何手术质量控制的证据。此外，腹腔镜阴性的金标准是无肉眼可见的病灶且组织学阴性。这可能是一个自我实现的预言，因为阴性腹腔镜检查意味着并没有活检证实。这可能解释了明显令人放心的阴性似然比。假阴性也对患者的处理有害，因为将其排除在接受正确的治疗范围之外，只有通过再次诊断性手术才能纠正。他们的最终结论是，金标准应该是腹腔镜检查、触诊及组织学证实。为了获得组织学诊断，切除组织或至少组织活检是必须的。这需要额外的外科专业知识[54]和较长的学习曲线，以获得熟练的腹腔镜技能[55]。此外，许多接受治疗的患者行病变组织消融术，标本被汽化，未能留下组织标本进行病理检查分析[56-58]。

除了在没有组织学检查的情况下出现假阳性诊断的风险外，还存在评估分期不足的风险，特别是因并发其他的病理异常（如粘连）阻碍了视野时（图 5-3），导致腹膜检查不全面。子宫内膜异位相关粘连通常是致密的，并且位于中央[58]。结果是，如果没有对这些粘连进行充分的解剖分离，可能无法确定潜在的疾病。此外，如果不切除病灶并查看其下方，可能无法完全了解病变侵袭的深度和内脏受累的程度。这就是深部子宫内膜异位症相关的所谓"冰山一角"现象，仅看腹膜表面的病变不能真正代表腹膜"海"表面以下的情况。这就是 Enzian[59]和最近更新的 #Enzian 分类法[60]背后的设计逻辑。但这种方法需要在手术中切除病变，才能量化疾病并计算评分。因此，有一个完整的金标准评估的前提是，由经验丰富的外科医生进行腹腔镜手术和完整的解剖分离。这样的诊断检查对患者来说更不容易获得，并且需要知情同意手术治疗以实现对其子宫内膜异位症的全面评估，因此患者很难事先完全知情地同意。

预估复杂程度的术前指标在咨询患者疾病严

重程度、手术复杂程度和预期风险方面越来越重要。然而，疾病越严重，诊断性腹腔镜检查的信息就越少。在严重的深部子宫内膜异位症中，特别是与上覆粘连相关的时候，诊断性腹腔镜的作用变得更加有限，需要额外的信息来源。

更浅显地说，深部子宫内膜异位症在目视检查时，表面的病灶可能看起来轻微，但在其深部病变可能浸润重要结构，如肠道和输尿管肌层组织，从而构成真正的问题（图 5-4）。Griffiths等[61]的一项三级医疗机构的回顾性研究发现从二级医疗中心通过初始腹腔镜检查假阴性而转诊的

33 名女性中，确定了 14 名（42%）患有直肠阴道子宫内膜异位症。这是一个小规模的研究，却是许多专病中心包括笔者所在中心的经验[16]。在 Griffiths 的研究中，如果最初的诊断性腹腔镜被认为是深部子宫内膜异位症的诊断性检查，它的阳性似然比将达到 2.13（95%CI 0.21～21.22），阴性似然比达 0.93（95%CI 0.75～1.16）。应用 Jaeschke（1994）[53] 的标准来解释似然比，在普通妇科医生的手中，诊断性腹腔镜对深部子宫内膜异位症是一种无用的可能具有误导性的诊断方法。这一结果在 Ballard 等对初级医疗保健数据库的回顾性分

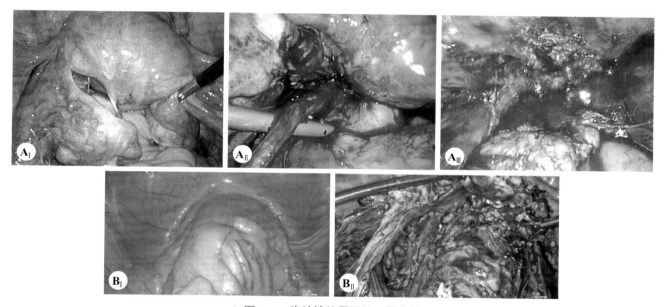

▲ 图 5-3　腹腔镜的局限性：覆盖粘连

A. 最初在腹腔镜下表现为致密粘连，然后逐渐分离（A_I）；表现为输尿管受累 - 环绕包围（A_II）；最终在直肠深层全层受累需要节段性肠切除术（A_III）。B. 在腹腔镜下最初表现为同样致密的粘连（B_I）；在完全切除的情况下，仅为直肠浆膜受累，无宫旁组织 / 输尿管受累，允许病变切除的时候，还能保持直肠壁完整（B_II）

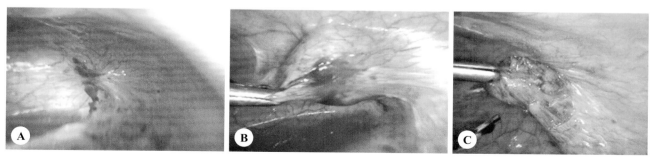

▲ 图 5-4　腹腔镜的局限性

右直肠旁间隙子宫内膜异位症，初次检查时为浅表型（A），使用辅助仪器触诊时为深层浸润病灶（B），经切除证实（C），随后进行组织学评估

析中得到了证实[42]，14 例深部子宫内膜异位症的初始诊断性腹腔镜检查中有 4 例（29%）是假阴性。对于这些女性来说，她们的治疗管理进一步延迟，这仍然是一个问题[62]。

总之，诊断性腹腔镜检查是一种较差的诊断方法，特别是对于更严重的深部子宫内膜异位症（又称深部浸润型子宫内膜异位症），必须记住，它仍然是一种依赖于术者的方法，由于其具侵入性和质量难以控制的性质，导致其重复性很差。也不能轻易进行术后分析，因此最好在手术时由外科医生进行评估。目前专业协会（如英国妇科内镜协会）[63]建议使用静止图像，甚至录像，但其作用在 DIE 的评估中尤其有限。对于轻度子宫内膜异位症（浅表型子宫内膜异位症），任何放射成像方式都不太可靠[64]，这就是手术最终是诊断的金标准的原因。具有直接检查腹膜能力的诊断性腹腔镜手术是诊断浅表型子宫内膜异位症的理想方式，在患者知情同意的情况下，中等技能的腹腔镜医生可以更容易地采用"边看边治"的方法。同样，越来越多的人相信，对于浅表型子宫内膜异位症，药物治疗可能更合适[65]，这也是英国一项大型多中心随机外科研究的焦点[66]。

如果进行诊断性腹腔镜检查，它应该是一种系统和可重复的方法，以便进行彻底的检查，并了解所收集信息的局限性。

要点

- 诊断性腹腔镜检查本身与手术并发症相关，这并非不重要（RCOG 2 级）[46]。
- 在恶化 / 严重表现的腹膜下深部病变女性中，仅用于诊断性腹腔镜的粗略检查可能不足以获得充分信息。
- 腹腔镜与并发症相关，并发症随着疾病严重程度的增加而增加，如为了确认和诊断疾病而分离盆腔上覆粘连。
- 当进行腹腔镜检查时，应记录图像为患者记录的一部分。

四、"边看边治"的治疗性腹腔镜

手术诊断开启了一站式"边看边治"服务的可能性，提高效率并提供及时的医疗服务（NHS England，2016），这是许多医疗保健系统的愿望。实施腹腔镜手术的外科医生不仅应该有能力进行手术诊断和疾病严重程度评估（RCOG 1 级，手术能力），而且还应该能够处理所遇到的不同级别的疾病（RCOG 2 级，手术能力）。

子宫内膜异位症是一种具有典型和非典型病变的异质性疾病，可以表现为腹膜植入（从浅表型子宫内膜异位症到 DIE），也可表现为器官侵入性疾病，如卵巢（子宫内膜异位囊肿）和子宫（子宫腺肌症），以及内脏受累和浸润（胃肠、泌尿、神经和淋巴系统）。子宫内膜异位症是一种良性疾病，但是具有浸润器官的恶性行为能力，侵入可分离的解剖学平面而不是不破坏它们。在腹膜腔外的一些不寻常部位也可发现病灶。所有这些表现形式都有各自对应的症状，对于子宫内膜异位症手术医生来说，手术治疗的难度和复杂程度各不相同。因此，不是诊断本身，而是疾病的严重程度可能才是治疗处理和资源需求方面更具决定性的因素。

鉴于可能遇到的潜在巨大复杂性，随着所遇到的疾病复杂性的增加，"边看边治"的手术评估模式变得越来越不可行。直到完全切除前，病灶也可能是不明显的，而此时手术医生已经完成了治疗。总之，疾病越复杂，手术后备支持越少，越需要两步走的策略。Chapron（1998）[67]在他对法国 7 家医院 29 966 例腹腔镜手术的多中心 9 年回顾性研究中发现，腹腔镜手术的风险随着腹腔镜手术的复杂性而增加。诊断性、观察性腹腔镜手术的风险为 1.34/1000，而复杂腹腔镜手术的风险上升到为 6.81/1000，如严重子宫内膜异位症切除术（P=0.0001）。对女性子宫内膜异位症的全面评估，包括全面和准确的疾病分期，只有在完全切除疾病病灶（如直肠子宫内膜异位症累及肠管的深度）时才能真正完成。这意味着全面和准确的深部子宫内膜异位症腹腔镜诊断只能通过治疗性腹腔镜实现，这增加了手术的风险。因此，当怀疑内脏器官受累时，这就是制订治疗策略的困难之一，例如，仅通过观察性诊断性腹腔镜确认的直肠阴道子宫内膜异位症到底是行直肠刨削术或碟形 / 节段切除手术。仅仅通过目视检查是不可能获得手术计划所需的所有信息的。

另一个例子是腹膜后子宫内膜异位症的治疗，这是子宫内膜异位症体内最常见的部位。对于诊断性腹腔镜或浅表疾病的治疗，预防性造瘘可能被视为一种罕见且不可接受的风险，但如果患者有心理准备，它将作为某些侵袭至直肠全层的直肠阴道子宫内膜异位症患者治疗性切除病灶的可选择的手术步骤。对于患病女性来说，在抽象的咨询过程中可能很难真正理解，当疾病毫无疑问地累及胃肠道时，她本身可能会成为接受"边看边治"手术策略的病例。

因此，疾病越复杂，合并内脏器官受累（膀胱、输尿管、胃肠道、神经、横膈），在治疗性手术前就需要更多关于手术计划和可能后果的信息。相反，单纯的"诊断性腹腔镜"提供的信息较少，增加了对非侵入性检查的需求，以帮助更好地进行疾病分期，提供疾病内脏浸润深度的具体信息。因此，非侵入性检查也可以提供子宫内膜异位症的诊断。如果是这样的话，在这些情况下，诊断性腹腔镜检查就不需要了。如果可靠的非侵入性检查没有发现深部病灶，但临床评估有所提示，仍然可以进行腹腔镜检查，因为严重深部子宫内膜异位症的可能性降低了，就更有信心进行"边看边治"的一站式手术策略。在这一组里，更可能是由无子宫内膜异位症或仅浅表型子宫内膜异位症的女性组成，手术疗效可能较低，因此基于明确病史的初步临床诊断可能是合理的，药物治疗可能更合适[65, 68]。

虽然到目前为止本章的争论及前几章中的激烈争论都认为非侵入性影像学检查可以覆盖子宫内膜异位症管理上的缺陷，但在世界各地的许多医院，如在英国，仍然普遍认为诊断性腹腔镜不仅是诊断的金标准，而且是评估和管理疑似子宫内膜异位症女性所需的唯一可用和临床必不可少的步骤。这得到了英国子宫内膜异位症专家的支持，基于他们所接受外科训练的特性，往往更好地理解手术诊断和评估。缺乏高质量的妇科影像学培训（见第 16 章）和非侵入性检测培训[69]进一步支持了这种手术诊断的方法。另一个障碍是，全面的放射影像检查应用于子宫内膜异位症的诊断并不容易，因为它仍然不符合世界卫生组织制订的非侵入性诊断检查标准（表 5-1）[70]，虽然诊断性腹腔镜也是如此。

由于"诊断性腹腔镜"仍然有价值，手术医生需要意识到手术方法对疾病分期的潜在局限性。

要点

- 诊断性手术有本身的相关风险，必须评估好适应证，因此，可用性有限。
- 手术诊断是一种有用的诊断方法，但有未被充分重视的局限性。

五、疾病分类

结合目前为止的讨论，我们可以得出结论，在制订治疗方案时，诊断与评估疾病的严重程度同样重要，尤其对于需要手术治疗的患者。对于手术医生来说，预计疾病的严重程度在很多方面比疾病诊断本身更重要[71]。但对于很多患子宫内膜异位症的女性来说，可能并非如此。通过疾病分类和分期可以反映疾病的严重程度。子宫内膜异位症的分类是许多论文和综述的主题，其中包括世界子宫内膜异位学会[72]。多年来，一系列分类系统被提出，但没有一个被完全接纳。WES 建议，因为没有一致的分类系统，记录中仍应包括对该疾病的描述。下面描述了三种最常见分类系统，以利于多学科协作，将疾病的影像学和术中所见相互联系，以便于了解疾病严重程度和结果比较（临床审核）。

美国生育学会（American Fertility Society，AFS），

后来更名为美国生殖医学学会，最初于 1979 年提出了第一个获得广泛认可的分类系统[73]。该系统在 1985 年进行了修订（r-AFS，更名为 r-ASRM）[74]（图 5-5）。这是一个 0～150 分的评分系统，其中只有 46 分直接用于评估子宫内膜异位症病灶，而其余 104 分用于评估盆腔粘连的程度。该评估系统与盆腔疼痛、生育能力[75]或症状严重程度不相关；同样，也不能用来决定治疗方式或者评估治疗预后。修订后的评分系统本身也意识到了这些问题[74]。

子宫内膜异位症生育指数（endometriosis fertility

患者姓名 _____ 日期 _____

Ⅰ期（微小）　1～5　　腹腔镜 _____　开腹手术 _____　影像学 _____
Ⅱ期（轻度）　6～15　　推荐治疗 _____
Ⅲ期（中度）　16～40
Ⅳ期（重度）　＞40
总分 _____　预后 _____

腹膜	子宫内膜异位症		＜1cm	1～3cm	＞3cm
	表浅		1	2	4
	深		2	4	6
卵巢	右	表浅	1	2	4
		深	4	16	20
	左	表浅	1	2	4
		深	4	16	20

直肠子宫陷凹		部分封闭	完全封闭
		4	40

附件粘连			＜1/3 周	1/3 周～2/3 周	＞2/3 周
卵巢	右	薄	1	2	4
		致密	4	8	16
	左	薄	1	2	4
		致密	4	8	16
输卵管	右	薄	1	2	4
		致密	4	8	16
	左	薄	1	2	4
		致密	4	8	16

如输卵管伞端完全封闭 16 分
其余的子宫内膜异位症 _____　　　相关病理 _____
_____
_____
_____

用于正常卵巢和输卵管　　　　　　　　　　用于异常卵巢和（或）输卵管
　　左　　　　　右　　　　　　　　　　　　左　　　　　右

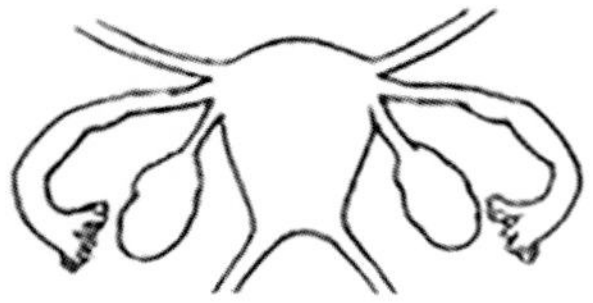

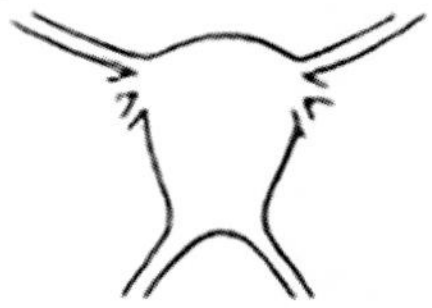

▲ 图 5-5　修订的 ASRM 子宫内膜异位症手术分类评分系统

经许可转载，引自 American Society for Reproductive Medicine. Revised American Society for Reproductive Medicine classification of endometriosis: 1996. *Fertil Steril* 1997;67:817–821.

index，EFI ）[76] 在预测妊娠结局方面具有一定的参考价值[77]，也是唯一一个经验证可用于预测子宫内膜异位症临床结局的系统，但并不适合衡量手术复杂性或评估疼痛症状（图 5-6）。

第三种疾病分类系统为 Enzian 分类法[78]，是一个于 2021 年进行修订的深部子宫内膜异位症评分系统，其中也包括了浅表型疾病分期，并意识到影像学和手术在评估疾病分期中的作用。

手术最低功能评分表

评分	类型		左	右	
4=	正常	输卵管			
3=	轻度异常	伞端			
2=	中度异常				
1=	重度异常	卵巢			
0=	缺如或功能丧失				
将双侧附件的最低功能评分相加得到最低功能评分。如果一侧卵巢缺如，则以另一侧附件的最低功能评分乘以 2 得到最低功能评分		最低评分	左　　+　　右　　=　　LF 评分		

EFI

病史评分			手术评分		
因素	类型	评分	因素	类型	评分
年龄	≤35 岁	2	最低功能评分	7～8（高分）	3
	36—39 岁	1		4～6（中度）	2
	≥40 岁	0		1～3（低分）	0
不孕年限	≤3 年	2	AFS 内异评分	<16	1
	>3 年	0		≥16	0
前次妊娠史	有	2	AFS 总评分	<71	1
	无	0		≥71	0
病史总评分			手术总评分		
EFI= 病史总评分 + 手术总评分：			病史　　+　　手术　　=　　EFI 评分		

通过 EFI 评分评估妊娠率

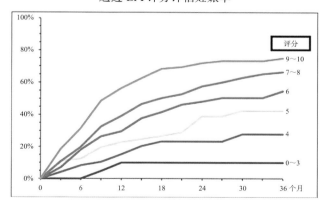

▲ 图 5-6　子宫内膜异位症生育指数（EFI）用于评估需要考虑未来生育能力的子宫内膜异位症患者的严重程度
经许可转载，引自 Adamson GD, Pasta DJ. Endometriosis fertility index: the new, validated endometriosis staging system. *Fertil Steril* 2010;94:1609–1615.

但该评分系统本质上只是描述性系统，其短板是难以被直观的理解。该评分系统确实提供了一种标准的疾病评估方法，使医生可以更好地评估疾病的严重程度，但与完全开放式的语言描述相比，它缺乏统一的描述方法。最近，美国妇科腹腔镜医师协会试图通过 AAGL 评分系统[79] 克服这些缺点，这是首次推出可用于智能手机上的应用程序来协助计算的评分系统。这项经过验证的研究，能够提供与手术复杂性相关的评分。

该系统由 Donnez（1990）[80] 和 Koninckx（1991）[81] 提出，并由 Garry（2004）[51] 推广，子宫内膜异位症实际上是一种大体观上表现为多种形态的疾病，可分为外观多样的浅表腹膜型病变[51]、卵巢囊性病变和"腹膜深部浸润型病变"（深部子宫内膜异位症）。将子宫内膜异位症病灶分为浅表型、深部型和卵巢型对于临床实践和文献研究都有很大的作用，但仍然是比较粗糙的分类，因此，继续探索更好分类系统十分重要。

深部子宫内膜异位症是一种特殊形式的子宫内膜异位，大体检查中会发现病灶常深入腹膜深层[82]，其组织学特征是除了子宫内膜样腺体和间质外，还存在纤维肌性增生[83, 84]。Koninckx 等[85]认识到深部子宫内膜异位症（以前称为深部浸润型子宫内膜异位症）缺乏临床定义，建议将"深部子宫内膜异位症"定义为腹膜下 5mm 以上的浸润性疾病。

在一项回顾性研究中，笔者对 179 例女性使用连续腹腔镜来评估她们的生育能力、疼痛程度或同时评估两者。所有女性均接受 CO_2 激光切除所有可识别的子宫内膜异位症病灶。经过组织学评估，证实 48%（86/179）的女性存在深部子宫内膜异位症。该队列研究将症状与病灶深度（经组织学测量）相关联。深部浸润病灶（侵犯深度大于 10mm）仅在有疼痛症状的女性中发现。无纤维肌性增生的浅表型病灶最常见于不孕患者。以种植深度 5mm 为界，临床症状也出现了转变。Koninckx[86] 的一篇综述指出，在日常临床工作中使用组织学来测量病灶浸润深度较难实现。他们

对最初提出而被公认的浸润定义（即组织学上腹膜下浸润大于 5mm）提出了质疑。此外，切除纤维化病变会导致病灶回缩，因此，在体内实际深度大于 1cm 的病变在体外测量时小于 5mm。所以在临床实践中使用这种测量是不可行的。

在 Chapron（2003）[87] 的一篇文献综述中提到，在所有手术视觉评分系统中，浸润的严重程度或临床触诊发现的病灶（纤维化实性结节）均未被记录。他们建议，分期应直接根据由组织学浸润深度确定的深部子宫内膜异位症和与疼痛严重程度的相关性来确定。这是最早提出以浸润深度来进行疾病分期的观点之一。在一次讨论中，Garry（2004）[51] 简化了深部子宫内膜异位症的定义，他建议将子宫内膜异位分为浅表型（Sampson 病）和深部型（Cullen 病）。与 84 年前 Cullen[88] 提出的一样，他将深部子宫内膜异位症定义为在组织学上与子宫内膜样腺体和间质相关，并伴有额外的纤维肌性增生。随后，Garry 在临床上将这些病灶描述为"一个详细查体时可触及的实质性肿块"，并认为就手术难度和可能的疼痛症状而言，这种简单的划分是可行的，并提供了一个简单的分类。

深部子宫内膜异位症是子宫内膜异位中一种特殊的类型，可通过非侵入性影像学进行诊断和分期[89, 90]。深部子宫内膜异位症可能也是一种手术治疗有效的子宫内膜异位症，但是，因为它涉及许多复杂的外科手术步骤，为了确保手术的可行性，术前评估是必不可少的。若存在深部子宫内膜异位症且疾病形式越复杂，越没有必要进行诊断性手术分期。有学者提出，在治疗女性慢性盆腔疼痛时，发现深部子宫内膜异位症是子宫内膜异位症的一种重要表现形式，目前有两项随机对照多中心试验来验证这一假设：ESPnT-2，即一项前瞻性随机对照试验，利用手术方式处理浅表病灶来治疗慢性盆腔疼痛[66]；DIAMON，即利用早期手术干预或药物治疗处理深部子宫内膜异位症的随机对照研究（https://fundingawards.nihr.ac.uk/award/NIHR130310）。如果这些临床研究证实了深部子宫内膜异位症的早期诊断更为重要的

假设，则表明影像学在治疗慢性盆腔疼痛的女性中确实发挥了非常重要的作用，而这群患者也会从术前的影像学检查中获益更多。尽管诊断性腹腔镜是诊断子宫内膜异位症的金标准，但对于慢性盆腔痛的女性来说，影像学可能比手术评估发挥更大的作用，而手术分期提供的信息相对有限。此外，如果采用非手术治疗，则可以通过安全的临床 / 影像诊断进行评估，而无须诊断性腹腔镜检查。

#Enzian 分类法实际上是对深部子宫内膜异位症（包括腹膜下浸润深度）的全面评估，但只有在手术切除所有可识别的病灶后才可能进行评估。这需要实施一个高水平且复杂的手术，才能充分描述疾病的严重程度[59]。因此，这是一个术后描述性评分系统。该评分系统还突出了"单纯"诊断性腹腔镜在较为严重的子宫内膜异位症分期中的局限性。在严重子宫内膜异位症中，影像学检查的情况正好相反，文献指出，随着疾病严重程度的增加，影像学诊断和分期检查的准确性提高[91, 92]。因此，当疾病严重时，有可能通过影像

学检查给出一个 Enzian 分类法，但单纯靠诊断性腹腔镜却不能。

为了尝试简化 Enzian 分类法，有学者建议使用一种更直观的版本，称为 VNESS[93]，即可视化数字子宫内膜异位症手术评分（图 5–7）。与 Enzian 分类法一样，该系统旨在呈现外科手术的复杂性并更利于交流，但因其系统更加简单，所以更具有可重复性[94]。VNESS 将盆腔分为 9 个独立隔间（从左附件开始，向下至直肠子宫陷凹，再向上至右附件），每个隔间的病变程度用 1 个数字代码表示，数字代码从 0（无疾病）到 4（子宫内膜异位症侵犯内脏）。

六、深部子宫内膜异位症及诊断

对于轻度的浅表型子宫内膜异位症，如果妇科医生足够专业，一站式的"边看边治"策略是可行的[91]。由于该疾病的高发病率，这种一站式的"边看边治"可以由全科医生在当地医院进行。重要的是，对于深部子宫内膜异位症而言这种模式就

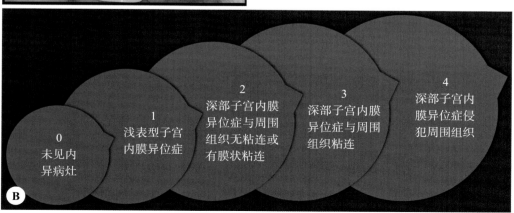

◀ 图 5–7　盆腔子宫内膜异位症手术分类的可视化数字子宫内膜异位评分系统

A. 每个解剖分区的识别；B. 腹腔镜检查盆腔时每个分区的疾病严重程度评分为 0～4（图片由 Mr Shaheen Khazali 提供）

不可行了，由于手术的复杂性增加，该病患者需要接受更专业的子宫内膜异位症医疗服务，如专病中心就诊。前文认为影像学无法在浅表型子宫内膜异位症的诊断上提供实质性的帮助，但是，诊断性腹腔镜作为一种"边看边治"的方法可能更准确。

对于深部子宫内膜异位症，手术治疗的论据更加有力。Koninckx（1991）[81]的一个研究，分析了 643 例因疼痛和（或）不孕而接受腹腔镜手术的患者，表明深部子宫内膜异位症和严重痛经、深部性交痛及非经期疼痛之间有关。不仅如此，他们还发现，这些症状与 r-ASRM 评分并没相关性，是因为该评分系统很少强调深部子宫内膜异位症（满分 150 分中只占 3 分）。Koninckx[92] 提出了浅表子宫内膜异位病灶的患者可能没有任何症状，而深部子宫内膜异位症常常与盆腔疼痛有更明显的关系。在两项治疗性研究中[65, 95]，与病理学证实患有深部子宫内膜异位症并接受病灶完全切除手术的患者相比，患有浅表子宫内膜异位症的女性在手术切除后 6 个月，对疼痛评分方面满意度较差，而前者的疼痛改善率可达 80%。深部子宫内膜异位症也不同于其他类型的子宫内膜异位症，它与区域淋巴结转移有关[96-99]。Cullen（1920）[88]最初将其描述为直肠阴道隔的腺肌瘤。病灶主要位于后直肠子宫陷凹[87]，累及子宫骶韧带、阴道后壁和直肠前壁[100, 101]。2003 年 Chapron[102] 采用组织学定义，将其分布描述为多性灶，需要接受复杂的手术。在 241 例因深部子宫内膜异位症而接受手术治疗的女性中，23 例（9.5%）需要经腹手术，18 例（7%）需要某种形式的低位肠吻合。就术中病灶外观而言，他们还将深部子宫内膜异位症定义为"侵犯盆腔器官壁的植入物"[103]。

手术切除范围也通常比较广泛[100]，包括子宫骶韧带切除术[104]、阴道切开术[105]、直肠切除术[28]。这也可能造成解剖结构的扭曲，故而 5%～15% 的患者有潜在的肠道功能障碍和梗阻[106]。1996 年，Koninckx[107] 在一项纳入 212 例女性的病例队列研究中发现，6% 的患者需要某种形式的肠道切除术，其中 2%～3% 的患者会并

发术后肠穿孔合并腹膜炎。他们还报道了 1 例输尿管损伤。另外 1 项纳入 200 例女性的研究中，Keckstein[106] 提出了相同的问题，这些问题也在英国的研究中反复提及[108]。深部内异病灶浸润生长至脏器深层的特性，使得其很难手术去除。深部子宫内膜异位症是子宫内膜异位症的一种复杂形式，应该由那些更擅长复杂手术且更专业的医生来处理。这种类型子宫内膜异位症的影像学诊断成功率最高，在临床实践中相关性更高，在手术计划中最需要进行疾病严重程度的沟通。

这些显示了深部子宫内膜异位症作为一个特定疾病类型的重要性。深部子宫内膜异位症的影像学检查在世界范围内被接受，现已成为国际妇产科超声学会（International Society for Ultrasound in Obstetrics and Gynaecology，ISUOG）[109]公认的诊断工具，影像中心已经启动开发自己的影像评分工具，从用于出具报告的描述性标准流程[110]到基于超声的评分系统，以预测手术的复杂性[111]。

由此，临床关注的焦点应是深部子宫内膜异位症，而不是浅表子宫内膜异位症或使用任何其他类型分类系统的子宫内膜异位症。超声和（或）MRI检查似乎对深部纤维化病灶的诊断有益。腹腔镜检查在所有类型的子宫内膜异位症的诊治中都可以扮演诊断的角色，但当涉及深部内异病灶时，其对疾病进行分期的能力很有限，因为不易评估腹膜下受累深度，并且盆腹腔内的粘连会影响手术视野。

此外，虽然子宫内膜异位症诊断的金标准是腹腔镜检查[4]，但妇科对子宫内膜异位症照护有相当大的需求，必须通过各方面服务来满足。基于上述已讨论的理由，随着"边看边治"诊疗策略的实施，RCOG 医生工作小组提出[112]最初的腹腔镜需要在适当的医疗机构进行。如前所述，由于严重的子宫内膜异位症的复杂性，特别是那些累及直肠（见第 11 章）并伴有直肠子宫陷凹封闭的深部子宫内膜异位症，这些有肠道子宫内膜异位症状的患者应由三级甲等医院的拥有 3 级腹腔镜培训资质的手术医生管理，这名手术医生应与多学科团队合作，其中包括至少 1 名结直肠外科医

生[10, 113]。这些专病中心需要一个分类系统，在腹腔镜检查前提醒临床医生注意肠道子宫内膜异位症这种问题。对于累及其他脏器、大神经和淋巴组织的深部子宫内膜异位症患者也应如此。对于浅表型子宫内膜异位症，可能有学者认为非侵入性诊断并不那么可靠，仍然需要腹腔镜检查，这种切除手术的并发症较低，可以在充分的知情同意后，由经过 1 级训练的腹腔镜手术医生或普通妇科医生进行日间手术。理想情况下，不累及脏器的深部子宫内膜异位症患者不需要多学科治疗，同时，如果能在手术前确定疾病的受累范围，那么仍然可以通过一站式的"边看边治"诊疗模式进行管理，可能由单位指定的非专病中心的子宫内膜异位症手术医生（经过 2 级训练的腹腔镜手术医生）进行处理。这是英国肿瘤中心辐射型诊疗策略的一个模型[114]。

目前肯定没有任何一种针对腹膜浅表子宫内膜异位症的非侵入性检测方法，而且影像学检查不能排除子宫内膜异位症的可能。然而，它确实可以对患者进行分级，将患者分流至适当的医疗服务机构，在那里专家可以提供进行术前评估的诊断工具和咨询。这样，患者在第一次手术时就可以在合适的医疗机构进行一站式"边看边治"的治疗性手术。通过这种分期方法，影像学检查无阳性发现并不能将其视为排除子宫内膜异位症的标准，应允许进行 1 级的腹腔镜检查并参考患者病史，以决定是否拟诊浅表型子宫内膜异位症和开始经验性药物治疗。这样的话，患者可能无法得到想要的明确诊断，但可以在就诊初期就得到更好的治疗和管理。这就是被欧洲许多专病中心采用的策略[115]，并开始逐渐被英国和世界其他地方采用。

七、特殊注意点

影像学检查在手术方案制订中尤其重要，它可以提示病灶是否累及子宫、输卵管和卵巢等重要的结构。影像学检查不仅可以用于规划手术，而且还能评估与症状的相关性，以及治疗是否成功等预后情况，包括长期并发症的风险，如卵巢内膜异位囊肿治疗中的卵巢功能衰竭[116]。尤其是

能评估神经受累情况，如与膀胱功能相关的盆腔腹下神经丛[117]，以及盆腔的较大神经，如坐骨神经和闭孔神经[118]。在子宫内膜异位症手术领域，这种新兴的神经松解术将在第 13 章中讨论。

在规划跨专业多学科诊疗策略时，识别脏器如泌尿系统（见第 12 章）和胃肠道（见第 11 章）是否受累至关重要。这可以在多学科团队会议中讨论。对病灶的大小、位置、受累程度和手术的可行性的描述可以评估与症状的相关性，可以预测治疗结果。在 MDT 讨论规划手术方案时共享影像学图片可使不同专业的专家间进行更好的沟通。在实践中，与超声静止图像或短视频剪辑相比，在 MDT 会议中通过 MRI 图像展示更容易实现这一点。虽然随着 3D 扫描和高分辨率阴道超声的发展，提供了用于显示的断层图像（sono-CT），并在采集图像后进行容积成像，从而在 MDT 会议中进行病灶的展示；虽然这在子宫内膜异位症文献中没有报道上述技术，但在其他学科中是有用的，因此可能此类技术在子宫内膜异位症的诊治中也有用[119]。

要点

- 目前还没有一致的分期方法，因此建议对所有病灶进行完整的描述。
- 在临床实践中，子宫内膜异位症可分为浅表型、卵巢型和深部型。
- 深部子宫内膜异位症和卵巢子宫内膜异位症可能很容易通过影像学进行评估，而不需要诊断性腹腔镜检查（由专家评估）。
- 浅表型子宫内膜异位症不容易通过影像学诊断。由专家评估的阴性影像学结果并不能排除子宫内膜异位症的诊断，但是可以确保手术医生进行"边看边治"的诊疗策略是可行的。
- 由专家出具的阴性影像学报告可以成为药物治疗的指征。目前认为，浅表型子宫内膜异位症更适合药物治疗，而深部子宫内膜异位症是手术治疗的相对指征。

八、由谁来对患者进行影像学评估

如前所述，诊断性腹腔镜具有符合子宫内膜异位症专家对外科疾病奉行"眼见为实"原则的优势。这可能反映了妇科影像学教学的失败，但可以通过多学科团队协作来克服，团队中有子宫内膜异位症影像学专家参与。问题的症结在于医生只相信自己看见的信息，该问题可以通过手术医生亲自进行超声检查或了解 MRI 断层扫描的评估（或超声采集）并亲自查看病情的严重程度来克服[120]。子宫内膜异位症的 MRI 和超声评估都是高级技能，需要妇科医生进行额外培训。超声具有高度的操作者依赖性，图像采集和处理也具有高度的操作者依赖性[121]。专门从事子宫内膜异位症的妇科医生多致力于盆腔手术的高级培训。因此，"眼见为实"的格言在各行各业都是成立的，子宫内膜异位症的治疗也不例外。

对于妇科医生来说，超声和手术的优势在于两者的评估都是动态的。超声既是动态的，也可以在称为疼痛定位的操作中与疼痛症状相互关联[122, 123]，但它的局限性是无法在 MDT 会议中向同事回放图像或无法作为文档记录在患者病历中。孤立放大的局部静态图像很难被完全理解[124]（图 5-8），因此，就笔者的经验而言，静态超声图像用于信息交流时的作用有限。评估超声或腹腔镜检查结果的最佳时机是在图像采集（"在床边"）时，而不是随后对信息进行采集后分析。随着数据存储和回放技术的改进，可以存储视频序列，这应当受到鼓励，但却仍然太过烦琐，特别是在多学科会议上分享给其他同事时。MRI 可以在很大程度上解决这个问题，因为 MRI 对信息的分析是在图像采集后进行的。MRI 采集一系列横断面解剖图像，这些图像可以由不同影像学专家进行反复分析。其结果是，也可以在一个中心获取图像，并将图像远程传输到另一个区域医疗机构，由子宫内膜异位症影像学专家进行分析或进一步研究。它还允许在放射影像学方面培训有限的手术医生在放射科专家的指导下，在 MDT 上自行阅片。这样的图像更容易在多学科会议上展示，大家肉眼可见疾病分期，放射科医生能够与团队一起分析结果，并回答妇科医生在制订手术方案时提出的任何具体问题。这种方式对于 MDT 中的超声医生来说并不容易呈现。同样，在放射科医生的帮助下，可以实时动态地快速查阅 MRI 断层图，以规划特定复杂的手术切开流程，提前绘制出毗邻结构的受累情况，以及在手术切除之前明确将面临的挑战[125]。笔者在自己的单位（Cambridge，UK）进行更复杂的宫旁切除术。这不能在任何其他影像学检查模式中重复，包括超声，或通过提前进行的诊断性腹腔镜。在 MDT 会议中，经阴道超声的信息只能以描述性的方式和静态图像进行交流。超声检查还受限于只能在图像采集时进行信息分析，因为我们的经验是，在 MDT 时进行超声图像采集后分析是不可能的。

在笔者看来，在制订手术切除宫旁深部子宫内膜异位症方案时尤其如此，特别是对于盆腔子宫内膜异位症手术情况最复杂的输尿管和坐骨神经受累的处理。

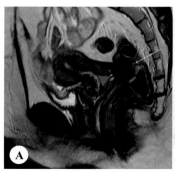
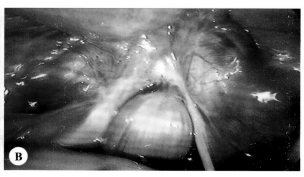

◀ 图 5-8　A. 矢状位 T_2 加权成像：直肠阴道大结节伴阴道后穹窿病灶（蓝箭头）及直肠肌层浸润性病灶（白箭）（图片由 Dr Susan Freeman 提供）。B. 腹腔镜下（A）中病灶的视图；与 MRI 相比，病灶切除前的初始腹腔镜图像所提供的信息较少

输尿管受累是一种悄无声息的严重并发症，在所有盆腔深部子宫内膜异位症病例中都必须怀疑是否存在（见第 12 章）[126, 127]。腹腔镜下腹膜后间隙的分离和检查双侧输尿管有助于诊断无症状输尿管受累，但该手术较为复杂。影像学检查应该提供所需的信息，这一点通过 MRI 是肯定可行的（图 5-9A）。盆腔超声（图 5-9B）也被提及，但它在子宫内膜异位症分期中受到很大挑战，并且超声评估仅限于输尿管下段[128]。同样，输尿管损伤也是深部子宫内膜异位症手术的严重并发症之一，因此通过输尿管松解术进行早期识别输尿管解剖结构是基本的手术步骤，被作为重度子宫内膜异位症手术的首选手术步骤之一[28]。高达 2% 的人群在解剖上存在输尿管先天性解剖变异，如双重系统。在累及子宫旁的重度子宫内膜异位症的复杂切除手术中，筛查这些异常并确定可能存在的无症状输尿管受累对手术医生很有帮助。这些信息在经阴道超声中不易获得，笔者的临床处理是在患有深部盆腔内膜异位症的女性中筛查此类泌尿系统问题，这些女性要么保守治疗，而且肯定是在发展成冰冻骨盆需要接受复杂手术治疗前。这当然可以通过用于妇科和子宫内膜异位症评估的 MRI 采集流程来实现。如果使用经阴道超声进行疾病分期，并且有腹膜后深部子宫内膜异位症的证据，提示与广泛的宫旁和输尿管受累有关[127]，笔者的处理是通过额外的泌尿系统超声成像检查上泌尿道肾盂积水和（或）X 线（CT 尿路造影或静脉尿路造影）或盆腔 MRI 筛查泌尿系受累。

如果本章的讨论是合乎逻辑的，那么如果要提供高质量的医疗服务，三级复杂子宫内膜异位症手术就应该需要包含影像学专家的多学科团队支持。目前，在英国的专病中心还没有这方面的要求（见第 18 章）。在笔者的单位，尽管通过盆腔超声可以对子宫内膜异位症进行分期，但在这些复杂的情况下，MRI 的额外使用证明有助于开展 MDT 讨论、筛查输尿管问题和识别并发的偶然问题。

直肠乙状结肠病灶（见第 11 章）是一种特殊的情况，手术选择（保守性手术、直肠病灶刨削术、碟形切除术、节段性切除术 / 造口）是可变的，所有术式都与并发症相关，需要多学科团队手术协作。它也是比较常见的，8%～12% 的子宫内膜异位症患者直肠乙状结肠受累[129]，值得特别关注。影像学可以提供制订手术方案的必要标准，以便在肠道受累患者、妇科医生和结直肠外科医生共同进行手术规划。在 Abrao 等[130] 的 Meta 分析中，他们确定了一组可以通过影像学识别的解剖学和组织学特征，并用于手术规划。

• 肠道深部子宫内膜异位症病灶数目。

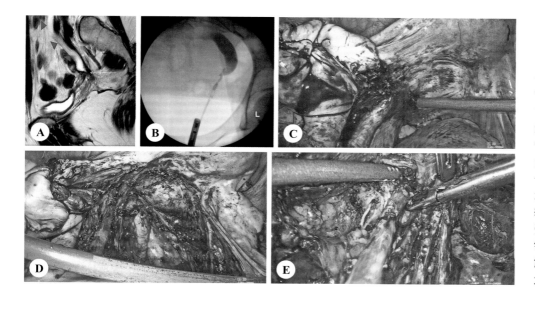

◀ 图 5-9　A. 矢状位旁 T₂ 加权成像：继发于子宫骶韧带子宫内膜异位纤维化结节（白箭）的输尿管积水（蓝箭头）（图片由 Dr Susan Freeman 提供）；B. 输尿管支架置入术前逆行尿道造影证实的输尿管狭窄；C. 患者接受手术处理，最初的腹腔镜外观；D. 外源性压迫解除；E. 受累的输尿管大体观无病灶且完整

- 肠道病变的大小，将 3cm 大小定义为确定节段性肠段切除和局灶性病变切除手术的决定性特征。
- 肠管周径的受累范围。
- 病灶深度。
- 到肛缘的距离，以及病变在腹膜反折水平之上或之下。

无法通过影像学提供的额外信息包括组织学分类和是否淋巴播散。

要点

- 正如本书所概述的那样，影像和临床诊断比以前所认识的更常用于临床。
- 影像学检查依赖于操作者，因此检查的可获得性是有限的，应该成为专病中心认证要求的一部分。

结论

笔者认为，尽管从纯理论的角度来看，诊断性腹腔镜仍是识别/诊断所有类型子宫内膜异位症的金标准，但它并不完全准确。最近，ESHRE 在其最新指南中也意识到了这一点，该指南与本书同时出版（https://www.eshre.eu/Guidelines-and-Legal/Guidelines/Endometriosis-guideline.aspx）[131]。腹腔镜检查也是依赖操作者的，很难获得，更重要的是，它协助处理疾病的能力随着疾病严重程度的增加而减弱（如深部子宫内膜异位症及内脏器官受累）。它也是可能导致相关并发症的一种检查，在可获得性和临床可行性方面有限制。对于影像学检查而言，情况正好相反，疾病识别和分期的准确性随着病变严重程度的增加而提高，由于它依赖于（专家）操作者，其可用性仍然有限。

任何手术医生的第一步仍然是采集明确清晰的病史，因为某些特征将暗示潜在的子宫内膜异位症诊断[12]。之后应该进行仔细的盆腔检查。专业的影像检查提供了一种无创性的诊断方法，并且随着疾病严重程度的增加，其准确性提高。它

也是一种有效的分期工具，因此在确定患者诊疗策略上作为一线检查，具有临床实用性。

正如专家共识所建议的，超声检查应作为评估可能子宫内膜异位症的一线工具，并应提供所需的专业知识[27, 109, 130]。应由妇科医生进行评估，并作为其基本评估的一部分（超声也是临床疼痛定位检查的延伸）[120]。这种综合诊疗策略将为大多数女性提供更容易获得诊断的医疗服务，将患者分诊到适当的专科医疗机构，这些机构配备二级影像学设施，可以准确地进行疾病分期，并配有一支多学科团队，其中包括受过适当训练的外科专家。在专科医疗中心，应当能提供 3 级影像学评估。远程获取和跨中心传输影像学图像至专病中心或由专病中心直接获取的图像更有助于 MDT 讨论；放射学图像可以在会议上进行实时分析，以促进所有相关专业的讨论。在笔者的临床实践中，临床医生之间使用图像进行交流是很有效的。在专病中心的经阴道超声或 MRI 被证明是具有可比性的[132]。在 MDT 会议期间，MRI 图像的展示和操作更容易作为交流工具来使用。笔者认为，在这种 MDT 会议中使用 sono-CT 和（或）三维超声图像处理可以弥补盆腔超声的这一差距。这种沟通对于接受影像学检查在子宫内膜异位症诊治中的作用是至关重要的，这对于接受用影像学检查评估疾病也很重要，而且这也利于影像学检查在医疗机构中的发展[133]。

专家的阴性影像学检查结果不能排除子宫内膜异位症的可能性，但应结合临床症状进行分析。在这种情况下，这可能是经验性治疗的一个指征，或建议在适当的外科医生手中进行"边看边治"腹腔镜检查是可行的（在基层单位，1 级妇科手术）。

在这种诊疗策略中，虽然诊断性腹腔镜可能仍然是诊断的金标准，但在临床实践中，它在患者的医疗处理中没有真正的地位。专病中心有责任发展子宫内膜异位症专科影像学检查，并作为他们医疗服务的一部分，在整个地区推广这种做法，而且这也应该成为中心认证的一部分。

总之，从病史到体格检查到任何专科诊断性检查所提供的所有信息都有其局限性，绝不应像过去那样孤立地考虑和评估[134, 14]。妇科医生应该采取一种整体的方法，类似于拼图游戏，以获得更完整的临床图像。这是医学界所教授的传统诊疗方法，因为没有任何疾病（包括子宫内膜异位症）是"神秘"的，只是对这种疾病的了解、研究和治疗方法不足而已。

参考文献

[1] Ohm F, Vogel D, Sehner S, Wijnen-Meijer M, Harendza S. Details acquired from medical history and patients' experience of empathy – two sides of the same coin. *BMC Med Educ.* 2013;13:67. Published 2013 May 9. doi:10.1186/1472–6920–13–67.

[2] Heneghan C, Glasziou P, Thompson M, Rose P, Balla J, Lasserson D, Scott C, Perera R. Diagnostic strategies used in primary care. *BMJ.* 2009 Apr 20;338:b946. doi:10.1136/bmj.b946. PMID: 19380414; PMCID: PMC3266845.

[3] Marian S, Hermanowicz-Szamatowicz K. Endometriosis: a decade later: still an enigmatic disease. What is the new in the diagnosis and treatment? *Gynecol Endocrinol.* 2020;36(2):104–108. doi:10.1080/0951 3590.2019.1675045.

[4] RCOG. *Green-top Guideline Number 24. Endometriosis, Investigation and Management. Endometriosis, Investigation and Management* (Green-top Guideline No. 24) (rcog. org. uk)

[5] Dunselman GAJ, Vermeulen N, Becker C, et al. ESHRE guideline: management of women with endometriosis. *Hum Reprod.* 2014;29(3):400–412.

[6] NICE (National Institute for Clinical Excellence). *Guideline [NG73] Recommendations | Endometriosis: diagnosis and management | Guidance |.* NICE; 2017Sept 20.

[7] American College of Obstetricians and Gynecologists. Practice bulletin Number 114: management of endometriosis. *Obstet Gynecol.* 2010;116:223–236.

[8] Practice Committee of the American Society for Reproductive Medicine. Treatment of pelvic pain associated with endometriosis: A committee opinion. *Fertil Steril.* 2014;101:927–935.

[9] Leyland N, Casper R, Laberge P, Singh SS; The Society of Obstetricians and Gynaecologists of Canada. Endometriosis: Diagnosis and management. *J Obstet Gynaecol Can.* 2010;32(Supplement 2):S1–S32.

[10] Johnson NP, Hummelshoj L; World Endometriosis Society Montpellier C. Consensus on current management of endometriosis. *Hum Reprod.* 2013;28:1552–1568.

[11] Rogers PA, Adamson GD, Al-Jefout M, Becker CM, D'Hooghe TM, Dunselman GA, Fazlebas A, Giudice LC, Horne AW, Hull ML, Hummelshoj L, Missmer SA, Montgomery GW, Stratton P, Taylor RN, Rombauts L, Saunders PT, Vincent K, Zondervan KT; WES/WERF Consortium for Research Priorities in Endometriosis. Research priorities for endometriosis. *Reprod Sci.* 2017 Feb;24(2):202–226. doi:10.1177/1933719116654991. Epub 2016 Sep 27. PMID: 27368878; PMCID: PMC5933154.

[12] Agarwal SK, Chapron C, Giudice LC, et al. Clinical diagnosis of endometriosis: a call to action. *Am J Obstet Gynecol.* 2019;220(4):354. e1–354.e12. doi:10.1016/j.ajog.2018.12.039.

[13] Chapron C, Marcellin L, Borghese B, Santulli P. Rethinking mechanisms, diagnosis and management of endometriosis. *Nat Rev Endocrinol.* 2019 Nov;15(11):666–682. doi:10.1038/s41574–019–0245–z. Epub 2019 Sep 5. PMID: 31488888.

[14] Hudelist G, Ballard K, English J, Wright J, Banerjee S, Mastoroudes H, et al. Transvaginal sonography vs. clinical examination in the preoperative diagnosis of deep infiltrating endometriosis. *Ultrasound Obstet Gynecol* 2011;37(4):480–487.

[15] Cheewadhanaraks S, Peeyananjarassri K, Dhanaworavibul K, Liabsuetrakul T. Positive predictive value of clinical diagnosis of endometriosis. *J Med Assoc Thi.* 2004;87:740–744.

[16] Taylor HS, Adamson GD, Diamond MP, Goldstein SR, Horne AW, Missmer SA, Snabes MC, Surrey E, Taylor RN. An evidence-based approach to assessing surgical versus clinical diagnosis of symptomatic endometriosis. *Int J Gynaecol Obstet.* 2018 Aug;142(2):131–142. doi:10.1002/ijgo.12521. Epub 2018 May 28. PMID: 29729099.

[17] Royal College of Radiologists. *iRefer: RCR referral Guidelines* 8th Edition London: RCR; 2017. https://www. irefer. org. uk/guidelines/about-guidelines/communication-radiology-service.

[18] Moen MH. Does asymptomatic endometriosis become symptomatic? *Fertil Steril.* 2002;77(supl 1):S7. doi:10.1016/S0015–0282(01)03029–1.

[19] Nnoaham KE, Hummelshoj L, Webster P, d'Hooghe T, de Cicco Nardone F, de Cicco Nardone C, Jenkinson C, Kennedy SH, Zondervan KT. World endometriosis research foundation global study of women's health consortium. Impact of endometriosis on quality of life and work productivity: a multicenter study across ten countries. *Fertil Steril.* 2011;96(2):366–373.e8. doi:10.1016/j.fertnstert.2011.05.090.

[20] Morassutto C, Monasta L, Ricci G, Barbone F, Ronfani L. Incidence and estimated prevalence of endometriosis and adenomyosis in northeast Italy: a data linkage study. *PLoS One* 2016;11:e0154227.

[21] Rogers PA, D'Hooghe TM, Fazleabas A, et al. Priorities for endometriosis research: recommendations from an international consensus workshop. *Reprod Sci.* 2009;16(4):335–346.

[22] Simoens S, Dunselman G, Dirksen C, et al. The burden of endometriosis: costs and quality of life of women with endometriosis and treated in referral centres. *Hum Reprod.* 2012;27(5):1292–1299.

[23] Culley L, Law C, Hudson N, et al. The social and psychological impact of endometriosis on women's lives: a critical narrative review. *Hum Reprod Update.* 2013;19:625–639. 5.

[24] Moradi M, Parker M, Sneddon A, Lopez V, Ellwood D. Impact of endometriosis on women's lives: a qualitative study. *BMC Women's Health.* 2014;14:123.

[25] Kvaskoff M, Mu F, Terry KL, et al. Endometriosis: a high-risk population for major chronic diseases? *Hum Reprod Update.* 2015;21:500–516. 7.

[26] General Medical Council. Decision making and consent guidance. 2020. www. gmc-uk. org/ethical-guidance/ethical-guidance-for-doctors/decision-making-and-consent.

[27] Vercellini P, Giudice LC, Evers JL, Abrao MS. Reducing low-value care in endometriosis between limited evidence and unresolved issues: a proposal. *Hum Reprod.* 2015 Sep;30(9):1996–2004. doi:10.1093/humrep/dev157. Epub 2015 Jul 3. PMID: 26141710.

[28] Working Group of ESGE, ESHRE, and WES, Keckstein J, Becker CM, Canis M, Feki A, Grimbizis GF, Hummelshoj L, Nisolle M, Roman H, Saridogan E, Tanos V, Tomassetti C, Ulrich UA, Vermeulen N, De Wilde RL. Recommendations for the surgical treatment of endometriosis. Part 2: deep endometriosis. *Hum Reprod Open.* 2020 Feb 12;2020(1):hoaa002. doi:10.1093/hropen/hoaa002. PMID: 32064361; PMCID: PMC7013143.

[29] Horne AW, Daniels J, Hummelshoj L, Cox E, Cooper KG. Surgical removal of superficial peritoneal endometriosis for managing women with chronic pelvic pain: time for a rethink? *BJOG* 2019;126: 1414–1416.

[30] Schreurs AM0F, van Hoefen Wijsard M, Dancet EAF, Apers S, Kuchenbecker WKH, van de Ven PM, Lambalk CB, Nelen WLDM, van der Houwen LEE, Mijatovic V. Towards more patient-centred endometriosis care: a cross-sectional survey using the ENDOCARE questionnaire. *Hum Reprod Open*. 2020;2020(3):hoaa029. doi:10.1093/hropen/hoaa029.

[31] Kondo W, Bourdel N, Tamburro S, Cavoli D, Jardon K, Rabischong B, Botchorishvili R, Pouly J, Mage G, Canis M. Complications after surgery for deeply infiltrating pelvic endometriosis. *BJOG*. 2011;118:292–298.

[32] Byrne D, Curnow T, Smith P on behalf of BSGE Endometriosis Centres, et al. Laparoscopic excision of deep rectovaginal endometriosis in BSGE endometriosis centres: a multicentre prospective cohort study. *BMJ Open*. 2018;8:e018924. doi:10.1136/bmjopen-2017–018924.

[33] Sampson JA. Peritoneal endometriosis due to premenstrual dissemination of endometrial tissue into the peritoneal cavity. *Am. J. Obstet. Gynecol.* 1927;14:422–469.

[34] Sampson JA. The escape of foreign material from the uterine cavity into the uterine veins. *Am J Obstet Gynecol*. 1918;2:161.

[35] Lockyer CB. *Fibroids and Allied Tumours-myoma and Adenomyoma: Their Pathology, Clinical Features, and Surgical Treatment, etc.* London: Macmillan; 1918.

[36] Zegers-Hochschild F, Adamson GD, Dyer S, et al. The international glossary on infertility and fertility care, 2017. *Fertil Steril.* 2017;108:393–406.

[37] Redwine DB. Invisible microscopic endometriosis: a review. *Gynecol Obstet Invest.* 2003;55:63–67.

[38] Khan NK, Kitajima M, Hiraki K, Fujishita A, Nakashima M and Masuzaki H. Visible and occult microscopic lesions of endometriosis. *Gynecol Minimally Invasive Ther.* 2014;3(4):109–114.

[39] ACOG Committee on Practice Bulletins – Gynecology. ACOG practice bulletin. Medical management of endometriosis. Number 11, December 1999 (replaces Technical Bulletin Number 184, September 1993). Clinical management guidelines for obstetrician-gynecologists. *Int J Gynaecol Obstet.* 2000;71:183–196.

[40] Buchweitz O, Poel T, Diedrich K, Malik E. The diagnostic dilemma of minimal and mild endometriosis under routine conditions. *J Am Assoc Gynecol Laparosc.* 2003;10:85–89.

[41] Winkel CA. Evaluation and management of women with endometriosis. *Obstet Gynecol.* 2003;102:397–408.

[42] Ballard K, Lowton K, Wright J. What's the delay? A qualitative study of women's experiences of reaching a diagnosis of endometriosis. *Fertil Steril.* 2006 Nov;86(5):1296–1301. doi:10.1016/j.fertnstert.2006.04.054. PMID: 17070183.

[43] Hudelist G, Fritzer N, Thomas A, et al. Diagnostic delay for endometriosis in Austria and Germany: Causes and possible consequences. *Hum Reprod.* 2012;27:3412–3416.

[44] All Party Parliamentary Group on Endometriosis Inquiry Report. Endometriosis in the UK: time for change. *Endometriosis APPG Report Oct 2020. pdf.* 2020 (endometriosis-uk. org)

[45] Coates S, Tanna P, Scott-Allen E. Overview of the UK population – Office for National Statistics. 2019 (ons. gov. uk); www. ons. gov. uk.

[46] Banerjee S, Arambage KS, Walker TA. Diagnostic Laproscopy (Consewnt Advice No. 2). *RCOG.* 2017. Diagnostic Laparoscopy (Consent Advice No. 2) (rcog. org. uk)

[47] Greene R, Stratton P, Cleary SD, Ballweg ML, Sinaii N. Diagnostic experience among 4,334 women reporting surgically diagnosed endometriosis. *Fertil Steril.* 2009;91:32–39.

[48] Dyer C. Woman whose endometriosis went undiagnosed for 15 years wins £0.5m pay-out. *BMJ.* 2020;370:m3254.

[49] Karaman Y, Uslu H. Complications and their management in endometriosis surgery. *Women's Health*. 2016;11(5):685–692.

[50] Garry R. The effectiveness of laparoscopic excision of endometriosis. *Curr Opin Obstet Gynecol.* 2004;16:299–303.

[51] Garry R. The endometriosis syndromes: a clinical classification in the presence of aetiological confusion and therapeutic anarchy. *Hum Reprod.* 2004;19(8):760–768.

[52] Wykes CB, Clark TJ, Khan KS. Accuracy of laparoscopy in the diagnosis of endometriosis: a systematic quantitative review. *Br J Obstet Gynaecol.* 2004;111:1204–1212.

[53] Jaeschke R, Guyatt G, Lijmer J. Diagnostic tests. In: Guyatt G, Rennie D, editors. *Users' guides to the medical literature.* AMA Press, 121–140, 2002.

[54] Canis M, Mage G, Wattiez A, Pouly JL, Bruhat MA. The ovarian endometrioma: why is it so poorly managed? Laparoscopic treatment of large ovarian endometrioma: why such a long learning curve? *Hum Reprod.* 2003;18:5–7.

[55] Ascher-Walsh CJ, Capes T. An evaluation of the resident learning curve in performing laparoscopic supracervical hysterectomies as compared with patient outcome: five-year experience. *J Minim Invasive Gynecol.* 2007;14:719–723.

[56] Sutton CJ, Ewen SP, Whitelaw N, Haines P. Prospective, randomized, double-blind, controlled trial of laser laparoscopy in the treatment of pelvic pain associated with minimal, mild, and moderate endometriosis. *Fertil Steril.* 1994;62(4):696–700.

[57] Wright J, Lotfallah H, Jones K, Lovell D. A randomized trial of excision versus ablation for mild endometriosis. *Fertil Steril.* 2005; 83(6):1830–1836.

[58] Riley KA, Benton AS, Deimling TA, Kunselman AR, Harkins GJ. Surgical excision versus ablation for superficial endometriosis-associated pain: a randomized controlled trial. *J Minim Invasive Gynecol.* 2019 Jan;26(1):71–77. doi:10.1016/j.jmig.2018.03.023. Epub 2018 Mar 30. PMID: 29609032.

[59] Tuttlies F, Keckstein J, Ulrich U, Possover M, Schweppe KW, Wustlich M, Buchweitz O, Greb R, Kandolf O, Mangold R, Masetti W, Neis K, Rauter G, Reeka N, Richter O, Schindler AE, Sillem M, Terruhn V, Tinneberg HR, ENZIAN-score, a classification of deep infiltrating endometriosis. *Zentralbl Gynakol.* 2005;127(5):275–281.

[60] Keckstein J, Saridogan E, Ulrich UA, et al. The #Enzian classification: A comprehensive non-invasive and surgical description system for endometriosis. *Acta Obstet Gynecol Scand.* 2021;00:1–11. doi:10.1111/aogs.14099.

[61] Griffiths AN, Koutsouridou RN, Penketh RJ. Rectovaginal endometriosis: a frequently missed diagnosis. *J Obstet Gynaecol.* 2007;27:605–607.

[62] Ghai V, Jan H, Shakir F, Haines P, Kent A. Diagnostic delay for superficial and deep endometriosis in the United Kingdom. *J Obstet Gynaecol.* 2020 Jan;40(1):83–89. doi:10.1080/01443615.2019.160321 7. Epub 2019 Jul 22. PMID: 31328629.

[63] Munzer B, Schoeffmann B. Content-based processing and analysis of endoscopic images and videos: A survey. *Multimed Tools Appl.* 2018;77:1323–1362. Doi:10.1007/s11042–016–4219–z.

[64] Leonardi M, Espada M, Stamatopoulos N, Vanza K, Condous G. Superficial endometriosis can be seen on ultrasound: a pilot application of saline-infusion sonopodography. *J Minim Invasive Gynecol.* 2019;26(7, Supl):S92. ISSN 1553–4650.

[65] Banerjee S, Ballard K, Lovell D, Wright JT. Deep and superficial endometriotic disease and the response to radical laparoscopic excision in the treatment of chronic pelvic pain. *Gynecol Surg.* 2006;3:199–205.

[66] Whitaker LHR, Doust A, Stephen J, et al. Laparoscopic treatment of isolated superficial peritoneal endometriosis for managing chronic pelvic pain in women: study protocol for a randomised controlled feasibility trial (ESPriT1). *Pilot Feasibility Stud.* 2021;7:19. doi:10.1186/s40814–020–00740–9.

[67] Chapron C, Querleu D, Bruhat MA, Madelenat P, Fernandez H, Pierre F, Dubuisson JB. Surgical complications of diagnostic and operative gynaecological laparoscopy: a series of 29,966 cases. *Hum Reprod.* 1998;13(4):867–872.

[68] Bafort C, Beebeejaun Y, Tomassetti C, Bosteels J, Duffy JMN. Laparoscopic surgery for endometriosis. *Cochrane Database Syst Rev.* 2020;(10): Art. Number: CD011031. doi:10.1002/14651858. CD011031. pub3. Accessed 06 May 2021.

[69] Nisenblat V, Bossuyt PMM, Shaikh R, Farquhar C, Jordan V, Scheffers CS, Mol BWJ, Johnson N, Hull ML. Blood biomarkers for the non-invasive diagnosis of endometriosis. *Cochrane Database Syst Rev.* 2016;(5): Art. Number: CD012179. doi:10.1002/14651858.CD012179. Accessed 06 May 2021.

[70] Kosack CS, Page AL, Klatser PR. A guide to aid the selection of diagnostic tests. *Bull World Health Organ.* 2017;95:639–645. doi:http://dx.doi.org/10.2471/BLT.16.187468.

[71] Vercellini P, Fedele L, Aimi G, De Giorgi O, Consonni D, Crosignani PG. Reproductive performance, pain recurrence and disease relapse after conservative surgical treatment for endometriosis: the predictive value of the current classification system. *Hum Reprod.* 2006;21:2679–2685. doi:10.1093/humrep/del230.

[72] Johnson NP, Hummelshoj L, Adamson GD, Keckstein J, Taylor HS, Abrao MS, Bush D, Kiesel L, Tamimi R, Sharpe-Timms KL, Rombauts L, Giudice LC, World Endometriosis Society Sao Paulo Consortium. World endometriosis society consensus on the classification of endometriosis. *Hum Reprod.* 2017Feb 1;32(2):315–324. https://doi. org/10. 1093/humrep/dew293.

[73] American Society for Reproductive Medicine. Revised American society for reproductive medicine classification of endometriosis: 1996. *Fertil Steril.* 1997;67(5):817–821.

[74] The American Fertility Society: Revised American Fertility Society classification of endometriosis: 1985. *Fertil Steril.* 1985;43:351–352.

[75] Haas D, Shebl O, Shamiyeh A, Oppelt P. The rASRM score and the Enzian classification for endometriosis: their strengths and weaknesses. *Acta Obstet Gynecol Scand.* 2013;92:3–7.

[76] Adamson GD, Pasta DJ. Endometriosis fertility index: the new, validated endometriosis staging system. *Fertil Steril.* 2010;94:1609–1615. doi:10.1016/j.fertnstert.2009.09.035.

[77] Tavmergen E, Ulukus M, Goker EN. Long-term use of gonadotropin-releasing hormone analogues before IVF in women with endometriosis. *Curr Opin Obstet Gynecol.* 2007;19:284–288. doi:10.1097/ GCO.0b013e3281053a52.

[78] Keckstein J, Ulrich U, Possover M, Schweppe KW. ENZIAN-Klassifikation der tief infiltrierenden Endometriose. *Zentralbl Gynakol.* 2003;125:291–309.

[79] Abrao MS, Andres MP, Miller C, Gingold JA, Ruis M, Siufi Neto J, Carmona F. AAGL 2021 Endometriois Classification: An Anatomy-based Surgical Complexity Score. *J Min Invasive Gynecol.* 2021;28(11):1941–1950.

[80] Donnez J, Nisolle M, Casanas-Roux F, Grandjean P. Endometriosis: pathogenesis and pathophysiology. In: Shaw RW, ed. *Endometriosis.* Carnforth: Parthenon Publishing: 11–29, 1990.

[81] Koninckx PR, Meuleman C, Demeyere S, Lesaffre E, Cornillie FJ. Suggestive evidence that pelvic endometriosis is a progressive disease, whereas deeply infiltrating endometriosis is associated with pelvic pain. *Fertil Steril.* 1991;55:759–765.

[82] Martin DC, Hubert GD, Levy B. Depth of infiltration of endometriosis. *J Gynecol Surg.* 1989;55.

[83] Anaf V, Simon PL, Layt I, Noel JC. Smooth muscles are frequent components of endometriotic lesions. *Hum. Reprod.* 2000;15:767–771.

[84] Anaf V, Simon P, El Nakadi I, Fayt I, Buxant F, Simonart T, Peny MO, Noel JC. Relationship between endometriotic foci and nerves in rectovaginal endometriotic nodules. *Hum Reprod.* 2000;15:1744–50.

[85] Cornillie FJ, Oosterlynck D, Lauweryns JM, Koninckx PR. Deeply infiltrating pelvic endometriosis: Histology and clinical significance. *Fertil Steril.* 1990;53:978–983.

[86] Koninckx PR, Ussia A, Adamyan L, Wattiez A. An endometriosis classification, designed to be validated. *Gynecol Surg.* 2011;8:1–6.

[87] Chapron C, Dubuisson JB, Chopin N, Foulot H, Jacob S, Vieira M, Barakat H, Fauconnier A. Deep pelvic endometriosis: management and proposal for a 'surgical classification'. *Gynecol Obstet Fertil.* 2003;31(3):197–206.

[88] Cullen TS. The distribution of adenomyomas containing uterine mucosa. *Arch Surg.* 1920;1:215–283.

[89] Holland TK, Yazbek J, Cutner A, Saridogan E, Hoo WL, Jurkovic D. Value of transvaginal ultrasound in assessing severity of pelvic endometriosis. *Ultrasound Obstet Gynecol.* 2010 Aug;36(2):241–248. doi:10.1002/uog.7689. PMID: 20503231.

[90] Foti PV, Farina R, Palmucci S, Vizzini, I, Libertini, N, Coronella, M, Spadola, S, Caltabiano, R, Iraci, M, Basile, A, Milone, P, Cianci, A, & Ettorre, GC. Endometriosis: clinical features, MR imaging findings and pathologic correlation. *Insights into imaging.* 2018;9(2):149–172. doi:10.1007/s13244-017-0591-0.

[91] Abdalla A, Khazali S. *Development and Validation of a New Visual Numeric Endometriosis Surgical Score for Assessment of Pelvic Endometriosis Using Videotaped Laparoscopic Procedures.* Thesis for Masters Degree in Advanced Gynaecological Endoscopy. Unpublished. University of Surrey, UK; 2015.

[92] Khazali S Endometriosis classification: the quest for the holy grail? *J Reprod Infertil.* 2016;17(2):67.

[93] Ball E, Koh C, Janik G, Davis C. Gynaecological laparoscopy: 'see and treat' should be the gold standard. *Curr Opin Obstet Gynaecol.* 2008;20:325–330.

[94] Koninckx PR, Oosterlynck D, D'Hooghe T, Meuleman C. Deeply infiltrating endometriosis is a disease whereas mild endometriosis could be considered a non-disease. *Ann N Y Acad Sci.* 1994;734:333–341.

[95] Porpora MG, Koninckx PR, Piazze J, Natili M, Colagrande S, Cosmi EV. Correlation between endometriosis and pelvic pain. *J Am Assoc Gynecol Laparosc.* 1999;6:429–434.

[96] Abrão MS, Podgaec S, Dias JA Jr, Averbach M, Garry R, Ferraz Silva LF. Deeply infiltrating endometriosis affecting the rectum and lymph nodes. *Fertil Steril.* 2006;86:543–547.

[97] Barrier BF, Dick EJ Jr, Butler SD, Hubbard GB. Endometriosis involving the ileocaecal junction with regional lymph node involvement in the baboon-striking pathological finding identical between the human and the baboon: a case report. *Hum Reprod.* 2007;22:272–274.

[98] Noel JC, Chapron C, Fayt I, Anaf V. Lymph node involvement and lymphovascular invasion in deep infiltrating rectosigmoid endometriosis. *Fertil Steril.* 2008;89:1069–1072.

[99] Mechsner S, Weichbrodt M, Riedlinger WF, Kaufmann AM, Schneider A, Kohler C. Immunohistochemical evaluation of endometriotic lesions and disseminated endometriosis-like cells in incidental lymph nodes of patients with endometriosis. *Fertil Steril.* 2010;94(2):457–463.

[100] Redwine DB. Laparoscopic en bloc resection for treatment of the obliterated cul-de-sac in endometriosis. *J Reprod Med.* 1992;37:695–698.

[101] Martin DC, Batt RE. Retrocervical, retrovaginal pouch, and rectovaginal septum endometriosis. *J Am Assoc Gynecol Laparosc.* 20018:12–17.

[102] Chapron C, Fauconnier A, Vieira M, Barakat H, Dousset B, Pansini V, Vacher-Lavenu MC, Dubuisson JB. Anatomical distribution of deeply infiltrating endometriosis: surgical implications and proposition for a classification. *Hum Reprod.* 2003;18(4):157–161.

[103] Chapron C, Fauconnier A, Dubuisson JB, Barakat H, Vieira M, Breart G. Deep infiltrating endometriosis: relation between severity of dysmenorrhoea and extent of disease. *Hum Reprod.* 2003;18(4):760–766.

[104] Chapron C, Dubuisson JB. Laparoscopic treatment of deep endometriosis located on the uterosacral ligaments. *Hum Reprod.*

1996;11:868–873.

[105] Donnez J, Nisolle M, Casanas-Roux F, Bassil S, Anaf V. Rectovaginal septum, endometriosis or adenomyosis: laparoscopic management in a series of 231 patients. *Hum Reprod.* 199510(3):630–635.

[106] Keckstein J, Ulrich U, Kandolf O, Wiesinger H, Wustlich M. Laparoscopic therapy of intestinal endometriosis and the ranking of drug treatment. *Zentralblatt fur Gynakologie* 2003;125(7–8):259–266.

[107] Koninckx PR, Timmermans B, Meuleman C, Penninckx, F. Complications of CO2–laser endoscopic excision of deep endometriosis. *Hum Reprod.* 199611:2263–2268.

[108] Ford J, English J, Miles WA, Giannopoulos T. Pain, quality of life and complications following the radical resection of rectovaginal endometriosis. *Br J Obst Gynaecol.* 2004;111:353–356.

[109] Guerriero S, Condous G, van den Bosch T, Valentin L, Leone FPG, Van Schoubroeck D, Exacoustos C, Installé AJF, Martins WP, Abrao MS, Hudelist G, Bazot M, Alcazar JL, Goncalves MO, Pascual MA, Ajossa S, Savelli L, Dunham R, Reid S, Menakaya U, Bourne T, Ferrero S, Leon M, Bignardi T, Holland T, Jurkovic D, Benacerraf B, Osuga Y, Somigliana E and Timmerman D. Systematic approach to sonographic evaluation of the pelvis in women with suspected endometriosis, including terms, definitions and measurements: a consensus opinion from the International Deep Endometriosis Analysis (IDEA) group. *Ultrasound Obstet Gynecol.* 2016;48:318–332. doi:10.1002/uog.15955.

[110] Exacoustos C, Zupi E, Carusotti C, Rinaldo D, Marconi D, Lanzi G, Arduini D. Staging of pelvic endometriosis: role of sonographic appearance in determining extension of disease and modulating surgical approach. *J Am Assoc Gynecol Laparosc.* 2003;10:378–382.

[111] Menakaya U, Reid S, Lu C, Bassem G, Infante F, Condous G. Performance of ultrasound-based endometriosis staging system (UBESS) for predicting level of complexity of laparoscopic surgery for endometriosis. *Ultrasound Obstet Gynecol.* 2016;48:786–795. doi:10.1002/uog.15858.

[112] Royal College of Obstetricians and Gynaecologists (RCOG). *Classification of laparoscopic procedures per level of difficulty. Report of the RCOG Working Party on Training in Gynecological Endoscopic Surgery*, 2001.

[113] American Fertility Society. Guidelines for attaining privileges in gynaecologic operative endoscopy. *Fertil Steril.* 1994;62:118.

[114] Khakwani A, Rich AL, Powell HA, et al. The impact of the 'hub and spoke' model of care for lung cancer and equitable access to surgery. *Thorax.* 2015;70:146–151.

[115] Indrielle-Kelly T, Fruhauf F, Fanta M, Burgetova A, Lavu D, Dundr P, Cibula D, Fischerova D. Diagnostic accuracy of ultrasound and MRI in the mapping of deep pelvic endometriosis using the international deep endometriosis analysis (IDEA) consensus. *BioMed Res Int.* 2020;2020:Article ID 3583989, 11 pages. doi:10.1155/2020/3583989.

[116] Busacca M, Riparini J, Somigliana E, Oggioni G, Izzo S, Vignali M, Candiani M. Postsurgical ovarian failure after laparoscopic excision of bilateral endometriomas. *Am J Obstet Gynecol.* 2006 Aug;195(2):421–425. doi:10.1016/j.ajog.2006.03.064. Epub 2006 May 8. PMID: 16681984.

[117] Zakhari A, Mabrouk M, Raimondo D, Mastronardi M, Seracchioli R, Mattei B, Papillon-Smith J, Solnik MJ, Murji A, Lemos N. Keep your landmarks close and the hypogastric nerve closer: an approach to nerve-sparing endometriosis surgery. *J Minim Invasive Gynecol.* 2020 May-Jun;27(4):813–814. doi:10.1016/j.jmig.2019.08.001. Epub 2019 Aug 3. PMID: 31386912.

[118] Possover M, Schneider T, Henle KP. Laparoscopic therapy for endometriosis and vascular entrapment of sacral plexus. *Fertil Steril.* 2011 Feb;95(2):756–758. doi:10.1016/j.fertnstert.2010.08.048. Epub 2010 Sep 25. PMID: 20869701.

[119] Lowe C, Abbas A, Rogers S, Smith L, Ghosh J, McCollum C. Three-dimensional contrast-enhanced ultrasound improves endoleak detection and classification after endovascular aneurysm repair. *J Vasc Surg.* 2017;65:1453–1459.

[120] Roberts M, Hughes T. Who should perform the ultrasound examinations in gynaecology? *Obstet Gynaecol.* 2012;14:237–242.

[121] Tolsgaard MG, Ringsted C, Dreisler E, Klemmensen A, Loft A, Sorensen JL, Ottesen B, Tabor A. Reliable and valid assessment of ultrasound operator competence in obstetrics and gynecology. *Ultrasound Obstet Gynecol.* 2014;43:437–443. doi:10.1002/uog.13198.

[122] Guerriero S, Ajossa S, Gerada M, Virgilio B, Angioni S, Melis GB. Diagnostic value of transvaginal 'tenderness-guided' ultrasonography for the prediction of location of deep endometriosis. *Hum Reprod.* 2008;23(11):2452–2457.

[123] Guerriero S, Ajossa S, Gerada M, D'Aquila M, Piras B, Melis GB. 'Tenderness-guided' transvaginal ultrasonography: a new method for the detection of deep endometriosis in patients with chronic pelvic pain. *Fertil Steril.* 2007;88(5):1293–1297.

[124] Van Holsbeke C, Yazbek J, Holland TK, Daemen A, De Moor B, Testa AC, Valentin L, Jurkovic D, Timmerman D. Real-time ultrasound vs. evaluation of static images in the preoperative assessment of adnexal masses. *Ultrasound Obstet Gynecol.* 2008 Nov;32(6):828–831. doi:10.1002/uog.6214. PMID: 18925606.

[125] Wang D, Ma D, Wong ML, Wang YX. Recent advances in surgical planning & navigation for tumor biopsy and resection. *Quant Imaging Med Surg.* 2015;5(5):640–648. doi:10.3978/j.issn.2223–4292.2015.10.03.

[126] Carfagna P, De Cicco Nardone C, De Cicco Nardone A, Testa AC, Scambia G, Marana R, De Cicco Nardone F. Role of transvaginal ultrasound in evaluation of ureteral involvement in deep infiltrating endometriosis. *Ultrasound Obstet Gynecol.* 2018 Apr;51(4):550–555. doi:10.1002/uog.17524. Epub 2018 Mar 4. PMID: 28508426.

[127] Maccagnano C, Pellucchi F, Rocchini L, Ghezzi M, Scattoni V, Montorsi F, Rigatti P, Colombo R. Ureteral endometriosis: proposal for a diagnostic and therapeutic algorithm with a review of the literature. *Urol Int.* 2013;91:1–9. doi:10.1159/000345140.

[128] Donnez J, Nisolle M, Squifflet J. Ureteral endometriosis: a complication of rectovaginal endometriotic (adenomyotic) nodules. *Fertil Steril.* 2002 Jan;77(1):32–37. doi:10.1016/s0015–0282(01)02921–1. PMID: 11779587.

[129] Seracchioli R, Poggioli G, Pierangeli F, Manuzzi L, Gualerzi B, Savelli L, Remorgida V, Mabrouk M, Venturoli S. Surgical outcome and long-term follow up after laparoscopic rectosigmoid resection in women with deep infiltrating endometriosis. *BJOG.* 2007 Jul;114(7):889–895. doi:10.1111/j.1471–0528.2007.01363.x. Epub 2007 May 15. PMID: 17501958.

[130] Abrão MS, Petraglia F, Falcone T, Keckstein J, Osuga Y, Chapron C. Deep endometriosis infiltrating the recto-sigmoid: critical factors to consider before management. *Hum Reprod Update.* 2015 May/June;21(3):329–339. doi:10.1093/humupd/dmv003.

[131] ESHRE Endometriosis. Guideline of European Society of Human Reproduction and Embryology 2022 https://www. eshre. eu/ Guidelines-and-Legal/Guidelines/Endometriosis-guideline. aspx.

[132] Guerriero S, Saba L, Pascual MA, Ajossa S, Rodriguez I, Mais V, Alcazar JL. Transvaginal ultrasound vs magnetic resonance imaging for diagnosing deep infiltrating endometriosis: systematic review and meta-analysis. *Ultrasound Obstet Gynecol.* 2018 May;51(5):586–595. doi:10.1002/uog.18961. PMID: 29154402.

[133] Leonardi M, Espada M and Condous G. Closing the communication loop between gynecological surgeons, diagnostic imaging experts and pathologists in endometriosis: building bridges between specialties. *Ultrasound Obstet Gynecol.* 2021;57:523–525. doi:10.1002/uog.23595.

[134] Abrao MS, Goncalves MODC, Dias JA, Podgaec S, Chamie LP, Blasbalg R. Comparison between clinical examination, transvaginal sonography and magnetic resonance imaging for the diagnosis of deep endometriosis. *Hum Reprod.* 2007;22(12):3092–3097.

第 6 章　疼痛管理策略和替代疗法
Pain Management Strategies and Alternative Therapies

Sonia Wartan　著

一、子宫内膜异位症疼痛

慢性疼痛通常是指疼痛持续存在或反复发作 3~6 个月以上[1]，无论是持续性还是间歇性疼痛，只要其达到足够的强度足以影响日常活动并导致心理上的相关问题。

慢性盆腔痛（包括持续性和周期性）是子宫内膜异位症最严重的症状之一，而子宫内膜异位症被认为是造成慢性盆腔痛的最常见原因之一。但遗憾的是，疼痛症状通常需要几年的时间才能明确做出子宫内膜异位症的诊断[2]，并且通常情况下采用激素和手术处理已达不到良好效果。在临床治疗过程中，临床医生应时刻谨记慢性疼痛也可能由其他病因共同导致，甚至其他病因才是疼痛的主要原因，如肌肉骨骼疼痛。

盆腔疼痛一般是指脐部以下的疼痛，也可以涉及盆腔的其他部位，包括盆腔后壁和下壁，如下背部、臀部及盆底，并向下延伸至生殖器区域及大腿。广泛区域的疼痛和纤维肌肉疼痛症状也可能与子宫内膜异位症疼痛并存。

研究发现，子宫内膜异位症的分期和病灶类型与盆腔疼痛的严重程度和部位没有显著相关[3]。慢性疼痛和痛经是子宫内膜异位症的主要症状，而当它们侵犯盆腔的其他器官时，可能会出现相关其他疼痛症状，如性交痛、排尿痛和膀胱疼痛、排便痛、下背部疼痛[4]。髂窝是腹部疼痛最常见的部位，其次是耻骨上区域。背部和下肢疼痛是常见症状，尤其是在月经来潮和疼痛加剧期间（图 6-1）。

虽然"痉挛性疼痛"最常用来描述疼痛性质，尤其是月经来潮期间发作的疼痛，但也有很多其他常见的疼痛描述词（表 6-1）。

表 6-1 显示了子宫内膜异位症相关疼痛的复杂性，以及许多其他器官和系统的参与，突出了疼痛症状和功能损伤的逐渐扩大，导致消极思维和恐惧回避行为。这些广泛的症状与病变区域不一致，仅暗示其他机制，如中枢敏化和肌筋膜痛觉过敏疼痛。

手术和激素治疗针对子宫内膜异位症病变，然而盆腔疼痛的症状有可能还会持续存在。在某些情况下，即使没有活动性病灶，疼痛还会加重。在子宫内膜异位疼痛管理不佳的女性中，疼痛会很快地由最初的经前期和经期疼痛变为更长时间持续的疼痛和疼痛部位的逐渐扩散，最终导致每天疼痛（个人观察）。

子宫内膜异位症对女性生活的社会和心理方面有着重大影响，尤其是因为大多数病例需要几年才能诊断出来，而且还没有已知的治疗方法。据报道，疼痛通常是女性生活的核心，所有后果都会导致所谓的疼痛循环（图 6-2）。

二、疼痛机制

尽管子宫内膜异位症病变与其产生的疼痛之间的确切关系尚不清楚，但越来越多的证据表明，腹腔环境、周围神经和中枢神经系统在疼痛产生和持续过程中发挥了作用。上述过程引起外周和中枢神经系统敏化，导致神经过度兴奋状态和疼痛的放大加剧。疼痛的可能机制总结于图 6-3。

（一）外周机制

众所周知，对于任何植入物，如子宫内膜异

位病灶，必须通过血管再生、神经再生来完成自身的血管和神经供应[5]，以维持病灶的生存和生长。

一旦子宫内膜异位病变形成，性激素依赖性病灶导致周期性出血，出血进入腹膜后导致慢性腹膜炎环境，有证据表明这种炎症环境会激活并招募免疫细胞，如巨噬细胞和肥大细胞[6, 7]。这些免疫细胞与子宫内膜异位症病灶共同分泌多种细胞因子，包括肿瘤坏死因子、白细胞介素和神经生长因子等，至腹腔液中。上述过程在子宫内膜异位症病变产生和疼痛症状产生方面具有重要

作用[6, 8]。许多动物和人类研究证实，子宫内膜异位症异位病变中存在高水平的神经生长因子。这促进了腹膜型子宫内膜异位症病灶中的高密度神经纤维分布，还与子宫内膜异位症病灶中感觉和交感神经纤维的支配相关[7, 9, 10]。有证据表明这些感觉神经纤维包括痛觉传递 Aδ 纤维和 C 纤维，它们对有害刺激敏感，子宫内膜异位病变的腹腔微环境炎症反应就属于此类刺激[11]。研究证实，子宫内膜异位症周边神经炎症的严重程度与子宫内膜异位疼痛症状的严重程度呈正相关[12]。最新的研究表明，感觉神经元具有 TRPV1 的表达，这解释了为何抑制卵巢功能可以减少子宫内膜异位症相关疼痛。最近的研究还表明，腹腔内细胞因子浓度与中枢神经系统对有害刺激的高灵敏度呈正相关[13-15]（图 6-4）。

综上所述，涉及的因子和复杂过程很可能是子宫内膜异位相关疼痛的外周起源，并具有器官之间交叉致敏作用，器官交叉致敏是因为相同的一个脊髓神经元同时支配子宫内膜异位症异位病灶及其周边内脏器官。

（二）中枢机制

无论何种原因导致的疼痛，疼痛信息都会通过脊髓背根神经节、中脑导水管周围灰质、丘脑、杏仁核和感觉皮层传递到中枢神经系统，进而激活下行调节性疼痛通路，最终导致复杂的疼痛体验。

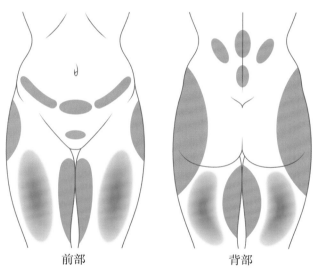

前部　　　　　　背部

▲ 图 6-1　子宫内膜异位症相关性盆腔疼痛的部位

粉色区域多为初始疼痛区域，绿色区域多为疼痛的牵涉部位，这些牵涉痛多发生在疼痛加剧时和月经期前后

表 6-1　子宫内膜异位症相关疼痛及相关合发症和功能障碍概述	
常见疼痛部位	耻骨上，髂窝，盆腔深部，下背部，臀部，大腿，阴道，直肠和肛门
持续时间	月经前，月经第 1～2 天最为严重，月经中期，持续性疼痛伴月经期及其前后加重
疼痛性质	痉挛性，压榨性，折磨人，突发，无法忍受，严重
功能性疼痛	性交痛，性交后盆腔痛，排尿疼痛，排尿不净感，排便痛，活动后疼痛加剧
疼痛机制	外周神经感受器，中枢神经敏化，肌筋膜疼痛，内脏 – 内脏痛觉过敏，内脏 – 躯体痛觉过敏，神经源性疼痛，精神心理性疼痛
神经性疼痛（神经源性疼痛）	子宫内膜异位症病变导致的神经卡压，手术期间的神经损伤，多次手术导致的疼痛恶化 症状：烧灼感，突发性刺痛，"麻木但疼痛" 体征：感觉改变，痛觉异常，痛觉过敏
其他疼痛	疼痛阈值降低，全身广泛疼痛，纤维肌痛，偏头痛，肠易激综合征，膀胱疼痛综合征

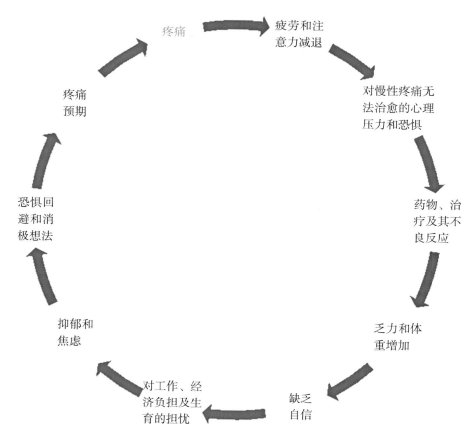

▲ 图 6-2　这一循环说明了长期疼痛逐步进展后累积的后果，这种疼痛会使患者陷入恶性循环，同时也表明了这种复杂的疼痛循环需要多模式联合的治疗方法

慢性疼痛患者的疼痛信号对中枢神经系统的持续刺激，可能会引起中枢疼痛感觉处理和调节的改变，从而引起疼痛感的放大并出现其他慢性疼痛症状的风险。这个过程可能是腹膜型子宫内膜异位症的外周腹膜炎症产生重复疼痛信号，从而引起中枢神经系统致敏，扩大疼痛体验的机制[10]。有研究表明，患有子宫内膜异位症相关疼痛的女性大脑疼痛处理区域（如丘脑和前皮质）的灰质体积减少，这与其他慢性疼痛患者的情况一致[16]。有趣的是，无疼痛的子宫内膜异位症患者的脑导水管周围灰质体积增加，该区域的主要作用就是通过降调疼痛调节系统来调节疼痛程度，这一现象表明大脑具有可塑性，从而使一部分女性免除经历疼痛[16]。

下丘脑 – 垂体 – 肾上腺轴的激活对应激反应至关重要。由于持续性疼痛无论是在生理上和心

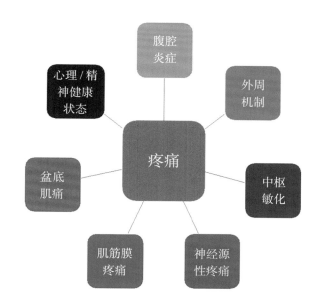

▲ 图 6-3　子宫内膜异位症疼痛的各种机制
然而，每一个疼痛的女性的疼痛诱发机制和协同发病机制可能不同

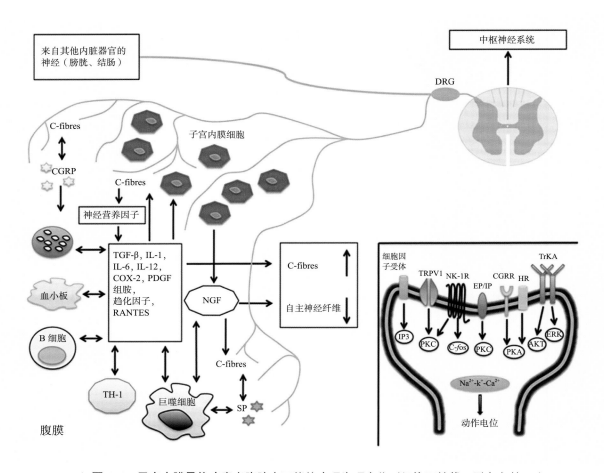

▲ 图 6-4　子宫内膜异位症患者腹腔内可能的病理生理变化（经许可转载，引自文献 [6]）

AKT. 蛋白激酶 B；COX-2. 环氧化酶 -2；DRG. 背根神经节；EP/IP. 前列腺素受体；CGRP. 降钙素基因相关肽；ERK. 细胞外信号调节激酶；HR. 组胺受体；IL. 白细胞介素；IP3. 三磷酸肌醇；PDGF. 血小板衍生生长因子；PK. 蛋白激酶；RANTES. 活化调节 - 正常 T 细胞表达和分泌；SP.P 物质；TGF-β. 转化生长因子 β；TRPV1. 瞬时受体电位阳离子通道亚家族 V 成员；TH-1. 酪氨酸羟化酶；C-fibres.C 类（神经）纤维；NGF. 神经生长因子；NK-1R. 神经激肽 -1 受体

理上都是一种应激反应，因而该轴激活的功能障碍几乎存在于所有慢性疼痛状态中。研究表明，患有子宫内膜异位症相关疼痛的女性其皮质醇水平较低，而这可能会导致应激诱导的镇痛功能减弱和子宫内膜异位症炎症症状的加重，最终导致疼痛进一步加剧[17]（图 6-5）。

研究还证实，患有子宫内膜异位症的女性更容易焦虑和抑郁，导致疼痛感受的进一步放大。另外，对生育力和预后的担忧会进一步加重焦虑程度，最终导致剧烈疼痛[19]。

还有证据表明，背根神经节、脊髓和大脑水平的中枢敏化可能会产生继发性痛觉过敏（对疼痛异常敏感），包括内脏 - 内脏痛觉过敏（涉及泌尿系和胃肠道内脏器官），以及内脏 - 躯体痛觉过敏，后者是来源于盆底、腹壁、阴道和盆腔附近肌肉等躯体尾部区域产生的肌筋膜疼痛症状[20]（图 6-6）。

尽管子宫内膜异位症被认为是一种外周（内脏）疾病，但它与严重的中枢神经系统敏化有关，这样才能解释子宫内膜异位症出现广泛、剧烈、自我持续和多器官受累的慢性疼痛[21]。这或许也解释了为什么在没有活动性子宫内膜异位症病变的情况下疼痛仍持续存在，或该疼痛对根除或抑制病灶的治疗无反应的原因。中枢性疼痛加剧也会导致患者情绪障碍、睡眠障碍、疲劳和记忆障碍，并伴有多灶性或者多部位的疼痛症状，被称

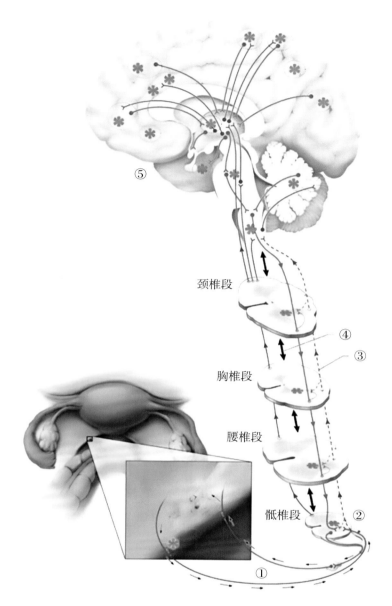

◀ 图 6-5　子宫内膜异位病灶如何通过神经系统引起子宫内膜异位症及其合并症相关性不同类型疼痛的图例说明（引自文献 [18]）

红色星号表示脊髓和大脑区域的中枢敏化区域。第 1 部分：描述了盆腔器官的正常腹腔镜下所见。感觉神经纤维（蓝色）和交感神经纤维（绿色）从支配附近的血管并进而支配相关病变区域的神经纤维中产生的轴突分支（红色虚线）。从新生轴突发出的感觉神经纤维敏化（红色星号）。第 2 部分：骶段受神经支配的病变和脊髓之间的双向连接。敏化的外周神经纤维反过来使骶脊段神经元"中枢敏化"（红星），此过程具有自主性。第 3 部分：外周传入神经的分支扩散到其他节段（蓝虚线），并使其变得敏感后，诱发更高节段的神经元敏化，如图中所示红虚线分支和相应水平的红星。第 4 部分：如双头箭所示，多个脊髓节段间存在连接，它们通过兴奋性和抑制性突触连接来协调健康身体的各种功能。节段间交流可以影响伤害性和非伤害性感觉信息的处理，如红星所示。第 3 部分和第 4 部分中的作用不仅会导致骶骨入口节段的伤害感受增加，而且还会导致任何其他节段的疼痛感增加。第 5 部分：从脊髓的每一水平向上传递到大脑（蓝线），以及从大脑向下延伸到脊髓（绿线）的过程中均存在多个连接。来自致敏脊髓神经元的传入可以影响整个神经轴的活性，改变对伤害性和非伤害性信息的正常处理，这些也是导致盆腔和身体其他部位不同类型的子宫内膜异位症相关性疼痛及其合并症所导致的疼痛的机制

颈椎段

胸椎段

腰椎段

骶椎段

之为慢性盆腔疼痛综合征。即使采用手术治疗，子宫内膜异位症相关性疼痛最佳的完整治疗方案还应包括对中枢敏化的治疗[22]（图 6-7）。

（三）肌筋膜疼痛

继发于肌筋膜扳机点激活的肌筋膜疼痛可能是女性子宫内膜异位症疼痛发生、加重和持久的另一病因[23]。有研究显示，10%～30% 的病例将腹壁触发点作为疼痛发生器[23]。触发点是肌肉或其筋膜中引起疼痛、压痛和功能障碍的过度易激部位，通常远离其部位。在子宫内膜异位症相关的盆腔疼痛中，可以在各种肌肉中识别触发点，

包括骨盆底部和腹壁肌肉（主要是腹直肌），以及骨盆后壁，如梨状肌、闭孔肌和腰大肌。它们可能是肌筋膜综合征或内脏疼痛伴内脏 - 躯体痛觉过敏的一部分[23]。

完善的体格检查必须包括对腹部、盆底和盆腔后壁肌肉进行详细评估，寻找 Carnett 征（肌肉紧张时疼痛和压痛加剧）是否阳性。这有助于区分内脏和躯体疼痛，躯体疼痛会产生阳性的 Carnett 征（图 6-8）。盆底的紧张或触发点压力会在下腹部再现深部疼痛症状或性交疼痛症状。

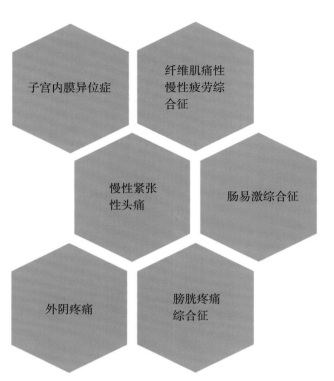

▲ 图 6-6　与子宫内膜异位症相关疼痛具有共同中枢致敏疼痛机制的疼痛状况，这些疾病常与子宫内膜异位症共存

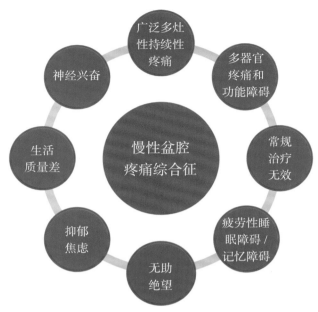

▲ 图 6-7　慢性盆腔疼痛综合征

当治疗不当时，持续子宫内膜异位症性盆腔疼痛并发中枢敏化时可引起心理社会性疾病

（四）盆底肌痛及其在盆腔子宫内膜异位症疼痛中的作用

骨盆由骨骼、连接骨骼的韧带和排列在其内表面的肌肉组成。骨盆肌肉在产生和维持盆腔疼痛方面起着重要作用。梨状肌和闭孔内肌构成骨盆的后外侧壁的一部分，而附着在骨盆和盆腔脏器内表面的肛提肌是一块厚度不等的宽肌片。肛提肌由耻尾肌、髂尾肌、耻骨直肠肌和尾骨肌组成，占据盆底的大部分。尿道、阴道和肛门穿过两块肛提肌的内侧缘。盆底作为盆腔器官的支撑，在排尿和排便及性功能方面起着至关重要的作用。一块或多块盆底肌肉的肌筋膜功能障碍会引起相关动作不协调和功能障碍，导致尿频、尿痛、排尿不净、性交痛、便秘和排便痛。这些症状大多属于子宫内膜异位症相关性盆腔疼痛的一部分，但通常被忽略或被误诊。

（五）神经源性疼痛

盆腔是一个广泛受神经支配的区域，因而当子宫内膜异位病变导致病灶内神经卡压后，可能

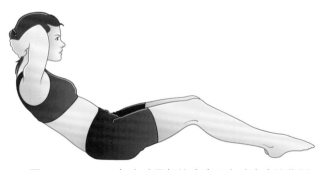

▲ 图 6-8　Carnett 征有助于躯体疼痛和内脏疼痛的鉴别
活动腹壁肌肉可识别出参与疼痛的相关肌肉

成为神经源性疼痛症状的疼痛来源。周期性腿痛是患者主诉的常见症状；但是真正的神经卡压会导致坐骨神经痛、感觉减退和感觉障碍，包括腿部神经分布区域的感觉异常和感觉障碍（异常不适感）。据报道，子宫内膜异位症压迫坐骨神经、股神经和腰骶神经根会导致相关神经源性疼痛症状。当患者出现这些情况时应保持警惕，排除中枢脊柱源性病因后，将其转诊给合适的外科医生进行卡压神经减压。

神经源性疼痛的另一个来源可能是手术期间盆腔神经的损伤，多次手术会进一步增加这种风险。腹腔镜手术后曾发现大腿外侧皮下神经的损

伤（笔者观察发现），以及髂腹股沟神经和生殖股神经的粘连。

神经源性疼痛症状通常包括相关神经分布区域的自发的烧灼感、突发性的刺痛、针刺痛感、针刺感和刺痛感。体格检查结果可能发现包括感觉改变、痛觉异常（对非疼痛刺激的疼痛反应）和痛觉过敏（痛觉强度增强）。

三、早期生活逆境与心理学

多项研究表明，儿童期身体虐待和性虐待与慢性盆腔疼痛（包括子宫内膜异位症相关疼痛）之间存在关联。相较于其他因素，反复接触此类负面情况，特别是在幼儿期，会对未来慢性疼痛的发生发展产生重要影响。但其机制目前尚不十分清楚，但似乎主要与中枢敏化机制有关[19]。

心理社会因素对子宫内膜异位症相关疼痛的持续也有重要影响，在评估和治疗此类患者时必须考虑到这些因素；多学科团队中配备临床心理学专家非常重要（图 6-9）。

四、疼痛管理策略

子宫内膜异位症相关疼痛的治疗非常具有挑战性。我们从本章的初步讨论中了解到这种疼痛的复杂性，这种疼痛通常是内脏性、炎症性、神经性和躯体性疼痛与中枢敏化和痛觉过敏协同作用的结果。因而必须解决疼痛状态下各种器官受累的情况，以及多器官功能受损，并且需要治疗精神心理社会方面的影响。显然，子宫内膜异位症疼痛需要进行长期治疗。现有的资料表明，子宫内膜异位症相关性疼痛在人群中的表现呈现异质性和多样性，包括来自外周和中枢机制的多种病因因素，也包括心理社会和精神心理机制的影响，从而导致疼痛的整体感受及其相关后果。若子宫内膜异位症疼痛的管理不当、设定不切实际的目标可能会进展为慢性盆腔疼痛综合征（图 6-4和图 6-6）。

早期子宫内膜异位症相关盆腔疼痛可在一级医疗服务机构或妇科门诊接受治疗，治疗方法包括药物治疗和简单的疼痛的管理措施。若

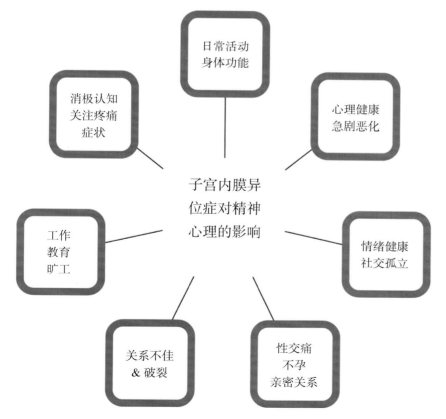

◀ 图 6-9　子宫内膜异位症对女性生活质量的精神心理影响应始终得到恰当的评估和治疗，这对其他治疗方式的疗效结果有重大影响

患者经过上述治疗疼痛缓解效果仍不理想，应转诊到更加专业的疼痛门诊接受进一步治疗（表6-2）。

表6-2　子宫内膜异位症患者初期疼痛治疗的选择：认识到预防、潜在不良反应和局限性非常重要

- 对乙酰氨基酚1g，每天3～4次
- 抗炎药物，根据药物治疗反应尝试各种类型
- 阿米替林10mg，初次在夜间使用，随后增加剂量至30mg
- 经皮电神经刺激机器
- 局部用药，如5%利多卡因药膏（该药膏目前仍未获许可，但已被患者发现有效，尤其在疼痛突发时）
- 弱阿片类药物，如可待因用于缓解突发性疼痛
- 妇科医疗机构中的子宫内膜异位症专科护士*

---

*. 子宫内膜异位症专科护士应成为女性疼痛治疗团队的一部分（2017NICE指南）。在笔者看来，为更优质、更早地治疗疼痛，从而防止其进展为慢性疼痛，子宫内膜异位症专科护士应推广到初级医疗机构

　　子宫内膜异位症相关性疼痛的管理关键是以患者为中心，以发病机制为导向，对个体患者进行全面综合的评估后明确疼痛触发点的主要特点。然而，有效的治疗途径不包括重复手术治疗，而其他补充性干预措施（如认知行为治疗）产生的总体疗效可能更好。研究表明，子宫内膜异位症手术治疗后盆腔疼痛复发率为20%～40%。即使在没有可识别的子宫内膜异位症病灶的情况下，及时处理疼痛在子宫内膜异位症治疗中也是至关重要的。

五、慢性盆腔疼痛管理的多学科专业门诊

　　对复发子宫内膜异位症或者进展为慢性盆腔疼痛综合征的复杂病例，特别是继发痛觉敏化和留下慢性疼痛后遗症的病例，需要由"具有慢性盆腔疼痛管理专业知识的综合性多学科团队"进行评估和管理。NICE在其2017年发布的"子宫内膜异位症的诊断和管理"指南中也推荐这样的管理模式[24]。这支多学科团队至少要由擅长盆腔疼痛治疗的疼痛科专家、子宫内膜异位症专科方向的妇科专家、临床心理学家、擅长盆腔疼痛的盆腔物理治疗师和子宫内膜异位症专科护士组成。泌尿外科医生和胃肠科医生的加入会使团队更加完美。在医疗机构中对复杂患者一起进行多学科团队评估，反映了这种疼痛是由多因素共同作用的特征，故而需要进行生物心理社会治疗。详细全面的病史收集和全面的体格检查后，进行多学科团队讨论，从而对患者制订个体化的治疗。相比于单个临床医生的方案，这种更好地评估疼痛组成的团队协作模式，是取得满意治疗效果的关键。笔者自2004年以来建立了这样一个多学科门诊，患者和工作人员的满意度都很高。在所有团队成员在场的情况下，为患者提供45～60min的相关咨询；另外，花10～15min由疼痛管理专科护士向患者解释拟定的治疗计划细节。

　　妇科医疗服务中需要有一名子宫内膜异位症专科护士，该护士掌握良好的初始疼痛管理策略和技能，能够管理患者疼痛并指导患有子宫内膜异位相关性疼痛的女性获得适当的服务，这应该是以患者为中心的护理服务的一个组成部分（图6-10）。这也是2017年发布的"子宫内膜异位症：诊断和治疗"（Endometriosis：Diagnosis and Management）NICE指南中推荐的。

　　专科护士还应在子宫内膜异位症患者疼痛的初级治疗、宣教和提高认识方面发挥更大的作用。

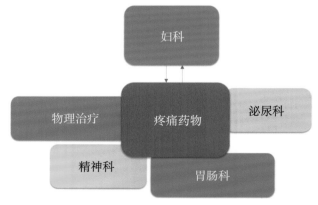

▲ 图6-10　完整的多学科慢性盆腔疼痛团队专治子宫内膜异位症相关性慢性疼痛的示意

六、疼痛管理模式

对疼痛的治疗方式有多种，包括药物治疗、非药物治疗、物理治疗及心理治疗。临床实践中通常需要上述多种治疗模式的联合，同时需要关注患者后续治疗的个体化需求。与其他子宫内膜异位症疼痛治疗模式相似，这些治疗也不是治愈性的，其目标是改善患者相关症状和功能。患者参与决策和治疗可提高患者对病情和结果的依从性和理解。我们在综合多学科门诊中使用了各种插图，详细解释了疼痛机制和治疗方案，以简化病情的复杂性，并强调没有"简单治疗"方法。患者对疼痛的看法各不相同：有些人明白没有治愈方法，接受继续控制疼痛治疗，而另一些人则"希望得到治愈"；后者需要妇科医生和疼痛专家给出统一的治疗方案，指导患者避免重复的手术治疗，因为重复的手术治疗可能只会短暂地缓解疼痛，甚至不会缓解疼痛，在某些情况下，还会加剧疼痛症状（图 6-11）。

七、药物疗法

镇痛药

是疼痛初始治疗的主要药物，一般分为外周作用药物和中枢作用药物。非甾体抗炎药和对乙酰氨基酚主要在外周发挥作用，而阿片类药物则更是中枢作用药物。

1. 非甾体抗炎药

NSAID 通常被用作子宫内膜异位症疼痛的一线治疗。由于药店也在出售这一类药物，所以 NSAID 被广泛使用。非甾体抗炎药会干扰 COX-1 和 COX-2 的产生，而这些酶对参与子宫内膜异位症疼痛产生的前列腺素的生成至关重要。服用该药物短期不良反应包括胃部不适、头痛、口干和头晕。如果进行长期使用 NSAID，应认真考虑服药期间的胃出血、肾功能损害和无排卵的风

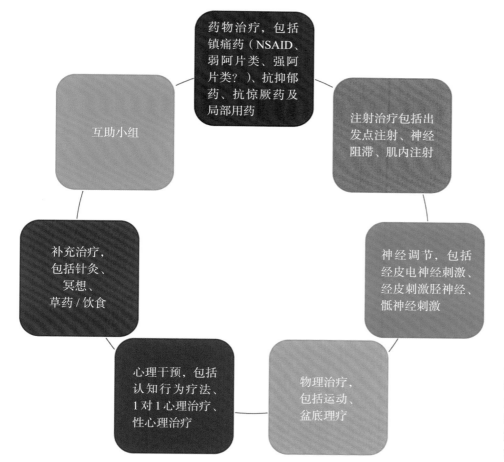

◀ 图 6-11　子宫内膜异位症疼痛管理的主要治疗模式，由于是一种慢性疼痛，因而建议在识别个体患者的疼痛触发点后，应采用上述多模式结合的联合治疗方案

险，并将这些风险详细告知患者。2015 年的一项 Cochrane 系统综述报道认为 NSAID 对原发性痛经非常有效[25]。然而，2017 年对子宫内膜异位症患者服用 NSAID 的另一项 Cochrane 系统性综述认为[26]，无法判断 NSAID 是否有效或一种 NSAID 是否比其他 NSAID 药物更有效。在临床实践中为找到最合适的缓解疼痛药物，也许可以尝试各种类型的非甾体抗炎药，停用无效的药物至关重要。

2. 阿片类药物

不建议长期使用强阿片类药物作为慢性疼痛治疗，因为强阿片类药物具有潜在众所周知的成瘾性与耐药性，还可以引起内分泌功能失调和免疫调节问题。麻醉处方药物成瘾是美国这一年龄组发病的主要原因[27]。因此，阿片类药物比较适合剧烈疼痛的短期治疗，如突发性疼痛。阿片类药物有多种类型，在患者知情同意的情况下，应由对此类药物使用经验丰富的临床医生选择并确定合适的剂量。近年发现他喷他多（Grunenthal Ltd），尤其是其改良缓释剂型，是一种具有双重作用模式的阿片类镇痛药，它具有 μ 阿片受体激动药和去甲肾上腺素再摄取抑制药的双重作用，应用此类疼痛的治疗有效。

3. 抗惊厥药和抗抑郁药作为疼痛调节剂

许多药物被发现可能对痛觉过敏和中枢敏化的疼痛治疗有效，持续性神经源性疼痛在确定其疼痛来源后也可以使用这些药物进行治疗。这些药物包括三环类抗抑郁药，如阿米替林起始剂量为 10mg/d，每 2～3 周调整剂量，最大剂量为 30mg/d。药物不良反应包括对心脏的不良反应，尤其是心律失常及口干。度洛西汀是一种 5- 羟色胺去甲肾上腺素再摄取抑制药，剂量为 30～60mg/d（需要缓慢加量），药物引起的恶心限制了它的使用[28]。

抗惊厥的加巴喷丁类药物（如加巴喷汀和普瑞巴林）被许可用作抗神经病药物，因此可用于中枢致敏性疼痛的治疗。由熟悉此类药物的治疗剂量、禁忌证和不良反应的临床医生确定起始剂量和加药剂量。加巴喷丁类药物在英国是受管制

的药物，类似于处方阿片类药物的处方规定。

所有上述药物均作用于中枢神经系统的不同区域，并通过改善下行抑制性疼痛通路的输入以减轻疼痛程度。因此，必须在一段时间内给药后按规定时间评估疼痛控制情况，定期监测疗效和任何不良作用。

4. 局部用药

一些局部用药也可以用于疼痛治疗，尤其是用在躯体痛觉过敏的患者。可以用 5% 利多卡因贴 / 药膏（14cm×10cm），每天在疼痛最严重的区域敷贴 12h，但不同患者镇痛效果各异；我们发现它对明显的痛觉过敏、痛觉超敏、突发剧烈疼痛的患者缓解疼痛效果特别好。0.025% 的辣椒霜（每天少量涂抹 4 次）也对部分患者有效，尤其对神经损伤导致的部分疼痛有效。辣椒素是辣椒素受体（TRPV）的激动药，对疼痛神经肽物质 P 有一定作用。

值得注意的是，这些药物还没有被许可用于治疗盆腔疼痛，然而也没有生产出专门针对内脏疼痛的药物。

八、注射技术

已有多种技术使用局部麻醉药物和缓释皮质类固醇，通过干扰疼痛信号传递过程、作为化学神经调节剂改善疼痛感知的报道，故而这些技术对疼痛的有效作用时间明显长于麻醉药物持续时间。但是具体操作需要由经过适当培训的疼痛治疗专家实施，可作为多模式疼痛的管理的一部分，专家需要对个体患者产生疼痛的可能触发点进行全面评估。因此谨慎细致的选择患者对于获得理想的治疗效果非常重要。以下是一些常规流程。

（一）髂腹股沟、髂腹下和生殖股神经阻滞

髂腹股沟神经和髂腹下神经起源于腰丛的 T_{12} 和 L_1 神经根，而生殖股神经起源于 L_1 和 L_2 神经根。它们为耻骨上和腹股沟区、臀肌区、大腿内侧、耻骨和阴唇外侧提供感觉神经支配。众所周知，腹腔镜治疗子宫内膜异位症后，髂腹股沟神

经和生殖股神经会发生粘连，可以在相应区域产生神经性疼痛。

（二）扳机点注射

局部麻醉药（通常是利多卡因）的扳机点注射（trigger point injections，TPI）是肌筋膜疼痛常用的治疗方法之一，目前已有充分证据表明其有效性[29, 30]。目前针对干针疗法、钠离子通道和局部神经递质的疗效有很多的解释。图 6-12 显示了腹壁中一些可能的扳机点位置，我们发现腹直肌是较常见扳机点。超声引导下扳机点注射可以提高注射的准确性。对难治性的病例尝试使用局部麻醉药或加用肉毒杆菌毒素 A 的盆底扳机点注射，不同患者的效果不一。Carnett 征阳性的局灶性疼痛患者，从 TPI 中获益的可能性更大。

（三）借助图像增强器进行梨状肌注射

严重的病例，梨状肌肌筋膜疼痛会导致臀部刺痛或麻木；由于肌肉和神经之间的解剖关系，疼痛和麻木可能会沿着坐骨神经分布区域沿大腿向下延伸。图 6-13 展示了借助放射对比和 X 线引导，局部麻醉药和皮质类固醇的梨状肌注射。

（四）借助于图像增强器或 CT 的阴部神经阻滞

阴部神经起源于骶丛的 S_2、S_3 和 S_4。它支配外生殖器、会阴和肛门的感觉，同时负责支配肛提肌。阴部神经穿过坐骨棘后重新进入盆腔，让患者取俯卧位，可以在后路成像的辅助下对该神经进行阻断。这有助于会阴、阴道和盆底疼痛的缓解。

九、神经调控 / 神经刺激

（一）经皮神经电刺激（TENS 机器）

经皮神经电刺激（transcutaneous electric nerve stimulation，TENS）机器通过对皮肤施加温和电流来减轻疼痛。这是一种非侵入性、非药物性的治疗，患者个人容易操作。该装置体积小、轻便，安装电池后可以产生电流，通过导线将这些电流

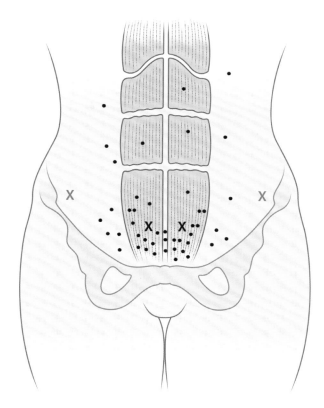

▲ 图 6-12　黑点为子宫内膜异位症盆腔疼痛的女性腹壁常见的扳机点位置

黑色 X 表示腹直肌中最常见的疼痛扳机点位置，也是扳机点注射的部位。红色 X 表示髂腹股沟和髂腹下神经阻滞的进针位置

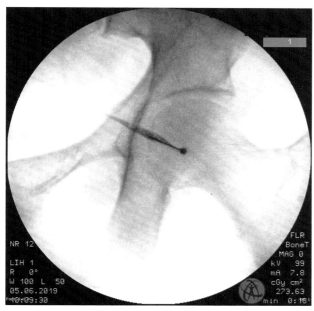

▲ 图 6-13　放射对比下的右侧梨状肌的 X 线图像，考虑到该肌肉接近坐骨神经，此法可以勾勒肌肉轮廓，达到安全注射局部麻醉药和皮质类固醇的目的

传送到附着在皮肤上的自粘贴电极垫。电流刺激神经并改变身体感知疼痛信号的方式。设备有50Hz以上为高频刺激，10Hz以下为低频刺激；每一种刺激都激活不同的阿片受体。TENS已用于痛经的治疗；总体来说，Cochrane系统综述显示高频刺激治疗有效。TENS可作为子宫内膜异位症相关性疼痛的辅助治疗[31]。

（二）经皮胫后神经刺激

这是一种外周神经调控技术，胫后神经由装置通过腿部细针电刺激，对骶丛神经产生逆行刺激（图6-14）[32]。自2010年起，英国NICE已经批准这种治疗方法用于治疗膀胱过度活动症，目前已有一些令人鼓舞的数据表明，这种治疗方式对缓解盆腔疼痛也有效果，尤其是子宫内膜异位症相关性疼痛中常合并存在的会阴疼痛和膀胱症状。

（三）骶神经刺激疗法

该疗法先在 S_3 附近放置电极，并将其连接到可植入的程序性脉冲发生器。这是一种侵入性操作，被英国NICE批准为膀胱过度活动和大便失禁的最后一种治疗选择。一些小型研究表明，这种神经调控也可以改善慢性盆腔疼痛[33]。

十、物理治疗

研究表明，几乎所有子宫内膜异位症患者都可以从锻炼中受益[34]。专业盆腔物理治疗师在盆腔、下背部、臀部、腹壁和盆底肌筋膜来源的广泛疼痛的治疗中发挥着重要作用[35]。充分利用治疗过程中与患者相处的时间，对患者进行宣教并讨论治疗策略的改进方法能让治疗效果翻倍。

（一）运动

应当鼓励子宫内膜异位症患者运动，因为运动通常会对生活质量产生积极影响。但是运动需要从低强度开始，循序渐进，从而提高患者的依从性。为避免运动加重盆腔疼痛，需要制订进度计划表。可以采取有氧运动、水中有氧运动、散步、游泳、瑜伽和普拉提等运动。

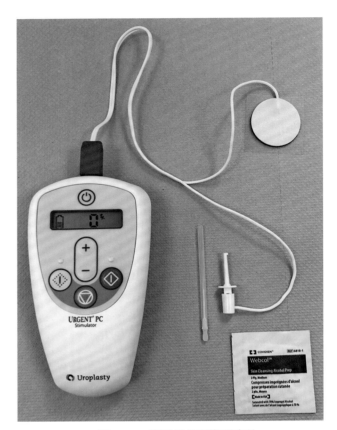

▲ 图 6-14　胫后神经刺激器套件

（二）盆底理疗

疼痛管理直接的目标是改善功能和缓解疼痛，最好的方法就是通过展示盆底示意图让患者了解盆底在缓解疼痛症状中的作用，来提高其治疗配合度。需要为患者设定一个切实的目标和期望，同时和患者说明运动和治疗的初始阶段可能出现的短暂不适（包括多次门诊就诊和家庭锻炼）。此外，许多患者由于有严重的性交痛，甚至不愿接受仅伸入一指的阴道检查，因此在治疗前还应告知患者，盆底理疗主要通过阴道进行的。盆底理疗必须由具有盆腔疼痛治疗专业知识的盆底治疗师进行。尽管研究数据有限，但盆底理疗在改善盆腔疼痛和器官功能方面有良好的作用。

该项治疗还应包含对患者的宣教和行为指导、避免或修正疼痛诱发因素、盆底肌肉训练、便秘管理、液体摄入和排尿建议、阴道扩张器、阴道棒和盆底再教育的生物反馈，目的是改善排尿、排便功能和性功能，以及改善盆底肌筋膜疼痛。

手法治疗技术包括舒缓肌筋膜疼痛的扳机点、软组织松动、按摩和拉伸。扳机点舒缓是指向盆底肌的扳机点施加内部或外部压力，可以指导患者在家中自行练习或者由其伴侣帮忙练习；该治疗有助于缓解症状并引导改善性功能。治疗师或团队中的心理学家可以通过教给患者放松技巧以进一步提高治疗效果。

十一、心理干预

灾难性事件和生物心理社会问题对疼痛的严重程度有暗示作用，长期疼痛往往会削弱患者对疼痛的应对能力，导致行为异常。以上情况合并心理疾病会影响治疗措施的疗效，包括手术疗效。

目前有多种心理干预措施用于疼痛的识别、评估和治疗，由临床心理学家个人或其团队提供。其中研究最多的干预治疗为认知行为疗法（cognitive behavioral therapy，CBT），它是一种以问题为中心、以目标为导向的疗法，旨在改善患者的情绪和行为障碍，改变消除消极思想和非理性信念，并积极改善患者个人的疼痛应对策略。

当需要接受这种治疗方式时，患者可能会经常感到"疼痛存在于脑海中"，因此负责治疗的医生需要向患者解释精神心理因素对慢性疼痛的影响。

十二、性心理干预

子宫内膜异位症女性的性功能和性满意度通常会受到干扰，因为性交困难伴有阴道痉挛和恐惧回避行为。性咨询在帮助性满意度和功能改善方面发挥作用，后者与那些热衷于保持生育能力的育龄女性尤其相关。

十三、替代与补充疗法

这些治疗不需要医生的处方或实施流程。通常由同伴推荐，偶尔由医生推荐。

（一）针灸疗法

针灸是世界上最古老的治疗方法之一，已用于各种慢性疼痛，但主要是背痛。传统中医针灸使用细针刺激身体中的某些穴位以产生镇痛作用。关于针灸镇痛，人们提出了各种假说，其中一种认为针灸的作用是通过 Aδ 传入神经激活神经介质。耳针和体针已被用于治疗子宫内膜异位症疼痛。一篇 2011 年 Cochrane 系统综述指出，与草药相比，针灸缓解疼痛更有效。

（二）冥想

冥想是一种身心疗法，从古代开始就有在使用冥想治疗，通常与主流疗法结合使用。正念是临床放松中最常见的冥想类型，是指专注于一个想法、一个物体或一个活动，以净化心灵。一项初步研究发现，患有慢性盆腔疼痛的女性冥想后疼痛、身体功能和心理健康均得到了改善。

（三）中药和膳食补充剂

患有子宫内膜异位症相关性疼痛的女性口服含有维生素 E 和维生素 C 的抗氧化剂后，日常疼痛有所改善，并且腹腔炎性标志物有所降低。无麸质饮食也被发现对慢性盆腔疼痛患者有益。

十四、互助小组

大多数西方国家都有区域和国家子宫内膜异位症互助小组，对患者和医疗工作者都非常有用，可接受帮助。随着在线交流和各种社交媒体的增加，信息交流更加广泛，也为建立更大的团体提供了途径。互助小组帮助女性分享她们的经验和情感，评估医疗信息，了解该领域的各种专业知识。互助小组也有助于医生纳入患者，来评估医疗服务改进，并进行相关研究。

结论

子宫内膜异位症相关疼痛是复杂和多因素的，涉及各种疼痛产生者，随后涉及外周和中枢神经系统。因此，成功的管理需要多专业和多学科的方法。有证据表明，实施协同治疗会更有效[36]。

参考文献

[1] Merskey H, Bogduk N. *Classification of Chronic Pain*. 2nd edition. Seattle: IASP Press, 1994.

[2] Ballard K, Lowton K, Wright J. What's the delay? A qualitative study of women's experiences of reaching a diagnosis of endometriosis. *Fertnstert* 2006;86:1296–1301.

[3] Vercelini P, Fedele L, Aimi G, Pietropaolo G, Consonni D, Grosignani PG. Association between endometriosis stage, lesion type, patient characteristics and severity of pelvic pain symptoms: a multivariate analysis of over 1000 patients. *Hum Reprod* 2007;22:266–272.

[4] Agarwal SK, Chapron C, Giudice LC, Missmer SA, Singh SS, Taylor HS. Clinical diagnosis of endometriosis: a call to action. *Am J Obstet Gyne*. 2019;220(4):354.E1–354.E12.

[5] Albert A, Taylor RN. Endometriosis: the role of neuroangiogenesis. *Annu. Rev. Physiol* 2011;73:163–182.

[6] Morotti M Vincent K, Brawn J, Zondervan KT, Becker CM. Peripheral changes in endometriosisassociated pain. *Hum Reprod Update* 2014;20(5):717–736.

[7] Tran LV, Tokushige N, Berbic M, Markham R, Fraser IS. Macrophages and nerve fibres in peritoneal endometriosis. *Hum Reprod* 2009;24:835–841.

[8] Kyama MG et al. Role of cytokines in endometrial-peritonial cross-talk undevelopment of endometriosis. *Front Bio Sci* 2019;1:444–454.

[9] Asante A et al. Endometriosis: the role of neuroangiogenesis. *Annu Rev Physiol* 2011;73:163–182.

[10] Brawn J, Morotti M, Zondervan KT, et al. Central changes associated with chronic pelvic pain and endometriosis. *Hum Reprod Update* 2014;20:737–747.

[11] Yan D, Liu X, Guo S. Nerve fibres and endometriotic lesions: partners in crime in inflicting pains in women with endometriosis. *European J Obstet Gynecol Reprod Biol* 2017;209:14–24.

[12] McKinnon BD, Bertschi D, Bersinger NA, Mueller MD. Inflammation and nerve fiber interaction in endometriotic pain. *Trends Endocrinol Metabol* 2015Jan;26:1.

[13] Rocha MG et al. TRPV1 expression on peritonial endometriosis foci is associated with chronic pelvic pain. *Reprod Sci* 2011;18:511–515.

[14] Liu J et al. The expression and functionality of transient receptor potential vanilloid 1 in ovarian endometriomas. *Reprod Sci* 2012;19:1110–1124.

[15] Niej et al. Immunoreactivity of oxytocin receptor and transient receptor potential vanilloid type 1 and its correlation with dysmenorrhea in adenomyosis. *Am J Obstet Gynecol* 2010;202:346–348.

[16] As-Sanie S, Harris RE, Napadow V, Kim J, Neshewat G, Kairys A, Williams D, Clauw DJ, Schmidt-Wilcke T. Changes in regional gray matter volume in women with chronic pelvic pain: a voxel-based morphometry study. *Pain* 2012;153:1006–1014.

[17] Petrelluzzi KF, Garcia MC, Petta CA, Grassi-Kassisse DM, Spadari-Bratfisch RC. Salivary cortisol concentrations, stress and quality of life in women with endometriosis and chronic pelvic pain. *Stress* 2008;11:390–397.

[18] Stratton P, Berkley KJ. Chronic pelvic pain and endometriosis: translational evidence of the relationship and implications. *Hum Reprod Update* 2011;17:327–346.

[19] Jones GT. Psychosocial vulnerability and early life adversity as risk factors for central sensitivity syndromes. *Curr Rheumatol Rev* 2016;12:140–153.

[20] Malykhina AP. Neural mechanisms of pelvic organ cross-sensitization. *Neuroscience* 2007;149:660–672.

[21] Zheng P, Zhang W, Leng J, Lang J. Research on central sensitization of endometriosis-associated pain: a systemic review of literature. *J Pain Res* 2019;12:1447–1456.

[22] Nezahat C, Vang N, Tanahka P, Nezahhat C. Optimal management of endometriosis and pain. *Obstetric Gynaecol* 2019;134:834–839.

[23] Aredo JV, Heyrana KJ, Karp BI, Shah JP, Stratto P. Relating chronic pelvic pain and endometriosis to signs of sensitization and myofascial pain and dysfunction. *Semin Reprod Med* 2017;35:88–97.

[24] *NICE Guideline. Endometriosis: Diagnosis and Management of Endometriosis*. Published: 2017 Sep 6. nice. org. uk/guidance/ng73.

[25] Marjoribanks J, Olugbenga A et al. Nonsteroidal anti-inflammatory drugs for dysmenorrhoea. *Cochrane Syst Rev*. 2015July 30;2015(7):CD001751.

[26] Brown J, Crawford TJ, Allen C, Hopewell S, Prentice A. Nonsteroidal anti-inflammatory drugs for pain in women with endometriosis. *Cochrane Database Syst Rev* 2017 Jan 23;1(1):CD004753.

[27] Mazure CM, Fiellin DA. Women and Opioids: something different is happening here. *Lancet* 2018;392:9–11.

[28] Carey ET, Till SR, As-Sanie S. Pharmacological management of chronic pelvic pain in women. *Drugs* 2017;77:285–301.

[29] MLLS M, Braz CA, Rosa-e-Silva JC, et al. Anaesthetic injection versus ischemic compression for the pain relief of abdominal wall trigger points in women with chronic pelvic pain. *BMC Anesthesiol* 2015;15:175.

[30] Zoorob D, South M, Karram M, et al. A pilot randomized trial of levator injections versus physical therapy for treatment of pelvic floor myalgia and sexual pain. *Int Urogynecol J* 2015;26:845–852.

[31] Proctor ML, Smith CA, Farquhar, CM, Stones RW. Transcutaneous electrical nerve stimulation for primary dysmenorrhoea. *Cochrane Syst Rev*. 2002;2002(1):CD002123.

[32] Istek A, Gungor Ugurlucan F, Yasa C, et al. Randomized trial of long-term effects of percutaneous tibial nerve stimulation on chronic pelvic pain. *Arch Gynecol Obstet* 2014;290:291–298.

[33] Siegel S, Paszkiewicz E, Kirkpatrick C, et al. Sacral nerve stimulation in patients with chronic intractable pelvic a pain. *J Urol* 2001;166:1742–1745.

[34] Till SR, Wahl HN, and As-Sanie S. The role of nonpharmacologic therapies in management of chronic pelvic a pain: what to do when surgery fails. *Curr Opin Obstet Gynecol* 2017, 29:231–239.

[35] Polackwich AS, Li J, Shoskes DA. Patients with pelvic floor muscle spasm have a superior response to pelvic floor physical therapy at specialized centers. *J Urol* 2015;194:1002–1006.

[36] Allaire C et al. Chronic pelvic pain in an interdisciplinary setting: 1–year prospective cohort. *American J Obstet Gynecol* 2018;218:114. e1–114.e12.

拓展阅读

[1] As-Sanie S, Kim J, Schmidt-Wilcke T, et al. Functional connectivity is associated with altered brain chemistry in women with endometriosis-associated chronic pelvic pain. *J Pain* 2016;17:1–13.

[2] Apkarian AV, Bushnell MC, Treede RD, Zubieta JK. Human brain mechanisms of pain perception and regulation in health and disease. *Eur J Pain* 2005;9:463–484.

[3] Bajaj P, Bajaj P, Madsen H, Arendt-Nielsen L. Endometriosis is associated with central sensitization: a psychophysical controlled study. *J Pain* 2003;4:372–380.

[4] Beissner F, Preibisch C, Schweizer-Arau A, et al. Psychotherapy with somatosensory stimulation for endometriosis-associated pain: the role of the anterior hippocampus. *Biol Psychiat* 2017.

[5] Asante A, Taylor RN. Endometriosis: the role of neuroangiogenesis. *Annu Rev Physiol*. 2011;73:163–182.

[6] Giamberardino MA, Costantini R, Affaitati G, Fabrizio A, Lapenna D, Tafuri E, Mezzetti A. Viscerovisceral hyperalgesia: characterization in different clinical models. *PAIN* 2010;151:307–322.

[7] Giamberardino MA, Berkley KJ, Affaitati G, Lerza R, Centurione L, Lapenna D, Vecchiet L. Influence of endometriosis on pain behaviors and muscle hyperalgesia induced by a ureteral calculus in female rats. *PAIN* 2002;95:247–257.

[8] Gokyildiz S, Kizilkaya Beji N, Yalcin O, Istek A. Effects of percutaneous tibial nerve stimulation therapy on chronic pelvic pain. *Gynecol Obstet Invest* 2012;73:99–105.

[9] Huang Q-M, Liu L. Wet needling of myofascial trigger points in abdominal muscles for treatment of primary dysmenorrhoea. *Acupunct Med* 2014;32:346–349.

第 7 章　药物治疗
Medical Therapies

Simone Ferrero　Fabio Barra　Giulio Evangelisti　Matteo Tantari　著

子宫内膜异位症是一种慢性雌激素依赖性疾病，可引起痛经、深部性交痛、非经期盆腔疼痛（non-menstrual pelvic pain，NMPP）和排便痛等疼痛症状。患病的女性一般都在生育年龄，因此需要长期治疗。药物治疗是治疗子宫内膜异位症相关性疼痛的一线方案[1, 2]。理想情况下，用于治疗子宫内膜异位症的药物应"治愈"该疾病，即在治疗期间让子宫内膜异位症的疾病消失，并预防停药后出现症状的复发。但不幸的是，这种药物目前还不存在，而且未来短期也没有可能出现。理想的药物应该能够区分在位和异位子宫内膜，并选择性地破坏子宫内膜异位症的异位病灶。只有这样的理想药物才能"治愈"子宫内膜异位症，在治愈疾病的同时保留子宫腔内的子宫内膜[3]。因此，药物治疗至少应该能有效改善子宫内膜异位症引起的疼痛，并具有良好的耐受性、长期使用的安全性，并且费用可承受[4]。

目前可获得的子宫内膜异位症药物通过不同的内分泌途径起作用，效果类似，如干扰垂体 – 性腺轴刺激、抑制排卵、诱导稳定的激素状态，减少或抑制月经量[3]。复方口服避孕药（combined oral contraceptives，COC）和孕激素是治疗子宫内膜异位症相关性疼痛的一线药物。二线治疗药物以 GnRH-a 为代表。然而，这些药物治疗对子宫内膜异位症相关性不孕症没有改善作用[5]。相反，激素治疗通常会干扰排卵和着床，所以想要妊娠的女性应该停止激素治疗[4]。诊断为子宫内膜异位症后，药物治疗可以用于控制疼痛症状，也可用于术后仍有持续性疼痛的患者，或用于预防术后疼痛复发。因为激素治疗只会导致子宫内膜异位症病变暂时性的退化或萎缩，显然，一旦停止治疗后子宫内膜异位症病灶就会恢复活性。因此，选择治疗方案时应平衡疗效和不良反应之间的关系[3]。单纯药物治疗禁忌证包括怀疑为恶性肿瘤的卵巢囊肿、伴有不全梗阻或梗阻症状的肠道子宫内膜异位症结节和因输尿管狭窄引起肾积水的女性。

一、非甾体抗炎药

非甾体抗炎药是广泛应用于子宫内膜异位症相关性疼痛的一线治疗药物。一项 Cochrane 综述[6] 阐述了使用非甾体抗炎药治疗子宫内膜异位症相关性疼痛的情况，但该研究只包含一项随机对照试验（24 名女性）[7]。没有确凿的证据表明非甾体抗炎药（如萘普生）是否能有效缓解子宫内膜异位症引起的疼痛；事实上，相比于安慰剂，没有证据表明非甾体抗炎药对缓解疼痛更有效。此外，没有证据表明某一种 NSAID 的疗效优于另外一种。然而，非甾体抗炎药仍然是子宫内膜异位症的首选治疗策略之一，因为此类药物容易获得，对原发性痛经效果较好，并且费用较低。但必须告知患者，长期使用大剂量的非甾体抗炎药治疗会增加胃肠道不良反应、神经系统不良反应和心血管疾病风险。

二、孕激素

孕激素是用于治疗子宫内膜异位症相关性疼痛的常用一线方案[8]。一项 Cochrane 综述纳入了13 项随机对照试验（randomized controlled trial，RCT），对几种孕激素与安慰剂、GnRH-a、达那唑、复方口服避孕药和其他药物在治疗子宫内膜异位症相关性疼痛中的疗效进行了比较[9]。与安慰剂相比，醋酸甲羟孕酮（MPA）可明显改善疼痛症状。地屈孕酮并不比安慰剂更有效。与其他治疗方法［亮丙瑞林（LEUP）或低剂量口服雌 – 孕激素避孕药］相比，使用长效孕激素没有显著性获益。与使用其他药物（达那唑、COC、GnRH-a）相比，使用孕激素治疗的患者更容易出现突破性出血和闭经。

（一）醋酸炔诺酮

醋酸炔诺酮（NETA）是一种来源于 19- 去甲睾酮的合成口服活性孕激素衍生物。它是用于治疗子宫内膜异位症相关性疼痛的最常见孕激素之一[10-19]（表 7-1）。一项随机对照试验比较了低剂量 NETA（2.5mg/d）与连续口服 COC 在 90 例直肠阴道隔子宫内膜异位症患者中的有效性、安全性和耐受性[10]。与连续口服 COC 相比，NETA 对疼痛症状有更好的改善作用，并且耐受性良好、费用低。在一项基于患者偏好的平行队列研究中，比较了口服低剂量 NETA（2.5mg/d）和腹腔镜保守手术对子宫内膜异位症引起的深部性交痛的治疗效果。随访 1 年后，发现这两种治疗同样改善了性功能、精神心理状态和与健康相关生活质量[14, 15]。NETA 还能有效缩小卵巢子宫内膜异位症囊肿[16]，并改善膀胱和结直肠子宫内膜异位症引起的症状[12, 20]（图 7-1）。与其他激素治疗类似，终止 NETA 治疗后疼痛症状迅速复发[21]（图 7-2）。一项回顾性研究证实了 NETA 的长期疗效，103 例直肠阴道隔子宫内膜异位症的女性接受了 5 年的 NETA 治疗（2.5～5mg/d）。NETA 降低了非经期盆腔疼痛、深部性交痛和排便痛的程度。69% 的患者对长期 NETA 治疗感到满意或非常满意[18]。一项基于患者偏好前瞻性研究显示，NETA（2.5mg/d）和 91 天的延长周期性 COC（左炔诺孕酮 + 炔雌醇 150/30μg，共 84 天；炔雌醇 10μg，共 7 天）在治疗子宫内膜异位症相关性疼痛方面具有相似的疗效，但延长周期性 COC 治疗比 NETA 更

容易引起异常出血[19]。NETA 引起的最常见不良反应是体重增加、突破性出血和性欲下降。NETA 虽然是一种避孕药物，但并没有获得作为避孕药物的适应证。

（二）去氧孕烯

去氧孕烯（DSG）是第三代孕激素，是一种可转化为 3- 酮 -DSG（该药的活性形式）的药物前体。去氧孕烯的优势还在于它已被批准为一种避孕药物。一项基于患者偏好的试验比较了周期性使用阴道避孕环（依托孕酮 120μg+ 炔雌醇 15μg）（83 名女性）和 DSG（75μg/d）（60 名女性）的疗效。在治疗 12 个月后，DSG 组患者的满意度较高。DSG 在改善 NMPP、深部性交痛和肠道症状方面比阴道环更有效[23]。在另一项基于患者偏好的研究中，对 74 名有症状的直肠阴道隔子宫内膜异位症且不伴先兆偏头痛的女性给予 DSG（75μg/d）和周期性 COC（炔雌醇 20μg+ 去氧孕烯 150μg）治疗[24]。尽管两种治疗方法在减轻子宫内膜异位症相关性疼痛方面同样有效，但接受 DSG 治疗的患者满意度较高。但事实上，DSG 组的偏头痛发作的严重程度和次数在治疗开始与治疗结束后有显著差异，COC 组则没有差异。最近，一项随机对照试验比较了 DSG 和安慰剂在 40 例子宫内膜异位症相关性重度痛经或非经期盆腔疼痛患者中的治疗效果[25]。DSG 在改善痛经和 NMPP 方面比安慰剂更有效。接受 DSG 治疗的患者比接受安慰剂治疗的患者满意度更好。DSG 引起的最常见不良反应是突破性出血、痤疮、恶心、乳房疼痛和体重增加[22]。

（三）醋酸环丙孕酮

醋酸环丙孕酮（CPA）是一种合成孕激素，具有抗雄激素和低孕激素活性。7 例经手术诊断为子宫内膜异位症的女性接受了周期性 CPA（10mg/d，20 天，随后 10 天停药）治疗。CPA 改善了痛经症状，并且治疗结束后进行第二次腹腔镜检查发现病灶得到明显的控制[26]。一项随机对照试验比较了每天使用低剂量 CPA（10～12.5mg）与 COC

表 7-1　NETA 治疗子宫内膜异位症相关症状的疗效研究

作者，年份	研究类型	病例数（n）	NETA 组	对照组	主要结果
Vercellini，2005[10]	随机对照试验	90	NETA（2.5mg/d）$n=45$	COC（EE0.01mg+CPA3mg/d）$n=45$	经过 12 个月的治疗后，非经期疼痛、深部性交困难和排便痛得到改善，组间无显著差异
Ferrero，2009[11]	前瞻性开放标签、非随机试验	82	NETA（2.5mg/d）$n=41$	NETA（2.5mg/d）+LTZ（2.5mg/d）$n=41$	两种治疗方法均能有效控制直肠阴道子宫内膜异位症引起的症状。两组患者的满意度相似。NETA/LTZ 联合治疗对减轻疼痛症状更为有效
Ferrero，2010[12]	前瞻性研究	40	NETA（2.5mg/d）	无	NETA 可有效减轻结直肠子宫内膜异位症患者的胃肠道症状
Kaser，2012[13]	回顾性研究	194	NETA（5～15mg/d）治疗腹腔镜手术后的子宫内膜异位症	无	NETA 改善了任意分期的子宫内膜异位症的疼痛和出血
Vercellini，2012[14]	患者偏好平行队列研究	154	NETA（2.5mg/d）$n=103$	手术 $n=51$	手术和 NETA 对治疗直肠阴道子宫内膜异位症女性的深部性交痛效果相同。药物治疗对深部浸润性子宫内膜异位症患者的效果明显优于手术
Vercellini，2013[15]	患者偏好平行队列研究	154	NETA（2.5mg/d）$n=103$	手术 $n=51$	NETA 和手术在改善深部性交痛、心理健康、性功能和生活质量方面的效果相似
Ferrero，2014[16]	患者偏好研究	40	NETA（2.5mg/d）$n=20$	NETA（2.5mg/d）+LTZ（2.5mg/d）$n=20$	NETA 和 LTZ 联合使用比单独使用 NETA 对缩小卵巢子宫内膜异位囊肿的体积更有效
Vercellini，2016[17]	自身前–后对照研究	90	NETA（2.5mg/d）治疗 6 个月，随后 DNG（2mg/d）治疗 6 个月	无	NETA 和 DNG 在患者的疼痛、心理状态、性功能、生活质量和满意度方面均有相似的改善
Morotti，2017[18]	回顾性队列研究	103	NETA 单药（2.5～5mg/d）治疗 5 年	无	NETA 长期治疗是安全的，并且耐受性良好。非经期盆腔疼痛，深部性交痛和排便痛在治疗期间得到改善
Scala，2018[19]	患者偏好前瞻性研究	100	NETA（2.5mg/d）治疗 12 个月	COC（LNG/EE150/30μg 治疗 84 天 +EE10μg 治疗 7 天）	这两种疗法都能有效控制疼痛症状。两组患者的满意度相似。COC 比 NETA 易导致异常阴道流血

COC. 复方口服避孕药；CPA. 醋酸环丙孕酮；DNG. 地诺孕素；EE. 炔雌醇；LNG. 左炔诺孕酮；LTZ. 来曲唑；NETA. 醋酸炔诺酮

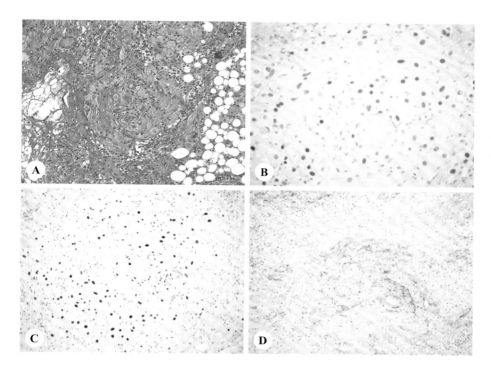

◀ 图 7-1　醋酸炔诺酮治疗 3 年后切除的膀胱子宫内膜异位病灶的组织学切片

A. HE 染色显示子宫内膜异位病灶的间质蜕膜化，伴有中度中性粒细胞浸润；B. 间质蜕膜化细胞表达 ER；C. 间质蜕膜化细胞表达孕激素受体；D. 间质蜕膜化细胞表达 CD10

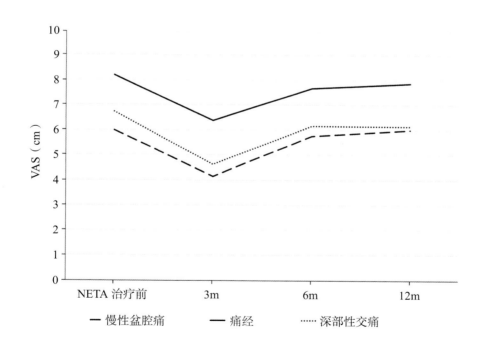

▲ 图 7-2　直肠阴道隔子宫内膜异位症患者在开始 6 个月醋酸炔诺酮治疗前和终止治疗后 3 个月、6 个月和 12 个月时疼痛强度的比较[21]

（炔雌醇 20μg+ 去氧孕烯 0.15mg）对 90 例保守手术后中度或重度子宫内膜异位症相关性疼痛女性的疗效[27]。两组患者的疼痛症状、生活质量、精神状态和性功能改善相似。接受醋酸环丙孕酮治疗的女性中，大约 66% 的患者出现闭经。两组患者停药率相似。CPA 最常见的不良反应是肿胀、阴道点滴出血、体重增加、性欲下降、抑郁和头痛[27]。

（四）地诺孕素

地诺孕素（DNG）是第四代选择性孕激素[28]。一项为期 6 个月的双盲多中心随机对照试验评估了 255 例腹腔镜下诊断为子宫内膜异位症的中国女性使用地诺孕素（2mg/d）的有效性和安全性，结果显示地诺孕素在改善疼痛症状方面比安慰剂更有效。地诺孕素的药物耐受性良好，虽然药物相关不良反应的发生率高于安慰剂组患者[29]。数项随机对照试验阐述了地诺孕素在改善子宫内膜异位症相关性疼痛症状方面的有效性，并与 GnRH-a 的疗效进行比较[30-34]（表 7-2）。最近一项包括 37 例女性的回顾性研究评估了地诺孕素治疗子宫内膜异位症相关性疼痛的长期有效性和安全性。患者接受地诺孕素（2mg 口服，每天 1 次）治疗至少 6 个月，研究结果表明地诺孕素耐受性良好，不良反应极小[35]。少部分研究将地诺孕素与其他孕激素进行比较。一项为期 24 周的前瞻性开放性试验评估了地诺孕素对直肠阴道子宫内膜异位症患者的有效性和耐受性，而这些患者之前均经过 6 个月的炔诺酮治疗但效果不佳。虽然地诺孕素没有显著缩小子宫内膜异位病灶，但与用药前相比，非经期盆腔疼痛、性交痛、排便痛的强度、生活质量和性功能均得到了改善[36]。Vercellini 等[17] 进行的一项研究中显示了类似的结果，该研究评估了从炔诺酮（2.5mg/d）改为地诺孕素（2mg/d）治疗后效果满意患者的比例。对炔诺酮满意的患者在转换为地诺孕素治疗后，满意度没有显著差异。然而，对炔诺酮不满意的女性在改用地诺孕素治疗后症状有所改善[17]。地诺孕素还改善了直肠子宫内膜异位症患者的肠道症状[37, 38] 和膀胱子宫内膜异位症患者的泌尿系症状[39]。为调查地诺孕素（2mg/d）对子宫内膜异位症相关性疼痛患者的安全性和耐受性，4 项欧洲的随机对照试验被纳入汇总分析，结果显示，332 例女性接受了为期 12～65 周的地诺孕素治疗后，最常见的不良反应是头痛、乳房不适、情绪低落和痤疮[40]。地诺孕素对骨密度（bone mineral density，BMD）的影响是有争议的，一些研究显示在治疗期间患者的骨密度出现下降，而其他研究则显示无变化或变化很小[8]。

（五）醋酸甲羟孕酮

醋酸甲羟孕酮（MPA）可以通过口服或者长效（途径）给药，如醋酸甲羟孕酮肌内注射（DMPA-M）或醋酸甲羟孕酮皮下注射（DMPA-SC）。多项随机对照试验证实了 MPA 治疗子宫内膜异位症相关性疼痛的疗效[41-48]（表 7-3）。相关的回顾性研究[49, 50] 和随机对照试验[41, 42] 显示，口服 MPA（30～50mg/d）可改善子宫内膜异位症相关性疼痛。基于这些研究，一项 Cochrane 综述表明 MPA（每天 100mg）在改善疼痛症状方面比安慰剂更有效[9]。

一项包含 80 例子宫内膜异位症相关性疼痛患者的随机对照试验比较了长效醋酸甲羟孕酮肌内注射 DMPA-M（每 3 个月 150mg）与周期性 COC+ 低剂量口服达那唑（50mg/d）治疗 12 个月的疗效，两种治疗方法都改善了疼痛症状，患者的满意度相似[43]。另一项随机对照试验显示，长效醋酸甲羟孕酮肌内注射 DMPA-M（每 3 个月 150mg）和左炔诺孕酮宫内缓释系统（LNG-IUD）在子宫内膜异位症相关性疼痛方面的治疗效果相似；然而，接受长效醋酸甲羟孕酮肌内注射 DMPA-M 治疗的患者退出率更高[51]。两项大型随机对照试验显示，长效醋酸甲羟孕酮皮下注射 DMPA-SC（每 3 个月 104mg/0.65ml）在改善疼痛和生活质量方面与醋酸亮丙瑞林相似[45, 46]。DMPA 给药引起的最常见的不良反应是突破性出血、体重增加、骨密度降低、恶心、头痛和腹胀。

（六）左炔诺孕酮宫内缓释系统

左炔诺孕酮（LNG）是一种合成的第二代孕激素，来源于 19- 去甲睾酮。宫内节育系统是一种有效且安全的左炔诺孕酮（LNG-IUD）给药方式。一项最早的关于该宫内节育系统治疗子宫内膜异位症的研究显示，LNG-IUD 能有效治疗直肠阴道隔子宫内膜异位症，可以缩小病灶并改善疼

表 7-2　评估地诺孕素（DNG）对子宫内膜异位症患者治疗效果的随机对照试验

作者，年份	病例数（n）	试验组	对照组	治疗时间	结　局	不良反应
Cosson，2002[30]	120 例腹腔镜诊断为 II 期、III 期、IV 期的子宫内膜异位症患者	DNG（1mg/d）	TPR（3.75mg 肌内注射）4 周 / 次	16 周	在改善疼痛症状方面的效果类似	• 接受 DNG 治疗的患者有 87.7% 出现了不良反应 • 接受 TPR 治疗的患者有 85.1% 出现了不良反应
Harada，2009[31]	171 例子宫内膜异位症患者	DNG（2mg/d）	BSRL（900μg/d 鼻内）4 周 / 次	24 周	改善疼痛和生活质量的效果相似	• 与 BSRL 相比，DNG 引起的阴道不规则出血更多，潮热更少，骨密度降低更少
Strowitzki，2010[32]	252 例子宫内膜异位症患者	DNG（2mg/d）	LEUP（3.5mg 肌内注射长效）4 周 / 次	24 周	在改善疼痛症状方面的效果类似	• 与 LEUP 相比，DNG 引起不规则出血的频率更高，低雌激素相关不良反应更少
Takaesu，2016[34]	腹腔镜术后的 111 例子宫内膜异位症患者	DNG（2mg/d）	ZDX（1.8mg 肌内注射长效）4 周 / 次	24 周	• 术后复发率无明显差异 • 两组患者的痛经和非经期盆腔疼痛症状改善效果也相似	• 不规则出血：DNG 组 100%，ZDX 组 6% • 潮热：DNG 组 11%，ZDX 组 94% • 头痛：DNG 组 9%，ZDX 组 4%

BSRL. 布舍瑞林；LEUP. 亮丙瑞林；TPR. 曲普瑞林；ZDX. 戈舍瑞林

痛[52]。多项随机对照试验显示，对比其他激素治疗，子宫内膜异位症腹腔镜保守手术后使用 LNG-IUD 是有效的[51, 53-58]（表 7-4）。LNG-IUD 对于合并存在子宫腺肌症的患者特别有效，子宫腺肌症也是子宫内膜异位症保守手术后疼痛症状持续存在的常见原因[59]。

三、复方口服避孕药

复方雌激素 - 孕激素口服避孕药常用于子宫内膜异位症相关性疼痛的患者，COC 的益处包括长效、避孕和调整月经周期[4, 60]。最近的一项系统综述显示，周期性或连续给药的 COC，可有效缓解痛经、非经期盆腔疼痛和性交痛，改善生活质量。但是文献支持数据的质量较低。此外，相对于其他疗法，还没有足够的数据表明 COC 疗法有更好的优越性或相对更有益处[61]。这种证据低质

量的一个潜在原因是，虽然制药厂拥有足够的环境和经济条件去开展 RCT 研究，但是增加 COC 对子宫内膜异位症治疗的适应证所获得的额外收入并不能补偿实施 RCT 的成本，所以他们兴趣有限[62]。连续性使用 COC 比周期性使用 COC 在改善痛经方面有一些优势。但是，没有证据表明这两种治疗方案对其他疼痛症状（如深部性交痛）或术后卵巢子宫内膜异位囊肿的复发率有不同影响[63]。COC 给药方案的选择（周期性或连续性）应主要基于患者的意愿。事实上，有些患者更希望没有每个月的月经来潮，从而避免经期相关症状，以及月经对社交和性生活的干扰，有些女性可能更偏好没有每月周期性的月经出血[64]。相反，另一些患者则更喜欢有每月规律的月经来潮，因为她们认为月经来潮可以确认她们没有妊娠，而且她们认为闭经是一种非生理状态，即便经过充

表 7-3　醋酸甲羟孕酮（MPA）不同给药途径对子宫内膜异位症患者疗效的随机对照研究					
作者，年份	给药途径	病例数（n）	试验组	对照组	主要结果
Telimaa，1987[41]	口服	59 例经腹腔镜诊断为轻 – 中度子宫内膜异位症的患者	MPA（100mg/d，共 6 个月）	DAN（200mg，每天 3 次，共 6 个月）或安慰剂	MPA 和 DAN 在改善疼痛症状方面疗效相似，对比安慰剂更加有效
Telimaa，1987[42]	口服	60 例	MPA（100mg/d，共 6 个月）	DAN（200mg，每天 3 次，共 6 个月）或安慰剂	MPA 和 DAN 在改善疼痛症状方面疗效相似，对比安慰剂更加有效
Vercellini，1996[43]	肌内注射	80 例有子宫内膜异位症相关的中度或重度盆腔疼痛患者	皮下长效给药（每 3 个月 150mg）	COC（EE 0.02mg+ 去氧孕烯 0.15mg）+ 达那唑（50mg，每 28 天服用 21 天）	在改善疼痛症状方面疗效相似
Harrison，2000[44]	口服	100 例	MPA（50mg/d，共 3 个月）	安慰剂	经 2 次腹腔镜检查判断，MPA 和安慰剂在治疗子宫内膜异位症方面表现相同且显著有效
Crosignani，2006[45]	皮下	300 例	DMPA 皮下长效给药（每 3 个月 104mg/0.65ml）	LEUP（每月 3.75mg 或每 3 个月 11.25mg，共 6 个月）	在改善疼痛症状方面疗效相似
Schlaff，2006[46]	皮下	274 例	DMPA 皮下长效给药（每 3 个月 104mg/0.65ml）	LEUP（每 3 个月长效肌内注射给药 11.25mg，共 6 个月）	在改善疼痛症状方面疗效相似
Walch，2009[47]	皮下	41 例	DMPA 皮下长效给药（每 3 个月 104mg/0.65ml）	ENG– 皮下植入（68mg）	在改善疼痛症状方面疗效相似
Cheewa-dhanaraks，2012[48]	肌内注射	84 例	DMPA（每 3 个月 150mg，共 24 周）	连续服用口服避孕药（EE 0.03mg+ 孕二烯酮 0.075mg，共 24 周）	• 两组患者的满意度相似 • 两组患者的疼痛症状均有明显改善 • 口服避孕药组对痛经的改善程度优于 DMPA 组

DAN. 达那唑；EE. 炔雌醇；ENG. 依托孕烯；LEUP. 亮丙瑞林

分的咨询沟通也无法纠正其看法。

Vercellini 等最早阐述了 COC 能有效治疗子宫内膜异位症[65]。一项随机对照试验纳入了 55 名女性，分别被分配到 COC 组（去氧孕烯 0.15mg+ 炔雌醇 20μg）或 GnRH-a 组（每 28 天戈舍瑞林 3.6mg）治疗，共 6 个月。两组患者的深部性交痛症状均有改善，但 GnRH-a 组的改善程度略高。

两组患者的非经期盆腔疼痛均有改善。COC 治疗组的患者痛经有明显的改善，而 GnRH-a 组因闭经无法评估痛经情况。随访结束时，两组之间的症状复发情况没有差异。也有其他研究比较了周期性（21 天方案）和连续性使用 COC 的疗效差异。一项前瞻性试验纳入了 50 名前一年因子宫内膜异位症接受手术的患者，她们在接受 COC 周期性治疗后仍有持续痛经。这些患者改为接受连续性 COC（炔雌醇 20μg+ 去氧孕烯 0.15mg）治疗 2 年。治疗结束时，与标准的 21 天周期性方案相比，接受连续 COC 治疗的女性中，26% 非常满意，54% 满意。接受连续 COC 治疗的女性，闭经、点滴状出血和突破性出血的发生率分别为 38%、36% 和 26%，14% 的女性出现了中重度的不良反应。对标准周期性 COC 治疗无效的患者，接受连续性 COC 治疗后，痛经症状可以获得改善[66]。另一项研究表明，在腹腔镜治疗子宫内膜异位症后，连续性 COC 治疗（屈螺酮 3mg+ 炔雌醇 30μg；n=85）在改善痛经和非经期疼痛方面比 3 周药物治疗 /1 周安慰剂方案（n=167）更有效，而在改善性交痛方面两者没有差异[67]。Caruso 等对连续性 COC（地诺孕素 2mg 和炔雌醇 30μg；n=63）和 21 天周期性治疗方案（n=33）进行了对比研究发现[68]，连续性 COC 治疗在改善子宫内膜异位症患者的生活质量和性功能方面比 21/7 天方案更有效。Scala 等在一项前瞻性研究中，对比分析了接受 12 个月炔诺酮治疗（2.5mg/d）和延长周期 COC 治疗（左炔诺孕酮 / 炔雌醇 150/30μg，84 天 + 炔雌醇 10μg，7 天）的患者满意度[19]。研究结束时，两组患者的满意度没有显著差异（炔诺酮组 82.2%，延长周期 COC 组 68.4%），而延长周期的 COC 异常出血的天数更多。COC 用于治疗深部子宫内膜异位症的疗效也进行了评估。一项前瞻性研究调查了持续低剂量 COC（炔雌醇 15μg+ 孕二烯酮 60μg）治疗结直肠子宫内膜异位症患者的疗效。经过 12 个月的治疗，患者症状严重程度有明显改善，超声内镜检查显示结节缩小[69]。另一项前瞻性研究比较了连续口服 COC 与 GnRH-a 治疗膀胱逼尿肌子宫内膜异位症（n=10）的疗效差别。经过 6 个月的治疗，膀胱镜检查显示 GnRH-a 治疗后患者膀胱子宫内膜异位病灶几乎完全消失，COC 治疗后患者膀胱子宫内膜异位病灶虽然没有完全消退，但也明显缩小；因此，该研究提示 COC 可以有效治疗膀胱子宫内膜异位症[70]。日本的一项前瞻性研究表明，低剂量周期性 COC（屈螺酮 3mg+ 炔雌醇 24μg）治疗 6 个月可以有效缩小卵巢子宫内膜异位囊肿的体积和改善痛经的强度[71]。子宫内膜异位症常常合并偏头痛等疾病[72]。有研究者比较了单纯孕激素类避孕药（去氧孕烯）和 COC 在 35 岁以下直肠阴道子宫内膜异位症合并无先兆型偏头痛患者中的疗效。两种方案均能有效改善非经期盆腔疼痛和性交痛。但去氧孕烯的耐受性优于 COC，这可能与它同时降低了偏头痛的发作频率和严重程度有关[24]。雌激素和孕激素联合治疗子宫内膜异位症相关疼痛也可以使用其他给药方式，如阴道避孕环和经皮贴片[23, 73]。

四、促性腺激素释放激素激动药

促性腺激素释放激素激动药（GnRH-a）被用于一线治疗失败后的二线治疗选择[1, 2, 74, 75]。由于 GnRH-a 对 GnRH 受体的持续刺激，促性腺激素释放增加可导致最初的高雌激素状态（点火效应），随后由于促性腺激素分泌受到抑制而导致性腺功能减退状态。雌激素水平下降，从而减弱子宫内膜异位病灶的活性。一项 Cochrane 综述纳入了 41 项临床试验，共 4935 名患者，结果显示 GnRH-a 可以降低子宫内膜异位症相关性疼痛症状的强度。GnRH-a 在改善疼痛症状方面比未接受治疗或安慰剂更有效。尽管 GnRH-a 会引起更多的不良反应，但与达那唑相比，GnRH-a 在改善痛经和疼痛方面无统计学上的显著差异[76]。最近，一项随机对照试验（198 例患者）比较了使用 24 个月的地诺孕素（n=56）或戈舍瑞林（n=55）作为术后预防子宫内膜异位症复发治疗方案的疗效。两组患者术后复发率无明显差异，但两组患者的痛经、非经期盆腔疼痛均有明显改善。与地诺孕素组相比，戈舍瑞林组的不良反应更为明显[34]。雌激素缺乏会导致围绝经期症状，如睡眠障碍、潮热、阴道干燥和情绪变化。长期 GnRH-a 治疗还会导致进行性骨质丢失，对骨密度产生重要影响[2]。因此，为了减少不良反应，建议对接受 GnRH-a 治疗的患者进行雌激素和（或）孕激素反向添加治疗。在子宫内膜异位症年轻患者中，Di Vasta

表 7-4　研究子宫内膜异位症患者术后左炔诺孕酮宫内缓释系统（LNG-IUD）疗效的随机对照试验

作者，年份	病例数（n）	对照组	随　访	主要结果
Vercellini，2003[53]	40	期待治疗	12 个月	LNG-IUD 降低痛经的频率，提高患者的满意度
Petta，2005[54]	82	LEUP（长效，每 28 天 ± 3 天 3.75mg，肌内注射）	6 个月	在改善疼痛症状方面疗效相似
Gomes，2007[55]	15	LEUP（长效，每 28 天 ± 3 天 3.75mg，肌内注射）	6 个月	两种治疗方法都改善了疼痛症状，并降低了二次腹腔镜检查时子宫内膜异位症的范围
Wong，2010[51]	30	DMPA（每 3 个月 150mg，肌内注射）	36 个月	随访到 36 个月时，只有 LNG-IUD 降低了疼痛评分。两组患者改善性交痛和泌尿系 / 肠道症状方面无差异
Ferreira，2010[56]	44	LEUP（长效，每 28 天 ± 3 天 3.75mg，肌内注射）	6 个月	在改善疼痛症状方面疗效相似
Bayoglu Tekin，2011[57]	40	ZDX	12 个月	随访 1 年时，接受 ZDX 治疗的患者疼痛评分降低，患者满意度更高
Tanmahasamut，2012[58]	55	期待治疗	12 个月	LNG-IUD 组的痛经和非经期盆腔疼痛明显降低，性交痛方面无明显差异

DMPA. 长效醋酸甲羟孕酮；LEUP. 亮丙瑞林；ZDX. 戈舍瑞林

等发现，相较于单独使用醋酸亮丙瑞林，同时进行醋酸炔诺酮（每天 5mg）＋结合雌激素（每天 0.625mg）或醋酸炔诺酮＋安慰剂的反向添加治疗在改善生活质量和维持骨密度方面更有效。研究结果表明，反向添加疗法可以显著改善骨骼健康和生活质量。醋酸炔诺酮＋结合雌激素在增加骨密度方面优于醋酸炔诺酮单药治疗[77]。最近，一项在年轻子宫内膜异位症患者、为期 12 个月的双盲随机对照试验对比了单独使用醋酸炔诺酮（5mg/d）或醋酸炔诺酮＋结合雌激素（0.625mg/d）作为醋酸亮丙瑞林治疗期间反向添加治疗的效果，结果显示醋酸炔诺酮联合结合雌激素在改善健康相关生活质量方面优于单独使用醋酸炔诺酮[78]。来自同一批作者的一项新的随访研究提供了确证数据资料，作者评估了 GnRH-a 治疗年轻子宫内膜异位症患者期间两种反向添加治疗方案的长期耐受性和不良反应，两种方案分别是单独使用醋酸炔诺酮或醋酸炔诺酮联合结合雌激素治疗。几乎

所有的患者（24/25）在治疗期间都报告了不良反应。尽管有不良反应，试验参与者认为 GnRH-a＋反向添加疗法是治疗子宫内膜异位症疼痛最有效的激素药物，而且 2/3 的患者会向其他人推荐这种治疗方式。接受醋酸炔诺酮联合结合雌激素反向添加治疗组的用药反馈优于单独使用醋酸炔诺酮组的患者[79]。

五、促性腺激素释放激素拮抗药

促性腺激素释放激素拮抗药（GnRH-anta）通过抑制垂体促性腺激素的释放而诱导低雌激素状态，能降低循环雌激素的水平，但没有完全抑制雌激素。这类药物能改善子宫内膜异位症相关性疼痛症状，减轻低雌激素引起的不良反应，如潮热、骨密度丢失、情绪变化、性欲丧失和阴道萎缩[2]。GnRH-anta 的主要优点之一是它们可以竞争性阻断 GnRH 受体，因此，它们可以抑制促黄体生成素（LH）和卵泡刺激素（FSH）的产生而不

诱发点火效应[74]。GnRH-anta 可以通过皮下注射（西曲瑞克，CET）或口服给药（Elagolix，ELX）。

Küpker 等对 15 例通过腹腔镜确诊的有症状的子宫内膜异位症患者进行西曲瑞克（CET）药物治疗，评价其疗效。患者每周皮下注射 CET（3mg），持续 8 周。治疗结束后通过第二次腹腔镜检查显示，60% 患者的病变消退。在第二次腹腔镜检查时，子宫内膜活检显示子宫内膜腺体和间质萎缩。所有患者在接受 CET 治疗期间症状均消失。只有6 例患者报告了与雌激素缺乏症无关的不良反应（头痛或子宫出血）[80]。

ELX 是一种新型口服促性腺激素释放激素拮抗药，是主要为了治疗子宫内膜异位症而研发的GnRH-anta。它耐受性好，生物可利用性快。每天服用 ELX（50～200mg，每天 1 次，或 100mg，每天 2 次），连续用药 1 周可有效维持几乎所有患者的低雌二醇水平状态。由于其半衰期较短（约6h），停止治疗后药理作用迅速消退[81]。一项 II期随机对照试验评估了 ELX（每天 150mg）治疗子宫内膜异位症相关性疼痛的疗效，纳入的是137 例经腹腔镜诊断为子宫内膜异位症患者且有中至重度非经期盆腔疼痛和痛经。经过 8 周的治疗后，ELX 改善了痛经、非经期盆腔疼痛和性交痛，此外，它还减少了止痛药的用量，改善了生活质量[82]。另一项 II 期随机对照试验研究了 ELX（150mg/d 或 75mg/d，每天 2 次）和 DMPA-SC 对252 例子宫内膜异位症相关性疼痛患者骨密度的影响。ELX 在治疗痛经和非经期疼痛方面的疗效并不逊色于 DMPA-SC。两种治疗方法引起的骨密度较基线水平的平均变化都很轻微[83]。在另一项 II期随机对照试验中，对 155 例经腹腔镜诊断为子宫内膜异位症的女性使用 ELX（150mg 或 250mg，每天 1 次），结果显示 ELX 可显著改善痛经[84]。一项欧洲多中心随机对照试验中，174 例经腹腔镜诊断为子宫内膜异位症的女性分别接受了 ELX（150mg 或 250mg，每天 1 次）、醋酸亮丙瑞林（每月 3.75mg，肌内注射）和安慰剂持续 12 周的治疗。随后，接受安慰剂或醋酸亮丙瑞林治疗的患

者被重新随机分配到 ELX 组，ELX 组患者再额外继续治疗 12 周。在接受两种剂量的 ELX 治疗第 4周、ELX250mg 治疗第 8 周和醋酸亮丙瑞林治疗的第 4 周、第 8 周、第 12 周，疼痛症状均更明显减轻[85]。最近，两项为期 6 个月的 III 期大型、双盲、随机对照试验研究了两种剂量的 ELX（150mg每天 1 次，200mg 每天 2 次）治疗经手术诊断为中重度子宫内膜异位症并导致子宫内膜异位症相关性疼痛的效果，结果表明 ELX 能有效改善痛经和非经期盆腔疼痛[86]。ELX 最常见的不良反应是潮热、头痛、恶心和焦虑[82-86]。2018 年 7 月，美国食品药品管理局（Food and Drug Administration，FDA）批准 ELX 用于治疗与子宫内膜异位症相关的中度至重度疼痛[87]。

六、芳香化酶抑制药

细胞色素芳香化酶 P450 催化甾体 C-19 雄激素转化为 C-18 雌激素；它可以将雄烯二酮转化为雌酮，将睾酮转化为雌二醇。芳香化酶 P450 在子宫内膜异位症患者的在位子宫内膜和异位子宫内膜中均有表达，而该酶在健康女性的在位子宫内膜和无子宫内膜异位症的腹膜组织中均未检测到。局部雌激素的产生可以促进子宫内膜异位组织的生长和侵袭，并刺激 COX-2 的活性，COX-2与前列腺素介导的炎症产生有关，进而参与疼痛的发展[88]。鉴于这些原因，芳香化酶抑制药（aromatase inhibitors，AI）已被研究用于治疗子宫内膜异位症。

芳香化酶抑制药的首次应用是在一项开放标签、非随机的研究中，纳入了 10 例既往接受过药物和手术治疗的患者。该研究中，患者接受来曲唑（2.5mg/d）和醋酸炔诺酮（2.5mg/d）治疗 6 个月，9 名患者疼痛症状得到了改善；二次腹腔镜检查显示，尽管 10 例患者中有 8 例通过腹腔镜可肉眼识别出子宫内膜异位症病灶，但这些结节病灶的活检病理报告显示没有异位子宫内膜[89]。另一项前瞻性的开放标签试验也证实了这些发现。18 例对既往手术和激素治疗无效、有疼痛症状的患者接

受阿那曲唑（1mg/d）+COC（炔雌醇 20μg+ 左炔诺孕酮 0.1mg）治疗 6 个月，仅经过 1 个月的治疗，疼痛强度就开始减轻，并且疼痛强度随着治疗时间延长逐月减轻[90]。在另一项研究中，直肠阴道子宫内膜异位症的患者接受阿那曲唑（0.25mg/d）阴道用药治疗 6 个月，痛经和生活质量均得到了改善，但在治疗期间，非经期盆腔疼痛和性交痛的强度、性交次数、使用镇痛药物的天数并没有变化[91]。一项包含 12 名直肠阴道子宫内膜异位症患者、开放标签的前瞻性研究证实了来曲唑（LZT）和醋酸炔诺酮联合治疗疼痛的有效性。研究显示，治疗期间患者深部性交痛和非经期盆腔疼痛的严重程度明显降低。但是治疗结束后 3 个月疼痛症状复发，在停药 6 个月的随访中，痛经、性交痛和非经期盆腔疼痛的强度与基线相比没有明显的差异[92]。一项包含 82 例患者的前瞻性、非随机、开放标签的基于患者偏好的临床试验对比了醋酸炔诺酮单药或联合来曲唑治疗直肠阴道子宫内膜异位症相关性疼痛的效果。在治疗 3 个月和 6 个月时，接受双药联合治疗患者的非经期盆腔疼痛和深部性交痛的强度明显低于接受醋酸炔诺酮单药治疗的患者。两个研究组终止激素治疗后疼痛症状均迅速复发。联合用药方案的不良反应发生率（43.2%）高于醋酸炔诺酮单药治疗方案（18.4%），并且联合用药方案没有提高患者的满意度[11]。芳香化酶抑制药也用于预防保守手术治疗后的子宫内膜异位症患者疼痛的复发。在一项随机对照试验中，80 例患者接受了持续 6 个月的阿那曲唑（1mg/d）和戈舍瑞林（3.6mg，每 4 周，皮下注射）联合治疗或单独使用戈舍瑞林治疗，联合治疗方案延长了症状复发的时间[93]。AI 也被发现对治疗膀胱子宫内膜异位症[94]、结直肠子宫内膜异位症[21]和卵巢子宫内膜异位囊肿[16]引起的症状有效。一项包括 10 项临床试验的系统综述证实了 AI 在改善子宫内膜异位症相关性疼痛症状方面的疗效[95]；然而，这些 AI 也会引起多种不良反应，包括关节疼痛、肌痛、头痛、情绪波动、性欲下降和乏力[96]。基于不良反应的高发生率，AI

应仅用于对常规药物和手术治疗无效的子宫内膜异位症相关性疼痛的临床研究。

七、选择性雌激素受体调节剂

选择性雌激素受体调节剂（selective estrogen receptor modulators，SERM）与不同组织的 ER 结合，并发挥类雌激素或抗雌激素作用。这些分子在子宫和乳腺组织上发挥拮抗药作用，在骨组织、脂质代谢和凝血因子方面发挥激动药作用。这类药物通过它们对子宫内膜的抗增殖作用达到对子宫内膜异位症的治疗效果。在一项包含 93 例罹患子宫内膜异位症相关性疼痛患者的随机对照试验中，所有患者在腹腔镜切除异位病灶后接受了雷洛昔芬（180mg/d）或安慰剂治疗 6 个月。由于雷洛昔芬组患者比安慰剂组更早出现非经期盆腔疼痛复发或需要更早接受手术，该研究被数据安全监测委员会终止。

八、抗血管生成药

异常的血管生成可能参与子宫内膜异位症病灶的发育和生长。VEGF 是参与血管生成最重要的分子[97, 98]。一些靶向 VEGF 和其他血管生成途径的药物已经用于治疗子宫内膜异位症的实验研究中[99-101]。

贝伐珠单抗是一种通过降低循环 VEGF 抑制血管生成的重组人源化单克隆抗体[102]。酪氨酸激酶抑制药（tyrosine kinase inhibitors，TKI）选择性抑制与血管生成相关的酪氨酸激酶受体的催化活性，如 VEGF 受体（VEGFR）、血小板源性生长因子受体（PDGFR）和干细胞因子受体（c-KIT）[103]。这些抗血管生成药物目前已被应用于晚期妇科癌症的治疗[104-107]。在小鼠模型中，贝伐珠单抗通过降低血管密度可以有效抑制子宫内膜异位症细胞的增殖、缩小子宫内膜异位症病灶的体积[108]。在一项临床前研究中，索拉非尼成功逆转了从异位和在位子宫内膜组织中提取的异位间充质干细胞的增殖、迁移和血管生成能力[109]。此外，索拉非尼不影响子宫内膜异位症小鼠的卵巢储备功能[110]。一项在大鼠模型中进行的比较研究对比了其他 TKI 对子宫内膜异位组织形态和组织学特征、卵巢储备的影响。在治疗结束时，与接受其他药物相比，接受帕佐帕尼治疗的大鼠子宫内膜异位症评分显著降低；与索拉非尼和生理盐水相比，接受舒尼替尼治疗的大鼠子宫内膜异位症评分显著降低，但接受索拉非尼治疗的大鼠评分没有显著降低。与生理盐水相比，接受帕佐帕尼、舒尼替尼和索拉非尼治疗可使 VEGF 评分降低。此外，这些试验性治疗药物对卵泡数量没有负面影响[111]。在另一项临床前研究中，研究者在大鼠上测试了舒尼替尼活性对子宫内膜异位病灶的影响，并与空白组或达那唑组进行了比较。研究发现，舒尼替尼和达那唑可以有效缩小子宫内膜异位症植入病灶的体积和面积，降低因疾病引起的粘连严重程度和总评分[112]。

mTOR 是一种控制细胞生长、增殖和存活的蛋白激酶[113]。已有研究表明，PI3K/AKT/mTOR 通路可显著影响子宫内膜异位症细胞的存活和增殖、子宫内膜异位症病灶的血管生成，并可能参与了对孕激素的耐药过程[114, 115]。雷帕霉素是一种细菌大环内酯类药物，它可以抑制这一途径和抗血管生成活性[116]。在动物模型中，雷帕霉素通过抑制 VEGF 诱导的血管生成，成功缩小了子宫内膜异位症病灶的体积，就如同它在体外试验中可以抑制内皮细胞的生长和降低异位病灶中的微血管密度[117]。泰西罗莫司是一种 mTOR/AKT 通路的抑制药，在小鼠模型中可抑制子宫内膜异位细胞的增殖[118]。

多巴胺可能参与了 VEGF 介导的子宫内膜异位症血管生成的调节[119-121]。因此，多巴胺受体 2（DR2）激动药已经被提出应用于子宫内膜异位症动物模型和患者[122-124]。非麦角衍生的 DR2 激动药卡麦角林和喹高利特主要通过拮抗血管生成过程来缩小小鼠子宫内膜异位症的病灶[122]。另一项在雌性裸鼠中进行的实验研究再次报道，卡麦角林能够减少子宫内膜异位症细胞的血管生成。尤其是与对照组相比，该研究显示经过治疗的动物

的基因表达发生了改变，并且 VEGFR-2 活性下降[123]。最近，一项试验性随机 II 期临床试验评估了卡麦角林联合醋酸炔诺酮治疗子宫内膜异位症患者疼痛的有效性和安全性（NCT02542410），虽然这项研究已经完成，但结果尚未发表。

一项概念验证研究评估了喹高利特（25～75μg/d）持续治疗 18～20 周对缩小子宫内膜异位症患者腹膜病灶的疗效，该药物可使病灶缩小 69.5%。所有患者都接受了第二次腹腔镜检查，在子宫内膜异位症标本的分子水平评估中发现 VEGF/VEGFR2、三种促血管生成细胞因子（CCL2、CRUNX1 和 AGGF1）和 I 型纤溶酶原激活物抑制因子的表达均下调[124]。

九、抗炎药物和免疫调节药

子宫内膜异位症病灶的特征是前列腺素（PG）、细胞因子和趋化因子的生成增加[125]。此外，子宫内膜异位症患者的腹腔液似乎也含有更多量的促炎细胞因子[126-128]。肿瘤坏死因子（tumor necrosis factor，TNF）-α 是负责激活与炎症相关的多个转录因子的主要细胞因子，通过引起异位和在位子宫内膜间质细胞的增殖，促进病灶细胞黏附[129, 130]。在狒狒的实验中，两种人重组 TNF-α 拮抗药 TNFRSF1A 和 c5N 被证明对子宫内膜异位症病变的生长有抑制作用，并且不影响月经周期[131, 132]。此外，依那西普是一种由重组 DNA 产生的融合蛋白，将 TNF-α 受体结合到 IgG-1 抗体的恒定末端，从而降低了大鼠异位病灶体积和组织病理学评分；该药物还降低了血清中 VEGF、IL-6 和 TNF-α 的水平[133-135]。

英非昔单抗是一种针对 TNF-α 的单克隆抗体，可有效缩小子宫内膜异位症病灶，降低血浆一氧化氮（NO）水平；它也能增加子宫内膜异位症大鼠血浆中非对称性二甲基精氨酸的水平[136]。一项包含 21 例女性的随机对照研究评估了英非昔单抗治疗直肠阴道子宫内膜异位症相关性疼痛的效果。在注射英非昔单抗或安慰剂后 3 个月进行手术，结果发现，治疗后两组在痛经、性交痛和慢性盆

腔疼痛的强度上没有差异[137]。

姜黄素是一种从长姜黄中提取的多酚类分子，具有抗氧化、抗肿瘤和抗血管生成的特性[138]。姜黄素可以降低 VEGF 和 MMP-3 的表达，减少人子宫内膜异位症异位间质细胞培养中炎症分子的产生，如 IL-6、IL-8、MIF、MCP-1、VCAM-1 和 ICAM-1[139-141]。在体内实验中显示，姜黄素可以缩小子宫内膜异位症病灶的体积[142]。研究者对比了姜黄素与考来昔布对小鼠凋亡途径的影响，结果显示，与 COX-2 抑制药相比，姜黄素上调了子宫内膜异位症间质和上皮细胞的 Bax/Bcl-2 比值和 p53 的表达[141]。最近有研究表明，姜黄素与去铁胺（一种铁螯合剂）联合使用可缩小子宫内膜异位症大鼠病灶的体积，抑制细胞增殖[143]。

咪喹莫特是一种 TLR-7 激动药，能够通过诱导 IFN-α（一种有效的抗病毒药物）来进行免疫调节[144]。一项随机、安慰剂对照、单盲、实验性试验评估了咪喹莫特在实验性子宫内膜异位症大鼠模型中的疗效。与对照组相比，腹腔注射咪喹莫特显著减少了子宫内膜异位症病变的体积[145]。最近的一项研究评估了 c-Junn-N 末端激酶抑制药 Bentamapimod，它在子宫内膜异位症动物模型中可以作用于多种免疫途径。Bentamapimod 可以诱导 48% 的病变消退，减少炎症细胞因子，增强自然杀伤细胞的作用[146]。

一项正在进行的单臂 Ⅰ～Ⅱ 期试验评估一种来自水解、热失活的子宫内膜异位症患者血液的片状制剂 V-Endo，其主要试验结果是治疗盆腔疼痛的疗效。虽然这项研究本应在 2019 年 12 月完成，但到目前仍未发表结果（NCT03340324）。

DLBS1442 是从印度尼西亚本土植物果实中提取的生物活性片段，具有免疫调节、抗炎活性、抗血管生成和诱导凋亡的作用。既往一项临床试验已经评估了 DLBS1442 对经前期综合征和（或）原发性痛经的疗效[147]，目前正在进行一项前瞻性、随机、双盲 Ⅱ～Ⅲ 期的研究，检测其对治疗疑似子宫内膜异位症患者疼痛的疗效，该研究的结果是值得期待的（NCT01942122）。

十、抗氧化剂

氧化应激已被证明有助于子宫内膜异位症的发生和发展。事实上，细胞因子、活性氧自由基和前列腺素等炎症介质的增加是子宫内膜异位病灶发生发展[148]和子宫内膜异位症患者的腹腔液的特征性表现[149, 150]。此外，氧化应激所导致的 NF-κB 激活失调可能影响子宫内膜异位症中多种细胞因子的表达[151]。

他汀类药物是 HMG-CoA 还原酶的竞争性抑制药，具有内在抗氧化活性，大剂量给药时可以表现出抗增殖和抗血管生成活性[152]。在一项小鼠的临床前研究中，与对照组相比，内皮抑素（一种胶原蛋白 XⅧ 的蛋白水解片段）可以使子宫内膜异位病灶的生长减少了 47%[153]。辛伐他汀通过减少子宫内膜异位间质细胞对胶原纤维的黏附显著降低其增殖性[154]。在裸鼠模型中，辛伐他汀（每天 5～25mg/kg，持续 10 天）对子宫内膜病灶数量和大小的抑制呈剂量依赖性；在最高剂量下，子宫内膜病灶的数量和体积分别下降了 87% 和 98%[155]。在一项针对大鼠的前瞻性随机对照试验中，阿托伐他汀（2.5mg/kg）可以显著缩小腹膜腔内异位病灶大小并降低 VEGF 水平[156]。在另一项大鼠临床前研究中，阿托伐他汀导致 VEGF 和 MMP-9 的表达明显降低，而 MMP-2 组织抑制药的表达增加；在这项研究中，腹腔注射阿托伐他汀似乎比口服阿托伐他汀更有效[157]。

二甲双胍具有抗炎活性，似乎也可以调节卵巢类固醇的产生。在一项对动物的临床前研究中，二甲双胍通过提高超氧化物歧化酶和 MMP-2 组织抑制药的浓度，降低 VEGF 和 MMP-9 的浓度，从而减少子宫内膜异位症病变的大小和数量[158]。

噻唑烷二酮类药物以 PPAR-γ 受体为靶点，该受体参与细胞生长、血管生成，并具有抗炎活性[159]。在动物模型中，与对照组相比，罗格列酮、吡格列酮和西格列酮治疗可以降低已形成的子宫内膜异位病灶的生长[159-162]。

新近研究表明，在异位子宫内膜中存在维生

素 D 受体和维生素 D 合成所需的酶[163]。另有研究报道，子宫内膜异位症患者经治疗后，腹腔液中维生素 D 结合蛋白（DBPE）的一种亚型水平降低[164]。考虑到维生素 D 可能在子宫内膜异位症中起作用，我们对一种受体激动药 Elocalcitol 进行了实验研究。实验中子宫内膜异位症小鼠接受 Elocalcitol（口服，每天 1 次，每周 5 天）治疗 2 周后，能够将病变总重量降低 70%。研究其作用机制发现，Elocalcitol 减少了接受治疗模型动物腹腔内细胞对胶原蛋白的黏附、巨噬细胞的募集和炎症细胞因子的分泌[165]。

维生素 A 是一种具有免疫调节和抗炎特性的分子，一种特殊的基因表达模式显示，在子宫内膜异位症女性中，维生素 A 的摄取和代谢减少[166-169]。与对照组相比，给予子宫内膜异位症小鼠维 A 酸治疗 17 天可以减少子宫内膜异位症病变的数量。此外，补充维生素 A 的小鼠腹腔液 IL-6 和 MCP-1 浓度降低，巨噬细胞 CD38、CD11b 和 F4/80 的表达增高[170]。在另一项临床前研究中，维生素 A 同样可以缩小已形成的子宫内膜异位症病灶的体积[110]。

ω-3 脂肪酸在体外可以抑制子宫内膜间质细胞的炎症介质释放[171]。一项前瞻性、随机的实验研究评价了 ω-3 二十碳五烯酸与 ω-6 亚油酸在子宫内膜异位症实验大鼠模型中的抗炎作用。大鼠接受 ω-3 脂肪酸治疗后，MMP 的 mRNA、IL-1β、IL-1 受体、前列腺素 E 合成酶和 NF-κB 的表达均下调[172]。对大鼠的进一步研究表明，ω-3 多不饱和脂肪酸比 1, 25– 二羟基维生素 D_3 更能诱导子宫内膜异位症病变的消退[173]。在一项临床试验中，子宫内膜异位症患者联合服用了两种抗氧化剂（ω-3 和 ω-6 脂肪酸）治疗 3 个月，结果显示，患者疼痛症状明显减轻；此外，接受含有这种成分的饮食治疗后，患者血清 PGE_2 和 CA125 水平显著降低[174]。

乙酰半胱氨酸是一种抗氧化剂，能够下调多种炎症蛋白的产生和基因表达[171]。在一项队列观察研究中，给予子宫内膜异位症患者 N- 乙酰半胱氨酸（600mg，每天 3 次，每周连续 3 天）治疗 3 个月。治疗结束时，接受 N- 乙酰半胱氨酸治疗的患者卵巢子宫内膜异位囊肿直径略有减少（–1.5mm），未接受治疗的患者卵巢子宫内膜异位囊肿直径明显增加（+6.6mm）[175]。

褪黑素受体在人类在位子宫内膜、卵巢子宫内膜异位囊肿和腹膜异位病变中均有不同程度的表达，褪黑素治疗可以减弱雌二醇诱导的体外培养子宫内膜上皮细胞增殖，通过减少氧化应激标记物来降低动物模型中子宫内膜异位症病变的体积和重量[176, 177]。一项包含 40 例患者的随机、双盲、安慰剂对照试验研究了褪黑素（10mg/d）对子宫内膜异位症女性的疗效。总的来说，在治疗 8 周后疼痛评分下降了 39.8%，镇痛药的使用减少了 80%。与安慰剂组相比，治疗组子宫内膜异位症的临床生物标志物脑源性神经营养因子水平也较低[178]。

一项对照实验通过研究子宫内膜异位症模型大鼠的生化指标和组织病理学参数评估了 α- 硫辛酸的抗氧化和抗炎活性。在实验组中，血清总氧化剂和氧化应激指数水平、子宫内膜异位症病灶的体积、组织病理学评分、血清和腹腔中 TNF-α 的浓度均明显降低[179]。

白藜芦醇是一种具有潜在抗氧化活性的植物抗毒素。白藜芦醇的抗炎作用有多种机制，包括抑制 NF-κB 的活性。在动物模型中，补充白藜芦醇可以减少子宫内膜植入病灶的数量和体积，调节炎症微环境，降低子宫内膜异位症细胞的增殖和存活[180]。在一项小型开放标签临床试验中，纳入 12 例既往使用 COC（屈螺酮 3mg+ 炔雌醇 30μg）治疗疼痛没有改善的子宫内膜异位症患者，患者接受白藜芦醇（30mg/d）治疗。治疗 2 个月后患者疼痛评分显著降低，特别是 82% 的患者痛经和盆腔疼痛完全缓解[181]。另一项试验比较了子宫内膜异位症患者使用白藜芦醇（40mg/d）和单相 COC（左炔诺孕酮 0.15mg/ 乙炔雌二醇 0.03mg）的疗效，两组患者（每组 22 例）的 VAS 疼痛评分在治疗后没有差异。

十一、作用于表观遗传的药物

既往的研究已经分析了子宫内膜异位症的表观遗传成分，认为特异性基因的表观遗传模式的变异可能在这种慢性疾病的异常、激素、免疫和炎症状态中发挥作用[183, 184]。组蛋白去乙酰化酶也可能在控制类固醇激素相关基因的表达中发挥作用[185]。组蛋白去乙酰化酶抑制药（如曲霉素 A 和丙戊酸）的疗效已经在子宫内膜异位症中得到初步研究。在一项临床前研究中，发现曲古他素 A 对子宫内膜间质细胞具有抗增殖活性，比选择性孕激素受体调节剂（SPRM）和 N- 乙酰半胱氨酸更有效、更持久。曲霉素 A 可以通过抑制 COX-2 来诱导细胞周期的阻断[186, 187]。在另一项对小鼠的临床前研究中，曲霉素 A 可以显著缩小子宫内膜异位症病灶的体积[188]。给予大鼠丙戊酸可有效缩小子宫内膜异位症病灶的体积，而且耐受性良好[189]。有趣的是，一项初步研究表明，12 例主诉为痛经伴有子宫增大且被诊断为子宫腺肌症的患者，服用丙戊酸治疗 6 个月症状完全缓解，子宫体积平均减小 26%[190]。目前，尚未发表关于丙戊酸治疗子宫内膜异位症患者的临床试验结果[191]。

结论

目前多种激素疗法可有效治疗子宫内膜异位症相关性疼痛[2, 74]。COC 和孕激素是有效的一线激素疗法，可通过多种途径给药[2, 74]。COC 和孕激素通常耐受性好，而且一般价格也不昂贵。COC 和孕激素之间的选择应基于患者避孕意愿、不良反应的发生率和患者自我的偏好[4, 100]。虽然 COC 作为治疗症状性子宫内膜异位症患者的一线治疗已有数十年历史，但孕激素单一疗法也正越来越多地被使用。目前，雌激素孕激素联合治疗是否优于单一孕激素治疗仍存在争议[192, 193]。事实上，复方口服避孕药 COC 可以产生超过生理水平的雌激素，这个可能与孕激素抵抗环境下的雌激素主导作用相关，也可能是长期 COC 治疗时子宫内膜异位症进展的重要原因。COC 倾向用于浅表腹膜病灶、卵巢子宫内膜异位囊肿和术后预防卵巢子宫内膜异位囊肿复发的患者。因此，对于深部浸润性子宫内膜异位症患者，应优先使用孕激素[61]。然而，目前关于育龄期女性长期服用孕激素的远期效果仍需要充分评估。对于有避孕需求的女性使用孕激素的一个潜在缺点是，目前只有三种孕激素被许可作为避孕药物，即去氧孕烯、依托孕素皮下植入和左炔诺孕酮宫内缓释系统[194]。目前，只有两种孕激素被美国 FDA 批准用于治疗子宫内膜异位症，分别是醋酸炔诺酮和长效醋酸甲羟孕酮（DMPA）。

在过去的几年里，多项研究工作都集中在地诺孕素这种药物上。它在拉丁美洲和亚太地区的几个国家、欧洲被批准用于治疗子宫内膜异位症，但是还没有得到 FDA 的批准。地诺孕素已被证明能有效缓解子宫内膜异位症相关性疼痛，因此它是该疾病药物治疗的主要选择之一[8]。地诺孕素的药理机制与其他孕激素略有不同，它不仅涉及孕激素受体的激活，而且还涉及孕激素受体亚型的调节。据报道，地诺孕素对子宫内膜异位症病灶和腹腔细胞因子有直接的抗炎作用[28, 195]。最近，有研究报道了地诺孕素在治疗症状性直肠阴道子宫内膜异位症女性中的有效性，即使在醋酸炔诺酮治疗无效的子宫内膜异位症亚群中也有作用[36]。

1/4～1/3 患者对子宫内膜异位症一线治疗方案无效，治疗无效的原因可能与几种分子机制有关，如雌激素及受体亚型的失衡和细胞黏附分子的失衡[196, 197]，这些都与其他雌激素依赖性疾病的孕激素抵抗有关。对传统一线治疗耐药的女性，使用 GnRH-a 是合适的，但其耐受性差[198]。事实上，尽管 GnRH-a 在治疗子宫内膜异位症相关性疼痛方面有效，但其长期使用会引起低雌激素状态相关的不良反应，因此，它们需要反向添加治疗[76]。

芳香化酶抑制药可显著改善子宫内膜异位症相关性疼痛；然而，给育龄期女性使用芳香化酶抑制药会造成频繁和严重的不良反应，从而限制了这些药物的长期使用[95, 96]。最近，GnRH-anta 被提出用于治疗子宫内膜异位症引起的疼痛。多中心Ⅲ期临床试验[82, 84-86, 199] 得出的有效结论，使

ELX（Elagolix）在 2018 年获得使用批准；然而，目前还需要非劣效性试验来对比 ELX 和治疗子宫内膜异位症的一线方案之间的疗效。

目前可用的子宫内膜异位症的药物治疗并不是治愈性的，因此，需要被连续使用多年。事实上，相关症状会在终止治疗数月后逐渐复发[11, 65]。此外，尽管使用了激素治疗，子宫内膜异位症仍可能出现进展[200]。因此，接受长期治疗的患者应进行常规的超声监测以评估疾病的进展，防止输尿管狭窄或肠道梗阻。

已经确定了一些可选择的靶点用于生产治疗子宫内膜异位症的新型药物（图 7-3）；然而，大多数新型抗血管生成药物、抗氧化剂和免疫调节剂仅在实验室或早期临床试验中进行了研究，还需要进一步的临床试验来阐明它们在人体中的有效性和安全性[201]。

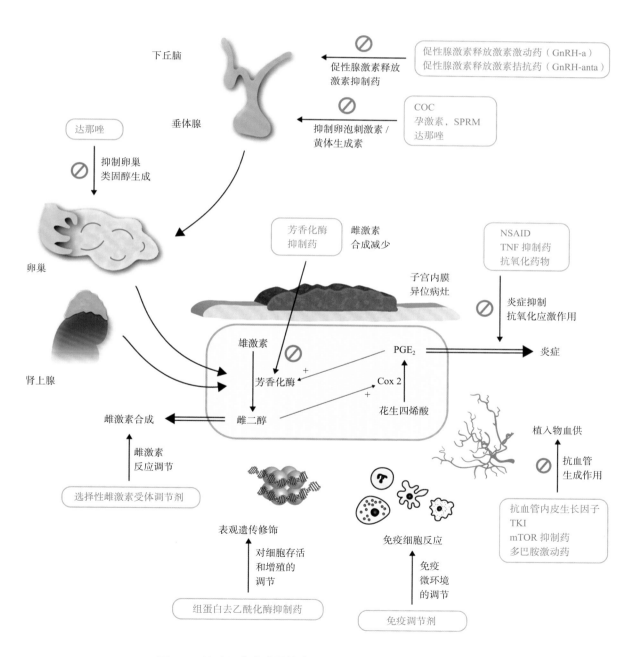

▲ 图 7-3 治疗子宫内膜异位症的当前的生物学靶点和实验性药物

参 考 文 献

[1] Ferrero S, Alessandri F, Racca A, Leone Roberti Maggiore U. Treatment of pain associated with deep endometriosis: alternatives and evidence. *Fertil Steril.* 2015;104(4):771–92.

[2] Ferrero S, Barra F, Leone R, Maggiore U. Current and emerging therapeutics for the management of endometriosis. *Drugs.* 2018;78(10):995–1012.

[3] Vercellini P, Buggio L, Frattaruolo MP, Borghi A, Dridi D, Somigliana E. Medical treatment of endometriosis-related pain. *Best Pract Res Clin Obstet Gynaecol.* 2018;51:68–91.

[4] Ferrero S, Remorgida V, Venturini PL. Current pharmacotherapy for endometriosis. *Expert Opin Pharmacother.* 2010;11(7):1123–34.

[5] Hughes E, Brown J, Collins JJ, Farquhar C, Fedorkow DM, Vandekerckhove P. Ovulation suppression for endometriosis. *Cochrane Database Syst Rev.* 2007;3:CD000155.

[6] Brown J, Crawford TJ, Allen C, Hopewell S, Prentice A. Nonsteroidal anti-inflammatory drugs for pain in women with endometriosis. *Cochrane Database Syst Rev.* 2017;1:CD004753.

[7] Kauppila A, Ronnberg L. Naproxen sodium in dysmenorrhea secondary to endometriosis. *Obstet Gynecol.* 1985;65(3):379–83.

[8] Barra F, Scala C, Ferrero S. Current understanding on pharmacokinetics, clinical efficacy and safety of progestins for treating pain associated to endometriosis. *Expert Opin Drug Metab Toxicol.* 2018;14(4):399–415.

[9] Brown J, Kives S, Akhtar M. Progestagens and anti-progestagens for pain associated with endometriosis. *Cochrane Database Syst Rev.* 2012(3):CD002122.

[10] Vercellini P, Pietropaolo G, De Giorgi O, Pasin R, Chiodini A, Crosignani PG. Treatment of symptomatic rectovaginal endometriosis with an estrogen-progestogen combination versus low-dose norethindrone acetate. *Fertil Steril.* 2005;84(5):1375–87.

[11] Ferrero S, Camerini G, Seracchioli R, Ragni N, Venturini PL, Remorgida V. Letrozole combined with norethisterone acetate compared with norethisterone acetate alone in the treatment of pain symptoms caused by endometriosis. *Hum Reprod.* 2009;24(12):3033–41.

[12] Ferrero S, Camerini G, Ragni N, Venturini PL, Biscaldi E, Remorgida V. Norethisterone acetate in the treatment of colorectal endometriosis: a pilot study. *Hum Reprod.* 2010;25(1):94–100.

[13] Kaser DJ, Missmer SA, Berry KF, Laufer MR. Use of norethindrone acetate alone for postoperative suppression of endometriosis symptoms. *J Pediatr Adolesc Gynecol.* 2012;25(2):105–8.

[14] Vercellini P, Somigliana E, Consonni D, Frattaruolo MP, De Giorgi O, Fedele L. Surgical versus medical treatment for endometriosis-associated severe deep dyspareunia: I. Effect on pain during intercourse and patient satisfaction. *Hum Reprod.* 2012;27(12):3450–9.

[15] Vercellini P, Frattaruolo MP, Somigliana E, Jones GL, Consonni D, Alberico D, et al. Surgical versus low-dose progestin treatment for endometriosis-associated severe deep dyspareunia II: effect on sexual functioning, psychological status and health-related quality of life. *Hum Reprod.* 2013;28(5):1221–30.

[16] Ferrero S, Remorgida V, Venturini PL, Leone Roberti Maggiore U. Norethisterone acetate versus norethisterone acetate combined with letrozole for the treatment of ovarian endometriotic cysts: a patient preference study. *Eur J Obstet Gynecol Reprod Biol.* 2014;174:117–22.

[17] Vercellini P, Bracco B, Mosconi P, Roberto A, Alberico D, Dhouha D, et al. Norethindrone acetate or dienogest for the treatment of symptomatic endometriosis: a before and after study. *Fertil Steril.* 2016;105(3):734–43 e3.

[18] Morotti M, Venturini PL, Biscaldi E, Racca A, Calanni L, Vellone VG, et al. Efficacy and acceptability of long-term norethindrone acetate for the treatment of rectovaginal endometriosis. *Eur J Obstet Gynecol Reprod Biol.* 2017;213:4–10.

[19] Scala C, Leone Roberti Maggiore U, Barra F, Venturini PL, Ferrero S. Norethindrone acetate versus extended-cycle oral contraceptive (Seasonique®) in the treatment of endometriosis symptoms: A prospective open-label comparative study. *Eur J Obstet Gynecol Reprod Biol.* 2018;222:89–94.

[20] Leone Roberti Maggiore U, Ferrero S, Candiani M, Somigliana E, Vigano P, Vercellini P. Bladder endometriosis: a systematic review of pathogenesis, diagnosis, treatment, impact on fertility, and risk of malignant transformation. *Eur Urol.* 2017;71(5):790–807.

[21] Ferrero S, Camerini G, Ragni N, Venturini PL, Biscaldi E, Seracchioli R, et al. Letrozole and norethisterone acetate in colorectal endometriosis. *Eur J Obstet Gynecol Reprod Biol.* 2010;150(2):199–202.

[22] Scala C, Leone Roberti Maggiore U, Remorgida V, Venturini PL, Ferrero S. Drug safety evaluation of desogestrel. *Expert Opin Drug Saf.* 2013;12(3):433–44.

[23] Leone Roberti Maggiore U, Remorgida V, Scala C, Tafi E, Venturini PL, Ferrero S. Desogestrel-only contraceptive pill versus sequential contraceptive vaginal ring in the treatment of rectovaginal endometriosis infiltrating the rectum: a prospective open-label comparative study. *Acta Obstet Gynecol Scand.* 2014;93(3):239–47.

[24] Morotti M, Remorgida V, Venturini PL, Ferrero S. Progestogen-only contraceptive pill compared with combined oral contraceptive in the treatment of pain symptoms caused by endometriosis in patients with migraine without aura. *Eur J Obstet Gynecol Reprod Biol.* 2014; 179:63–8.

[25] Tanmahasamut P, Saejong R, Rattanachaiyanont M, Angsuwathana S, Techatraisak K, Sanga-Areekul N. Postoperative desogestrel for pelvic endometriosis-related pain: a randomized controlled trial. *Gynecol Endocrinol.* 2017;33(7):534–9.

[26] Moran C, Alcivia JC, Garcia-Hernandez E, Castro J. Treatment of endometriosis with cyproterone acetate. Preliminary report. *Arch Med Res.* 1996;27(4):535–8.

[27] Vercellini P, De Giorgi O, Mosconi P, Stellato G, Vicentini S, Crosignani PG. Cyproterone acetate versus a continuous monophasic oral contraceptive in the treatment of recurrent pelvic pain after conservative surgery for symptomatic endometriosis. *Fertil Steril.* 2002;77(1):52–61.

[28] Bizzarri N, Remorgida V, Leone Roberti Maggiore U, Scala C, Tafi E, Ghirardi V, et al. Dienogest in the treatment of endometriosis. *Expert Opin Pharmacother.* 2014;15(13):1889–902.

[29] Lang J, Yu Q, Zhang S, Li H, Gude K, von Ludwig C, et al. Dienogest for treatment of endometriosis in Chinese women: a placebo-controlled, randomized, double-blind phase 3 study. *J Women's Health.* 2018;27(2):148–55.

[30] Cosson M, Querleu D, Donnez J, Madelenat P, Konincks P, Audebert A, et al. Dienogest is as effective as triptorelin in the treatment of endometriosis after laparoscopic surgery: results of a prospective, multicenter, randomized study. *Fertil Steril.* 2002;77(4):684–92.

[31] Harada T, Momoeda M, Taketani Y, Aso T, Fukunaga M, Hagino H, et al. Dienogest is as effective as intranasal buserelin acetate for the relief of pain symptoms associated with endometriosis – a randomized, double-blind, multicenter, controlled trial. *Fertil Steril.* 2009;91(3):675–81.

[32] Strowitzki T, Marr J, Gerlinger C, Faustmann T, Seitz C. Dienogest is as effective as leuprolide acetate in treating the painful symptoms of endometriosis: a 24-week, randomized, multicentre, open-label trial. *Hum Reprod.* 2010;25(3):633–41.

[33] Strowitzki T, Faustmann T, Gerlinger C, Seitz C. Dienogest in the treatment of endometriosis-associated pelvic pain: a 12–week, randomized, double-blind, placebo-controlled study. *Eur J Obstet Gynecol Reprod Biol.* 2010;151(2):193–8.

[34] Takaesu Y, Nishi H, Kojima J, Sasaki T, Nagamitsu Y, Kato R, et al. Dienogest compared with gonadotropin-releasing hormone agonist after conservative surgery for endometriosis. *J Obstet Gynaecol Res.* 2016;42(9):1152–8.

[35] Romer T. Long-term treatment of endometriosis with dienogest: retrospective analysis of efficacy and safety in clinical practice. *Arch Gynecol Obstet.* 2018;298(4):747–53.

[36] Morotti M, Sozzi F, Remorgida V, Venturini PL, Ferrero S. Dienogest in women with persistent endometriosis-related pelvic pain during norethisterone acetate treatment. *Eur J Obstet Gynecol Reprod Biol.* 2014;183:188–92.

[37] Leonardo-Pinto JP, Benetti-Pinto CL, Cursino K, Yela DA. Dienogest and deep infiltrating endometriosis: the remission of symptoms is not related to endometriosis nodule remission. *Eur J Obstet Gynecol Reprod Biol.* 2017;211:108–11.

[38] Barra F, Scala C, Maggiore ULR, Ferrero S. Long-term administration of dienogest for the treatment of pain and intestinal symptoms in patients with rectosigmoid endometriosis. *J Clin Med.* 2020;9(1).

[39] Dienogest.A possible conservative approach in bladder endometriosis. Results of a pilot study. *Gynecol Endocrinol.* 2015;31(5):406–408.

[40] Strowitzki T, Faustmann T, Gerlinger C, Schumacher U, Ahlers C, Seitz C. Safety and tolerability of dienogest in endometriosis: pooled analysis from the European clinical study program. *Int J Women's Health.* 2015;7:393–401.

[41] Telimaa S, Puolakka J, Ronnberg L, Kauppila A. Placebo-controlled comparison of danazol and high-dose medroxyprogesterone acetate in the treatment of endometriosis. *Gynecol Endocrinol.* 1987;1(1):13–23.

[42] Telimaa S, Ronnberg L, Kauppila A. Placebo-controlled comparison of danazol and high-dose medroxyprogesterone acetate in the treatment of endometriosis after conservative surgery. *Gynecol Endocrinol.* 1987;1(4):363–71.

[43] Vercellini P, De Giorgi O, Oldani S, Cortesi I, Panazza S, Crosignani PG. Depot medroxyprogesterone acetate versus an oral contraceptive combined with very-low-dose danazol for long-term treatment of pelvic pain associated with endometriosis. *Am J Obstet Gynecol.* 1996;175(2):396–401.

[44] Harrison RF, Barry-Kinsella C. Efficacy of medroxyprogesterone treatment in infertile women with endometriosis: a prospective, randomized, placebo-controlled study. *Fertil Steril.* 2000;74(1):24–30.

[45] Crosignani PG, Luciano A, Ray A, Bergqvist A. Subcutaneous depot medroxyprogesterone acetate versus leuprolide acetate in the treatment of endometriosis-associated pain. *Hum Reprod.* 2006;21(1): 248–56.

[46] Schlaff WD, Carson SA, Luciano A, Ross D, Bergqvist A. Subcutaneous injection of depot medroxyprogesterone acetate compared with leuprolide acetate in the treatment of endometriosis-associated pain. *Fertil Steril.* 2006;85(2):314–25.

[47] Walch K, Unfried G, Huber J, Kurz C, van Trotsenburg M, Pernicka E, et al. Implanon versus medroxyprogesterone acetate: effects on pain scores in patients with symptomatic endometriosis – a pilot study. *Contraception.* 2009;79(1):29–34.

[48] Cheewadhanaraks S, Choksuchat C, Dhanaworavibul K, Liabsuetrakul T. Postoperative depot medroxyprogesterone acetate versus continuous oral contraceptive pills in the treatment of endometriosis-associated pain: a randomized comparative trial. *Gynecol Obstet Invest.* 2012;74(2):151–6.

[49] Moghissi KS, Boyce CR. Management of endometriosis with oral medroxyprogesterone acetate. *Obstet Gynecol.* 1976;47(3):265–7.

[50] Luciano AA, Turksoy RN, Carleo J. Evaluation of oral medroxyprogesterone acetate in the treatment of endometriosis. *Obstet Gynecol.* 1988;72(3 Pt 1):323–7.

[51] Wong AY, Tang LC, Chin RK. Levonorgestrel-releasing intrauterine system (Mirena) and Depot medroxyprogesterone acetate (Depoprovera) as long-term maintenance therapy for patients with moderate and severe endometriosis: a randomised controlled trial. *Aust N Z J Obstet Gynaecol.* 2010;50(3):273–9.

[52] Fedele L, Bianchi S, Zanconato G, Portuese A, Raffaelli R. Use of a levonorgestrel-releasing intrauterine device in the treatment of rectovaginal endometriosis. *Fertil Steril.* 2001;75(3):485–8.

[53] Vercellini P, Frontino G, De Giorgi O, Aimi G, Zaina B, Crosignani PG. Comparison of a levonorgestrel-releasing intrauterine device versus expectant management after conservative surgery for symptomatic endometriosis: a pilot study. *Fertil Steril.* 2003;80(2):305–9.

[54] Petta CA, Ferriani RA, Abrao MS, Hassan D, Rosa ESJC, Podgaec S, et al. Randomized clinical trial of a levonorgestrel-releasing intrauterine system and a depot GnRH analogue for the treatment of chronic pelvic pain in women with endometriosis. *Hum Reprod.* 2005;20(7):1993–8.

[55] Gomes MK, Ferriani RA, Rosa e Silva JC, Japur de Sa Rosa e Silva AC, Vieira CS, Candido dos Reis FJ. The levonorgestrel-releasing intrauterine system and endometriosis staging. *Fertil Steril.* 2007;87(5): 1231–4.

[56] Ferreira RA, Vieira CS, Rosa ESJC, Rosa-e-Silva AC, Nogueira AA, Ferriani RA. Effects of the levonorgestrel-releasing intrauterine system on cardiovascular risk markers in patients with endometriosis: a comparative study with the GnRH analogue. *Contraception.* 2010;81(2):117–22.

[57] Bayoglu Tekin Y, Dilbaz B, Altinbas SK, Dilbaz S. Postoperative medical treatment of chronic pelvic pain related to severe endometriosis: levonorgestrel-releasing intrauterine system versus gonadotropinreleasing hormone analogue. *Fertil Steril.* 2011;95(2): 492–6.

[58] Tanmahasamut P, Rattanachaiyanont M, Angsuwathana S, Techatraisak K, Indhavivadhana S, Leerasiri P. Postoperative levonorgestrel-releasing intrauterine system for pelvic endometriosis-related pain: a randomized controlled trial. *Obstet Gynecol.* 2012;119(3):519–26.

[59] Ferrero S, Camerini G, Menada MV, Biscaldi E, Ragni N, Remorgida V. Uterine adenomyosis in persistence of dysmenorrhea after surgical excision of pelvic endometriosis and colorectal resection. *J Reprod Med.* 2009;54(6):366–72.

[60] Ferrero S, Abbamonte LH, Anserini P, Remorgida V, Ragni N. Future perspectives in the medical treatment of endometriosis. *Obstet Gynecol Surv.* 2005;60(12):817–26.

[61] Jensen JT, Schlaff W, Gordon K. Use of combined hormonal contraceptives for the treatment of endometriosis-related pain: a systematic review of the evidence. *Fertil Steril.* 2018;110(1): 137–52 e1.

[62] Vercellini P. Are combined hormonal contraceptives the neglected treatment for symptomatic endometriosis? *Fertil Steril.* 2018;110(1): 61–2.

[63] Muzii L, Di Tucci C, Achilli C, Di Donato V, Musella A, Palaia I, et al. Continuous versus cyclic oral contraceptives after laparoscopic excision of ovarian endometriomas: a systematic review and meta-analysis. *Am J Obstet Gynecol.* 2016;214(2):203–11.

[64] Ferrero S, Abbamonte LH, Giordano M, Alessandri F, Anserini P, Remorgida V, et al. What is the desired menstrual frequency of women without menstruation-related symptoms? *Contraception.* 2006;73(5):537–41.

[65] Vercellini P, Trespidi L, Colombo A, Vendola N, Marchini M, Crosignani PG. A gonadotropin-releasing hormone agonist versus a low-dose oral contraceptive for pelvic pain associated with endometriosis. *Fertil Steril.* 1993;60(1):75–9.

[66] Vercellini P, Frontino G, De Giorgi O, Pietropaolo G, Pasin R,

Crosignani PG. Continuous use of an oral contraceptive for endometriosis-associated recurrent dysmenorrhea that does not respond to a cyclic pill regimen. *Fertil Steril.* 2003;80(3):560–3.

[67] Vlahos N, Vlachos A, Triantafyllidou O, Vitoratos N, Creatsas G. Continuous versus cyclic use of oral contraceptives after surgery for symptomatic endometriosis: a prospective cohort study. *Fertil Steril.* 2013;100(5):1337–42.

[68] Caruso S, Iraci M, Cianci S, Fava V, Casella E, Cianci A. Comparative, open-label prospective study on the quality of life and sexual function of women affected by endometriosis-associated pelvic pain on 2 mg dienogest/30 microg ethinyl estradiol continuous or 21/7 regimen oral contraceptive. *J Endocrinol Invest.* 2016;39(8):923–31.

[69] Ferrari S, Persico P, DIPF , Vigano P, Tandoi I, Garavaglia E, et al. Continuous low-dose oral contraceptive in the treatment of colorectal endometriosis evaluated by rectal endoscopic ultrasonography. *Acta Obstet Gynecol Scand.* 2012;91(6):699–703.

[70] Fedele L, Bianchi S, Montefusco S, Frontino G, Carmignani L. A gonadotropin-releasing hormone agonist versus a continuous oral contraceptive pill in the treatment of bladder endometriosis. *Fertil Steril.* 2008;90(1):183–4.

[71] Taniguchi F, Enatsu A, Ota I, Toda T, Arata K, Harada T. Effects of low dose oral contraceptive pill containing drospirenone/ethinylestradiol in patients with endometrioma. *Eur J Obstet Gynecol Reprod Biol.* 2015;191:116–20.

[72] Ferrero S, Pretta S, Bertoldi S, Anserini P, Remorgida V, Del Sette M, et al. Increased frequency of migraine among women with endometriosis. *Hum Reprod.* 2004;19(12):2927–32.

[73] Vercellini P, Barbara G, Somigliana E, Bianchi S, Abbiati A, Fedele L. Comparison of contraceptive ring and patch for the treatment of symptomatic endometriosis. *Fertil Steril.* 2010;93(7):2150–61.

[74] Ferrero S, Evangelisti G, Barra F. Current and emerging treatment options for endometriosis. *Expert Opin Pharmacother.* 2018;19(10): 1109–25.

[75] Tafi E, Leone Roberti Maggiore U, Alessandri F, Bogliolo S, Gardella B, Vellone VG, et al. Advances in pharmacotherapy for treating endometriosis. *Expert Opin Pharmacother.* 2015;16(16):2465–83.

[76] Brown J, Pan A, Hart RJ. Gonadotrophin-releasing hormone analogues for pain associated with endometriosis. *Cochrane Database Syst Rev.* 2010(12):CD008475.

[77] DiVasta AD, Feldman HA, Sadler Gallagher J, Stokes NA, Laufer MR, Hornstein MD, et al. Hormonal add-back therapy for females treated with gonadotropin-releasing hormone agonist for endometriosis: a randomized controlled trial. *Obstet Gynecol.* 2015;126(3):617–27.

[78] Sadler Gallagher J, Feldman HA, Stokes NA, Laufer MR, Hornstein MD, Gordon CM, et al. The effects of gonadotropin-releasing hormone agonist combined with add-back therapy on quality of life for adolescents with endometriosis: a randomized controlled trial. *J Pediatr Adolesc Gynecol.* 2017;30(2):215–22.

[79] Gallagher JS, Missmer SA, Hornstein MD, Laufer MR, Gordon CM, DiVasta AD. Long-term effects of gonadotropin-releasing hormone agonists and add-back in adolescent endometriosis. *J Pediatr Adolesc Gynecol.* 2018;31(4):376–81.

[80] Kupker W, Felberbaum RE, Krapp M, Schill T, Malik E, Diedrich K. Use of GnRH antagonists in the treatment of endometriosis. *Reprod Biomed Online.* 2002;5(1):12–6.

[81] Struthers RS, Nicholls AJ, Grundy J, Chen T, Jimenez R, Yen SS, et al. Suppression of gonadotropins and estradiol in premenopausal women by oral administration of the nonpeptide gonadotropin-releasing hormone antagonist elagolix. *J Clin Endocrinol Metab.* 2009;94(2):545–51.

[82] Carr BGL, Dmowski WP, O'Brien C, Jiang P, Burke J, Jimenez R, Hass S, Fuldeore M, Chwalisz K. Elagolix, an oral GnRH antagonist for endometriosis-associated pain: a randomized controlled study. *J Endomet.* 2013;5(4):105–15.

[83] Carr B, Dmowski WP, O'Brien C, Jiang P, Burke J, Jimenez R, et al. Elagolix, an oral GnRH antagonist, versus subcutaneous depot medroxyprogesterone acetate for the treatment of endometriosis: effects on bone mineral density. *Reprod Sci.* 2014;21(11):1341–51.

[84] Diamond MP, Carr B, Dmowski WP, Koltun W, O'Brien C, Jiang P, et al. Elagolix treatment for endometriosis-associated pain: results from a phase 2, randomized, double-blind, placebo-controlled study. *Reprod Sci.* 2014;21(3):363–71.

[85] Ács N, O'Brien C, Jiang P, Burke J, Jimenez R, Garner E, et al. Treatment of endometriosis-associated pain with elagolix, an oral GnRH antagonist: results from a phase 2, randomized controlled study. *J Endomet.* 2015;7(2):56–62.

[86] Taylor HS, Giudice LC, Lessey BA, Abrao MS, Kotarski J, Archer DF, et al. Treatment of endometriosis-associated pain with elagolix, an oral GnRH antagonist. *N Engl J Med.* 2017;377(1):28–40.

[87] Barra F, Scala C, Ferrero S. Elagolix sodium for the treatment of women with moderate to severe endometriosis-associated pain. *Drugs Today.* 2019;55(4):1–10.

[88] Ferrero S, Remorgida V, Maganza C, Venturini PL, Salvatore S, Papaleo E, et al. Aromatase and endometriosis: estrogens play a role. *Ann N Y Acad Sci.* 2014;1317:17–23.

[89] Ailawadi RK, Jobanputra S, Kataria M, Gurates B, Bulun SE. Treatment of endometriosis and chronic pelvic pain with letrozole and norethindrone acetate: a pilot study. *Fertil Steril.* 2004;81(2):290–6.

[90] Amsterdam LL, Gentry W, Jobanputra S, Wolf M, Rubin SD, Bulun SE. Anastrazole and oral contraceptives: a novel treatment for endometriosis. *Fertil Steril.* 2005;84(2):300–4.

[91] Hefler LA, Grimm C, van Trotsenburg M, Nagele F. Role of the vaginally administered aromatase inhibitor anastrozole in women with rectovaginal endometriosis: a pilot study. *Fertil Steril.* 2005; 84(4):1033–6.

[92] Remorgida V, Abbamonte HL, Ragni N, Fulcheri E, Ferrero S. Letrozole and norethisterone acetate in rectovaginal endometriosis. *Fertil Steril.* 2007;88(3):724–6.

[93] Soysal S, Soysal ME, Ozer S, Gul N, Gezgin T. The effects of post-surgical administration of goserelin plus anastrozole compared to goserelin alone in patients with severe endometriosis: a prospective randomized trial. *Hum Reprod.* 2004;19(1):160–7.

[94] Ferrero S, Biscaldi E, Luigi Venturini P, Remorgida V. Aromatase inhibitors in the treatment of bladder endometriosis. *Gynecol Endocrinol.* 2011;27(5):337–40.

[95] Ferrero S, Gillott DJ, Venturini PL, Remorgida V. Use of aromatase inhibitors to treat endometriosisrelated pain symptoms: a systematic review. *Reprod Biol Endocrinol.* 2011;9:89.

[96] Ferrero S, Venturini PL, Ragni N, Camerini G, Remorgida V. Pharmacological treatment of endometriosis: experience with aromatase inhibitors. *Drugs.* 2009;69(8):943–52.

[97] Laschke MW, Menger MD. Anti-angiogenic treatment strategies for the therapy of endometriosis. *Human Reproduction Update.* 2012;18(6):682–702.

[98] Taylor RN, Yu J, Torres PB, Schickedanz AC, Park JK, Mueller MD, et al. Mechanistic and therapeutic implications of angiogenesis in endometriosis. *Reproductive Sciences.* 2009;16(2):140–6.

[99] Hey-Cunningham AJ, Peters KM, Zevallos HB, Berbic M, Markham R, Fraser IS. Angiogenesis, lymphangiogenesis and neurogenesis in endometriosis. *Front Biosci.* 2013;5:1033–56.

[100] Barra F, Grandi G, Tantari M, Scala C, Facchinetti F, Ferrero S. A comprehensive review of hormonal and biological therapies for endometriosis: latest developments. *Expert Opin Biol Ther.* 2019;19(4):343–60.

[101] Ferrero S, Ragni N, Remorgida V. Antiangiogenic therapies in endometriosis. *Br J Pharmacol.* 2006;149(2):133–5.

[102] Morotti M, Valenzano Menada M, Venturini PL, Ferrero S. Bevacizumab in endometrial cancer treatment. *Expert Opin Biol Ther.* 2012;12(5):649–58.

[103] Nap AW, Griffioen AW, Dunselman GAJ, Bouma-Ter Steege JCA, Thijssen VLJL, Evers JLH, et al. Antiangiogenesis therapy for endometriosis. *J Clin Endocrinol Metabol.* 2004;89(3):1089–95.

[104] Barra F, Lorusso D, Leone Roberti Maggiore U, Ditto A, Bogani G, Raspagliesi F, et al. Investigational drugs for the treatment of cervical cancer. *Expert Opin Investig Drugs.* 2017;26(4):389–402.

[105] Della Corte L, Barra F, Foreste V, Giampaolino P, Evangelisti G, Ferrero S, et al. Advances in paclitaxel combinations for treating cervical cancer. *Expert Opin Pharmacother.* 2020;21(6):663–77.

[106] Barra F, Evangelisti G, Damiano G, Mammoliti S, Ferrero S. *New Perspectives with Targeted Drugs. Endometrial Cancer: Risk Factors MaP*: Nova Science Publisher; 2018.

[107] Barra F, Lagana AS, Ghezzi F, Casarin J, Ferrero S. Nintedanib for advanced epithelial ovarian cancer: a change of perspective? summary of evidence from a systematic review. *Gynecol Obstet Invest.* 2018:1–11.

[108] Zani ACT, Valerio FP, Meola J, da Silva AR, Nogueira AA, Candido-Dos-Reis FJ, et al. Impact of Bevacizumab on experimentally induced endometriotic lesions: angiogenesis, invasion, apoptosis, and cell proliferation. *Reprod Sci.* 2020.

[109] Moggio A, Pittatore G, Cassoni P, Marchino GL, Revelli A, Bussolati B. Sorafenib inhibits growth, migration, and angiogenic potential of ectopic endometrial mesenchymal stem cells derived from patients with endometriosis. *Fertil Steril.* 2012;98(6):1521–30.e2.

[110] Ozer H, Boztosun A, Acmaz G, Atilgan R, Akkar OB, Kosar MI. The efficacy of bevacizumab, Sorafenib, and retinoic acid on rat endometriosis model. *Reprod Sci.* 2013;20(1):26–32.

[111] Yildiz C, Kacan T, Akkar OB, Karakus S, Kacan SB, Ozer H, et al. Effects of pazopanib, sunitinib, and sorafenib, anti-VEGF agents, on the growth of experimental endometriosis in rats. *Reprod Sci.* 2015;22(11):1445–51.

[112] Pala HG, Erbas O, Pala EE, Ulkumen BA, Akman L, Akman T, et al. The effects of sunitinib on endometriosis. *J Obstet Gynaecol.* 2015;35(2):183–7.

[113] Mossmann D, Park S, Hall MN. mTOR signalling and cellular metabolism are mutual determinants in cancer. *Nat Rev Cancer.* 2018;18(12):744–57.

[114] Barra F, Ferro Desideri L, Ferrero S. Inhibition of PI3K/AKT/mTOR pathway for the treatment of endometriosis. *Br J Pharmacol.* 2018;175(17):3626–7.

[115] Barra F, Ferrero S. mTor inhibitors for the treatment of endometriosis. *Geburtshilfe Frauenheilkd.* 2018;78(3):283–4.

[116] Guba M, Von Breitenbuch P, Steinbauer M, Koehl G, Flegel S, Hornung M, et al. Rapamycin inhibits primary and metastatic tumor growth by antiangiogenesis: Involvement of vascular endothelial growth factor. *Nature Medicine.* 2002;8(2):128–35.

[117] Laschke MW, Elitzsch A, Scheuer C, Holstein JH, Vollmar B, Menger MD. Rapamycin induces regression of endometriotic lesions by inhibiting neovascularization and cell proliferation. *Br J Pharmacol.* 2006;149(2):137–44.

[118] Leconte M, Nicco C, Ngo C, Chereau C, Chouzenoux S, Marut W, et al. The mTOR/AKT inhibitor temsirolimus prevents deep infiltrating endometriosis in mice. *Am J Pathol.* 2011;179(2):880–9.

[119] Basu S, Dasgupta PS. Alteration of dopamine D2 receptors in human malignant stomach tissue. *Dig Dis Sci.* 1997;42(6):1260–4.

[120] Basu S, Sarkar C, Chakroborty D, Nagy J, Mitra RB, Dasgupta PS, et al. Ablation of peripheral dopaminergic nerves stimulates malignant tumor growth by inducing vascular permeability factor/vascular endothelial growth factor-mediated angiogenesis. *Cancer Res.* 2004;64(16):5551–5.

[121] Eljarmak D, Lis M, Cantin M, Carriere PD, Collu R. Effects of chronic bromocriptine treatment of an estrone-induced, prolactin-secreting rat pituitary adenoma. *Hormone Res.* 1985;21(3):160–7.

[122] Delgado-Rosas F, Gomez R, Ferrero H, Gaytan F, Garcia-Velasco J, Simon C, et al. The effects of ergot and non-ergot-derived dopamine agonists in an experimental mouse model of endometriosis. *Reproduction.* 2011;142(5):745–55.

[123] Novella-Maestre E, Carda C, Noguera I, Ruiz-Sauri A, Garcia-Velasco JA, Simon C, et al. Dopamine agonist administration causes a reduction in endometrial implants through modulation of angiogenesis in experimentally induced endometriosis. *Hum Reprod.* 2009;24(5):1025–35.

[124] Gomez R, Abad A, Delgado F, Tamarit S, Simon C, Pellicer A. Effects of hyperprolactinemia treatment with the dopamine agonist quinagolide on endometriotic lesions in patients with endometriosis-associated hyperprolactinemia. *Fertil Steril.* 2011;95(3):882–8 e1.

[125] Vercellini P, Vigano P, Somigliana E, Fedele L. Endometriosis: pathogenesis and treatment. *Nat Rev Endocrinol.* 2014;10(5):261–75.

[126] Ferrero S, Gillott DJ, Remorgida V, Anserini P, Ragni N, Grudzinskas JG. Proteomic analysis of peritoneal fluid in fertile and infertile women with endometriosis. *J Reprod Med.* 2009;54(1):32–40.

[127] Ferrero S, Gillott DJ, Remorgida V, Anserini P, Leung KY, Ragni N, et al. Proteomic analysis of peritoneal fluid in women with endometriosis. *J Proteome Res.* 2007;6(9):3402–11.

[128] Ferrero S, Vellone VG, Barra F. Pathophysiology of pain in patients with peritoneal endometriosis. *Ann Transl Med.* 2019;7(Suppl 1):S8.

[129] Zhang RJ, Wild RA, Ojago JM. Effect of tumor necrosis factor-α on adhesion of human endometrial stromal cells to peritoneal mesothelial cells: An in vitro system. *Fertil Steril.* 1993;59(6):1196–201.

[130] Braun DP, Ding J, Dmowski WP. Peritoneal fluid-mediated enhancement of eutopic and ectopic endometrial cell proliferation is dependent on tumor necrosis factor-α in women with endometriosis. *Fertil Steril.* 2002;78(4):727–32.

[131] D'Hooghe TM, Nugent NP, Cuneo S, Chai DC, Deer F, Debrock S, et al. Recombinant human TNFRSF1A (r-hTBP1) inhibits the development of endometriosis in baboons: A prospective, randomized, placebo-and drug-controlled study. *Biol Reprod.* 2006;74(1):131–6.

[132] Falconer H, Mwenda JM, Chai DC, Wagner C, Song XY, Mihalyi A, et al. Treatment with anti-TNF monoclonal antibody (c5N) reduces the extent of induced endometriosis in the baboon. *Hum Reprod.* 2006;21(7):1856–62.

[133] Yildirim G, Attar R, Ficicioglu C, Karateke A, Ozkan F, Yesildaglar N. Etanercept causes regression of endometriotic implants in a rat model. *Arch Gynecol Obstet.* 2011;283(6):1297–302.

[134] Islimye M, Kilic S, Zulfikaroglu E, Topcu O, Zergeroglu S, Batioglu S. Regression of endometrial autografts in a rat model of endometriosis treated with etanercept. *Eur J Obstet Gynecol Reprod Biol.* 2011;159(1):184–9.

[135] Zulfikaroglu E, Kilic S, Islimye M, Aydin M, Zergeroglu S, Batioglu S. Efficacy of anti-tumor necrosis factor therapy on endometriosis in an experimental rat model. *Arch Gynecol Obstet.* 2011;283(4):799–804.

[136] Cayci T, Akgul EO, Kurt YG, Ceyhan TS, Aydin I, Onguru O, et al. The levels of nitric oxide and asymmetric dimethylarginine in the rat endometriosis model. *J Obstet Gynaecol Res.* 2011;37(8):1041–7.

[137] Koninckx PR, Craessaerts M, Timmerman D, Cornillie F, Kennedy S. Anti-TNF-α treatment for deep endometriosis-associated pain: A randomized placebo-controlled trial. *Hum Reprod.* 2008;23(9):2017–23.

[138] Vallee A, Lecarpentier Y. Curcumin and endometriosis. *Int J Mol Sci.* 2020;21(7).

[139] Swarnakar S, Paul S. Curcumin arrests endometriosis by downregulation of matrix metalloproteinase-9 activity. *Indian J Biochem Biophys.* 2009;46(1):59–65.

[140] Kim KH, Lee EN, Park JK, Lee JR, Kim JH, Choi HJ, et al. Curcumin attenuates TNF-α-induced expression of intercellular adhesion molecule-1, vascular cell adhesion molecule-1 and proinflammatory cytokines in human endometriotic stromal cells. *Phytother Res.* 2012;26(7):1037–47.

[141] Jana S, Paul S, Swarnakar S. Curcumin as anti-endometriotic agent: Implication of MMP-3 and intrinsic apoptotic pathway. *Biochem Pharmacol.* 2012;83(6):797–804.

[142] Zhang Y, Cao H, Hu YY, Wang H, Zhang CJ. Inhibitory effect of curcumin on angiogenesis in ectopic endometrium of rats with experimental endometriosis. *Int J Mol Med.* 2011;27(1):87–94.

[143] Kizilay G, Uz YH, Seren G, Ulucam E, Yilmaz A, Cukur Z, et al. In vivo effects of curcumin and deferoxamine in experimental endometriosis. *Adv Clin Exp Med.* 2017;26(2):207–13.

[144] Skinner RB, Jr. Imiquimod. *Dermatol Clin.* 2003;21(2):291–300.

[145] Altintas D, Kokcu A, Kandemir B, Cetinkaya MB, Tosun M. Efficacy of imiquimod, an immunomodulatory agent, on experimental endometriosis. *Fertil Steril.* 2008;90(2):401–5.

[146] Palmer SS, Altan M, Denis D, Tos EG, Gotteland JP, Osteen KG, et al. Bentamapimod (JNK inhibitor AS602801) induces regression of endometriotic lesions in animal models. *Reprod Sci.* 2016;23(1):11–23.

[147] Tjandrawinata RR, Nofiarny D, Susanto LW, Hendri P, Clarissa A. Symptomatic treatment of premenstrual syndrome and/or primary dysmenorrhea with DLBS1442, a bioactive extract of Phaleria macrocarpa. *Int J Gen Med.* 2011;4:465–76.

[148] Harlev A, Gupta S, Agarwal A. Targeting oxidative stress to treat endometriosis. *Expert Opin Ther Targets.* 2015;19(11):1447–64.

[149] Montagna P, Capellino S, Villaggio B, Remorgida V, Ragni N, Cutolo M, et al. Peritoneal fluid macrophages in endometriosis: correlation between the expression of estrogen receptors and inflammation. *Fertil Steril.* 2008;90(1):156–64.

[150] Capellino S, Montagna P, Villaggio B, Sulli A, Soldano S, Ferrero S, et al. Role of estrogens in inflammatory response: expression of estrogen receptors in peritoneal fluid macrophages from endometriosis. *Ann N Y Acad Sci.* 2006;1069:263–7.

[151] Nanda A, KT, Banerjee P, Dutta M, Wangdi T, Sharma P, et al. Cytokines, angiogenesis, and extracellular matrix degradation are augmented by oxidative stress in endometriosis. *Ann Lab Med.* 2020;40(5):390–7.

[152] Dulak J, Józkowicz A. Anti-angiogenic and anti-inflammatory effects of statins: Relevance to anticancer therapy. *Current Cancer Drug Targets.* 2005;5(8):579–94.

[153] Becker CM, Sampson DA, Rupnick MA, Rohan RM, Efstathiou JA, Short SM, et al. Endostatin inhibits the growth of endometriotic lesions but does not affect fertility. *Fertil Steril.* 2005;84(SUPPL. 2):1144–55.

[154] Nasu K, Yuge A, Tsuno A, Narahara H. Simvastatin inhibits the proliferation and the contractility of human endometriotic stromal cells: a promising agent for the treatment of endometriosis. *Fertil Steril.* 2009;92(6):2097–9.

[155] Bruner-Tran KL, Osteen KG, Duleba AJ. Simvastatin protects against the development of endometriosis in a nude mouse model. *J Clin Endocrinol Metab.* 2009;94(7):2489–94.

[156] Oktem M, Esinler I, Eroglu D, Haberal N, Bayraktar N, Zeyneloglu HB. High-dose atorvastatin causes regression of endometriotic implants: a rat model. *Hum Reprod.* 2007;22(5):1474–80.

[157] Yilmaz B, Ozat M, Kilic S, Gungor T, Aksoy Y, Lordlar N, et al. Atorvastatin causes regression of endometriotic implants in a rat model. *Rep BioMed Online.* 2010;20(2):291–9.

[158] Yilmaz B, Sucak A, Kilic S. Metformin regresses endometriotic implants in rats by improving implant levels of superoxide dismutase, vascular endothelial growth factor, tissue inhibitor of metalloproteinase-2, and matrix metalloproteinase-9. *Am J Obstet Gynecol.* 2010;20:238e1–368e8.

[159] Lebovic DI, Mwenda JM, Chai DC, Santi A, Xu X, D'Hooghe T. Peroxisome proliferator-activated receptor-γ receptor ligand partially prevents the development of endometrial explants in baboons: A prospective, randomized, placebo-controlled study. *Endocrinology.* 2010;151(4):1846–52.

[160] Olivares C, Ricci A, Bilotas M, Baranao RI, Meresman G. The inhibitory effect of celecoxib and rosiglitazone on experimental endometriosis. *Fertil Steril.* 2011;96(2):428–33.

[161] Lebovic DI, Mwenda JM, Chai DC, Mueller MD, Santi A, Fisseha S, et al. PPAR-gamma receptor ligand induces regression of endometrial explants in baboons: A prospective, randomized, placebo-and drug-controlled study. *Fertil Steril.* 2007;88(4 SUPPL.) SUPPL.:1108–19.

[162] Lebovic DI, Kir M, Casey CL. Peroxisome proliferator-activated receptor-gamma induces regression of endometrial explants in a rat model of endometriosis. *Fertil Steril.* 2004;82(SUPPL. 3):1008–13.

[163] Giampaolino P, Della Corte L, Foreste V, Bifulco G. Is there a relationship between vitamin D and endometriosis? an overview of the literature. *Curr Pharm Des.* 2019;25(22):2421–7.

[164] Ferrero S, Gillott DJ, Anserini P, Remorgida V, Price KM, Ragni N, et al. Vitamin D binding protein in endometriosis. *J Soc Gynecol Investig.* 2005;12(4):272–7.

[165] Mariani M, Vigan P, Gentilini D, Camisa B, Caporizzo E, Di Lucia P, et al. The selective vitamin D receptor agonist, elocalcitol, reduces endometriosis development in a mouse model by inhibiting peritoneal inflammation. *Hum Reprod.* 2012;27(7):2010–9.

[166] Pavone ME, Reierstad S, Sun H, Milad M, Bulun SE, Cheng YH. Altered retinoid uptake and action contributes to cell survival in endometriosis. *J Clin Endocrinol Metab.* 2010;95(11):E300–E9.

[167] Pavone ME, Dyson M, Reirstad S, Pearson E, Ishikawa H, Cheng YH, et al. Endometriosis expresses a molecular pattern consistent with decreased retinoid uptake, metabolism and action. *Hum Reprod.* 2011;26(8):2157–64.

[168] Barra F, Ferrero S. The use of retinoic acid for the treatment of endometriosis. *Arch Gynecol Obstet.* 2018;298(1):231–2.

[169] Anderson G. Endometriosis pathoetiology and pathophysiology: roles of vitamin a, estrogen, immunity, adipocytes, gut microbiome and melatonergic pathway on mitochondria regulation. *Biomol Concepts.* 2019;10(1):133–49.

[170] Wieser F, Wu J, Shen Z, Taylor RN, Sidell N. Retinoic acid suppresses growth of lesions, inhibits peritoneal cytokine secretion, and promotes macrophage differentiation in an immunocompetent mouse model of endometriosis. *Fertil Steril.* 2012;97(6):1430–7.

[171] Rocha AL, Reis FM, Petraglia F. New trends for the medical treatment of endometriosis. *Expert Opin Investig Drugs.* 2012;21(7):905–19.

[172] Netsu S, Konno R, Odagiri K, Soma M, Fujiwara H, Suzuki M. Oral eicosapentaenoic acid supplementation as possible therapy for endometriosis. *Fertil Steril.* 2008;90(4 SUPPL.) SUPPL.:1496–502.

[173] Akyol A, Simsek M, Ilhan R, Can B, Baspinar M, Akyol H, et al. Efficacies of vitamin D and omega-3 polyunsaturated fatty acids on experimental endometriosis. *Taiwan J Obstet Gynecol.* 2016;55(6):835–9.

[174] Signorile PG, Viceconte R, Baldi A. Novel dietary supplement association reduces symptoms in endometriosis patients. *J Cell Physiol.* 2018;233(8):5920–5.

[175] Porpora MG, Brunelli R, Costa G, Imperiale L, Krasnowska EK, Lundeberg T, et al. A promise in the treatment of endometriosis: An observational cohort study on ovarian endometrioma reduction by N-acetylcysteine. *Evidence-based Complement Altern Med.* 2013;2013.

[176] Mosher AA, Tsoulis MW, Lim J, Tan C, Agarwal SK, Leyland NA, et al. Melatonin activity and receptor expression in endometrial tissue

and endometriosis. *Hum Reprod.* 2019;34(7):1215–24.

[177] Chen P, Zhao DX, Chen L, Su CH, Ji YJ, Wang DW. Effect of melatonin for the management of endometriosis: A protocol of systematic review and meta-analysis. *Medicine.* 2020;99(22):e20353.

[178] Schwertner A, Conceicao Dos Santos CC, Costa GD, Deitos A, de Souza A, de Souza IC, et al. Efficacy of melatonin in the treatment of endometriosis: a phase II, randomized, double-blind, placebo-controlled trial. *Pain.* 2013;154(6):874–81.

[179] Pinar N, Soylu Karapinar O, Ozcan O, Ozgur T, Bayraktar S. Effect of alpha-lipoic acid on endometrial implants in an experimental rat model. *Fundam Clin Pharmacol.* 2017;31(5):506–12.

[180] Kolahdouz Mohammadi R, Arablou T. Resveratrol and endometriosis: in vitro and animal studies and underlying mechanisms (Review). *Biomed Pharmacother.* 2017;91:220–8.

[181] Maia H, Jr, Haddad C, Pinheiro N, Casoy J. Advantages of the association of resveratrol with oral contraceptives for management of endometriosis-related pain. *Int J Women's Health.* 2012;4:543–9.

[182] Mendes da Silva D, Gross LA, Neto EPG, Lessey BA, Savaris RF. The use of resveratrol as an adjuvant treatment of pain in endometriosis: a randomized clinical trial. *J Endocr Soc.* 2017; 1(4):359–69.

[183] Seto E, Yoshida M. Erasers of histone acetylation: the histone deacetylase enzymes. *Cold Spring Harb Perspect Biol.* 2014;6(4): a018713.

[184] Ding L, Yang L, Ren C Zhang H, Lu J, Wang S, et al. A review of aberrant DNA methylation and epigenetic agents targeting DNA methyltransferase in endometriosis. *Curr Drug Targets.* 2020;21(11):1047–55.

[185] Liu XF, Bagchi MK. Recruitment of distinct chromatin-modifying complexes by tamoxifen-complexed estrogen receptor at natural target gene promoters in vivo. *J Biol Chem.* 2004;279(15):15050–8.

[186] Wu Y, Guo SW. Suppression of IL-1β-induced COX-2 expression by trichostatin A (TSA) in human endometrial stromal cells. *Eur J Obstet Gynecol Reprod Biol.* 2007;135(1):88–93.

[187] Wu Y, Guo SW. Histone deacetylase inhibitors trichostatin A and valproic acid induce cell cycle arrest and p21 expression in immortalized human endometrial stromal cells. *Eur J Obstet Gynecol Rep Biol.* 2008;137(2):198–203.

[188] Lu Y, Nie J, Liu X, Zheng Y, Guo SW. Trichostatin A, a histone deacetylase inhibitor, reduces lesion growth and hyperalgesia in experimentally induced endometriosis in mice. *Hum Reprod.* 2010;25(4):1014–25.

[189] Liu X, Yuan L, Guo SW. Valproic acid as a therapy for adenomyosis: a comparative case series. *Reprod Sci.* 2010;17(10):904–12.

[190] Xishi L, Lei Y, Guo SW. Valproic acid as a therapy for adenomyosis: a comparative case series. *Reprod Sci.* 2010;17(10):904–12.

[191] Barra F, Ferrero S. Epigenetic drugs in the treatment of endometriosis. *Reprod Sci.* 2018:1933719118765987.

[192] Vercellini P, Buggio L, Berlanda N, Barbara G, Somigliana E, Bosari S. Estrogen-progestins and progestins for the management of endometriosis. *Fertil Steril.* 2016;106(7):1552–71.e2.

[193] Casper RF. Progestin-only pills may be a better first-line treatment for endometriosis than combined estrogen-progestin contraceptive pills. *Fertil Steril.* 2017;107(3):533–6.

[194] Grandi G, Barra F, Ferrero S, Sileo FG, Bertucci E, Napolitano A, et al. Hormonal contraception in women with endometriosis: a systematic review. *Eur J Contracept Reprod Health Care.* 2019; 24(1):61–70.

[195] Grandi G, Mueller M, Bersinger NA, Cagnacci A, Volpe A, McKinnon B. Does dienogest influence the inflammatory response of endometriotic cells? *A Systematic Review.* (1420–908X (Electronic)).

[196] Patel BG, Rudnicki M, Yu J, Shu Y, Taylor RN. Progesterone resistance in endometriosis: origins, consequences and interventions. *Acta Obstet Gynecol Scand.* 2017;96(6):623–32.

[197] Barra F, Ferrero S. Adhesion proteins: suitable therapeutic targets or biomarkers of therapy response for endometriosis? *Acta Obstet Gynecol Scand.* 2019.

[198] Della Corte L, Barra F, Mercorio A, Evangelisti G, Rapisarda AMC, Ferrero S, et al. Tolerability considerations for gonadotropin-releasing hormone analogues for endometriosis. *Expert Opin Drug Metab Toxicol.* 2020:1–10.

[199] Surrey E, Taylor HS, Giudice L, Lessey BA, Abrao MS, Archer DF, et al. Long-term outcomes of elagolix in women with endometriosis: results from two extension studies. *Obstet Gynecol.* 2018;132(1):147–60.

[200] Ferrero S, Camerini G, Venturini P, Biscaldi E, Remorgida V. Progression of bowel endometriosis during treatment with the oral contraceptive pill. *Gynecological Surgery.* 2011;8(3):311–3.

[201] Barra F, Scala C, Mais V, Guerriero S, Ferrero S. Investigational drugs for the treatment of endometriosis, an update on recent developments. *Expert Opin Investig Drugs.* 2018;27(5):445–58.

第8章 不 孕
Infertility

Amanda Jefferys　Valentine Akande　著

子宫内膜异位症是一种主要发生在育龄期女性且与不孕症高度相关的疾病。子宫内膜异位症在不孕的患者中更常见（25%～30%，而普通人群是 6%～10%）[1]，并且子宫内膜异位症患者不孕风险较普通人群增加 2 倍[2]。因此，这两者之间可能存在因果关系。然而，缓解疼痛和促进生育两者间的矛盾是子宫内膜异位症患者治疗和管理的常见难点。

一、子宫内膜异位症相关不孕的发病机制

尽管已经提出许多发病机制来解释子宫内膜异位症和生育能力低下之间的联系，但是仍没有一种机制得到普遍共识。事实上，这种联系很可能是多种因素联合参与（图 8-1）。

（一）性交痛

考虑到 40%～50% 的子宫内膜异位症患者都存在深部性交痛[3]，因此性交频率的减少可能是导致子宫内膜异位症患者生育力降低的一种原因。但是，这一理论并不能解释通过辅助生殖技术助孕后生育力仍低下这一现象[4]。

（二）盆腔解剖结构改变

盆腔解剖结构的异常可导致捕获卵细胞能力下降和运输受精卵的输卵管通路受损，这可能是最主要的原因（图 8-2）。然而，与不明原因性不孕的患者相比，轻度子宫内膜异位症患者输卵管功能即使没有受到影响，但其自然受孕率仍然更低[5]，因此盆腔解剖结构的改变不能完全解释子宫

内膜异位症患者生育力低下的原因。

（三）盆腔手术

子宫内膜异位症患者在治疗过程中有可能经历一次甚至多次的手术治疗，切除或烧灼是处理子宫内膜异位症的主要方法。子宫内膜异位症手术及粘连松解术有可能导致医源性粘连[6]，从而进

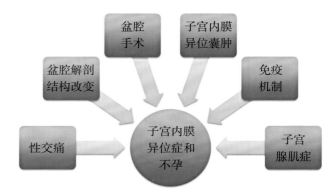

▲ 图 8-1　子宫内膜异位症和不孕的相关机制

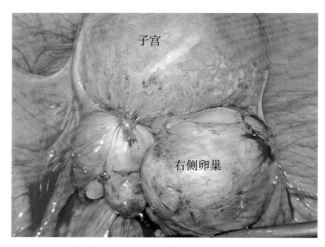

▲ 图 8-2　伴有直肠子宫陷凹消失的重度子宫内膜异位症，引起盆腔解剖结构的严重改变
经许可转载，引自文献 [6]

一步导致盆腔解剖结构改变，阻碍自然受孕。尽管如此，手术恢复盆腔解剖结构和切除子宫内膜异位症病灶可以改善部分患者的生育力。

（四）子宫内膜异位囊肿

子宫内膜异位症患者很可能因为单侧或双侧的卵巢子宫内膜异位囊肿需要手术治疗。但卵巢囊肿剔除术对卵巢功能存在不利影响，既往研究表明，手术会降低排卵率[7]、AMH 水平[8] 和 IVF过程中卵巢的反应性[9]。

未经手术治疗的卵巢子宫内膜异位囊肿是否会损害卵巢功能目前仍存在意见分歧，一些研究表明，无论囊肿的大小如何，卵巢子宫内膜异位囊肿的患者排卵率更低[10]；然而，另外一些学者对此持有不同意见[11]，认为卵巢子宫内膜异位囊肿不影响正常卵巢功能。关于未经手术治疗的卵巢子宫内膜异位囊肿患者促排卵过程中卵巢的反应性也有着不同的研究，一些研究显示这些患者的获卵率较对照组更低，并且囊肿直径越大（5cm及以上）影响越大[14]，但最终的体外受精结局并无差异。另有研究表明，直径小于 3～4cm 的卵巢子宫内膜异位囊肿并不影响促排卵过程中卵巢的反应性[15-17]。即使既往没有手术史，卵巢子宫内膜异位囊肿患者的基础 AMH 水平更低，并且AMH 下降更快[18]。引起 AMH 下降的机制与子宫内膜异位囊肿对卵巢皮质的压迫和炎症反应有关。

（五）免疫机制

研究显示轻度、中度和重度子宫内膜异位症均与腹腔免疫环境改变有关[19]（图 8-3），包括中性粒细胞的募集和激活、巨噬细胞激活和 NK 细胞毒性减弱[20]、输卵管和卵巢的腹腔液中血管生成因子和信号传导细胞因子增多[21]，从而影响卵母细胞、精子和胚胎的质量。这些促炎因子和细

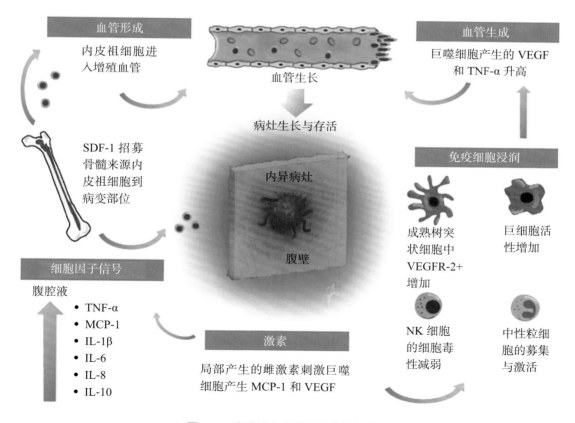

▲ 图 8-3　腹膜子宫内膜异位症的免疫反应

TNF. 肿瘤坏死因子；MCP. 单核细胞趋化蛋白；IL. 白细胞介素；VEGF. 血管内皮生长因子；SDF. 基质细胞衍生因子
（引自文献 [21]）

胞因子与卵细胞和胚胎损伤相关[22]。研究表明，子宫内膜异位症患者在体外受精过程中卵细胞和胚胎质量及妊娠率较非子宫内膜异位症对照组均降低，这一结果恰好证实了上述的观点[23]。精子也会受到类似的影响，炎症细胞因子会降低精子的运动能力。也有学者提出，慢性炎症环境中雌激素和孕激素受体表达的改变也可能对子宫内膜容受性产生负面影响[22]。

（六）子宫腺肌症

文献报道，79% 不孕合并子宫内膜异位症的患者同时合并子宫腺肌症[24]。子宫腺肌症可能改变子宫和输卵管的收缩性、子宫内膜的容受性，影响自然受孕能力和体外受精的受孕率；与仅患有子宫内膜异位症的患者相比，同时存在子宫内膜异位症和子宫腺肌症的患者妊娠率更低[25]。

二、子宫内膜异位症相关不孕症的探索

在初次进行生育力评估时，对存在周期性盆腔疼痛、性交痛或肠道 / 膀胱功能障碍不孕患者，需考虑子宫内膜异位症的可能性。既往腹腔镜下发现子宫内膜异位症，影像学发现卵巢子宫内膜异位囊肿、盆腔脏器粘连固定或子宫腺肌症都提示子宫内膜异位症。不孕患者合并子宫内膜异位症的诊断金标准是腹腔镜检查和组织染色试验，腹腔镜可以同时对输卵管功能进行评估，发现子宫内膜异位病灶可以同时进行治疗或切除[26]。子宫输卵管造影虽然是一种敏感的评估输卵管是否通畅的方式，但不能明确是否存在子宫内膜异位症及其严重程度，也不能明确是否存在可能影响输卵管功能的粘连。因此，腹腔镜检查是不孕合并子宫内膜异位症相关症状或确诊为子宫内膜异位症并同时有生育要求患者的首选治疗方式，特别是有正常排卵且伴侣精液正常的患者。如果高度怀疑严重的深部子宫内膜异位症或累及肠道或膀胱，可以通过术前 MRI 检查或全面的盆腔超声检查进一步明确，从而进行充分的术前准备与知情告知[27]。对部分患者，若术前评估发现严重的

子宫内膜异位症可直接转诊进行辅助受孕，而不是先行腹腔镜检查。

三、子宫内膜异位症的分期和评分

为保证腹腔镜检查结果的一致性，许多子宫内膜异位症的分期和评分系统已被提出。目前最常用的分期方法是修订后的 ASRM 评分系统[28]；然而，这项评分系统在可重复性和预测妊娠结局方面存在一定问题。最近提出了子宫内膜异位症生育指数（endometriosis fertility index，EFI）的概念[29]。EFI（图 8-4）通过手术评定，将 ASRM 评分的各个方面与患者的主要特征结合起来，包括年龄、不孕年限和既往妊娠史，得到的分数可以用来预测患者 3 年内自然受孕的概率。该项评分已得到充分验证，并且体现了良好的一致性[30]。

四、治疗

在制订治疗方案时，临床医生既要考虑在保护生育能力的基础上治疗子宫内膜异位症及其相关症状，同时也要考虑针对不孕的治疗。这两者在治疗过程中往往很难达到平衡，并且对于严重的患者，建议联合子宫内膜异位症专科和生殖医学等多学科的专家同时制订治疗方案。

（一）镇痛药

由于大多数用于治疗子宫内膜异位症的激素具有避孕的作用，因此镇痛药通常是子宫内膜异位症合并不孕或有生育需求的患者用来缓解疼痛症状的主要药物。常见的止痛药，如非甾体抗炎药和弱阿片类药物，通常用于治疗子宫内膜异位症，并且被认为可以安全使用至受孕前；有证据表明，非甾体抗炎药可以抑制排卵[31]，因此应该尽量避免月经中期使用。

（二）激素治疗

虽然复方口服避孕药、孕激素和促性腺激素释放激素激动药被认为可以有效地缓解子宫内膜异位症相关的疼痛症状[32]，但是它们几乎都抑制排卵，因此不建议有生育需求的患者选择激素治

EFI 评分的手术评估表
手术最低功能（LF）评分

分数	描述		左侧	右侧
4	功能正常	输卵管	☐	☐
3	轻度功能障碍			
2	中度功能障碍	输卵管伞端	☐	☐
1	重度功能障碍			
0	无功能或缺失	卵巢	☐	☐

计算最低功能评分，请将左侧的最低分数和右侧的最低分数相加。
如果一侧没有卵巢，则将有卵巢的一侧最低分数加倍来获得 LF 分数

最低分　☐（左侧）　+　☐（右侧）　=　☐（最低功能评分）

EFI 评分

病史因素			手术因素		
影响因素	描述	评分	影响因素	描述	评分
年龄	如果年龄≤35 岁 如果年龄 36—39 岁 如果年龄≥40 岁	2 1 0	最低功能评分	最低功能评分 7～8 分（高水平） 最低功能评分 4～6 分（中等水平） 最低功能评分 1～3 分（低水平）	3 2 0
不孕年限	不孕年限≤3 年 不孕年限＞3 年	2 0	子宫内膜异位症评分	AFS 异位病灶评分＜16 AFS 异位病灶评分≥16	1 0
既往妊娠史	既往有妊娠史 既往没有妊娠史	1 0	AFS 总评分	如果 AFS 评分＜71 如果 AFS 评分≥71	1 0
病史总评分			手术总评分		

EFI= 病史评分 + 手术评分

☐（病史评分）　+　☐（手术评分）　=　☐（EFI 评分）

根据 EFI 评分估计的妊娠率

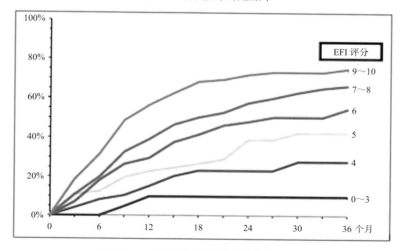

▲ 图 8-4　子宫内膜异位症生育指数评分
经许可转载，引自文献 [30]

疗方案[33]。目前也没有证据表明使用此类药物可以提高后续受孕率。NICE 子宫内膜异位症指南也支持这一观点[34]。

（三）手术

轻、中度子宫内膜异位症（ASRM I ～ III 期）[28]（如浅表型子宫内膜异位症、膜状粘连、局限性深部子宫内膜异位症）：对于无深部浸润性内异病变，手术对症状的长期改善效果仍有争议[35]，但有证据表明，对轻、中度子宫内膜异位症患者进行腹腔镜下切除或烧灼内异病灶可能会增加自然受孕率。1997 年加拿大一项随机对照试验纳入了 172 例患者，结果证实在腹腔镜下进行切除 / 烧灼的患者累积自然妊娠率为 30.7%，而仅接受诊断性腹腔镜检查的患者的累积妊娠率为 17.7%（$P=0.006$）[36]。然而，在另一项纳入 101 例轻、中度子宫内膜异位症患者的研究中，腹腔镜下病灶切除 / 烧灼和诊断性腹腔镜检查两组患者的累积自然妊娠率相似，甚至手术治疗组的自然妊娠率更低（分别为 24% 和 29%）[37]。一项 Meta 分析对该数据进行同化分析后表明，对于有生育需求的轻、中度子宫内膜异位症患者，手术切除 / 烧灼内异病灶总体上还是有益的，其中切除 / 烧灼组的妊娠总 OR 为 1.64（95%CI 1.05～2.57）[38]，但由于文献数量较少被纳入为质量相对较差的数据。总之，在轻、中度子宫内膜异位症患者中，排除了其他影响生育力的因素（即排卵正常、输卵管通畅、伴侣精液检查正常）之后，腹腔镜下切除或烧灼子宫内膜异位症病灶可能获益。这一观点得到了 2013 年 ESHRE 指南[39] 的支持，但由于缺乏强有力的证据，2012 年由 ASRM 委员会发表的指南支持程度不是很强烈[40]。

重度子宫内膜异位症（ASRM IV～V 期）[28]（如广泛的深部子宫内膜异位症、致密粘连、直肠子宫陷凹消失、输卵管粘连）：尽管证据有限，一些研究也证实重度内异患者手术后自然妊娠率（44%～68%）较高[41-43]；但尚不肯定这些研究结果是否可以普遍重复验证。有研究显示，肠道的子宫内膜异位症在切除肠道病灶后，术后的妊娠率高，特别是行腹腔镜手术的患者，但是大部分患者术后通过辅助生殖技术受孕，自然受孕的比例则相对较低（总体 20%～35%）[44-46]。上述数据均基于样本量相对较小的观察性研究。考虑到 IVF 较高的成功率，重度子宫内膜异位症患者是否应该接受切除病灶手术，特别是仅为生育目的的肠道病灶切除尚有待商榷，需要进行全方位的考虑。

（四）子宫内膜异位囊肿

卵巢囊肿剔除术影响卵巢功能，对有生育要求的患者，应该慎重考虑是否行卵巢子宫内膜异位囊肿剔除术[7]。目前还没有针对有生育需求的患者中比较内异囊肿手术治疗与保守治疗的结果差异及后续妊娠率差异的对比研究。现有的观察性研究显示，手术后 6 个月的子宫内膜异位症患者的妊娠率是 48%[11]，而合并不孕的子宫内膜异位症患者妊娠率是 32%[47]。若行手术治疗，病灶切除优于病灶电灼手术，切除术后的自然妊娠率较烧灼术后明显更高，并且囊肿复发率更低[48]。这一观点也得到 NICE 指南的支持[34]。但是这些数据来自两个样本量相对较小的研究[49, 50]。最近，有学者提出了一种联合治疗方法，即部分囊肿壁 + 卵巢门处囊壁 CO_2 激光汽化[47]（图 8-5）。这种方案对卵巢功能影响较小，但对自然受孕率的影响还有待评估。对于较大的卵巢子宫内膜异位囊肿（>3cm），也提出了一种三阶段疗法，即先腹腔镜下对卵巢囊肿进行开窗引流，然后注射 3 个月 GnRH 激动药（使囊肿缩小），最后再次行腹腔镜手术剔除囊肿[51]。与直接行腹腔镜下囊肿剔除术相比，这种三阶段疗法在术后 6 个月后通过超声进行卵巢窦卵泡计数（AFC），结果显示窦卵泡数目增加[52]。因此，对于有生育需求的患者，特别是容易导致术后卵巢储备功能进一步下降的因素，如卵巢内异囊肿很大（>5cm）、双侧内异囊肿或患者既往有内异囊肿手术史，应该考虑进行三阶段分期手术。对于这些高危患者，术前冷冻卵细胞也是值得考虑的。

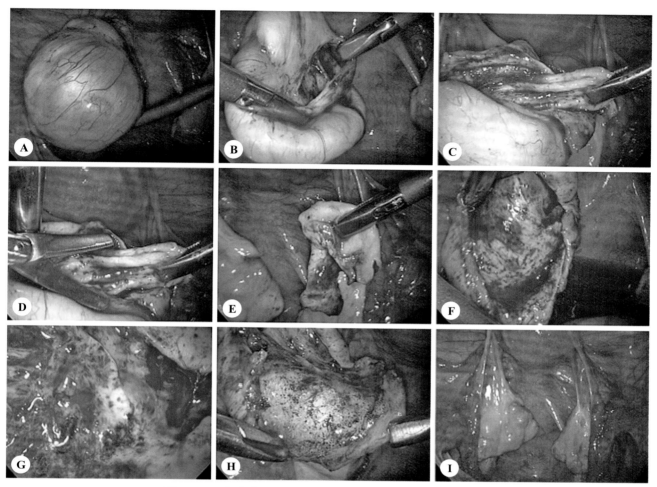

▲ 图 8-5 子宫内膜异位症切除术的两阶段联合方法（腹腔镜视图）

A. 卵巢子宫内膜异位症或卵巢子宫内膜异位囊肿；B. 打开子宫内膜异位症囊肿，探查囊壁与卵巢皮质之间的界限；C. 剔除子宫内膜异位症囊肿；D. 子宫内膜异位症囊肿部分切除：切除囊壁；E. 切除的囊壁；F. 残留的囊壁；G. 左侧为残留的囊壁，右侧为剔除后的卵巢皮质；H. 汽化剩余的囊壁；I. 术毕的盆腔，卵巢通常不需要缝合（经许可转载，引自文献 [45]）

（五）辅助生殖助孕

对于输卵管严重受损、严重盆腔解剖结构改变、存在其他影响生育因素（如男方因素）、高龄及试孕 2 年及以上仍未孕的患者，建议辅助生殖助孕。对于轻中度子宫内膜异位症且输卵管通畅的患者，可以考虑人工授精助孕。虽然由于轻中度子宫内膜异位症的影响，人工授精患者的妊娠率降低了 30%[53]，但是现有证据表明若患者年龄合适且男方精液参数正常，控制性的超促排卵联合人工授精优于期待治疗[54]。对于许多被诊断为子宫内膜异位症性不孕的患者，IVF 为一线治疗方案，特别是对于那些有中重度子宫内膜异位症或

明显盆腔解剖结构改变的患者，ESHRE 子宫内膜异位症指南开发组也支持这一观点[39]。现有的关于子宫内膜异位症对体外受精成功率影响的证据仍有争议。2002 年发表的一项 Meta 分析[55] 表明，与管性不孕相比，子宫内膜异位症患者在整个试管婴儿周期各阶段的结局均更差，即取卵率、受精率、着床率、妊娠率和活产率，而重度子宫内膜异位症患者的治疗结局则更差。相反的是，最近的一项 Meta 分析[56] 表明，轻度子宫内膜异位症患者与对照组相比，虽然取卵率和临床妊娠率均较低，但体外受精后的活产率无明显差异。而中重度子宫内膜异位症患者的研究结果与先前的

研究一样，取卵率、临床妊娠率和活产率较对照组更低。

一项大型回顾性研究[57]表明，与自然受孕一样，在体外受精前治疗或切除轻中度子宫内膜异位症的腹膜型病灶可能会获益，如着床率（23.9% vs. 30.9%，$P=0.02$）、妊娠率（40.1% vs. 29.4%，$P=0.004$）和活产率（27.7% vs. 20.6%，$P=0.04$）均有改善。但是后续的研究没有得到进一步验证[58]，并且没有证据表明在 ART 之前对中重度子宫内膜异位症进行手术治疗可以改善生育结局。因此，临床医生可以适时地在轻中度子宫内膜异位症患者进行 ART 之前进行手术治疗，也可以考虑对中重度子宫内膜异位症的症状进行治疗；然而，目前的证据并不支持单纯为了改善 ART 结果而进行手术干预。

由于卵巢子宫内膜异位囊肿对卵巢储备功能和促排卵的反应性存在潜在影响，并且子宫内膜异位囊肿会使取卵更加困难，因此长期以来一直在探讨在 ART 之前行卵巢子宫内膜异位囊肿剥除术的益处。同时考虑到卵巢囊肿剥除术可能影响卵巢储备功能，因此，在 ART 之前对针对子宫内膜异位囊肿的处理也具有挑战性。腹腔镜下卵巢囊肿剥除术的益处已经在随机对照试验中进行了评估。一份 Cochrane 图书馆发表的综述分析了现有的相关研究[59]，总的来说，与期待治疗相比，在 ART 治疗前抽吸囊液或剥除囊肿没有益处。与期待治疗相比，抽吸囊液似乎改善了卵巢反应性，但是并没有提高临床妊娠率。与期待治疗相比，卵巢囊肿剥除术似乎对取卵率或临床妊娠率没有影响。上述综述所有纳入研究的子宫内膜异位囊肿直径都小于 6cm。因此，没有足够的证据来指导具有更大子宫内膜异位囊肿的患者进行 ART 前的相关治疗。较大的子宫内膜异位囊肿更有可能影响取卵，更容易引起子宫内膜异位症相关的症状，也更容易出现囊肿破裂而增加感染风险[60]。因此，在 ART 之前是否对较大的子宫内膜异位囊肿进行手术仍存在争议；可考虑囊液抽吸而不是囊肿切除，因为抽吸囊液后可以进行降调然后促排卵，减少囊肿复发。若 IVF 前进行子宫内膜异位囊肿的手术治疗，需综合考虑子宫内膜异位囊肿的大小、既往囊肿剥除手术史、目前的卵巢储备功能和子宫内膜异位症相关症状。

对于接受辅助生殖技术受孕的子宫内膜异位症患者，一些学者认为延长降调时间可能有助于减少子宫内膜异位症对 IVF 过程各个阶段的不利影响，包括卵巢反应性和获卵率、卵细胞质量和子宫内膜容受性。大量非随机对照研究[61, 62]证实在促排卵前使用 3～6 个周期 GnRH 激动药降调可以改善临床妊娠率和着床率，并降低流产率。但是最近的一篇 Cochrane 系统综述[63]纳入了 8 项随机对照试验进行分析，结果并未证明在辅助生殖前进行降调可以获益（包括活产率、临床妊娠率和并发症发生率），但是整个研究的证据质量较低。在子宫内膜异位症的严重程度、GnRH-a 给药的时机和持续时间之间也存在很高的异质性。因此，需要进行更多高质量的随机对照试验来达成共识。

（六）子宫内膜异位症患者辅助生殖助孕的并发症

由于 IVF 人为诱导了一种超出生理水平的雌激素状态，必须关注辅助生殖技术对子宫内膜异位症这一疾病进程可能产生的有害影响。一系列病例表明，超促排卵可能加重肠道子宫内膜异位症患者的症状[64]和加重盆腔疼痛[65]。但最近的一项研究结果[66]却更有信服力，研究者随访了 84 例接受 IVF 的重度子宫内膜异位症患者，发现超促排卵后盆腔疼痛症状没有加重，总体并发症发生率低至 1.2%。

子宫内膜异位囊肿中的血液是感染形成的良好培养基，取卵过程中存在穿过囊肿的可能，从而有可能引起盆腔脓肿[60]。虽然大多数病例取卵时预防性使用了抗生素，但最后还是形成了脓肿。囊肿穿刺也可能引起急性疼痛性化学性腹膜炎。基于上述原因更倾向于 IVF 前行囊肿穿刺术。

五、子宫内膜异位症患者的生育力保护

由于子宫内膜异位症及其治疗对卵巢储备功能会产生不利影响，因此关于子宫内膜异位症患者的生育力保存（卵细胞或胚胎冷冻）的治疗越来越多。随着现今冻卵技术的提高[67]，患者可以在不考虑伴侣的情况下选择这一方案。对于轻度子宫内膜异位症的患者，若病灶未累及卵巢则无须考虑这一方案。然而，中重度子宫内膜异位症患者和已明确的卵巢子宫内膜异位囊肿患者，尤其是双侧卵巢子宫内膜异位囊肿，应该告知患者卵巢储备功能和远期生育力的相关信息。35 岁以下患者冻卵成功率更高，应该尽早进行，理想情况是在第一次子宫内膜异位症手术之前。术前检查项目纳入卵巢储备功能评估可能对指导治疗会有所帮助。NICE 指南[68]建议，最好通过 AFC 或 AMH 检测来评估卵巢储备功能。考虑到子宫内膜异位囊肿可能对 AFC 有所影响，更推荐 AMH 检测。患者是否需要进行生育力保存取决于年龄、目前的卵巢储备功能、子宫内膜异位症的严重程度和需要进一步手术的可能性、伴侣状况和经济状况。

由于知道自己的病情可能会对未来的生育能力产生影响，确诊重度子宫内膜异位症的年轻患者可能会面临道德困境。对这些患者加强宣教和对生育力影响的充分认识是关键，同时尽量选择对生育力伤害最小的治疗方案，尽早考虑冻卵这一选择。

结论

子宫内膜异位症常见于不孕患者，而不孕同样是子宫内膜异位症患者常见的困扰。目前强有力的证据支持着两者之间的因果关系，并且这很可能是多因素综合参与的结果。诊断性腹腔镜检查和组织染色检查是评估子宫内膜异位症相关不孕的金标准，但随着影像技术准确性的不断提高，并非所有患者都需进行腹腔镜检查。子宫内膜异位症合并不孕患者的管理极具挑战性，需要多学科共同参与、全面评估。患者在生育力或疼痛治疗方面的优先级通常是决策的关键，但通常两者都是优先级，这会给治疗增加挑战。年龄、子宫内膜异位症的严重程度、不孕的持续时间、症状的严重程度和其他影响生育的因素（如卵巢储备功能和男性伴侣的精液分析结果）是决策的关键因素，目前仍没有万全之策。对于轻度子宫内膜异位症的患者，在其他生育因素（如精液分析、卵巢储备功能、年龄）尚可的情况下可以试孕；然而，对于重度子宫内膜异位症的患者，推荐尽早行辅助生殖技术助孕。而重度子宫内膜异位症患者在辅助生殖过程中更容易面临感染等风险，并且卵巢对促排卵的反应性和成功率可能受到子宫内膜异位症的影响。因此，应考虑采取一些优化措施，如对较大子宫内膜异位囊肿进行治疗或引流、预处理延长降调时间、使用抗生素、取卵时避免穿透囊肿等。患者在诊断为子宫内膜异位症的早期阶段就应该认识到该病对生育力潜在的不利影响，及时做出生育力保存的决定。

参考文献

[1] Guidice LC, Kao, LC. Endometriosis. *Lancet.* 2004;364(9447):1789–99.

[2] Prescott J, Farland LV, Tobias DK, Gaskins AJ, Spiegelman D, Chavarro JE, et al. A prospective cohort study of endometriosis and subsequent risk of infertility. *Human Reproduction.* 2016;31(7):1475–82.

[3] Bulletti C, Coccia M, Battistoni S, Borini A. Endometriosis and infertility. *Journal of Assisted Reproduction and Genetics.* 2010;27:441–7.

[4] Kuivasaari P, Hippelainen M, Anttila M, Heinonen S. Effect of endometriosis on IVF/ICSI outcome: stage III/IV endometriosis worsens cumulative pregnancy and live-born rates. *Human Reproduction.* 2005;20:3130–5.

[5] Akande VA, Hunt LP, Cahill DJ, Jenkins JM. Differences in time to natural conception between women with unexplained infertility and infertile women with minor endometriosis. *Human Reproduction.* 2004;19(1):96–103.

[6] Parker J, Sinaii N, Segars J, Godoy H, Winkel C, Stratton P. Adhesion formation after laparoscopic excision of endometriosis and lysis of adhesions. *Fertility and Sterility* 2005;84(5):1457–61.

[7] Horikawa T, Nakagawa K, Ohgi S, Kojima R, Nakashima A, Ito M, et al. The frequency of ovulation from the affected ovary decreases following laparoscopic cystectomy in infertile women with unilateral endometrioma during a natural cycle. *Journal of Assisted Reproduction and Genetics.* 2008;25:239–44.

[8] Somigliana E, Berlanda N, Benaglia L, Vigano P, Vercellini P, Fedele L. Surgical excision of endometriomas and ovarian reserve: a systematic review on serum antimullerian hormone level modifications. *Fertility and Sterility* 2012;98(6):1531–8.

[9] Demirol A, Guven S, Baykal C, Gurgan T. Effect of endometrioma cystectomy on IVF outcome: a prospective randomized study. *Reproductive BioMedicine Online.* 2006;12(5):639–43.

[10] Benaglia L, Somigliana E, Vercellini P, Abbiati A, Ragni G, Fedele L. Endometriotic ovarian cysts negatively affect the rate of spontaneous ovulation. *Human Reproduction.* 2009;24(9):2183–6.

[11] Maggiore U, Scala C, Venturini PL, Remorgida V, Ferrero S. Endometriotic ovarian cysts do not negatively affect the rate of spontaneous ovulation. *Human Reproduction.* 2015;30(2):299–307.

[12] Somigliana E, Infantino M, Benedetti F, Arnoldi M, Callana G, Ragni G. The presence of ovarian endometriomas is associated with a reduced responsiveness to gonadotropins. *Fertility and Sterility.* 2006;86:192–6.

[13] Gupta S, Agarwal A, Agarwal R, Loret De Mola J. Impact of ovarian endometrioma on assisted reproduction outcomes. *Reproductive Biomedicine Online.* 2006;13(3):349–60.

[14] Ferrero S, Scala C, Taffi E, Racca A, Venturini PL, Maggiore U. Impact of large ovarian endometriomas on the response to superovulation for in vitro fertilization: a retrospective study. *European Journal of Obstetrics, Gynecology and Reproductive Medicine.* 2017;213:17–21.

[15] Benaglia L, Pasin R, Somigliana E, Vercellini P, Ragni G, Fedele L. Unoperated ovarian endometriomas and responsiveness to hyperstimulation. *Human Reproduction.* 2011;26(6):1353–61.

[16] Almog B, Shehata F, Sheizaf B, Lin Tan F, Tulandi T. Effects of ovarian endometrioma on the number of oocytes retrieved for in vitro fertilization. *Fertility and Sterility.* 2011;95(2):525–7.

[17] Eisnler I, Bozdag G, Arikan I, Demir B, Yarali H. Endometrioma <3 cm in diameter per se does not affect ovarian reserve in intracytoplasmic sperm injection cycles. *Gynecologic and Obstetric Investigation.* 2012;74:261–4.

[18] Kasapoglu I, Ata B, Uyaniklar O, Seyhan A, Orhan A, Oguz S, et al. Endometrioma-related reduction in ovarian reserve (ERROR): a prospective longitudinal study. *Fertility and Sterility.* 2018;110:122–7.

[19] Tariverdian N, Siedentopf F, Rucke M, Blois S, Klapp B, Kentenich H, et al. Intraperitoneal immune cell status in infertile women with and without endometriosis. *Immunology.* 2009;80(1–2):80–90.

[20] Ahn S, Monsanto S, Miller C, Singh S, Thomas R, Tayado C. Pathophysiology and immune dysfunction in endometriosis. *BioMed Research International.* 2015;2015.

[21] Eisermann J, Register K, Strickler R, Collins JA. The effect of tumor necrosis factor on human sperm motility in vitro. *Journal of Andrology.* 1989;10(4):270–4.

[22] Miller J, Ahn S, Monsanto S, Khalaj K, Koti M, Tayado C. Implications of immune dysfunction on endometriosis associated infertility. *Oncotarget.* 2017;8(4):7138–47.

[23] Yanushpolsky E, Best C, Jackson K, Clarke R, Barbieri RL, Hornstein M. Effects of endometriomas on ooccyte quality, embryo quality, and pregnancy rates in in vitro fertilization cycles: a prospective, casecontrolled study. *Journal of Assisted Reproduction and Genetics.* 1998;15(4):193–7.

[24] Kunz G, Beil D, Huppert P, Noe M, Kissler S, Leyendecker G. Adenomyosis in endometriosis – prevalence and impact on fertility. Evidence from magnetic resonance imaging. *Human Reproduction.* 2005:2309–16.

[25] Sharma S, Bathwal S, Agarwal N, Chattopadhyay R, Saha I, Chakravarty B. Does presence of adenomyosis affect reproductive outcome in IVF cycles? A retrospective analysis of 973 patients. *Reprod Biomed Online.* 2019;38(1):13–20.

[26] Pappioannou S, Bourdrez P, Varma R, Afnan M, Mol BW,

Coomarasamy A. Tubal evaluation in the investigation of subfertility: a structured comparison of tests. *BJOG.* 2004;111:1313–21.

[27] Guerriero S, Saba L, Pascual M, Ajossa S, Rodrigues I, Mais V, et al. Transvaginal ultrasound vs magnetic resonance imaging for diagnosing deep infiltrating endometriosis: systematic review and metaanalysis. *Ultrasound Obstet Gynecol.* 2018;51(5):586–95.

[28] Medicine A. Revised American society for reproductive medicine classification of endometriosis. *Fertility and Sterility.* 1997;67(817–821).

[29] Adamson GD, Pasta DJ. Endometriosis fertility index: the new, validated endometriosis staging system. *Fertility and Sterility.* 2010;94:1609–15.

[30] Tomassetti C, Bafort C, Meuleman C, Welkenhuysen M, Fieuws S, D'Hooghe T. Reproducibility of the endometriosis fertility index: a prospective inter-/intra-rateragreement study. *BJOG.* 2020;127 (107–114).

[31] Tomioka R, Ferreira G, Aikawa N, Maciel G, Serafini P, Sallum A, et al. Non-steroidal anti-inflammatory drug induces luteinized unruptured follicle syndrome in young female juvenile idiopathic arthritis patients. *Clinical Rheumatology.* 2018;37:2869–73.

[32] Brown J, Kives S, Akhtar M. Progestagens and anti-progestagens for pain associated with endometriosis. *Cochrane Database of Systematic Reviews.* 2012;14(3).

[33] Hughes E, Brown J, Collins JJ, Farquhar C, Fedorkow D, Vandekerckhove P. Ovulation suppression for endometriosis. *Cochrane Database of Systematic Reviews.* 2007;18(3).

[34] *Endometriosis: Diagnosis and Management.* National Institute for Clinical Excellence (NICE). 2017;NG 73.

[35] Horne AW, Daniels J, Hummelshoj L, Cox E, Cooper K. Surgical removal of superficial peritoneal endometriosis for managing women with chronic pelvic pain: time for a rethink? *BJOG.* 2019;126(12): 1414–6.

[36] Marcoux S, Maheux R, Berube S. Laparoscopic surgery in infertile women with minimal or mild endometriosis. Canadian Collaborative Group on Endometriosis. *New England Journal of Medicine.* 1997;337(4):217–22.

[37] Parazzini F. Ablation of lesions or no treatment in minimal-mild endometriosis in infertile women: a randomized trial. Gruppo Italiano per lo Studio dell'Endometriosi. *Human Reproduction.* 1999;14(5):1332–4.

[38] Jacobson T, Duffy J, Barlow D, Farquhar C, Koninckx P, Olive D. Laparoscopic surgery for subfertility associated with endometriosis. *Cochrane Database of Systematic Reviews.* 2010(1).

[39] Group EEGD. Management of women with endometriosis. *ESHRE.* 2013.

[40] Committee AP. Endometriosis and infertility: a committee opinion. *Fertility and Sterility.* 2012;98:591–598.

[41] Nezhat CH, Crowgey S, Nezhat FR. Videolaseroscopy for the treatment of endometriosis associated with infertility. *Fertility and Sterility.* 1989;51(2):237–40.

[42] Vercellini P, Fedele L, Aimi D, Di Georgi O, Consonni D, Crosignani P. Reproductive performance, pain recurrence and disease relapse after conservative surgical treatment for endometriosis: the predictive value of the current classification system 2006. *Human Reproduction.* 2006;21(10):2679–85.

[43] Nesbitt-Hawes E, Campbell M, Maley P, Won H, Hooshmand D, Henry A, et al. The surgical treatment of severe endometriosis positively affects the chance of natural or assisted pregnancy postoperatively. *BioMed Research International.* 2015.

[44] Ferrero S, Anserini P, Abbamonte L, Ragni N, Camerini G, Remorgida V. Fertility after bowel resection for endometriosis. *Fertility and Sterility.* 2009;92(1):41–6.

[45] Daraii E, Lesieur B, Dubenard G, Rouzier R, Bazot M, Ballester

M. Fertility after colorectal resection for endometriosis: results of a prospective study comparing laparoscopy with open surgery. *Fertility and Sterility*. 2011;95(6):1903–8.

[46] Stepniewska A, Pomini P, Bruni F, Mereu L, Rufo G, Ceccaroni M, et al. Laparoscopic treatment of bowel endometriosis in infertile women. *Human Reproduction*. 2009;24(7):1619–25.

[47] Donnez J, Lousse J, Jadoul P, Donnez O, Squifflet J. Laparoscopic management of endometriomas using a combined technique of excisional (cystectomy) and ablative surgery. *Fertility and Sterility*. 2010;94(1):28–32.

[48] Hart R, Hickey M, Maouris B, Buckett W. Excisional surgery versus ablative surgery for ovarian endometriomata (Review). *Cochrane Database of Systematic Reviews*. 2008.

[49] Alborzi S, Momtahan M, Parsanezhad ME, Dehbashi S, Zolghadri J, Alborzi S. A prospective, randomized study comparing laparoscopic ovarian cystectomy versus fenestration and coagulation in patients with endometriomas. *Fertility and Sterility*. 2004;82:1633–7.

[50] Berretta P, Franchi M, Ghezzi F, Busacca M, Zupi E, Bolis P. Randomised clinical trial of two laparoscopic treatments of endometriomata: cystectomy versus drainage and coagulation. *Fertility and Sterility*. 1998;70:1176–80.

[51] Donnez J, Nisolle M, Gillet N, Smets M, Bassil S, Casanas-Roux F. Large ovarian endometriomas. *Human Reproduction*. 1996;11:641–6.

[52] Pados G, Tsolakidis D, Assimakopoulos E, Athanatos D, Tarlatzis B. Sonographic changes after laparoscopic cystectomy compared with three-stage management in patients with ovarian endometriomas: a prospective randomized study. *Human Reproduction*. 2010;25(3):672–7.

[53] Hughes EG. The effectiveness of ovulation induction and intrauterine insemination in the treatment of persistent infertility: a meta-analysis. *Human Reproduction*. 1997;12(9):1865–72.

[54] Koch J, Rowan K, Rombauts L, Yazdani A, Chapman N, Johnson N. Endometriosis and infertility: a consensus statement from ACCEPT (Australasian CREI consensus expert panel on trial evidence). *ANZJOG*. 2012;52(6):513–22.

[55] Barnhart K, Dunsmoor-Su R, Coutifaris C. Effect of endometriosis on in vitro fertilization. *Fertility and Sterility*. 2002;77(6):1148–55.

[56] Hamdan M, Omar SZ, Dunselman G, Cheong Y. Influence of endometriosis on assisted reproductive technology outcomes a systematic review and meta-analysis. *Obstetrics and Gynecology*. 2015;125(1):75–8.

[57] Opooien HK, Fedorcsak P, Abyholm T, Tanbo T. Complete surgical removal of minimal and mild endometriosis improves outcome of subsequent IVF/ICSI treatment. *Reproductive Biomedicine Oline*. 2011;23(3):389–95.

[58] Surrey ES, Schoolcraft WB. Does surgical management of endometriosis within 6 months of an in vitro fertilization–embryo transfer cycle improve outcome? *Journal of Assisted Reproduction and Genetics*. 2003;20:365–70.

[59] Benschop L, Farquhar C, Van der Poel M, Heineman M. Interventions for women with endometrioma prior to assisted reproductive technology. *Cochrane Database of Systematic Reviews*. 2010.

[60] Somigliana E, Benaglia L, Paffoni A, Busnelli A, Vigano P, Vercelllini P. Risks of conservative management in women with ovarian endometriomas undergoing IVF. *Human Reproduction Update*. 2015;21(4):486–99.

[61] Ma C, Qiao J, Liu P, Chen G. Ovarian suppression treatment prior to in-vitro fertilization and embryo transfer in Chinese women with stage III or IV endometriosis. *International Journal of Gynecology & Obstetrics*. 2008;100(2):167–70.

[62] Van De Houwen LE, Mijatovic V, Leemhuis E, Scats R, Heymans M, Lambalk C, Hompes P. Efficacy and safety of IVF/ICSI in patients with severe endometriosis after long-term pituitary down-regulation. *Reproductive Biomedicine Oline*. 2014;28(1):39–46.

[63] Georgiou EM, Baker PE, Sallam HN, Arici A, Garcia-Velasco JA, Abou-Setta AM, Becker C, Granne IE. Long-term GnRH agonist therapy before in vitro fertilisation (IVF) for improving fertility outcomes in women with endometriosis. *Cochrane Database of Systematic Reviews*. 2019.

[64] Anaf V, Nakadi IE, Simon P, Englert Y, Peny M, Fayt I. Sigmoid endometriosis and ovarian stimulation. *Human Reproduction*. 2000;15(4):790–4.

[65] Jun SH, Lathi RB. Pelvic pain after gonadotropin administration as a potential sign of endometriosis. *Fertility and Sterility*. 2007;88:986–7.

[66] Berlanda N, Benaglia L, Bottelli L, Torri C, Busnelli A, Somigliana E, Vercellini P. The impact of IVF on deep invasive endometriosis. *European Journal of Obstetrics, Gynecology and Reproductive Medicine*. 2019;4.

[67] Anderson RA, Davies MC, Lavery SA. Elective egg freezing for non-medical reasons. *BJOG*. 2020;127(9):113–21.

[68] Fertilty: assessment and treatment for people with fertility problems. *NICE Clinical Guideline*. 2013. https://www. nice. org. uk/guidance/CG156

第9章 深部子宫内膜异位症手术的分层外科解剖
Anatomically Based Surgical Dissection for Deep Endometriosis Surgery

Mohamed Mabrouk　Diego Raimondo　Alessandro Arena　Renato Seracchioli　著

一、深部子宫内膜异位症

深部子宫内膜异位症（deep infiltrating endometriosis，DIE）是子宫内膜异位症中最严重的类型，是指异位子宫内膜组织在腹膜下盆腔结构及器官壁内浸润生长[1]，包括子宫骶韧带、直肠、乙状结肠、阴道壁、阴道直肠隔、膀胱、输尿管及宫旁组织（lateral parametrium，LP）。DIE病灶具有侵犯盆腔脏器及容易复发的特性，患者往往需要反复进行侵入性手术治疗[2]。

估计有 3%～30% 的子宫内膜异位症患者患有 DIE[3]，根据 DIE 的解剖位置可以分为以下情况。

- 后盆腔 DIE：包括阴道、直肠阴道隔、子宫骶韧带、直肠和乙状结肠（图 9-1）。
- 前盆腔 DIE：包括膀胱、输尿管（图 9-2）。
- 侧盆腔 DIE：包括宫旁组织及输尿管。
- 盆腔外 DIE：包括阑尾、盲肠及回肠。

DIE 在解剖学上的分布是非对称性分布的，盆腔病灶往往位于左侧的后盆腔，而腹腔病灶大多分布在右侧（如阑尾以及回盲部）。

子宫内膜异位症的严重程度与症状是不相符的，仅有很小子宫内膜异位症病灶的患者可以表现出严重的症状，而解剖上病变严重的患者可以毫无症状。最常见的疼痛症状主要是痛经、深部性交痛、慢性盆腔痛、排便困难（病灶侵犯肠道时）及排尿痛（病灶侵犯膀胱时）。除了疼痛症状之外，也可以表现为其他肠道及泌尿系统的症状，如腹泻、便秘、肠道肿块、直肠里急后重、直肠出血、尿频、膀胱激惹症状、尿急和血尿[4-6]。

不孕是 DIE 患者的另一种临床症状。文献中关于这方面的研究很少，发病机制尚不明确。

DIE 有可能通过非手术手段，如临床病史、妇科双合诊和影像学方法进行诊断。经阴道和经腹部超声是检查盆腔子宫内膜异位症的基本方法，对于特定的病例，需要进行二线成像方法（MRI和 CT）进行评估。第 4 章讨论了治疗子宫内膜异位症这种特别复杂的疾病时，外科医生如何为术

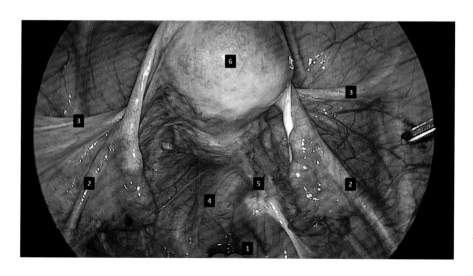

◀ 图 9-1　内异结节侵犯女性后盆腔右侧子宫骶骨韧带和直肠

1. 直肠；2. 骨盆漏斗韧带；3. 圆韧带；4. 左子宫骶韧带；5. 有内异结节的右子宫骶韧带；6. 子宫

中可能出现的困难做好准备。在本章中，我们将讨论如何根据掌握的这些信息在术中实际应对这些问题。

由于解剖异常和相关的炎症过程，DIE 手术是妇科医生最困难的手术之一。为避免反复手术及病灶复发，手术过程中的彻底程度和个体化之间的平衡至关重要。

二、腹腔镜下盆腔所见

盆腔有几个可以识别出来"腹膜反折"。阔韧带是一个重要的腹膜内标志，它将两侧的盆腔分为三个"腔室"，即前方、侧方和后方。在背侧，覆盖在直肠上段前外侧表面、部分骶骨凹和盆腔侧壁的腹膜形成直肠后腹膜反折。子宫和阴道形成了另外两个位于中央的不同深度的陷凹，即直肠子宫陷凹和膀胱子宫陷凹。在腹侧，膀胱顶部的腹膜在骨盆前壁的后方折返，形成膀胱前反折。

在经腹探查时，无须打开腹膜，可以轻松地识别出一些腹膜后结构：脐正中襞、左右脐内侧襞、左右脐外侧襞。脐正中襞从膀胱顶部向脐部延伸，并包含脐尿管；脐内侧襞覆盖闭锁的脐动脉；脐外侧襞包含腹壁下深血管，并在血管下方进入腹直肌鞘（图 9-3 和图 9-4）。

双侧的膀胱上动脉在膀胱顶部形成膀胱横襞。

双侧的子宫动脉，在阔韧带前后两层腹膜内穿过，在主韧带（Mackenrodt 韧带或子宫旁侧组织）内侧跨过输尿管。

输尿管盆段，在骶岬水平的腹膜外间隙中进入小骨盆，走形于髂总动脉末端前方（左侧更常见）或髂外动脉的起始段（右侧更常见）。在女性中，髂内动脉前方的输尿管盆腔段位于卵巢后方，形成卵巢窝后界（Krause 窝）。子宫动脉在输尿管前上方约 2.5cm 处沿阔韧带走行，然后横跨输尿管至其内侧后沿子宫上行。

子宫骶韧带，形成了直肠子宫褶皱，在其后外侧部分内含有盆腔自主神经纤维。在一些患者中，还可以看到更内侧及更尾端的褶皱，包裹着腹下神经和下腹下神经丛（或盆丛）。

主动脉分叉（在脊椎 L_4 水平或 $L_{4/5}$ 椎间盘水平，向中线的左侧发出）和左侧髂总静脉。在尾部，骶中血管和上腹下神经丛位于骶岬水平的髂间三角（又称 Cotte 三角）。上腹下神经丛是一个由主动脉丛的分支（交感神经和副交感神经）、腰内脏神经（交感神经）和盆腔内脏神经（副交感神经）组成的网状系统，调节肠道、下泌尿道和上生殖道功能。

在外侧，来自腰丛的 3 组躯体神经包括位于腰大肌上的生殖股神经、髂腹下神经和髂腹股沟神经。

三、腹膜后腔的总体分布

从示意图的角度看，骨盆有三个主要层面，

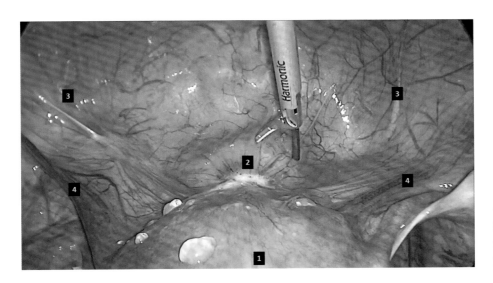

◀ 图 9-2　内异结节侵犯女性前盆腔膀胱
1. 子宫；2. 有内异结节的膀胱；
3. 闭锁的脐动脉；4. 圆韧带

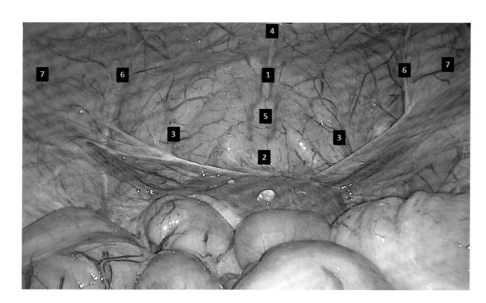

◀ 图 9-3　前盆腔"出口"
1. 膀胱前间隙；2. 膀胱子宫间隙；3. 膀胱侧间隙；4. 脐尿管；5. 膀胱；6. 闭锁的脐韧带；7. 腹壁下深血管

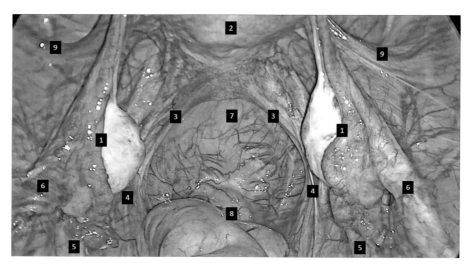

◀ 图 9-4　后盆腔
1. 附件；2. 子宫；3. 子宫骶韧带；4. 腹下神经；5. 输尿管；6. 骨盆漏斗韧带；7. 直肠子宫陷凹；8. 直肠；9. 圆韧带

即腹膜、腹膜后腔（包括腹膜后解剖结构），由肌肉和骨骼组成的盆壁。腹膜后结构及盆壁均由结缔组织所覆盖，这些结缔组织被称为盆内筋膜[7-10]。

四、盆内筋膜

盆内筋膜包括两个部分：由致密结缔组织形成的内脏韧带及筋膜，以及与内脏和腹壁连接的疏松结缔组织区域（"间隙"或"隔"，也称为"筋膜接合"）。

骨盆内筋膜根据结构可以分为三种类型。

1. 膜性盆筋膜

膜性筋膜分为壁筋膜和脏筋膜。覆盖在界定盆腔的骨骼和肌肉表面的盆壁筋膜（parietal pelvic fascia，PPF），折返覆盖到盆腔器官表面（除了卵巢和输卵管），形成了盆脏筋膜（visceral pelvic fascia，VPF）。

2. 纤维筋膜

VPF 和 PPF 之间的结缔组织被称为"浆膜外盆筋膜"（extraserous pelvic fascia，EPF），是内含血管和神经分支的系膜。有些解剖部位，EPF 的结缔组织增厚形成"内脏韧带"。

内脏韧带可以分为以下部分。

• 矢状韧带，包括耻骨膀胱韧带、膀胱子宫韧带和子宫骶韧带。

• 侧方韧带，包括子宫旁组织、宫颈旁组织、膀胱外侧韧带和直肠外侧韧带。

3. 网状盆筋膜

由至少两个独立的筋膜包围并充满网状结缔组织的区域被认为是"无血管区域"（筋膜接合的Toldt 定律）。到达并扩大这个间隙是腹膜后外科解剖的基础。

识别外侧和中间的间隙（图 9-5）。

• 阔韧带内的子宫动脉将外侧间隙分为膀胱侧间隙和直肠侧间隙。闭锁的脐动脉将膀胱侧间隙进一步分为膀胱旁内侧间隙和膀胱旁外侧间隙。输尿管盆段将直肠侧间隙进一步分为直肠旁内侧间隙（Okabayashi 间隙）和直肠旁外侧间隙（Latzko 间隙）。

由于输尿管和闭锁的脐动脉的走行有变异，这些间隙不完全相同。

• 中间的间隙与腹膜反折相对应：膀胱前间隙，膀胱子宫和膀胱阴道间隙，直肠子宫间隙，直肠后及骶前间隙。

五、腹膜后腔手术的操作原则

尤其是在处理由于深部子宫内膜异位症引起的解剖异常及腹膜后组织纤维化时，对腹膜后解剖结构的掌握和暴露是作为一名合格外科医生的核心技能[11, 12]。

为了帮助外科医生应对这种充满挑战的情况，我们总结了一些腹膜后手术的诀窍和技巧。

一般性建议包括识别解剖标志，找到无血管区，逐步分离解剖层（"洋葱层"概念）。慢性炎症有可能会导致腹膜层及腹膜后结构发生改变，使盆腔的解剖标志识别困难，并且影响在病灶附近进行的钝性分离。基于上述原因，必须先从远离深部子宫内膜异位症病灶和致密粘连的区域开始手术。

这期间最基本的手术方法，包括以下情况。

• 应用牵拉 – 对抗牵拉的方法，使结缔组织有控制地变薄，以显露内部结构。

• 使用 CO_2 分离解剖，冲浪式进入 EPF 中的蜘蛛网样结构。

• 保持手术区域清洁、干燥，避免出血、囊内物溢出或不必要的冲洗。

为了手术医生能够在筋膜间找到正确的切入点和合适的路径进入虚拟的无血管区域，应该关注部位特异性原则、组织的功能性、胚胎学问题

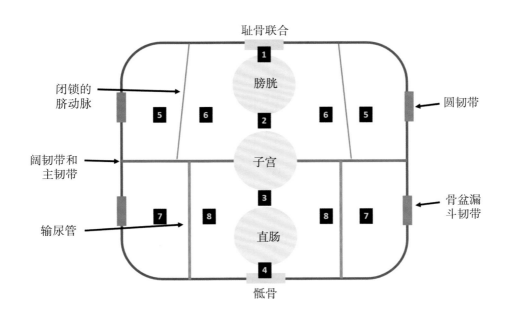

▲ 图 9-5　盆腔的腹膜后腔的"出口"

1. 膀胱前间隙；2. 膀胱子宫和膀胱阴道间隙；3. 直肠阴道间隙；4. 直肠后和骶前间隙；5. 膀胱旁外侧间隙；6. 膀胱旁内侧间隙；7. 直肠旁外侧间隙；8. 直肠旁内侧间隙

及对重要结构的保护。

1. 切入点（进入腹膜后间隙的"出口"）

在中线区域，从腹侧到背侧，分别有以下情况。

- 膀胱前方的出口。
- 膀胱子宫间的出口。
- 直肠阴道间的出口。
- 直肠后方的出口。

在侧方，从腹侧到背侧，分别有以下情况。

- 阔韧带前叶形成的分隔。

位于骨盆上缘水平的骨盆漏斗韧带（infundibulopelvic，IP）的外侧或内侧区域。

2. 解剖路径

为避免术中迷失方向，必须了解筋膜层之间的解剖路径直至到达确定的终点。因为受腹腔镜气腹、头低脚高位、显示器上的二维图像、固定的视轴、放大倍数的影响，腹腔镜手术医生必须适应解剖学外观的改变，并且必须反复确认正确的三维路径。

切入点	手术的诀窍和技巧
阔韧带前叶（图 9-6）	- 手术治疗：前盆腔子宫内膜异位症病灶的切除（膀胱及远端输尿管）。 - 解剖要点：膀胱侧间隙（paravesical，PV）是位于膀胱和膀胱子宫韧带外侧、髂外血管内侧的两个间隙。PV 被闭锁的脐动脉划分为旁内侧 PV 和旁外侧 PV。PV 的边界分为，腹侧是坐骨耻骨上支的后背面，背侧是子宫主韧带，尾侧是以肛提肌腱弓为界的闭孔内肌和髂尾肌。 - 如何手术：为了到达这个间隙，我们可以打开阔韧带前叶，必要时可以充分切开子宫圆韧带，以平行于髂外血管的方向分离。子宫圆韧带呈有子宫内膜异位症病灶种植，但是它们的走行和结构往往会因为临近的膀胱内异结节影响而发生改变。在识别出闭锁的脐动脉之后（可以通过牵拉脐内侧襞来识别），往腹侧尾部的方向分离周围的脂肪组织，识别出内侧的膀胱上动脉（膀胱上韧带）和位于膀胱子宫韧带的浅层和深层之间的输尿管远端。继续深入向膀胱旁外侧间隙分离，可以识别闭孔神经和血管并进入闭孔管，可以显露闭孔淋巴结。在 83% 的病例中，可以发现闭孔血管与髂外动脉或静脉之间的吻合支（称为"死冠血管"）。
骨盆上缘处的骨盆漏斗韧带外侧或内侧（图 9-7 和图 9-8）	- 手术治疗：后盆腔子宫内膜异位症病灶的切除（直肠、直肠阴道隔、子宫骶骨韧带）和宫旁组织的子宫内膜异位症病灶切除；选择性腹下神经松解术或神经消融术；骶丛减压术 / 神经消融术；输尿管松解术或输尿管切除术。 - 解剖要点：直肠旁间隙（pararectal spaces，PR）是位于直肠外侧和髂内血管前干内侧的两个间隙，腹侧以子宫旁组织和宫颈旁组织为界，背侧以梨状肌为界，尾端以肛提肌为界。输尿管和输尿管系膜（附着于骶前筋膜）将 PR 间隙分为两个区域，PR 内侧间隙（Okabayashi 间隙）和 PR 外侧间隙（Latzko 间隙）。在内侧，PR 内侧间隙与直肠后间隙相交通，而在外侧 PR 外侧间隙与骶前间隙相交通。 - 如何手术：为了更好地显露手术视野，在打开腹膜前，我们通常需要先分离盆腔左侧的乙状结肠和盆腔侧壁之间的粘连，以避免直接进入腹膜后区域。 - 要进入 PR 内侧间隙，先在腹膜外辨认输尿管走行并提起腹膜，最好在骨盆上缘的骨盆漏斗韧带的内侧开始打开腹膜。要特别注意在腹膜后方的筋膜层内找到正确的分离层面，以避免意外地进入乙状结肠系膜或直肠系膜，肥胖患者尤其要注意。为避免神经损伤或过度损伤输尿管外膜和血管，在确认输尿管走形和髂内静脉之后，应该在前腹下筋膜（prehypogastric fascia，PHF）（骶前筋膜的腹侧层）和固有直肠筋膜之间分离，直至达到子宫环面处（即子宫骶骨韧带在宫颈后方的止点处）。事实上，被 PHF 覆盖的腹下神经（hypogastric nerves，HN）在子宫骶骨韧带背外侧的输尿管盆腔段下方 5～20mm 处走行。HN 与盆腔内脏神经的副交感神经纤维（也称为"盆神经"）共同形成直肠前外侧的盆腔神经丛（或下腹下丛）。如果出现骶管神经受压的临床或放射学体征及症状，我们可以在输尿管下方分离骶前筋膜，以便进入骶前间隙。

（续表）

骨盆上缘处的骨盆漏斗韧带外侧或内侧（图 9-7 和图 9-8）	• 为了进入外侧 PR 间隙，可以在骨盆漏斗韧带的外侧做一平行切口，将腹膜向内侧及头侧牵拉。通过这种方式可以识别出输尿管和髂内动脉。向尾部方向平行于输尿管外侧分离，可以显露子宫动脉及子宫浅静脉、深静脉。由于营养输尿管的血管是盆腔血管从侧方进入输尿管的，因此在钝性分离时要避免过度牵拉，避免不恰当地使用凝血设备。 • 在子宫深静脉下方，来源于 $S_{2\sim4}$ 腹侧骶神经根的盆腔内脏神经（盆神经）沿直肠中动脉走行，与 HN 结合形成下腹下神经丛。在高度怀疑骶神经丛受压的情况下，在避开静脉丛之后，可以进一步分离臀神经、阴部神经和坐骨神经直至坐骨孔。
膀胱子宫皱襞（图 9-9）	• 手术治疗：子宫切除、前盆腔子宫内膜异位症病灶切除。 • 解剖要点：膀胱子宫（UV）间隙位于膀胱后侧及阴道、宫颈前方，被耻骨宫颈筋膜（Halban 筋膜）覆盖。这层筋膜将宫颈前方、阴道上段连接至耻骨的后方，并在尿道周围发散。VU 间隙的外侧为膀胱子宫韧带（或宫旁组织前方、膀胱柱），尾侧为肛提肌。宫颈与膀胱之间被一层疏松结缔组织形成的隔膜分离（VU 隔膜），这使得两个器官可以被轻松分离。隔膜向尾端延伸，将膀胱与阴道前穹隆分开，输尿管远端和下腹下丛分支斜行穿过其内。 • 如何手术：将子宫推向岬角后，打开膀胱子宫反折腹膜，可到达 VU 间隙。向腹侧和尾侧牵拉腹膜及其下的膀胱以显露 VU 隔膜。在膀胱子宫内膜异位症病灶或剖宫产引起的粘连的情况下，必须通过侧向入路的方法打开 VU 隔膜。
膀胱前皱襞（图 9-10）	• 手术治疗：前盆腔子宫内膜异位症（膀胱过度活动症）。 • 解剖要点：膀胱前间隙（或称耻骨后间隙，或称 Retzius 间隙）位于两侧脐内侧韧带间，从骨盆底[13]延伸至脐部。它的背侧和头侧为脐膀胱筋膜，这是一种三角形的纤维组织，从脐部上侧延伸至膀胱、耻骨膀胱和尿道耻骨韧带、闭孔内肌和肛提肌。它的前方与耻骨和 Cooper 梳韧带、腹直肌鞘后侧和横筋膜直至直肠子宫陷凹弓状线处。膀胱前间隙与膀胱旁内侧间隙和腹股沟后间隙（Bogros 间隙）相通。 • 膀胱前间隙包含脂肪组织、淋巴结和盆腔-膀胱静脉丛，其接收了来自膀胱前静脉、阴蒂背静脉和尿道静脉的回流静脉血。 • 如何手术：向背侧和尾侧牵拉在耻骨联合和脐之间的前壁腹膜，打开腹膜，分离脐膀胱筋膜后，可以进入膀胱前间隙。分离过程必须沿腹壁向上到达耻骨联合处，将腹直肌鞘、盆骨与膀胱前壁分离。
直肠子宫陷凹（图 9-11）	• 手术治疗：后盆腔子宫内膜异位症病灶切除，选择性腹下神经丛/盆丛神经松解术或神经消融术。 • 解剖要点：RV 间隙是一片位于由宫颈阴道筋膜覆盖的阴道后壁和由直肠深筋膜覆盖的直肠前壁之间的无血管区域。它向尾侧延伸至会阴上部和盆底肌肉。 • 无血管筋膜（或称阴道直肠隔）代表了阴道筋膜和深筋膜的融合。在横向水平上，RV 隔膜可以分为若干薄层（直肠阴道韧带），其向背外侧延伸，与前腹下筋膜融合并包围骨盆神经丛。随着年龄增长，直肠阴道隔变得不那么突出，并逐渐变薄。但在直肠壁炎症的患者中，直肠阴道隔会增厚[14]。在绝经后和分娩后的女性中，隔膜的结缔组织可能萎缩，减弱对直肠和阴道壁的支撑作用。 • 如何手术：将子宫前翻，向头侧、背侧牵拉直肠，在位于子宫骶骨韧带远端插入子宫环水平的 RV 间隙打开腹膜。RV 间隙可以通过后内侧方进一步打开。
直肠后间隙（图 9-12）	• 手术治疗：后盆腔子宫内膜异位症病灶切除，骶管减压术，上腹下丛/腹下神经丛的消融术。 • 解剖要点[15]：骶前筋膜是盆腔顶筋膜的一部分，由腹部的内脏筋膜（Gerota 筋膜）延续至盆腔形成。该筋膜被分为：包绕 HN 和盆腔神经丛的筋膜，被称为前腹下筋膜；包绕骶神经丛和相关血管的筋膜；为肛提肌提供背侧依附的筋膜[16]。 • 如何手术：在盆腔左侧，向头侧及腹侧方向牵拉直肠-乙状结肠，可以显示直肠后腹膜反射。通过直肠后腹膜切口，可以显示以骶前韧带（又称为 Waldeyer 筋膜，或腹下筋膜骶骨化）为界的两个间隙，即直肠后间隙和骶前间隙。

（续表）

直肠后间隙
（图 9-12）
	• 直肠后间隙
	  – 解剖要点：直肠被直肠系膜和直肠系膜筋膜（或直肠深筋膜）包围。后者位于骶前筋膜的腹侧。这两层筋膜之间的空间被称为"直肠后间隙"。这是一片骶骨凹面的疏松网状组织的无血管区域[17, 18]。它向两侧的直肠旁间隙内侧横向延伸。向上，直肠系膜筋膜与乙状结肠系膜融合。直肠系膜筋膜通过两条直肠外韧带（或直肠蒂／直肠翼）与盆腔壁筋膜在位于肛门直肠交接处上方3～5cm 处相连，其中包含着来自盆腔丛和直肠骶筋膜的直肠中段血管和直肠神经分支[19]。
	  – 如何手术：为了避免损伤神经，尤其是腹下神经，在分离直肠的过程中最重要的一步是分离外侧筋膜。在直肠的背侧和外侧可以发现前腹下筋膜，它是骶前筋膜的中间层，其内包裹着腹下神经，在其更中间及背侧的位置，还包裹着腹下神经丛。为了避免神经损伤，理想的分离肠管的平面位于直肠深筋膜和腹下筋膜前层之间[16]。为了抵达正确的平面，建议沿着骶管凹面进行操作，并且向侧方提起肠管，紧贴肠管进行分离。值得注意的是，在盆腔左侧，HN 实际上黏附在直肠系膜筋膜上。
	• 骶前间隙
	  – 解剖要点：骶前间隙位于骶前韧带正中前方和骶骨和尾骨背侧的前纵韧带的后方，在主动脉分叉处的正下方。它向尾部延伸至盆底肌群，向两侧延伸至两侧的直肠旁间隙。
	  – 骶前间隙包含以下内容。
	    ➢ 主动脉分叉和左髂总静脉：左髂总动脉可位于距离骶岬中线仅约 3mm 处[20]。
	    ➢ 骶正中血管和骶外侧血管：骶外侧血管可位于骶岬中线两侧的不同位置，有可能引起术中意外出血。
	    ➢ 上腹下神经丛：网状或带状结构，含有来源于肠系膜神经丛和腰椎干的交感神经纤维。
	    ➢ 骶神经根腹侧支和骶交感神经干：骶神经根腹侧支发出排列在梨状肌上的骶丛，并通过盆腔神经内脏支的副交感神经纤维作用于下腹下神经。
	  – 如何手术：在找到直肠后间隙后，在髂总动脉右侧、骶岬内侧水平横向打开骶前筋膜，以避免损伤上腹下神经丛。因为接近左侧髂总静脉和血管损伤的高风险性，这片区域被称为"自杀角"，应沿着骶骨前纵韧带上方的骶骨凹面进行解剖[20]。

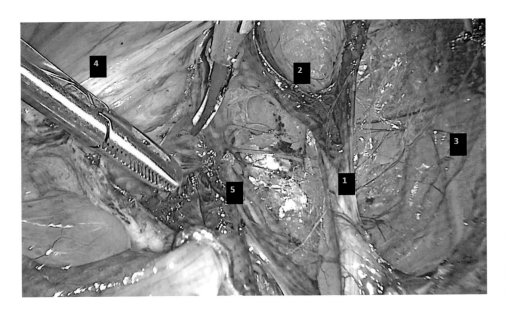

◀ 图 9-6 右侧膀胱旁间隙
1. 腹下动脉；2. 膀胱上动脉；
3. 闭孔神经；4. 膀胱；5. 膀胱外输尿管

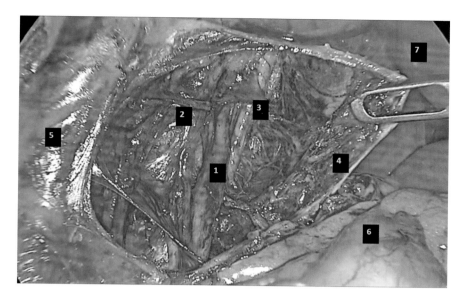

◀ 图 9-7　左侧直肠旁间隙
1. 输尿管；2. 腹下动脉和子宫动脉；3. 子宫深静脉；4. 腹膜皱襞；5. 骨盆漏斗韧带；6. 直肠；7. 子宫

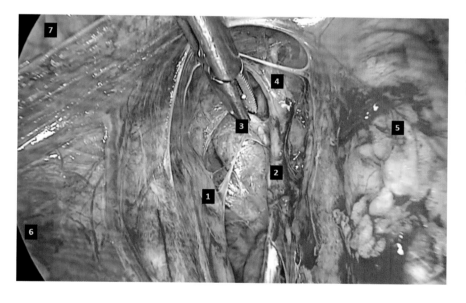

◀ 图 9-8　右外侧直肠旁间隙
1. 输尿管；2. 腹下动脉；3. 子宫动脉；4. 闭锁的脐动脉；5. 髂外血管；6. 腹膜皱襞（向内侧和头侧牵拉骨盆漏斗韧带）；7. 子宫

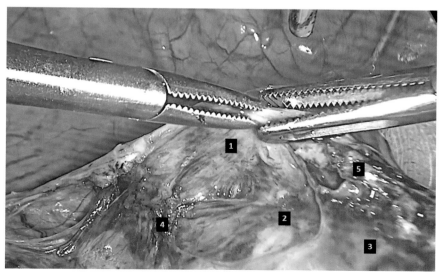

◀ 图 9-9　膀胱子宫间隙
1. 膀胱；2. 耻骨宫颈筋膜；3. 子宫；4. 浅表膀胱子宫柱；5. 膀胱子宫反折腹膜

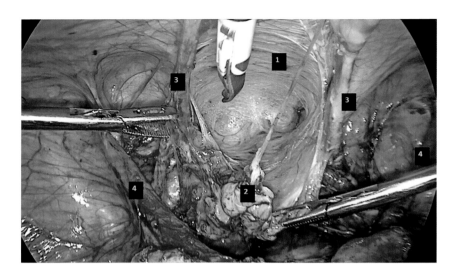

◀ 图 9-10　膀胱前间隙
1.前腹壁；2.膀胱；3.闭锁的脐动脉；4.左侧圆韧带

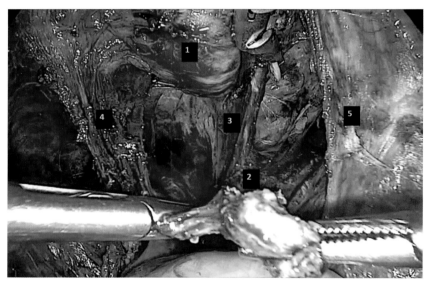

◀ 图 9-11　直肠阴道间隙
1.阴道；2.直肠；3.直肠阴道中韧带；4.直肠阴道侧韧带；5.子宫骶骨韧带（部分切开）

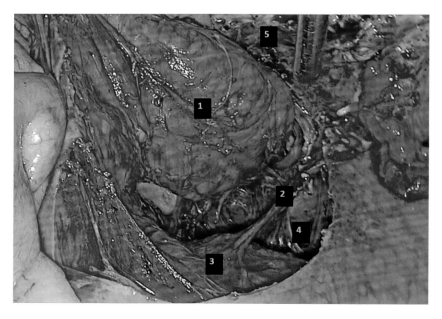

◀ 图 9-12　直肠后及骶前间隙
1.被直肠深筋膜包裹的直肠；2.腹下神经；3.在骶岬水平的上腹下神经；4.骶前间隙（前下腹筋膜和骶前筋膜被分离）；5.宫颈

结论

深部子宫内膜异位症手术非常具有挑战性。

掌握腹膜后的解剖知识及术中解决问题的技能是避免这类复杂手术相关并发症发生的基础。

参 考 文 献

[1] Daraï E., Dubernard G., Coutant C., Frey C., Rouzier R., Ballester M. Randomized trial of laparoscopically assisted versus open colorectal resection for endometriosis: morbidity, symptoms, quality of life, and fertility. *Ann Surg.* 2010;251(6):1018–1023. doi:10.1097/SLA.0b013e3181d9691d.

[2] Facchin F, Barbara G, Saita E, et al. Impact of endometriosis on quality of life and mental health: pelvic pain makes the difference. *J Psychosom Obstet Gynecol.* 2015;36(4):135–141. doi:10.3109/0167482X.2015.1074173.

[3] Chapron C, Chopin N, Borghese B, et al. Deeply infiltrating endometriosis: pathogenetic implications of the anatomical distribution. *Hum Reprod.* 2006;21(7):1839–1845. doi:10.1093/humrep/del079.

[4] Bellelis P, Dias JAJ, Podgaec S, Gonzales M, Baracat EC, Abrao MS. Epidemiological and clinical aspects of pelvic endometriosis-a case series. *Rev Assoc Med Bras.* 2010;56(4):467–471. doi:10.1590/S0104–42302010000400022.

[5] Knabben L, Imboden S, Fellmann B, Nirgianakis K, Kuhn A, Mueller MD. Urinary tract endometriosis in patients with deep infiltrating endometriosis: prevalence, symptoms, management, and proposal for a new clinical classification. *Fertil Steril.* 2015;103(1):147–152. doi:10.1016/j.fertnstert.2014.09.028.

[6] Fauconnier A, Chapron C, Dubuisson JB, Vieira M, Dousset B, Breart G. Relation between pain symptoms and the anatomic location of deep infiltrating endometriosis. *Fertil Steril.* 2002;78:719–726. doi:10.1016/S0015–0282(02)03331–9.

[7] Ercoli A, Delmas V, Fanfani F, Gadonneix P, Ceccaroni M, Fagotti A, Mancuso S, Scambia G. Terminologia Anatomica versus unofficial descriptions and nomenclature of the fasciae and ligaments of the female pelvis: a dissection-based comparative study. *Am J Obstet Gynecol.* 2005 Oct;193(4):1565–1573. PubMed PMID: 16202758.

[8] Tamakawa M, Murakami G, Takashima K, Kato T, Hareyama M. Fascial structures and autonomic nerves in the female pelvis: a study using macroscopic slices and their corresponding histology. *AnatSci Int.* 2003 Dec;78(4):228–242. PubMed PMID: 14686478.

[9] Terminologia Anatomica. *International Anatomical Terminology/Federative Committee on Anatomical Terminology (FCAT).* Thieme; 1998.

[10] Yabuki Y, Sasaki H, Hatakeyama N, Murakami G. Discrepancies between classic anatomy and modern gynecologic surgery on pelvic connective tissue structure: harmonization of those concepts by collaborative cadaver dissection. *Am J Obstet Gynecol.* 2005 Jul;193(1):7–15.

[11] Susan Standring. *Gray's Anatomy: The Anatomical Basis of Clinical Practise.* 41th edn. Elsevier; 2016.

[12] Testut L, Jacob O. *Trattato di Anatomia Topografica con applicazioni medico-chirurgiche.* Edra-Masson; 1998.

[13] Herschorn S. Female pelvic floor anatomy: the pelvic floor, supporting structures, and pelvic organs. *Rev Urol.* 2004;6(Suppl 5):S2–S10.

[14] Church JM, Raudkivi PJ, Hill GL. The surgical anatomy of the rectum: a review with particular relevance to the hazards of rectal mobilisation. *Int J Colorectal Dis.* 1987;2:158–166.

[15] Hinata N, Heida K, Sasaki H, Kurokawa T, Miyake H, Fujisawa M, Murakami G, Fujimiya M. Nerves and fasciae in and around the paracolpium or paravaginal tissue: an immunohistochemical study using elderly donated cadavers. *Anat Cell Biol.* 2014;47(1):44–54.

[16] Kinugasa Y, Murakami G, Suzuki D, Sugihara K. Histological identification of fascial structures postero-lateral to the rectum. *Br J Surg.* 2007 May;94(5):620–626.

[17] Ceccaroni M, Clarizia R, Roviglione G, Ruffo G. Neuro-anatomy of the posterior parametrium and surgical considerations for a nerve-sparing approach in radical pelvic surgery. *SurgEndosc.* 2013 Nov;27(11):4386–4394.

[18] Ceccaroni M, Clarizia R, Bruni F, D'Urso E, Gagliardi ML, Roviglione G, Minelli L, Ruffo G. Nervesparing laparoscopic eradication of deep endometriosis with segmental rectal and parametrial resection: the Negrar method. A single-center, prospective, clinical trial. *SurgEndosc.* 2012 Jul;26(7):2029–2045.

[19] Havenga K, DeRuiter MC, Enker WE, Welvaart K. Anatomical basis of autonomic nerve-preserving total mesorectalexcision for rectal cancer. *Br J Surg.* 1996;83:384–388.

[20] Flynn MK, Romero AA, Amundsen CL, Weidner AC. Vascular anatomy of the presacral space: a fresh tissue cadaver dissection. *Am J Obstet Gynecol.* 2005 May; 192(5):1501–1505.

第 10 章　卵巢子宫内膜异位症
Ovarian Endometriosis

Ertan Saridogan　Erdinc Saridogan　著

子宫内膜异位症病灶常位于卵巢。在一些研究中发现卵巢是盆腔子宫内膜异位症最常见的种植部位[1, 2]，其原因可能是由于卵巢紧挨着输卵管伞端、卵巢表面形态不规则、卵巢内留体激素水平高，以及有排卵孔，使异位子宫内膜易于进入卵巢间质。因此，有假说认为大多数卵巢子宫内膜异位病灶是由经血逆流的子宫内膜细胞种植引起，但没有被证实，因为更多病例报道显示腹膜病灶比卵巢病灶更为常见[3]。

卵巢的子宫内膜异位症有两种不同的形式，即浅表的病灶和深部的子宫内膜异位囊肿。卵巢浅表的病灶与腹膜表面的病灶非常相似，卵巢子宫内膜异位囊肿是子宫内膜异位症的一种独特形式，其发病机制、诊断、治疗及治疗的结局均有其特殊性。本章将主要关注卵巢子宫内膜囊肿，对相关的卵巢浅表的子宫内膜异位症的意义也会进行专门阐述。

据报道，子宫内膜异位症患者中有 17%～44%存在卵巢子宫内膜异位囊肿[4]。由于两篇源论文将卵巢浅表病灶和深部的子宫内膜异位囊肿两种类型合并统计，导致数据被错误引用[2, 3]。另一个研究显示，将近 55% 的子宫内膜异位症患者存在卵巢子宫内膜异位囊肿[1]。研究数据之间差异的原因可能与纳入的患者群体不同和治疗中心间的差异有关。

卵巢子宫内膜异位囊肿的发病机制仍存在争议，主要有三种理论，其中两种理论基于卵巢皮质的内陷，第三种理论基于功能性卵巢囊肿的定植。第一种卵巢皮质内陷理论认为，卵巢表面的子宫内膜异位病灶与邻近的腹膜粘连，导致月经碎片的聚集和卵巢皮质的内陷，随后形成卵巢子宫内膜异位囊肿[5, 6]。第二种卵巢皮质内陷理论认为，卵巢皮质内陷形成的卵巢包涵囊肿中的体腔上皮细胞经过化生形成子宫内膜异位症[7]。第三种定植理论认为，异位的子宫内膜细胞定植到功能性卵巢囊肿导致了卵巢子宫内膜异位囊肿的形成[8, 9]。由于"内陷"和"定植"理论都有组织学证据和手术证据的支持，"内陷"和"定植"这两种过程很有可能都参与了卵巢子宫内膜异囊肿的形成。

一、诊断

卵巢子宫内膜异位囊肿具有典型的超声表现，诊断较为容易。国际卵巢肿瘤评估（IOTA）专家组提出的卵巢子宫内膜异位囊肿最典型的超声特征是：绝经前女性卵巢内出现 1～4 房的囊性结构，内无实性区域，囊内为磨玻璃样回声[10]。一项对 2000 年以前发表的文章进行回顾性研究结果表明，经阴道超声检查可以很好地鉴别卵巢子宫内膜异位囊肿和其他附件包块，纳入的六项研究得到的阳性似然比为 7.6～29.8，阴性似然比为 0.1～0.4，这表明超声检查既可以诊断，也可以排除诊断卵巢子宫内膜异位囊肿，具有中等精确度[11]。在上述研究之后，由于出现了更高分辨率的设备，随着对该疾病的诊断经验的增加，超声诊断的准确性很可能又有了进一步的提高。在本书第 3 章中，Exacoustos 博士和 Lazzeri 博士详细阐述了盆腔子宫内膜异位症的超声特征，并强调了盆腔评估标准化方法的重要性。

诊断时应该评估子宫内膜异位症的病变范围

和影响，包括双合诊和窥器检查是否触及子宫内膜异位结节，影像学检查明确卵巢子宫内膜异位囊肿的数量、大小、部位（单 / 双侧），是否存在子宫内膜异位症结节、输卵管积水和肾积水。对于有生育要求的女性，需要进行卵巢储备功能的评估[12]。当发现有肾积水时，除非肾功能已经完全丧失，必须手术治疗解除输尿管狭窄 / 梗阻。当发现合并有肾积水时，需要评估肾功能丧失的程度，必要时立即行输尿管置管术。

当合并有输卵管积水时，需要讨论其对患者今后生育能力的影响及有关生育的治疗，讨论包括需要辅助生殖技术（assisted reproductive technologies，ART）的可能性，卵巢子宫内膜异位囊肿手术时行输卵管切除术是否能获益。

AMH 和 AFC 可用于评估卵巢储备能力。当卵巢囊肿较大时，窦卵泡计数较为困难，AFC 的可靠性降低。若因患者的年龄、既往手术或卵巢子宫内膜异位囊肿已致卵巢储备功能受损，尤其是这些患者有手术治疗的计划时，应考虑生育力保护。甚至在手术前，卵巢子宫内膜异位囊肿就可以降低卵巢储备功能。与无卵巢子宫内膜异位囊肿的健康对照组相比，有卵巢子宫内膜异位囊肿的女性 AMH 水平和 AFC 均较低[13]。在接受体外受精（in vitro fertilization，IVF）/ 卵母细胞胞浆内单精子注射（intracytoplasmic sperm injection，ICSI）治疗的患者中，尽管临床上活产率、基础 AFC 和总刺激剂量并无不同，但未经治疗的卵巢子宫内膜异位囊肿患者的基础 FSH 水平较高、获卵数减少、周期取消率较高[14]。

二、外科解剖学

卵巢血供的两个主要来源。

• 卵巢动脉在肾动脉的头侧从腹主动脉发出，经骨盆漏斗韧带到达卵巢。

• 子宫动脉的上行支通过卵巢固有韧带到达卵巢。

这两个来源的血管在卵巢系膜内吻合，并在卵巢前外侧的卵巢门处进入卵巢，因此行卵巢子宫内膜异位囊肿手术时，避免损伤卵巢门处较大的血管是很重要的。无论电凝止血还是缝合止血都可能破坏卵巢的血供，导致卵巢功能的进一步损伤。

大多数卵巢子宫内膜异位囊肿会引起卵巢与盆侧壁和子宫后外侧壁的粘连。在卵巢黏附的盆侧壁部位常常能发现子宫内膜异位病灶，需要在分离卵巢与盆侧壁粘连后，对这些病灶进行处理。盆侧壁子宫内膜异位症病灶及瘢痕还可以导致输尿管狭窄或梗阻，进而引起输尿管积水 / 肾积水。因此，对卵巢子宫内膜异位囊肿进行评估时的诊断影像学检查应包括对肾脏的检查。

三、卵巢子宫内膜异位囊肿的治疗

卵巢子宫内膜异位囊肿的治疗可分为药物治疗、手术治疗和期待治疗，其他还有用以破坏卵巢子宫内膜异位囊肿内衬上皮细胞的化学疗法（硬化剂治疗）。药物治疗与一般的子宫内膜异位症的药物治疗相似，包括镇痛药和激素类药物的治疗（见第 7 章）。

四、期待治疗

有趣的是，某些卵巢子宫内膜异位囊肿出现自行消退，其可能原因是这些能消退的"囊肿"不是真正的卵巢子宫内膜异位囊肿，实际上可能是功能性出血性囊肿，只是其表现与卵巢子宫内膜异位囊肿相似。这类囊肿大多会在短期内消退，而持续存在的囊肿自行消退的机会较少。部分卵巢子宫内膜异位囊肿在妊娠期由于囊肿的内衬上皮极度蜕膜化而自行消退。有关卵巢子宫内膜异位囊肿在未经治疗情况下和妊娠期间的自然进程的研究资料很少，今后在这方面进行前瞻性研究是非常必要的。

五、手术治疗

子宫内膜异位症的手术方式包括切除性手术和消融性手术。随机对照研究的数据表明切除性手术优于消融性手术，因切除性手术后卵巢子宫内膜异位囊肿的复发风险和疼痛的复发风险更低，并且妊娠率更高[15]。因此，多数学者认为在卵巢储备功能良好的情况下，切除性手术是子宫内膜异位症手术的金标准术式。消融性手术比切除性手术简便，可能更适用于卵巢囊肿壁与卵巢组织致密粘连的情况。与切除性手术或电能量消融性手术相比，作用表浅的消融手术，如激光或等离子体能量，可能对患者的卵巢储备功能影响更小。

腹腔镜手术是目前治疗卵巢子宫内膜异位囊肿的标准术式，即使在囊肿较大的情况下，仍可采用腹腔镜手术。如果有医学原因禁止行腹腔镜手术、既往腹部手术史或广泛致密粘连导致腹腔镜手术极为困难或失败的情况，应考虑开腹手术或非手术治疗[16]。

手术时首先检查盆腔器官和上腹部，以明确子宫内膜异位症的病变范围（图10-1），尤其是检查阑尾、横膈是否有子宫内膜异位症病灶，检查双侧输尿管走行处是否有子宫内膜异位症病灶、是否有输尿管狭窄的可能。用钝锐性分离的方法分离卵巢与盆侧壁和（或）其他周围结构的粘连。分离粘连时粘连于盆侧壁处的卵巢囊肿壁通常破裂并有囊液流出，此时吸净囊内液体，冲洗囊腔，仔细检查囊内壁是否有可疑的病灶。如果卵巢与周围组织无粘连，或者分离卵巢粘连时囊肿未破裂，则在囊肿壁最薄的无血管区或沿着卵巢系膜对侧的卵巢边缘做一小切口，吸净囊内液体[12]。

（一）单纯抽吸术

腹腔镜下卵巢子宫内膜异位囊肿抽吸术的复发率非常高，当其他手术方法不可能进行或其他手术方案不可取时可以使用抽吸术。例如，ART前对体积大的卵巢子宫内膜异位囊肿进行抽吸术能改善获卵。由于穿刺抽吸后的囊腔很快会再充盈起来，因此术后应立即启动ART。子宫内膜异位囊肿也可以在B超引导下穿刺抽吸，有报道其复发率为28%～100%[16]。

（二）囊肿剥除术

进行囊肿剥除手术时，略微扩大囊肿破口，用无创抓钳夹住囊肿破口，用剪刀在囊壁破口边缘或在囊肿底部剪开一个切口，以显露囊壁和卵巢皮质之间的交界面。在交界面注射生理盐水或稀释的合成血管加压素有利于分离卵巢皮质和囊壁，血管加压素还能收缩血管和减少出血。一旦明确了囊壁和卵巢皮质之间的交界，抓住边缘，用适当的器械轻轻地分离囊壁，将其剥除。分离的过程中不应用力过大，以免撕裂而造成卵巢皮质损伤。当交界面不清楚或囊肿壁分离困难时，为了减少卵巢的损伤，消融手术可能是一个更好的替代方案[12]。

囊壁剥除后，可以对出血点进行点状电凝或采用缝合的方法来止血（图10-2）。为了保护剩余的正常卵巢组织，使用的能量器械要设定到最低

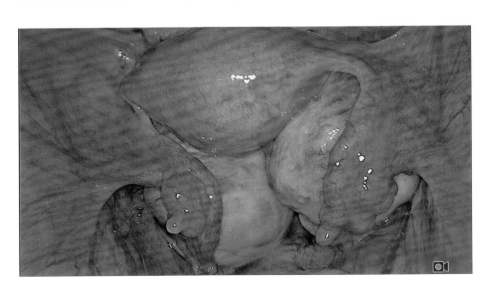

◀ 图10-1 双侧卵巢子宫内膜异位囊肿相互粘连，并与子宫后外侧壁粘连

有效功率，并且要避免对囊肿剔除后的整个卵巢创面进行大面积电凝。当点状电凝止血无法成功时，最好采用缝合止血法，这被认为可以减少对卵巢的损伤[17]。对于轻微渗血，使用止血材料足以有效。

虽然较小的卵巢子宫内膜异位囊肿剔除后不需要进行缝合，但对于较大的卵巢囊肿，剔除后重塑卵巢可能是有益的。在降低术后粘连风险方面，缝合卵巢可能优于双极电凝[18]。

（三）消融 / 电凝术

消融术的目的是在对囊腔进行抽吸和冲洗后破坏囊壁。电外科器械、激光或等离子体能量均可用于消融或凝固囊肿壁。虽然囊壁的厚度有几毫米，但异位子宫内膜组织位于囊肿的浅表上皮层，因此，消融术只需要汽化或凝固浅表的内壁组织，避免对较深的卵巢皮质造成损伤。与电刀相比，激光和等离子体能量具有造成组织浅表汽化或破坏的优点，能够减少对深层卵巢皮质的热损伤。双极电凝的电流是在电极的两个钳口间流动，所以它比单极电凝更安全，常被用于囊壁电凝术。由于单极电极越小时，产生的电流密度越大，所需要的功率设置越低，并能更好地控制组织效应，因此，单极电凝应该在最低有效功率设置时使用。

消融 / 凝固过程应系统地破坏整个囊壁表面，特别要注意破坏囊肿破口边缘的子宫内膜异位症病灶。将囊壁外翻有助于彻底地处理囊壁表面，减少遗漏的未治疗区域。使用有效的抽吸冲洗装置有利于去除烟雾和碳化组织并冷却卵巢组织。

（四）联合技术

有报道联合囊肿剔除术和消融术减少卵巢门部位的卵巢血供的破坏[19]。这种方法包括剔除了覆盖于卵巢门处 10%～20% 之外的囊壁，而卵巢门部位的囊壁使用激光、等离子体能量或电凝等消融性方法进行治疗。囊肿剔除手术更容易引起卵巢门部位卵巢供血血管的出血，随后的电凝、缝合等止血措施会造成卵巢组织的进一步损伤。这片小范围区域使用消融术可以避免上述损伤，尽管囊肿剔除术能减少疾病的复发。

（五）分次手术

这是一种常用于处理较大的卵巢子宫内膜异位囊肿的方法。第一步是初始手术，以评估盆腔情况及穿刺抽吸囊内液，同时行活检以明确诊断，排除其他疾病，特别是排除恶性肿瘤。初始手术后使用 GnRH-a 3 个月以抑制卵巢功能，不但可以缩小卵巢子宫内膜异位囊肿的体积，而且可以减少卵巢的血供。3 个月后行二次手术，行囊肿剔除术或消融术。这种策略可使体积较大的卵巢子宫内膜异位囊肿的治疗更容易，减少患者的卵巢储备功能损失[20, 21]。

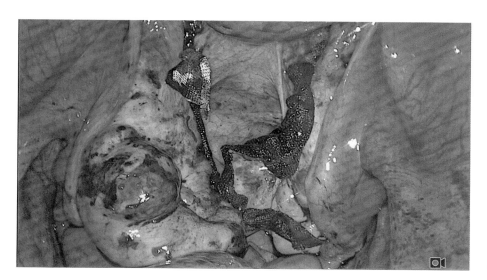

◀ 图 10-2　囊肿剔除后缝合重塑的卵巢，缝合线表面覆盖氧化再生纤维素材料以防止粘连

六、硬化剂治疗

硬化剂治疗是在超声引导下吸净子宫内膜异位囊肿囊内液，然后将硬化剂注入囊腔。甲氨蝶呤、95% 乙醇、98% 乙醇、纯乙醇或四环素都曾被用作硬化剂。注入囊腔的硬化剂随后可以用生理盐水冲洗掉，也可以留在囊腔内。硬化剂可以破坏囊壁的上皮细胞，引起炎症和纤维化，进而消除囊腔[22]。

硬化剂治疗后的复发率较高，尤其是当硬化剂被冲洗掉而不是存留在囊腔内时复发率更高。文献报道，乙醇作为硬化剂以"灌洗"式的方法治疗后的复发率为 0%～62.5%，而以"保留"式的方法治疗后的复发率为 0%～13.3%。四环素作为硬化剂以"灌洗"式方法治疗后的复发率为 25%～46%，"保留"式的方法治疗后的复发率为 18%～26%。

硬化剂治疗的不良反应／并发症包括腹痛、发热、乙醇中毒（乙醇治疗后）和卵巢脓肿形成。

七、卵巢子宫内膜异位囊肿与生育和辅助生殖技术的关系

与一般的子宫内膜异位症一样，卵巢子宫内膜异位囊肿也与不孕相关。卵巢子宫内膜异位囊肿相关不孕的治疗通常采用手术和辅助生殖技术，但目前还没有随机对照试验来明确最佳的治疗方案。在已发表的文献中所占权重大约为 50% 的非随机对照研究表明术后自然妊娠率为 30%～67%[23]。由于研究中纳入了部分手术前没有不孕史的患者，这很可能是一个被高估的数值。

众所周知，卵巢子宫内膜异位囊肿手术会降低卵巢储备功能，术后 AMH 水平的降低证实了这一观点[24]。根据 8 项研究的 Meta 分析表明，术后 AMH 水平平均降低了 38%，双侧囊肿术后 AMH 水平比单侧囊肿术后 AMH 水平有更明显的下降趋势。但术前和术后 AFC 的变化趋势不支持术后卵巢储备功能下降这一发现[25]，一般认为在有卵巢内膜异位囊肿的情况下，AFC 值是被低估的，因此术前 AFC 的可靠性较 AMH 相对要低。

卵巢子宫内膜异位囊肿剔除手术对接受 IVF/ICSI 治疗的患者也有不利影响。子宫内膜异位囊肿术后的卵巢 AFC 减少，卵巢刺激时需要用更高剂量的促性腺激素，并且获卵数量减少。与卵巢子宫内膜异位囊肿未手术的患者相比，手术治疗后患者的活产率、临床妊娠率、流产率和周期取消率均无明显差异[14]。

AMH 水平和 ART 期间卵巢的反应性都表明了手术对卵巢储备功能有不利的影响。这可能与手术创伤、术中不经意切除了部分正常卵巢组织、器械热损伤、止血和电凝、对卵巢血供的损伤有关。也有证据表明，卵巢子宫内膜异位囊肿的存在本身就会损伤卵巢储备功能。与没有卵巢子宫内膜异位囊肿的健康对照组相比，患有卵巢子宫内膜异位囊肿的女性 AMH 水平和 AFC 均较低[13]。

结论

由于卵巢子宫内膜异位囊肿在子宫内膜异位症患者中发病率较高，容易被发现且影响患者生育能力／生育治疗，因此它是子宫内膜异位症的一种重要类型。有相当一部分卵巢子宫内膜异位囊肿患者由于疼痛和（或）不孕而需要进行手术治疗。对于卵巢储备功能良好的年轻患者，囊肿剔除术是治疗的金标准，其术后的自然妊娠率最高而复发率最低。然而，对于年龄较大、卵巢储备功能低下、既往有手术史及不适合手术的患者，应考虑采用其他替代治疗方法。

参 考 文 献

[1] Jenkins S, Olive DL, Haney AF. Endometriosis: pathogenetic implications of the anatomic distribution. *Obstetrics and Gynecology*. 1986;67(3):335–8. Epub 1986/03/01.

[2] Gruppo italiano per lo studio dell'endometriosi. Prevalence and anatomical distribution of endometriosis in women with selected gynaecological conditions: results from a multicentric Italian study. *Human Reproduction*. 1994;9(6):1158–62. Epub 1994/06/01.

[3] Redwine DB. Ovarian endometriosis: a marker for more extensive

pelvic and intestinal disease. *Fertility and Sterility*. 1999;72(2):310–5. Epub 1999/08/10.

[4] Busacca M, Vignali M. Ovarian endometriosis: from pathogenesis to surgical treatment. *Current Opinion in Obstetrics & Gynecology*. 2003;15(4):321–6. Epub 2003/07/15.

[5] Hughesdon PE. The structure of endometrial cysts of the ovary. *The Journal of Obstetrics and Gynaecology of the British Empire*. 1957;64(4):481–7. Epub 1957/08/01.

[6] Brosens IA, Puttemans PJ, Deprest J. The endoscopic localization of endometrial implants in the ovarian chocolate cyst. *Fertility and Sterility*. 1994;61(6):1034–8. Epub 1994/06/01.

[7] Nisolle M, Donnez J. Peritoneal endometriosis, ovarian endometriosis, and adenomyotic nodules of the rectovaginal septum are three different entities. *Fertility and Sterility*. 1997;68(4):585–96. Epub 1997/10/28.

[8] Nezhat F, Nezhat C, Allan CJ, Metzger DA, Sears DL. Clinical and histologic classification of endometriomas. Implications for a mechanism of pathogenesis. *Journal of Reproductive Medicine*. 1992;37(9):771–6. Epub 1992/09/01.

[9] Sampson JA. Perforating hemorrhagic (chocolate) cysts of the ovary: their importance and especially their relation to pelvic adenomas of endometrial type ('adenomyoma' of the uterus, rectovaginal septum, sigmoid, etc.). *Archives of Surgery*. 1921;3(2):245–323.

[10] Van Holsbeke C, Van Calster B, Guerriero S, Savelli L, Paladini D, Lissoni AA, et al. Endometriomas: their ultrasound characteristics. *Ultrasound in Obstetrics & Gynecology*. 2010;35(6):730–40. Epub 2010/05/27.

[11] Moore J, Copley S, Morris J, Lindsell D, Golding S, Kennedy S. A systematic review of the accuracy of ultrasound in the diagnosis of endometriosis. *Ultrasound in Obstetrics & Gynecology*. 2002;20(6):630–4. Epub 2002/12/21.

[12] Saridogan E, Becker CM, Feki A, Grimbizis GF, Hummelshoj L, Keckstein J, et al. Recommendations for the surgical treatment of endometriosis-part 1: ovarian endometrioma. *Gynecological Surgery*. 2017;14(1):27. Epub 2017/12/30.

[13] Uncu G, Kasapoglu I, Ozerkan K, Seyhan A, Oral Yilmaztepe A, Ata B. Prospective assessment of the impact of endometriomas and their removal on ovarian reserve and determinants of the rate of decline in ovarian reserve. *Human Reproduction*. 2013;28(8):2140–5. Epub 2013/04/30.

[14] Hamdan M, Dunselman G, Li TC, Cheong Y. The impact of endometrioma on IVF/ICSI outcomes: a systematic review and meta-analysis. *Human Reproduction Update*. 2015;21(6):809–25. Epub 2015/07/15.

[15] Hart RJ, Hickey M, Maouris P, Buckett W. Excisional surgery versus ablative surgery for ovarian endometriomata. *Cochrane Database of Systematic Reviews*. 2008(2):CD004992. Epub 2008/04/22.

[16] Chapron C, Vercellini P, Barakat H, Vieira M, Dubuisson JB. Management of ovarian endometriomas. *Human Reproduction Update*. 2002;8(6):591–7. Epub 2002/12/25.

[17] Ata B, Turkgeldi E, Seyhan A, Urman B. Effect of hemostatic method on ovarian reserve following laparoscopic endometrioma excision; comparison of suture, hemostatic sealant, and bipolar dessication. A systematic review and meta-analysis. *Journal of Minimally Invasive Gynecology*. 2015;22(3):363–72. Epub 2015/01/13.

[18] Pellicano M, Bramante S, Guida M, Bifulco G, Di Spiezio Sardo A, Cirillo D, et al. Ovarian endometrioma: postoperative adhesions following bipolar coagulation and suture. *Fertility and Sterility*. 2008;89(4):796–9. Epub 2007/10/24.

[19] Donnez J, Lousse JC, Jadoul P, Donnez O, Squifflet J. Laparoscopic management of endometriomas using a combined technique of excisional (cystectomy) and ablative surgery. *Fertility and Sterility*. 2010;94(1):28–32. Epub 2009/04/14.

[20] Donnez J, Nisolle M, Gillet N, Smets M, Bassil S, Casanas-Roux F. Large ovarian endometriomas. *Human Reproduction*. 1996;11(3):641–6. Epub 1996/03/01.

[21] Tsolakidis D, Pados G, Vavilis D, Athanatos D, Tsalikis T, Giannakou A, et al. The impact on ovarian reserve after laparoscopic ovarian cystectomy versus three-stage management in patients with endometriomas: a prospective randomized study. *Fertility and Sterility*. 2010;94(1):71–7. Epub 2009/04/28.

[22] Cohen A, Almog B, Tulandi T. Sclerotherapy in the management of ovarian endometrioma: systematic review and meta-analysis. *Fertility and Sterility*. 2017;108(1):117–24 e5. Epub 2017/06/06.

[23] Vercellini P, Somigliana E, Vigano P, Abbiati A, Barbara G, Crosignani PG. Surgery for endometriosis-associated infertility: a pragmatic approach. *Human Reproduction*. 2009;24(2):254–69. Epub 2008/10/25.

[24] Raffi F, Metwally M, Amer S. The impact of excision of ovarian endometrioma on ovarian reserve: a systematic review and meta-analysis. *Journal of Clinical Endocrinology and Metabolism*. 2012;97(9):3146–54. Epub 2012/06/23.

[25] Muzii L, Di Tucci C, Di Feliciantonio M, Marchetti C, Perniola G, Panici PB. The effect of surgery for endometrioma on ovarian reserve evaluated by antral follicle count: a systematic review and metaanalysis. *Human Reproduction*. 2014;29(10):2190–8. Epub 2014/08/03.

第 11 章　结直肠深部子宫内膜异位症的手术治疗
Colorectal Surgery for Deep Endometriosis Infiltrating the Bowel

Hanan Alsalem　Jean-Jacques Tuech　Damien Forestier　Benjamin Merlot　Myriam Noailles　Horace Roman　著

子宫内膜异位症是临床工作中常见的妇科良性疾病之一，其发病率在 7%～10%[1]。多年来，子宫内膜异位症的处理始终具有挑战性，需要详细的评估和长期的管理。遗憾的是，迄今为止该病的直接病因仍尚未明确。患者多样的临床表现也成为处理的难点。就诊的不同年龄阶段的女性都有不同的临床表现，不仅需要针对相应的症状进行治疗，更需要将患者作为一个整体进行治疗。治疗过程中应重视患者的生活质量和生育能力。随着诊断设备的改进，子宫内膜异位症影像学诊断技术的更高阶培训，以及微创手术技能的更好培训，越来越多的患者被诊断为肠道深部子宫内膜异位症。肠道子宫内膜异位症患者目前并不少见，2015 年仅仅在法国就有超过 1135 位患者因为肠道子宫内膜异位症接受了治疗[2]。

一、患者主诉

肠道子宫内膜异位症患者的主诉各种各样，在育龄期女性可以无症状，也可以表现为一种或多种典型的胃肠道症状，包括大便困难、便秘、腹泻及腹胀。具有典型症状（如深部性交困难、排便困难、周期性直肠出血）的肠道子宫内膜异位症，或妇科检查和（或）影像学检查发现直肠阴道隔子宫内膜异位症病灶，建议积极治疗。开始治疗之前需要排除其他病因引起症状的可能。如发现肠管或输尿管阻塞必须尽快治疗，幸运的是这样的状况毕竟少见。相反，无症状或症状轻微未影响生活的患者，可以选择期待治疗或药物治疗[3]（见第 7 章）。

二、体格检查

体格检查通常从患者健康状况的整体性评估开始，紧接着根据患者的主要症状进行进一步的检查。腹部检查可以帮助评估不同大小的子宫内膜异位囊肿引起的腹肌紧张，腹胀或腹部包块，但需要排除一些少见的紧急情况，如完全性直肠乙状结肠梗阻或小肠梗阻[4]。阴道检查对于需要评估阴道穹窿及引起患者各种症状的结节来说非常有用（图 11-1）。当患者出现子宫内膜异位症引起的消化道症状或子宫内膜异位症侵犯肠道可能时，同样有必要进行肠道检查。

三、解剖学结构

掌握解剖学结构对于了解患者症状及制订手术方案非常重要。根据解剖学位置可进一步区分肠道子宫内膜异位症：直肠阴道隔子宫内膜异位症（图 11-2）[2]，以及局灶的肠管受累（图 11-3）[5]。这两个部位的手术技巧、手术风险及手术并发症均不同。例如，存在直肠阴道隔内异结节的患者需要进行超低位直肠端端吻合术（肠管切除边缘距离肛门边缘 5～8cm），术后发生吻合口瘘的风险更大，可能需要短暂性的保护性结肠造瘘/回肠造瘘（图 11-3），这些患者术后更容易出现低位直肠前切除术综合征[6]。相反，如果肠段切除边缘距离肛门边缘超过 8cm，肠道病变基本不会侵犯阴道，因此术后很少需要造瘘（图 11-4）。不论是直肠阴道隔子宫内膜异位症还是肠道子宫内膜异位症，通常合并其他部位的病变。因此，根据患者不同的症状定制不同的治疗方案是非常必要的。

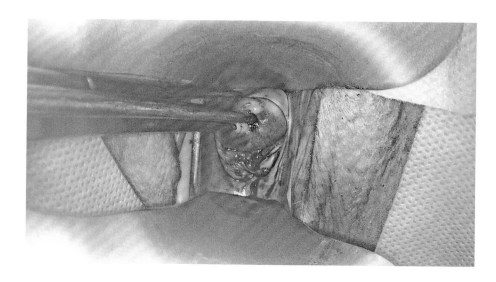

◀ 图 11-1　深部子宫内膜异位症结节大面积侵犯阴道

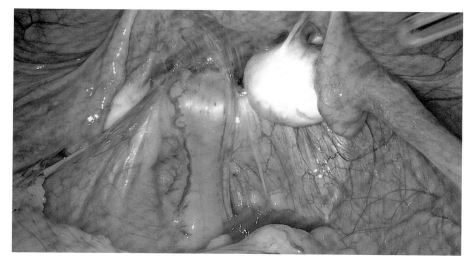

◀ 图 11-2　后壁子宫腺肌瘤侵犯直肠

医生必须充分考虑到病灶的分布，以及这些不同部位的病灶带来的临床并发症。

四、影像学评估

　　超声是评估盆腔子宫内膜异位症的一线辅助检查方式，但是存在有效检查视野的限制，并且依赖检查者经验。MRI 常常作为复杂病例或术前的补充检查，是评估子宫内膜异位症较为精确的检查方式（图 11-3 和图 11-4）。这也是笔者常用的检查方式。但是，关于 MRI 前患者的准备、最佳的 MRI 序列、报告标准还没有国际专家共识。最近的一项 Meta 分析将分层检查的标准设定为灵敏度≥95% 且特异度≥50%，则以阴性结果排除诊断（SnNout 检测，如果灵敏度高，阴性检测可

排除病变），或者在灵敏度≥50% 且特异度≥95% 时，以阳性结果做出诊断（SpPin 检测，如果特异度高，阳性检测可做出诊断）。直肠乙状结肠受累时，经直肠超声（transrectal ultrasonography，TRUS）可能符合 SpPin 分层检查的标准，但由于现有数据不一致，因此无法作为其他部位病灶的评估手段。多排螺旋 CT 灌肠（MDCT-e）对直肠乙状结肠和其他肠道子宫内膜异位症具有最高的诊断价值（图 11-5），并且同时符合 SpPin 和 SnNout 分层检查的标准，但相关研究较少，无法提供有意义的结果。与常规检查手段相比，肠道准备后的经阴道超声（TVUS-BP）或直肠水造影（RWC-TVS）和 3.0T MRI 的诊断准确性较高，但相关研究数据过少无法进行统计学评价[7]。

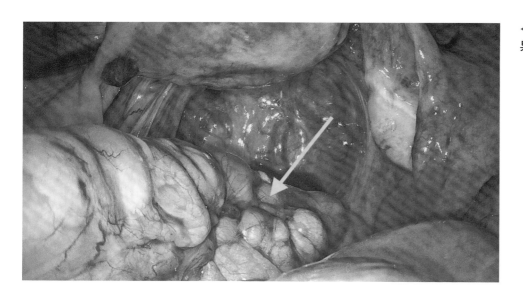

◀ 图 11-3　孤立的肠道内异结节

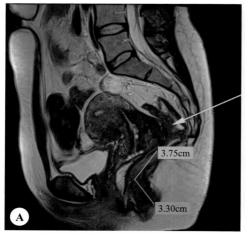

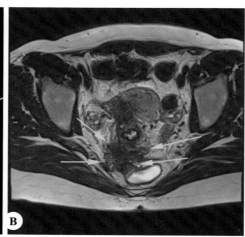

◀ 图 11-4　右侧参数和右侧骶根

A. T₂ 矢状位；B. T₂ 轴位视图。MRI 检查显示深部子宫内膜异位症结节浸润至直肠中下段，阴道后壁（图 11-1）（患者接受了 Rouen 技术治疗）

在肠道内异的术前评估中，CT 虚拟肠镜可以作为 MRI 的进一步检查。

2005 年，Kaplan 及 van der Wat[8] 对标准的虚拟肠镜（virtual colonoscopy，VC）技术进行了改进，以协助诊断重度肠道、生殖系统、腹部器官和泌尿系统的子宫内膜异位症，可以在这些部位识别出子宫内膜异位症病灶，并区分出病理严重程度。随后大量的深入研究都强调了这种新型成像技术的诊断潜能。

虚拟肠镜检查是一种不需要麻醉的简单无创短时操作。只需要进行干肠准备。它为患者咨询和手术方案制订提供了准确的信息[8-11]。

虚拟肠镜需要用腹腔镜充气设备向大肠内注入恒定压力为 25mmHg 的二氧化碳，利用虚拟飞越、虚拟透视及多平面重建来识别、定位和定量肠腔内和肠管壁上的病灶，还可以同步获得腹部、腹膜后及盆腔器官的信息。使用对比剂后，还可以识别泌尿系统的病变[8]。

虚拟肠镜能够很好地识别病变并预测病变的严重程度。在 van der Wat 的一篇论文[8] 中，超过 300 位患者接受了虚拟肠镜检查。这篇论文旨在为直肠阴道隔、肠道及弥漫性子宫内膜异位病灶建立一个标准报告系统。内异病灶可能单独局限在直肠阴道隔或仅仅表现为弥漫性疾病。然而，子宫内膜异位症通常表现为同时侵犯直肠阴道隔合并弥漫性病灶，采用完整的 LSD/MURO 分类标准进行描述。

直肠阴道隔疾病的 LSD 分类如下：L 为狭窄

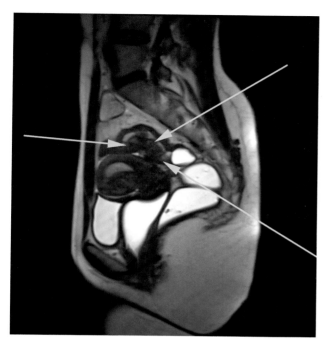

▲ 图 11-5　深部子宫内膜异位症结节浸润直肠上段和直肠乙状结肠交界处，引起部分梗阻（T_2 矢状面）（患者行节段性结直肠切除术）

段的长度，S 为狭窄段占管腔的百分比（%），D 为狭窄段到肛门边缘的距离。在 LSD/MURO 分类标准用数值评估进行病变的严重程度（例如，0、1、2、3）。直肠阴道隔疾病由 LSD 描述，能够识别病灶，并且量化与肛缘及乙状结肠下段的距离。通过虚拟肠镜可以收集到直肠阴道隔区域的以下信息：L= 狭窄段的长度 [0= 无狭窄或直肠阴道隔结节未累及肠管，1= 狭窄段长度<3cm，2= 狭窄段长度为 3～5cm，3= 狭窄段长度>5cm 和（或）无扩张]。无扩张进一步定义为无法通过充气实现肠道的正常扩张。这通常代表冰冻骨盆，或肠壁弥漫性浸润，预示着需要积极的手术干预。通过计算最小狭窄直径与最近的正常肠腔直径的比值得到狭窄度 S（0= 无狭窄，1= 狭窄<30%，2= 狭窄为 30%～60%，3= 狭窄>60%）。这一测量值对于决定手术方案非常重要，例如，<3cm 的短狭窄和<30% 的狭窄只需要碟形切除，无须肠段切除。而超过 30% 的狭窄则需要进行肠段切除。D 为到肛缘的距离（0= 肠管受累，1= 距离肛缘>15cm，2= 距离肛缘 8～15cm，3= 距离肛缘<8cm）。病

灶距离肛缘越近，评分越高，手术更为复杂，更容易发生肠瘘、肛门括约肌和（或）膀胱功能障碍等并发症。当需行回肠造口术或结肠造口术时，这些信息对于患者的知情理解至关重要。

子宫内膜异位症的累及范围用 MURO 进行描述。M 代表肠道多发病灶，通常指的是病变已超出直肠阴道隔区域，累及盲肠、阑尾及小肠（0= 无肠道病灶，1=1 个肠道病灶，2=2 个肠道病灶，3= 超过 2 个的肠道病灶）；U 代表泌尿系统（0= 无泌尿系统侵犯，1= 膀胱受累，2= 单侧输尿管受累 +/- 膀胱受累，3= 双侧输尿管受累 +/- 膀胱受累）；R 代表生殖系统 [0= 生殖系统无受累，1= 单侧附件 / 卵巢和（或）子宫受累，2= 双侧附件 / 卵巢受累，3= 双侧附件 + 子宫受累]；O 代表腹部其他器官受累（0= 无腹部其他器官侵犯，1=1 处器官受累，2=2 处器官受累，3= 超过 2 处器官受累）。对于特定器官的评估必须带有相应的数值评分（如肝脏）（图 11-6）。

（一）是否治疗

有症状的直肠阴道隔或肠道子宫内膜异位症的主要治疗方式是系统药物治疗或手术治疗。虽然两种治疗方案都可取得较好的疗效，但是其面临的风险不同。因此，选择治疗方案既要考虑治疗效果，也要考虑患者需求。

遗憾的是，目前尚无直接比较直肠阴道隔或肠道子宫内膜异位症药物治疗和手术治疗疗效的研究。现在有一个随机对照研究正在进行中（MESURE, ClinicalTrials.gov, NCT01973816），但预计 2021 年之前不会有明确的结果。因此，哪种治疗方案最佳目前还暂无定论。在观察性研究中，无论是药物治疗还是手术治疗，患者疼痛症状的整体改善率都大于 70%。但是，这些研究并没有详细描述疾病严重程度，而且大多数研究缺乏长期随访数据。关于药物治疗盆腔疼痛的有效性数据很少，特别是对于患有直肠阴道隔或肠道子宫内膜异位症的女性，只有一项关于缓解胃肠道症状的研究[12]。虽然，药物治疗缓解盆腔子宫

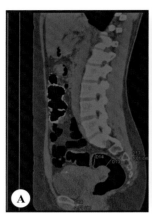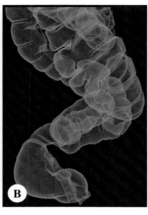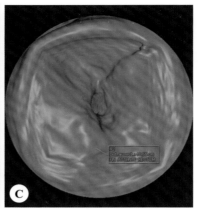

◀ 图 11-6　直肠中段深部子宫内膜异位症患者行基于 CT 的虚拟结肠镜检查（患者采用 Rouen 技术治疗）

内膜异位症相关疼痛的有效性已得到证实，但药物治疗并不是所有患者的最终解决方案，因为部分患者有生育意愿，部分患者症状无法完全缓解，部分患者受限于相关的不良反应。

（二）药物治疗

药物治疗的方案很多，包括雌 - 孕激素联合治疗、单一孕激素治疗、GnRH-a 及芳香化酶抑制药。对于许多患者而言，直肠阴道隔或肠道子宫内膜异位症的药物治疗似乎是一种有效的选择，但需要进一步研究来了解哪些特征的患者从中获益最大。目前已有的研究表明，药物治疗对于疼痛的缓解具有很好的疗效，有 60%～90% 的患者的疼痛症状得到了明显的改善甚至完全缓解。

这些研究的局限性在于，他们几乎全部在患直肠阴道子宫内膜异位症的患者中进行，这些患者在接受保守性手术（保留子宫和卵巢）后出现复发或持续的症状。目前，由于药物治疗有效的患者不会进行进一步评估或手术来诊断和治疗肠道问题，因此直肠阴道隔或肠道子宫内膜异位症的初始药物治疗有效率仍尚不清楚。因此在评估疗效时药物治疗应与哪种手术方案（保守性手术或根治性手术）进行比较亦尚无定论。最终，我们需要更多关于药物治疗直肠以外病变及有消化系统（而非盆腔）症状的患者的疗效数据。一项评估术前药物治疗对消化道症状影响的研究得出结论，70% 的结直肠子宫内膜异位症患者的消化道症状明显或完全缓解[12]。

有些专家则推测，深部子宫内膜异位症几乎均可见组织纤维化，这种纤维化很可能是引起疼痛和肠梗阻的主要原因，由于药物只能治疗病灶，无法治疗病灶周围的纤维化组织，所以药物治疗的效果较差。另外一些专家则认为，药物治疗可能通过减少病灶内和病灶之间的炎性渗出，以及减少前列腺素和细胞因子的产生，进而减少对疼痛纤维的刺激。

（三）药物治疗的患者随访

接受药物治疗的直肠阴道隔或肠道子宫内膜异位症患者应定期随访，评估疾病是否进展。研究表明，药物治疗可使病变缩小，有关疾病进展导致输尿管受累的文献罕见有报道，尚无疾病进展导致肠梗阻的报道。

（四）手术治疗

1. 术前评估

由于内异患者常常伴随有直肠乙状结肠、肠管、膀胱和输尿管的深部子宫内膜异位症病灶，因此术前常常需要制订多学科的手术策略。通常根据病灶的位置、大小及浸润深度进行直肠阴道隔或肠道深部内异病灶手术方案的制订。当肠道内异患者选择手术治疗，我们可能会切除盆腔内所有的子宫内膜异位病灶。手术通常选择腹腔镜，但根据病灶的解剖部位、手术的复杂程度及术者的腹腔镜水平，也可能需要开腹手术。术后症状缓解与否取决于术者的手术经验。

为了尽可能切除子宫内膜异位症病灶，术中有可能行肠道病灶切除，术前谈话时要与患者详细沟通术中肠道切除的风险，也需要着重强调，如果术中发现病灶位置极低，术中需同时行结肠 / 回肠造瘘术及术后吻合口瘘及直肠阴道瘘的风险（需要二次手术和术后短暂性结肠 / 回肠造瘘可能），存在术后肠梗阻和盆腔脓肿的可能。直肠切除术后，1%～10% 的患者会并发直肠阴道瘘，尤其是低位直肠受累合并阴道后壁受累的患者，发生直肠阴道瘘的概率更高。

关于患者术前是否需要进行机械性肠道准备，目前还有争议。一些临床实践中会建议患者术前 3 天开始无渣饮食，并且在术前 1 天饮 3～4L 聚乙二醇溶液以完善肠道准备。

围术期的血栓预防、预防性抗生素使用和普通的子宫内膜异位症手术相同。

2. 保守性肠道手术

（1）直肠病灶刨削术（视频 11–1）

1991 年首次报道了直肠阴道隔子宫内膜异位症病灶刨削术[13]。第一个大样本研究发表于 1995 年，该团队随后发表了一篇更大样本的研究，纳入了 1997—2013 年间共 3298 例患者，是迄今为止样本量最大的研究[14]。

为了充分显露子宫、阴道和直肠，使用举宫器举宫、卵圆钳钳夹纱布置入阴道内和直肠探子置入直肠。直肠病灶刨削术最重要的手术步骤是准确辨别双侧输尿管的走行。当内异病灶直径大于 3cm 时，输尿管累及的概率大约为 10%，必要时需行输尿管支架置入术。分离骨盆外侧间隙时，切断受累的子宫骶韧带，使病灶结节连接于肠管，然后逐步将结节从直肠前壁向下分离至正常的直肠阴道隔区域。肠道病灶刨削术是指不打开肠腔，在增厚的直肠壁上刨削子宫内膜异位结节。然而，手术过程中仍有可能意外穿透肠腔，需全层或分两层缝合肠管。研究报道，术中穿透肠管的概率为 1.74%[15]。所有病例均术中缝合肠管，随访期间无不良结局发生。

最主要的肠道并发症是迟发性肠穿孔和直肠

阴道瘘，部分肠穿孔患者需要进行结肠造瘘[16]。三篇文献报道了迟发性肠穿孔，所有病例均进行了结肠造瘘术。Koninckx 等和 Roman 等都报道了迟发性肠穿孔需行造瘘术的概率，分别为 1.7% 和 2.2%。而 Donnez 等在 3298 例患者中报道了 0.03% 的肠造瘘比例[15]。这些接受了肠道病灶刨削术的 4706 位患者中，发生肠道并发症的占 0.13%（6/4706）。直肠阴道瘘的发生率为 0.24%（13/5297）。

笔者所在研究团队对直肠病灶刨削术后消化功能进行了全面的评估[17-20]。两项回顾性研究表明，与肠道切除术相比，接受肠道病灶刨削术的患者术后便秘和肛门括约肌功能更优[17, 18]。但是，最近一项随机对照研究比较了直肠内巨大深部浸润内异结节的保守手术和根治性手术，发现两种手术方式术后患者的胃肠道生活质量评分和 SF36 评分方面没有观察到显著差异[21]。总的来说，肠道病灶刨削术的主要优势就是术后极低的胃肠道并发症，以及几乎无损的术后消化功能。但是，对于便秘的改善尚未达成一致[22]。

2013 年出现了一种利用等离子能量实现肠道病灶刨削目的的新技术（Plasma Jet device，Plasma Surgical，Inc.，Rosewell，GA）。基于等离子体能量的特征，其进行肠道病灶刨削有以下几个特点：等离子体射流周围无侧方热扩散，有利于更安全地靠近直肠壁进行刨削；精确的消融特性，可以原位消融直肠子宫内膜异位症病灶；运动的能量，可以切除腹膜后组织（视频 11–1）[19]。

视频 11-1　利用等离子能行直肠病灶刨削术
请访问 https://resourcecentre.routledge.com/books/9781138595873

（2）肠道碟形切除术：Rouen 技巧

碟形切除是 20 多年前由外科医生提出的，他们在切除直肠阴道隔内异病灶时，常需缝合破裂的肠管[23]。其他外科医生更喜欢使用经肛门端端吻合（end-to-end anastomosis，EEA）吻合器（Ethicon

Endo-Surgery）进行直肠壁的紧密缝合，该手术随后在全世界范围内推广[24]。肠道碟形切除术主要目的是切除侵犯肠管全层的结节，然后进行肠管的横向缝合。当巨大的内异结节侵犯低位直肠时，进行直肠病灶刨削术还是腹腔镜下或经腹肠道碟形切除术是很难抉择的。为了解决这个问题，一种新术式（"Rouen 技巧"）被引入了。该术式用轮廓 Transtar 吻合器（Ethicon Endo-Surgery）联合腹腔镜和经肛门全层碟形切除术治疗直肠阴道子宫内膜异位症（内异病灶位于低位和中位直肠）[25]。

最近的一项调查纳入了 2015 年在法国接受治疗的 1135 例结直肠阴道隔子宫内膜异位症患者，在参与研究的 56 家机构中只有 16 家机构开展了肠道碟形切除术，仅 7.3% 的病例接受了肠道碟形切除术[2]。

直肠阴道隔内异病灶的全层切除技术至少包括 2 个不同的步骤，可能需要结合腹腔镜手术和经肛门手术入路。第一步先进行腹腔镜检查，目的是完成肠道病灶刨削术，初步的肠道病灶刨削决定了直肠壁切除的大小：病灶切除后的肠道壁越薄，质地越软，则使用经肛吻合器切除的肠管直径就越大[25]。

把内异结节从肠管表面切下并去除。阴道穹窿受累时，经阴道 - 腹腔镜联合入路可能更好。刨削病灶后的直肠壁区域仍然有子宫内膜异位症病灶浸润时，则需要对该区域的肠管进行全层碟形切除术来达到更加彻底的治疗，然后直接缝合几针或使用经肛门的吻合器进行吻合。第一种方法不可避免使肠管显露在盆腔，因此术后盆腔脓肿发生风险会增加。相反，当使用经肛吻合器切除碟形病灶时，由于两端都是用吻合器吻合的，所以不会显露肠腔。当剔除病灶区域距离肛门 8～10cm 时，术者可以使用 Contour®Transtar™ 吻合器进行缝合（视频 11-2）；当剔除病灶区域位于直肠上段时，可以使用经肛门端端环形吻合器进行吻合（视频 11-3）。不管用以上哪种吻合方式，降落伞式缝线都位于病灶剔除区域的中间，把剔除区域拉向吻合器口。使用 EEA 吻合器时，一般

在腹腔镜下放置缝线；而使用 Contour Transtar 吻合器时，一般经肛门放置缝线。

📽 视频 11-2　应用 Rouen 技术行直肠中低位结节碟形切除术
请访问 https://resourcecentre.routledge.com/books/9781138595873

📽 视频 11-3　应用 EEA 环形吻合器行上段直肠和乙状结肠碟形切除术
请访问 https://resourcecentre.routledge.com/books/9781138595873

术中发现多个结节时，可以分别处理各个结节，避免发生较长节段的肠道切除。直肠结节可以用保守手段切除，而结肠、盲肠及小肠上的结节可以通过病灶剔除 / 碟形切除或者肠段切除分别处理[26]。

在 FRIENDS 调查中，接受肠道碟形切除术的患者发生直肠阴道瘘的概率是 3.6%，比肠道病灶剔除术后的发生率（1.3%）高 2 倍，与肠段切除术后的发生率（3.9%）相似。这一发生率与一个澳大利亚研究团队报道的使用环形经肛吻合器进行肠道碟形切除术后患者发生直肠阴道瘘的概率相当[24]。

近期 Roman 等发表的研究纳入了 111 位患者，术后发生直肠阴道瘘的概率高达 7.2%，这主要是由于 Rouen 技术治疗的低位直肠阴道隔子宫内膜异位症患者中直肠阴道瘘的高发生率[25]。进行碟形切除时，需要横向缝合或半圆形缝合肠管。

截至目前，还没有长期随访比较研究为复发提供有价值的答案。但是，现有的大量研究报道了较低的复发率，2 年内的复发率为 1.8%[25]。

五、根治性手术

（一）受累肠段的肠段切除术（视频 11-4）

肠段切除是结直肠手术中处理肠道病变的主要方法之一。在直肠阴道隔子宫内膜异位症侵犯

肠管的严重病例中，如果病灶范围较大并且引起了肠管的狭窄，则必须要进行肠段切除。在美国，因为子宫内膜异位症进行结直肠切除术的概率从 2006 年的 0.19% 增加到了 2014 年的 0.29%。

视频 11-4　深部子宫内膜异位症浸润上段直肠行肠段切除术
请访问 https://resourcecentre.routledge.com/books/9781138595873

1992 年，Nezhat 等首次描述了腹腔镜下结直肠切除术用于治疗直肠阴道隔子宫内膜异位症的技术[27]。手术通常从子宫骶骨韧带到下腹下神经丛之间纵向打开直肠旁间隙，以保留膀胱、阴道和直肠的神经支配。然后，将结节与周围结构（包括宫骶韧带、子宫峡部或阴道）分离，沿病灶外缘 1~2cm 正常肠管组织处切除肠段，通过腹壁或阴道切口取出直肠，在结节上方近端切除肠段。结直肠吻合（不论是端端吻合还是侧 - 端吻合）通常使用经肛门环形吻合器进行。直肠通气试验用于检查肠管是否缝合严密，检测是否有潜在的漏口。对于同时缝合肠管和阴道的患者，尤其是当直肠和阴道的缝合口距离很近的时候，可临时造口引流。

直肠阴道瘘 / 漏是最常见的与结直肠缝线松解有关的两大并发症。根据纳入的几个肠道子宫内膜异位症系列患者的不同特征，其发生率为 0%~18.1%。发生这些并发症的概率似乎与肠道病灶与肛缘的距离有关：肠道受累部位距离肛门越近，瘘的发生率越高。Belghiti 等报道了低位结直肠吻合术后发生直肠阴道瘘的概率为 18.1%[28]。

同时一些研究报道术后结直肠吻合水平的肠腔显著缩小，尤其是使用经肛门吻合器时[21]。

（二）结直肠切除技术：肠道功能结局
结直肠切除术后消化道功能的结局与消化道切除部分的位置、肠管神经是否切除、顺应性消失或超敏反应直接相关，并可能导致肛门括约肌功能失禁，严重的大便困难和排便急迫感等难以

忍受的结局[6]。手术医生应始终警惕，手术可能会导致一些不良的功能性并发症，术后可能无法完全恢复正常的肠道功能[29, 30]。这些不良的并发症大多数情况下都是暂时的，但也可能是持续的。因此，术前需要适当地告知患者这些风险，特别是当需要行低位结直肠切除术时。幸运的是，大部分的研究都表明，结直肠切除术后的患者子宫内膜异位症复发概率都很低[15]。

（三）再次手术的必要性
初次手术切除直肠阴道内异病灶或肠道内异病灶后，大约 20% 的患者因为疼痛复发需要再次接受保守性手术或根治性手术。再次手术的高危因素有：发病年龄较小，体重指数高和初次肠道切除时内异病灶切缘阳性。

然而，在一项随访了 5~10 年的队列研究中，肠段切除术后的患者无复发，而肠道病灶剔除术后的患者复发率为 8%[17]。这些初次接受了肠道病灶剔除术后再次复发的患者中，也仅仅只有一半需要接受二次肠道切除术。这就意味着若要减少一例行肠道病灶剔除术患者的复发，需对 12 例肠道内异患者行肠段切除术；若要减少一例行肠道内异病灶剔除术患者再次手术，则需对 25 例肠道内异患者行肠段切除术。这个比例需要与肠管切除术后比肠道病灶剔除术后发生的更多的消化系统不良作用进行权衡。

一项比较直肠子宫内膜异位症的根治性手术和保守性手术的随机对照试验发现，两者术后的消化道功能结局方面并没有显著性差异[21]。随访 5~7 年后，根治性手术和保守性手术术后的消化道内异复发率分别为 0% 和 3.7%[31]。

（四）下一步治疗：长期药物治疗
术后治疗
尽管数据有限，对于短期内无生育要求的深部子宫内膜异位症患者，常规建议术后药物治疗抑制子宫内膜异位症的复发，这也是笔者在临床中的常用方案。最常用的药物治疗方案是使用复方避孕药进行激素抑制，因为这类避孕药易

于获取，成本低，同时还可以达到避孕的效果。ESHRE 提倡术后使用复方避孕药或左炔诺孕酮宫内节育器（Lng IUD）至少 18～24 个月，用于子宫内膜异位症相关的痛经的二级预防。另一方面，短期内有生育要求的女性术后应尽早进行生育咨询及治疗以尽早妊娠[32]。

此外，合并慢性疼痛症状的患者也能从其他治疗慢性疼痛综合征的手段中获益，如药物治疗、物理治疗、行为疗法及神经调节等。

六、生育

生育是子宫内膜异位症女性最为关注的问题。深部子宫内膜异位症手术对于生育影响的相关数据目前还存在争议。一项比较直肠阴道隔内异患者选择手术治疗（$n=44$）和选择期待治疗（$n=61$）的临床试验中，患者根据自己的意愿进行选择，前者的 24 个月累积妊娠率为 44.9%，后者为 46.8%[33]。

在进行手术干预之前，建议对患者目前的不孕状况进行评估，包括卵巢储备功能的评估和男性因素的评估。手术的最终目的是恢复正常解剖结构，提高自然妊娠率。术后，应严格控制试孕时间。如果在 9～12 个月内没有妊娠，则建议患者进行辅助生殖。但是，有生育要求的肠道内异患者接受手术作为一线治疗时，术后妊娠率可高达 81%，而且大部分都是自然妊娠[34]。

（一）总结："不伤害"原则

肠道子宫内膜异位症对于医生来说也是一种挑战。手术治疗和药物治疗对患者产生的并发症和治疗获益是最主要平衡点。详细的病史、体格检查及患者本身的意愿都是决定患者治疗方案的重要因素。推荐术前经过严格培训，可以完成各种手术操作的多学科团队进行充分的评估和计划，以最大限度地缓解患者的症状，减少并发症，并保护其生活质量、消化道功能和生育能力。

（二）关于 COVID-19 相关的具体问题[35]

COVID-19 大流行导致了女性保健临床实践的巨大变化。子宫内膜异位症是一种与不孕症相关的慢性雌激素依赖性疼痛，影响了全球大约 10% 的女性。在 COVID-19 流行期间，子宫内膜异位症的常规治疗已经受到了严重的影响。在几个国际妇科组织的指导下[3-5]，许多医院中心暂时停止门诊预约、非急性盆腔疼痛的诊断成像、子宫内膜异位症的手术和生育治疗。迄今为止，没有证据表明患有子宫内膜异位症的女性患 COVID-19 的风险增加。但是由于 COVID-19 流行期间门诊服务暂时关闭，一旦恢复手术，等待手术的患者人数将增加，引起子宫内膜异位症诊断和治疗的延迟，进一步导致患者生活质量下降。由于择期手术或生育治疗的推迟引起的高度不确定性也可能导致生活质量的下降。这种特殊的情况要求我们不论是现在还是将来都需要对手术采取更前瞻性的做法，这样我们就能"少手术，好手术"。术前分类工具使用，包括先进的临床算法和影像学策略，都可以帮助实现这种想法，以避免多次重复的手术。

参 考 文 献

[1] Giudice LC, Kao LC. Endometriosis. *Lancet*. 2004 Nov 13–19;364(9447):1789–99.

[2] Roman H, FRIENDS Group. A national snapshot of the surgical management of deep infiltrating endometriosis of the rectum and the colon in France 2015: a multi-center series of 1135 cases. *J Gynecol Obstet Hum Reprod* 2017, 46:159–65.

[3] Varol N, Maher P, Healey M, Woods R, Wood C, Hill D, et al. Rectal surgery for endometriosis: should we be aggressive? *Am Assoc Gynecol Laparosc* 2003;10:182–9.

[4] Roman H, Puscasiu L, Lempicki M, Huet E, Chati R, Bridoux V, Tuech JJ, Abo C. Colorectal endometriosis responsible for bowel occlusion or subocclusion in women with pregnancy intention: is the policy of primary in vitro fertilization always safe? *J Minim Invasive Gynecol.* 2015 Sep–Oct;22(6):1059–67.

[5] Deupree HJ, Senagore AJ, Delaney CP, Marcello PW, Brady KM, Falcons T. Laparoscopic resection of the deep pelvic endometriosis with rectosigmoid involvement. *J Am Coll Surg* 2002;195:754–8.

[6] Emmertsen KJ, Laurberg S. Low anterior resection syndrome score. Development and validation of a symptom-based scoring system for bowel dysfunction after low anterior resection for rectal cancer. *Ann*

Surg 2012;255:922–8.

[7] Nisenblat V, Bossuyt PMM, Farquhar C, Johnson N, Hull ML. Imaging modalities for the non-invasive diagnosis of endometriosis. *Cochrane Database Syst Rev.* 2016;2:1–297.

[8] Van der Wat J, Kaplan M. Modified virtual colonoscopy: a noninvasive technique for the diagnosis of rectovaginal septum and deep infiltrating pelvic endometriosis. *J Mimim Invasive Gynecol.* 2007;14:638–43.

[9] Van der Wat J, Kaplan MD, Roman H, Da Costa C. The use of modified virtual colonoscopy to structure a descriptive imaging classification with implied severity for rectogenital and disseminated endometriosis. *J Minim Invasive Gynecol.* 2013 Sep/Oct;20(5):543–546.

[10] Koutoukos I, Langebrekke A, Young V, Qvistag E. Imaging of endometriosis with computerised tomography colonography. *Fertil Steril.* 2011;95:259–60.

[11] Vassilieff M, Suaud O, Collet-Savoye C, et al. Computed tomography based virtual colonoscopy: an examination useful for the choice of the surgical management of colorectal endometriosis. *Gynecol Obstet Fertil.* 2011;39:339–45.

[12] Roman H, Saint Ghislain M, Milles M, Marty N, Hennetier C, Moatassim S, Desnyder E, Abo C. Improvement of digestive complaints in women with severe colorectal endometriosis benefiting from continuous amenorrhoea triggered by triptorelin. A prospective pilot study. *Gynecol Obstet Fertil.* 2015 Sep;43(9):575–81.

[13] Reich H, McGlynn F, Salvat J. Laparoscopic treatment of cul-de-sac obliteration secondary to retrocervical deep fibrotic endometriosis. *J Reprod Med.* 1991 Jul;36(7):516–22.

[14] Donnez J, Squifflet J. Complications, pregnancy and recurrence in a prospective series of 500 patients operated on by the shaving technique for deep rectovaginal endometriotic nodules. *Hum Reprod* 2010;25:1949–58.

[15] Donnez O, Roman H. Choosing the right surgical technique for deep endometriosis: shaving, disc excision, or bowel resection? *Fertil Steril.* 2017 Dec;108(6):931–42.

[16] Fedele L, Bianchi S, Zanconato G, Bettoni G, Gotsch F, Long-term follow up! After Christmas conservative surgery for rectovaginal endometriosis. *Am J Obstet Gynecol* 2004;190:1020–4.

[17] Roman H, Milles M, Vassilieff M, Resch B, Tuech JJ, Huet E, Darwish B, Abo C. Long-term functional outcomes following colorectal resection versus shaving for rectal endometriosis. *Am J Obstet Gynecol.* 2016 Dec;215(6):762.e1–e9. doi:10.1016/j.ajog.2016.06.055. Epub 2016 Jul 5.

[18] Roman H, Vassilieff M, Tuech JJ, et al. Postoperative digestive function after radical versus conservative surgical philosophy for deep endometriosis infiltrating the rectum. *Fertil Steril* 2013;99:1695–704.

[19] Marty N, Touleimat S, Moatassim-Drissa S, Millochau JC, Vallee A, Stochino LE, Desnyder S, Roman H. Rectal shaving using plasma energy in deep infiltrating endometriosis of the rectum: four years of experience. *J Minim Invasive Gynecol.* 2017;24(7):1121–1127.

[20] Roman H, Moatassim-Drissa S, Marty N, Milles M, Vallée A, Desnyder E, Stochino Loi E, Abo C. Rectal shaving for deep endometriosis infiltrating the rectum: a 5–year continuous retrospective series. *Fertil Steril.* 2016 Nov;106(6):1438–45.

[21] Roman H, Bubenheim M, Huet E, Bridoux V, Zacharopoulou C, Daraï E, Collinet P, Tuech JJ. Conservative surgery versus colorectal resection in deep endometriosis infiltrating the rectum: a randomized trial. *Hum Reprod.* 2018;33(1):47–57.

[22] Seracchioli R, Ferrini G, Montanari G, Raimondo D, Spagnolo E, Di Donato N. Does laparoscopic shaving of deep endometriosis alter intestinal function? A prospective study. *Aust NZ J Obstet Gynaecol* 2015;55:357–62.

[23] Nezhat C, Nezhat F, Pennington E, Nezhat CH, Ambroze W. Laparoscopic disk excision and primary repair of the anterior rectal wall for the treatment of full-thickness bowel endometriosis. *Surg Endosc.* 1994;8:682–5.

[24] Woods RJ, Heriot AG, Chen FC. Anterior rectal wall excision for endometriosis using the circular stapler. *ANZ J Surg.* 2003 Aug;73(8):647–8.

[25] Roman H, Darwish B, Bridoux V, Chati R, Kermiche S, Coget J, Huet E, Tuech JJ. Functional outcomes after disc excision in deep endometriosis of the rectum using transanal staplers: a series of 111 consecutive patients. *Fertil Steril.* 2017 Apr;107(4):977–86.

[26] Millochau JC, Stochino-Loi E, Darwish B, Abo C, Coget J, Chati R, Tuech JJ, Roman H. Multiple nodule removal by disc excision and segmental resection in multifocal colorectal endometriosis. *J Minim Invasive Gynecol.* 2018 Jan;25(1):139–46.

[27] Nezhat C, Nezhat F, Pennington E. Laparoscopic treatment of infiltrative rectosigmoid colon and rectovaginal septum endometriosis by the technique of videolaparoscopy and the CO2 laser. *BJOG* 1992;99:664–7.

[28] Belghiti J, Ballester M, Zilberman S, Thomin A, Zacharopoulou C, Bazot M, Thomassin-Naggara I, Daraï E. Role of protective defunctioning stoma in colorectal resection for endometriosis. *J Minim Invasive Gynecol.* 2014 May–Jun;21(3):472–9.

[29] Riiskjaer M, Greisen S, Glavind-Kristensen M, Kesmodel US, Forman A, Seyer-Hansen M. Pelvic organ function before and after laparoscopic bowel resection for rectosigmoid endometriosis: a prospective, observational study. *BJOG.* 2016;123(8):1360–1367.

[30] Kupelian AS, Cutner A. Segmental bowel resection for deep infiltrating endometriosis. *BJOG.* 2016;123:1368.

[31] Roman H, Tuech JJ, Huet E, et al. Excision versus colorectal resection in deep endometriosis infiltrating the rectum: 5–year follow-up of patients enrolled in a randomized controlled trial. *Hum Reprod.* 2019;34(12):2362–71.

[32] Dunselman GA, Vermeulen N, Becker C, et al. ESHRE guideline: management of women with endometriosis. *Hum Reprod.* 2014;29:400–12.

[33] Vercellini P, Pietropaolo G, De Giorgi O, Daguati R, Pasin R, Crosignani PG. Reproductive performance in infertile women with rectovaginal endometri-osis: is surgery worthwhile? *Am J Obstet Gynecol* 2006;195:1303–10.

[34] Roman H, Chanavaz-Lacheray I, Ballester M, Bendifallah S, Touleimat S, Tuech JJ, Farella M, Merlot B. High postoperative fertility rate following surgical management of colorectal endometriosis. *Hum Reprod.* 2018 Sep 1;33(9):1669–76. doi:10.1093/humrep/dey146.

[35] Leonardi M, Horne AW, Armour M. Clinical guidance for managing endometriosis during the COVID-19 pandemic. *Front. Reprod. Health.* 2020 July 7. https://doi. org/10. 3389/frph. 2020. 00005.

第 12 章 泌尿系统相关子宫内膜异位症
Urologic Involvement

Jörg Keckstein　Gernot Hudelist　Simon Keckstein　著

输尿管子宫内膜异位症和膀胱子宫内膜异位症是不同的泌尿道疾病，很少同时存在于同一患者身上，在既往诊断为子宫内膜异位症的女性中，其发病率为 1%～6%[1, 2]。然而，与其他形式的深部子宫内膜异位症一样，其发病率可能是不准确的，因为常用的单纯诊断性腹腔镜，没有打开腹膜外间隙并解剖病变，不足以充分评估输尿管和膀胱。近年来，手术切除技术的显著进步，以及经阴道超声和 MRI 诊断水平的提高，使得对这种特殊类型的子宫内膜异位症的诊断也更加详细[3-5]。

膀胱子宫内膜异位症的症状通常类似膀胱炎，而输尿管子宫内膜异位症的病程通常是不典型的，但严重者可导致肾功能丧失[2, 6]。手术治疗对这两种子宫内膜异位症都非常有效，几乎所有病例都可以通过内镜的途径完成。

一、输尿管子宫内膜异位症

输尿管子宫内膜异位症是罕见的，但如果未及时诊断，可能会对患者造成严重后果[7, 8]。

输尿管子宫内膜异位症的确切定义尚未明确，但外生型（图 12-1）和内生型子宫内膜异位症[9]（图 12-2 和图 12-3）之间存在区别。输尿管几乎总是远端受到影响，其上段很少被累及。研究表明，左侧输尿管受累及的概率更高[10, 11]。

输尿管子宫内膜异位症，无论内生型还是外生型，都起源于后外侧或前外侧。内异病灶最常累及子宫旁组织，引起输尿管外部受压，从而导致尿路梗阻。然而，它也可由子宫骶韧带或直肠前壁和侧壁病灶浸润生长而形成[9, 10]。

（一）分类

输尿管及其周围组织的子宫内膜异位症无法参照子宫内膜异位症常用的 rASRM 分期，相比之下，Enzian 分类法和 #Enzian 分类法能更精确地描述输尿管的这些解剖结构[12]（图 12-4）。#Enzian 分类法中包括输尿管和膀胱受累，图中编码 FU（左侧 / 右侧）（内生型或外生型病灶）描述了扩张的输尿管，图 12-4 中编码 B（左侧 / 右侧）和编码 C 分别描述了子宫骶韧带 / 主韧带和肠道浸润情况。

（二）症状

输尿管子宫内膜异位症并不总伴有泌尿生殖系统症状，有时候没有症状或症状模糊，或非特异性症状[12]。即便是广泛的子宫内膜异位症导致输尿管梗阻并继发肾积水，也不一定总是出现典型症状。慢性经期腰痛或侧腹胀痛需警惕输尿管受累[2, 13-18]。其他症状还包括腹痛、排尿困难、严重血尿和尿毒症。

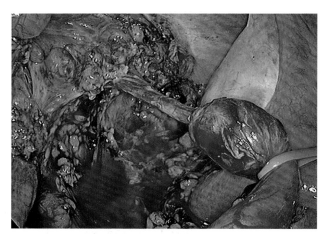

▲ 图 12-1　广泛的输尿管积水伴狭窄，外生型子宫内膜异位症，输尿管的浆膜面是完整的

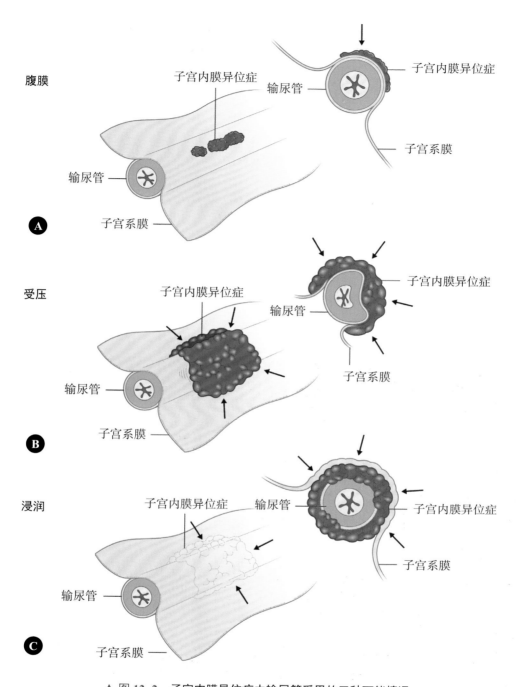

腹膜

受压

浸润

▲ 图 12-2　子宫内膜异位症中输尿管受累的三种可能情况

A. 输尿管被腹膜子宫内膜异位病灶挤压，但未变形；B. 输尿管周围广泛的子宫内膜异位症或压迫管腔壁，并可能阻塞管腔而导致管腔狭窄；C. 向内生长的子宫内膜异位症侵入输尿管管壁并同时出现管腔狭窄

据报道，30% 的患者因没有出现任何症状而导致诊断延误[19]。1/3（30%）的患者出现肾功能下降，这些肾脏受影响的患者中有 25%～43% 完全丧失肾功能[20]。

通常输尿管受累只是盆腔深部子宫内膜异位症的一部分[10]，Cavaco Gomes 等[6]分析了 700 例输尿管子宫内膜异位症患者，81% 患者有痛经，70% 有盆腔疼痛，66% 有性交困难，但未出现特异性的泌尿系症状。

大多数输尿管梗阻性肾积水是输尿管远端受

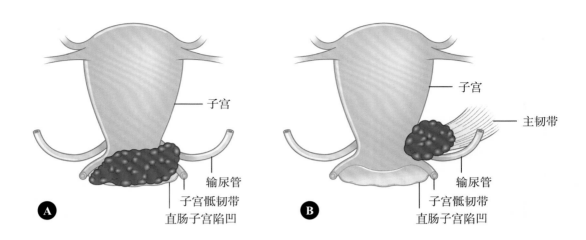

▲ 图 12-3　深部子宫内膜异位症和输尿管累及的两种不同情况

A. 直肠子宫陷凹封闭合并左侧骶韧带和左侧输尿管累及；B. 左侧主韧带被子宫内膜异位症完全浸润，分离子宫动脉并切除子宫旁病灶是充分松解输尿管和防止复发的必要手段

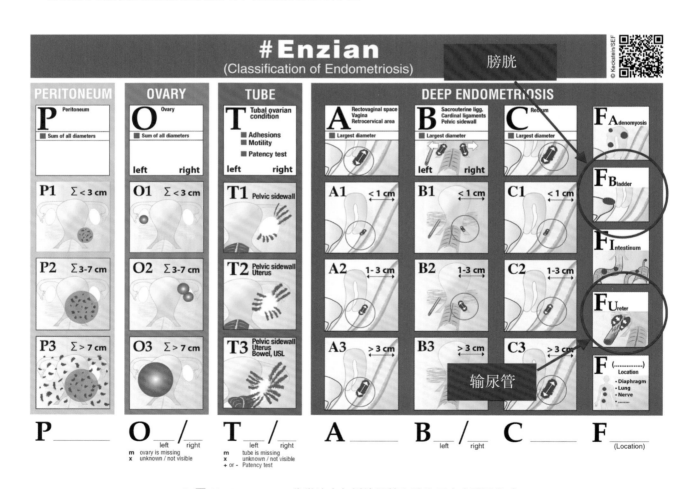

▲ 图 12-4　#Enzian 分类法中包括输尿管和膀胱子宫内膜异位症

图中编码 FU（左侧 / 右侧）（内生型或外生型）描述了扩张的输尿管，编码 FB 描述了膀胱子宫内膜异位症，当病灶累及子宫骶骨韧带 / 主韧带和肠道时，编号亦加上 FB（左侧 / 右侧）和 FC

到压迫或狭窄引起的。由于子宫内膜异位症的间质/上皮细胞的增殖和成纤维细胞向内生长，输尿管周围的解剖结构发生了明显的改变。

腹膜、子宫骶韧带和主韧带的增厚及纤维化，或者卵巢与盆壁间的致密粘连是导致外生型输尿管子宫内膜异位症的原因[3, 11, 15]。图 12-5 和图 12-6 显示了输尿管被完全松解前输尿管积水的腹腔镜视图，子宫旁输尿管段显示狭窄。

内生型输尿管子宫内膜异位症以输尿管壁浸润为特征，包括浆膜层、肌层或黏膜层浸润，这种通常只能在病理组织学标本中检测到[2, 13-15]。

（三）诊断

在腹部超声检查（肾盂积水）[16] 或在盆腔子宫

内膜异位症的手术切除过程中偶然发现输尿管狭窄的情况并不少见[17, 21, 22]。

CT 已被用于术前诊断[23]，但是 USG[24] 和 MRI[18] 在检测膀胱受累方面有更高的特异度。

经阴道超声显示输尿管可以尽早识别哪些女性需要紧急手术或输尿管支架置入术，从而预防或减少肾脏损害，并可以促进完善术前评估和改善手术计划。经阴道超声下扩张的输尿管表现为低回声管状结构，与狭窄区域的头尾端直径不同，并伴随有输尿管蠕动减少（图 12-7、图 12-8 和视频 12-1）。

Aas-Eng[23] 表明，在三级医疗机构中，需要40～50 次的经阴道超声检查的经验才能识别输尿

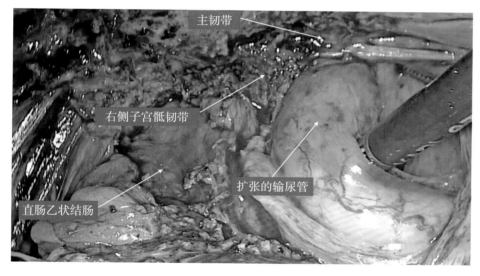

◀ 图 12-5　输尿管松解过程中右侧输尿管积水的腹腔镜视图

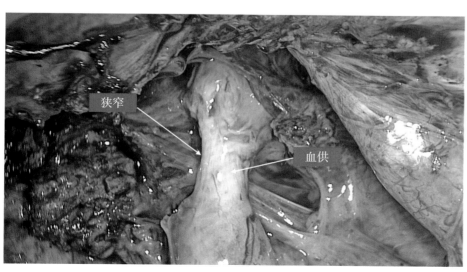

◀ 图 12-6　分离包膜后的输尿管可见明显的狭窄区域，以及肌层血管的微循环，浆膜层和肌层似乎受到累及

管的盆腔段。

在经阴道超声中，输尿管扩张均表现为低回声管状结构，与狭窄区域的头尾端直径不同，并伴随有输尿管蠕动减少。然而，经阴道超声和MRI有时无法区分外生型还是内生型输尿管子宫内膜异位症。

诊断内生型输尿管子宫内膜异位症的唯一方法是对活检标本进行组织学评估，即输尿管肾镜检查管腔内（黏膜层）或外部（肌层）或在切除的输尿管标本上活检[9]。目前还没有成像技术来区分外生型和内生型[9]。CT[24]、MRI[18]、静脉肾盂造影（intravenous pyelogram，IVP）和超声在评估病灶浸润深度上价值有限。

盆腔疼痛患者应关注输尿管情况以提高早期输尿管梗阻的检出率。不幸的是，超声还不能识别内生型和外生型子宫内膜异位症。这些方法仅适用于检测梗阻和定位狭窄部位[4]。

MRI上观察到的输尿管管径组织受累程度，可能有助于预测内生型内异病灶的存在。Sillou提出，MRI可以识别内生型输尿管子宫内膜异位症[25]。建议使用三维超声或MRI来充分评估疾病的范围，并规划最佳的手术方式[18,22-24]。

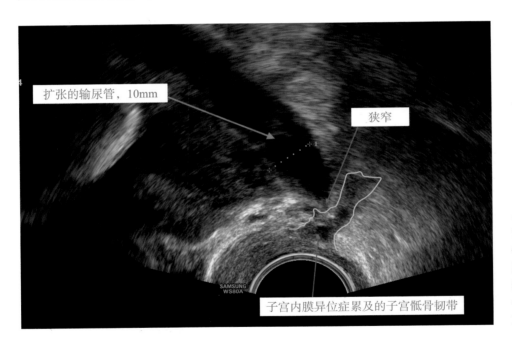

◀ 图 12-7　左侧骶韧带和子宫旁组织的深部子宫内膜异位症导致输尿管梗阻的超声图像
狭窄位于超声图像上显示为低密度的区域（探头的位置大约横向旋转了 30°）

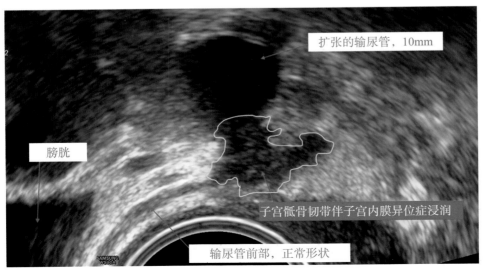

◀ 图 12-8　图 12-2 相同的患者中，探头进一步横向旋转，使输尿管呈横截面显示
超声可以观察到输尿管前不明显部分狭窄的位置

当怀疑泌尿系受累时，需要进行肾脏超声检查，但实际上所有怀疑有深部子宫内膜异位症的患者都应进行肾脏超声检查（图 12-9 和视频 12-2）。

在尿路梗阻伴肾积水时，可以通过 ^{99m}Tc MAG3 肾显像评估剩余肾功能。最近的研究也表明，腹部增强 CT 的结果几乎相当于 ^{99m}Tc MAG3 肾显像结果[26]。

🎞 视频 12-1　经阴道超声显示盆腔深部子宫内膜异位症，以及其上方输尿管近端扩张
请访问 https://resourcecentre.routledge.com/books/9781138595873

🎞 视频 12-2　经腹超声检查显示显著扩张的输尿管
请访问 https://resourcecentre.routledge.com/books/9781138595873

在充血减轻后，肾脏功能有可能恢复至接近正常。然而，如果术前肾功能低于 10%，则认为肾脏无功能。肾切除术可以作为根治性子宫内膜异位症手术的一部分[25]。

IVP 可用于确定输尿管受累程度，也可以通过评估输尿管的连续性来监测保守治疗或手术治疗的疗效。逆行肾盂造影术是一种替代方法，可以在插入输尿管支架的同时或作为输尿管肾镜检查的一部分进行。

这些检查对发现深部子宫内膜异位症和输尿管外病灶非常重要。

没有一种影像学方式在诊断子宫内膜异位症方面优于手术。

然而，对外科医生来说，腹腔镜下诊断深部子宫内膜异位症可能是个复杂的挑战。冰冻骨盆与盆腔致密粘连需要高超的手术技术来分离输尿管并排除其受累。跨学科合作的影像学和手术诊断是非常有帮助的[2, 9, 13, 14, 18, 24, 25]。

（四）治疗

由于输尿管子宫内膜异位症可能持续进展，因而需要密切监测该病的治疗情况。药物治疗可以抑制子宫内膜异位病灶的活性，预防可能出现的输尿管梗阻和继发的肾功能损伤[25]。

对于轻度或处于疾病早期的患者，或者在不希望手术或必须推迟手术的情况下，可以考虑进行药物治疗[27]。然而，药物治疗会增加疾病的复发风险，增加潜在的永久性肾功能障碍风险，甚至导致肾衰竭。

手术治疗应首先解除导致输尿管狭窄和压迫的病因。理想情况下，手术切除全部子宫内膜异位症病灶，特别是梗阻区域的纤维化组织。完

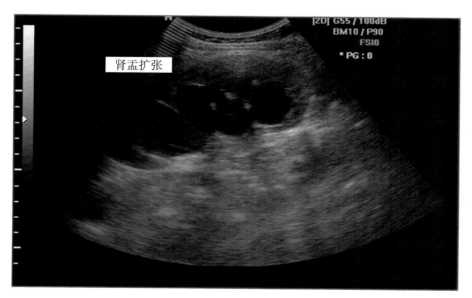

◀ 图 12-9　输尿管狭窄引起肾盂积水的超声图像

全游离输尿管，并尽可能保留输尿管管壁及其完整性（图 12-10）。若子宫内膜异位症未引起输尿管严重狭窄或肾积水，则仅行输尿管粘连松解术。通常情况下，术者只有在切除病灶的过程中才能明确病变的范围，尤其是输尿管壁受累的解剖层次情况。对于内生型输尿管子宫内膜异位症患者，特别是绝经前女性，需要完全切除其病变的输尿管段（节段切除 - 吻合或输尿管膀胱吻合术）。

为了保留或改善肾功能，此类手术要求术者在输尿管及其毗邻的组织及脏器（血管、神经、肠管、盆壁）的解剖技术方面有相当丰富的经验。

显微外科器械和保留组织的解剖器械的使用减小了分离输尿管的难度。无论是否使用机器人辅助系统，腹腔镜手术都是一种安全的手术方式[5, 13, 19, 20, 26, 28-32]。机器人手术具有 3D 立体成像、解剖操作简化等优点，可减少神经损伤，优化缝合技术。

训练有素的微创外科医师可以有效地完成输尿管切除和再植术[33-37]。机器人辅助腹腔镜手术或开放性输尿管膀胱吻合术的几项研究表明，两种术式的远期结局无差异。中转开腹的情况很少，亦罕见报道[6]。

要进行输尿管手术，无论是泌尿科医生还是妇科医生，都需要一支具有专业技能和必要器械的腹腔镜团队，并接受过微创手术方面的培训[36, 38]。

（五）解剖方面的考虑

输尿管分为三层，即黏膜层、肌层（环形和纵向的两层平滑肌层）和外膜。后者包含供应输尿管的血管，来自腹主动脉、卵巢动脉和髂动脉。如果输尿管被游离出较长一段，则有中断外膜血供的风险，从而导致缺血而形成输尿管瘘。外部压迫本身可以影响输尿管的血供，加上手术操作的影响，可导致输尿管的严重损伤。尤其是，热能量器械使用不当则输尿管损伤风险很大。

此外，受累的宫旁组织可能影响输尿管外膜，但一般不引起输尿管狭窄。这种情况首先应切除受累韧带并松解输尿管周围粘连，剔除输尿管外膜。在仔细评估显露后的输尿管情况后（管径、蠕动和血供），术者进一步决定是否行输尿管节段切除 - 吻合或输尿管膀胱吻合术。

输尿管粘连松解术后输尿管的微灌注难以评估。长期压迫会显著改变输尿管的颜色和光滑度。近年来，人们尝试使用吲哚菁绿来更好地评估子宫内膜异位症患者的输尿管状态及灌注。使用吲哚菁绿的近红外成像（NIR-ICG）似乎是一种安全可行的方式，除了使用白光时所看到的直视提示外，还可以检测输尿管的变化。这可能有助于确定在输尿管灌注不足的情况下的决定手术处理[37, 38]。

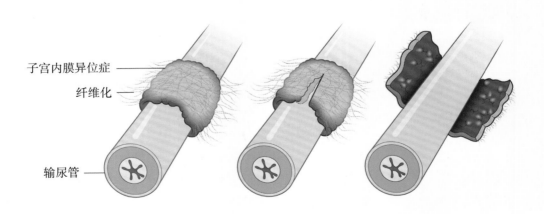

子宫内膜异位症 ——
纤维化 ——
输尿管 ——

▲ 图 12-10　从外生型子宫内膜异位病灶伴纤维化包裹的包膜中显露的输尿管
切开纤维化组织后的输尿管外膜完整

（六）输尿管粘连松解

在输尿管粘连松解术中，解除输尿管狭窄，并完全切除其周围的子宫内膜异位病灶及相关纤维化组织。手术应从正常区域即输尿管的近端开始，充分游离盆壁有助于手术操作。与子宫内膜异位症相关的广泛致密粘连、固定的卵巢（囊肿）、韧带纤维化（宫骶韧带、主韧带）或子宫和肠道的致密粘连通常令术者难以找到输尿管。先显露出卵巢，并用缝线或其他装置将其固定在圆韧带或腹壁上，有助于显示良好的手术区域视野。在子宫中放置举宫器和肠道内置直肠探子可使两者彼此保持距离，便于腹膜外间隙的分离。为了显露输尿管，应首先分离出受累段附近的正常组织。当病变范围较广时，分离宜先从输尿管与髂总动脉的交界处开始，然后沿骨盆侧壁输尿管的走行向病变区域分离。操作器械主要为机械器具和剪刀，或是温和的热能器械（如二氧化碳激光、电刀和超声刀）。在输尿管粘连松解术中，由于激光束不能穿透液体，有学者使用二氧化碳激光联合水分离术进行分离[39]，从而显著减少了不必要损伤的风险。所有纤维化病灶应完全切除。

使用小而锋利的剪刀（视频 12-3）有助于精确切除并最大限度地保护正常的输尿管结构。

水分离可将各种解剖结构进行机械推离，使得更加容易切除，出血更少。我们通过注射生理盐水 / 血管加压素（应用经腹插入针）进行水分离。另一些学者使用灌注器向输尿管周围组织注射生理盐水。

如果子宫内膜异位病灶非常局限，可以在离病灶相对较近的地方开始切除。

从距离病变组织至少 3cm 处开始，打开后腹膜可使直肠旁间隙得以充分显露。打开阔韧带后，用电刀（双极）和剪刀轻柔地分离直肠旁间隙，从而显露直肠旁外侧间隙和直肠旁内侧间隙。

从盆腔边缘到盆腔神经丛，显露出腹下血管和子宫血管及腹下神经，这一过程需特别小心。在进一步游离输尿管的过程中，分离出宫旁血管与下腹下神经。分离出深部的子宫静脉后，更容易辨别出背侧和尾侧的相关结构。

在输尿管与子宫动脉的交叉处将输尿管分离出来。除了主韧带广泛受累的情况外，子宫动脉可以保留。接着显露上腹下神经丛。为了保留膀胱、肠道及性功能，从宫骶韧带分离并保留膀胱、子宫、阴道和直肠背侧的内脏传入和传出神经纤维。

视频 12-3　腹腔镜下分离直肠阴道隔子宫内膜异位症导致的扩张的右侧输尿管和外在性输尿管狭窄。将输尿管从盆侧壁分离出来，游离深部子宫内膜异位病灶和受累的输尿管狭窄段
请访问 https://resourcecentre.routledge.com/books/9781138595873

切除宫骶韧带、腹膜、子宫峡部和阴道的所有子宫内膜异位病灶。

在主韧带完全受累伴输尿管积水的情况下，离断子宫动脉是有效的，因为子宫动脉在解剖学上形成了输尿管的顶部。离断子宫动脉更容易显露出输尿管的狭窄部分并彻底切除整个子宫内膜异位病灶，从而降低病灶持续存在及狭窄复发的风险。

打开输尿管顶部可轻轻拨动输尿管。这大大降低了术中和术后并发症的风险，因为可能存在与疾病相关的输尿管壁预先损伤。满意的输尿管粘连松解术，要求输尿管周围没有导致狭窄的纤维化组织和子宫内膜异位病灶。输尿管粘连松解术后需重新评估输尿管（图 12-11）。

在游离输尿管和评估输尿管壁过程中，最终确定一种必要且合适的手术方案。

如果输尿管的血供受损，或者仍然严重狭窄，或其仍然受到残余病灶的影响，则该段输尿管需被切除。如果手术过程中输尿管外膜受损或输尿管壁被部分切除，可以采用 5-0 可吸收线间断缝合上述缺损[13]。

术者必须熟悉腹腔镜下输尿管粘连松解术，

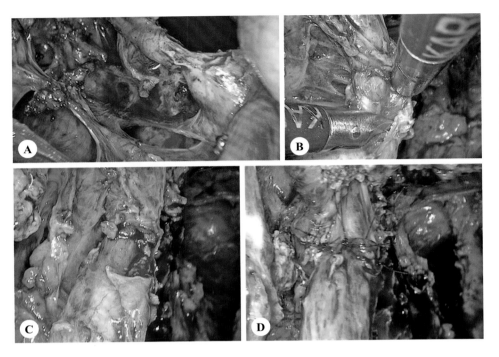

◀ 图 12-11　A. 子宫内膜异位症病灶刨削后输尿管裸露；B. 用小剪刀切除输尿管壁的纤维化组织；C. 病灶切除术后输尿管壁缺损的图示，切口边缘相对较近，黏膜完整，术前放置的双 J 导管不可见。D. 用多针（5-0 Monocryl®，Ethicon）缝合缺损输尿管

并接受过使用非常细的缝线缝合脆弱器官的训练。在 90% 以上的病例中，这种方法就足以充分治疗输尿管积水。

Camanni 等[40] 和 Mu 等[41] 研究表明，腹腔镜下输尿管粘连松解术治疗输尿管子宫内膜异位症是有效和安全的。术后 6 个月、12 个月和 24 个月随访时患者满意率均较高。盆腔内病变的复发率低，仅为 8.7%（n=7）。术后并发症最常见于子宫内膜异位症病灶累及输尿管长度超过 4cm 的患者。

Donnez 等[36] 报道了 18 例腹腔镜治疗输尿管子宫内膜异位症的病例。术者通过激光切除和汽化清除子宫内膜异位症。4 例患者通过切开外膜鞘解除了狭窄。只有 2 例患者需要切除部分输尿管来解决狭窄。

Uccella[42] 报道了 109 例患者的腹腔镜治疗。所有纤维化组织和子宫内膜异位结节均被松解并切除。通过完整切除病变结构避免了输尿管切除。最后，用亚甲蓝注射检查尿路的完整性。

（七）输尿管节段切除（视频 12-4）

本病的内生型表现为外膜、肌层受累，黏膜受累较为罕见，通常只在输尿管粘连松解过程中才发现[2]。

如果在输尿管完全游离及消除纤维化组织以后，近端输尿管仍有扩张，或者输尿管壁上出现可疑病灶，则极有可能为内生型输尿管子宫内膜异位症所致[13, 31]。

内生型输尿管子宫内膜异位症在宫骶-主韧带复合体、直肠阴道隔的深部子宫内膜异位症中更为常见[13, 43, 44]。高度怀疑内生型输尿管子宫内膜异位症的患者，建议立即接受手术（必要时跨学科联合）。

是否可行输尿管节段切除取决于要切除的节段长度和无张力吻合所需的输尿管活动度。入膀胱前的正常输尿管长度至少需 10mm[7, 28, 45, 46]。

输尿管的近端和远端的活动度对完成无张力吻合很重要。必须选择在正常输尿管组织之间安全地切除输尿管节段。在切除节段之前，膀胱镜下放置双 J 导管是有意义的。在切除节段后，腹腔镜下将双 J 导管插入 2 个残端是非常棘手且复杂的。无张力情况下将两个输尿管残端吻合在一起是非常重要的。为了扩大输尿管壁切缘的周长以用于输尿管吻合，两残端被修剪成"勺形"，即在两个输尿管残端的纵向方向开一个 4~7mm 的切口扩大（图 12-12），并偏移 180° 对合。为保证吻合水密性，需要 5～6 针间断缝合，缝合应穿透外膜和肌层（图 12-12 至图 12-15）。

极精细的缝合对外科医生而言是一种挑战，而使用机器人辅助技术可使这一过程变得更简单[47]。

1. 大网膜成形术（Omentoplasty）（图 12-16 和图 12-17）

术后愈合很大程度上受灌注条件和组织创伤的影响。术者应始终警惕愈合不良伴瘘管形成的风险。

缝合部位的张力大小对愈合结果影响很大。

应用大网膜包裹吻合口可促进创面愈合，预防瘘管形成（图 12-17）。大网膜瓣的选择使用没

有明确的标准，最终取决于术者对组织情况等因素的评估[48]。

视频 12-4　腹腔镜下手术解除输尿管梗阻。将输尿管与深部子宫内膜异位病灶分离，切除梗阻段。输尿管与输尿管的一期吻合是在腹腔镜下进行的，并使用网膜瓣覆盖保护吻合口

请访问 https://resourcecentre.routledge.com/books/9781138595873

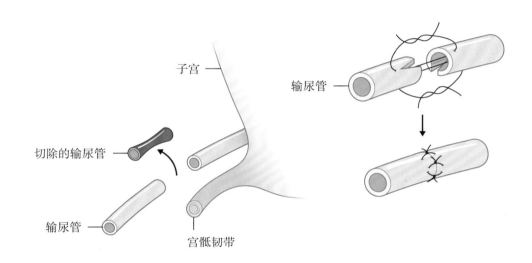

▲ 图 12-12　节段切除
切除输尿管段后，将双侧残端剪成"勺形"以增宽切缘。两个切口偏移 180°。采用 5～6 针间断缝合进行吻合

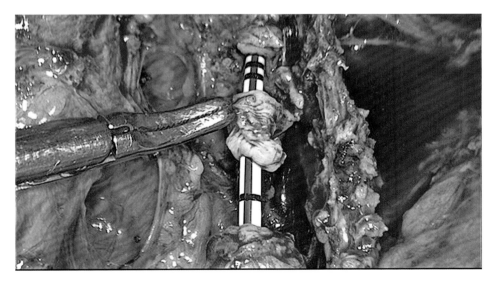

◀ 图 12-13　双 J 导管放置后的输尿管节段切除

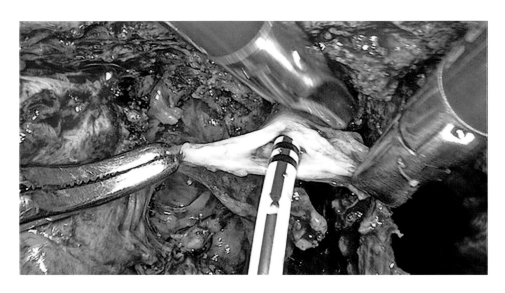

◀ 图 12-14 为了增加输尿管切缘周径以利于吻合，两端被修剪成"勺状"

在两个输尿管残端的纵向方向切开一个 4～7mm 以扩大切口，两切口相互偏移 180°

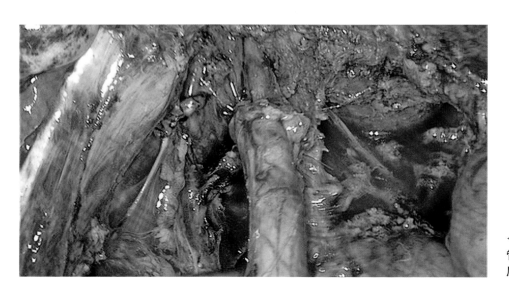

◀ 图 12-15 腹腔镜下输尿管节段切除术后的无张力输尿管端端吻合术

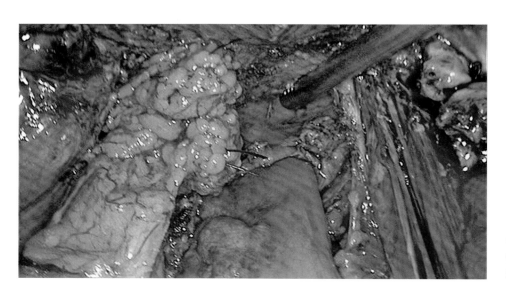

◀ 图 12-16 输尿管端端吻合术后左侧输尿管上及周围的大网膜瓣

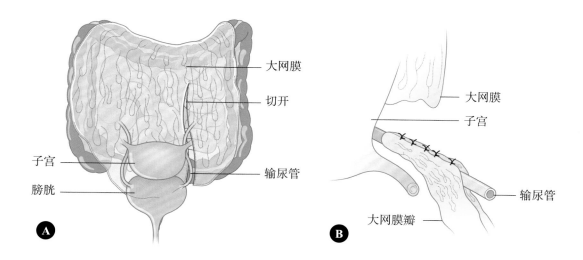

▲ 图 12-17　（A）分离和（B）固定网膜瓣用于保护输尿管和促进快速血运重建的手术

2. 支架置入术

是否使用输尿管双 J 支架管以及插入双 J 管的时机都存在争议。

当术前检查发现患者输尿管与子宫内膜异位病灶关系密切，或子宫内膜异位病灶明显靠近膀胱和输尿管开口时，我们倾向于在术前甚至术中使用双 J 管。

术中纤维化组织可能遮蔽手术视野，甚至难以进入手术野。置入支架有助于确定输尿管的走行。对于未行输尿管节段切除的输尿管松解术患者，2 周后拔除双 J 管，而行输尿管节段切除术的患者，6～8 周后拔除双 J 管。

如果输尿管缺损太长，则进行输尿管膀胱吻合术，伴或不伴膀胱腰大肌悬吊术[8, 28, 49–52]。对于更长的缺损间距，则行膀胱肌瓣术[52]或回肠间位移植[46, 53]。

（八）输尿管膀胱吻合术

从打开膀胱旁的内外侧间隙开始切除宫旁子宫内膜异位病灶和输尿管子宫内膜异位病灶。解剖标志为脐动脉、耻骨联合和盆底。仔细地分离所有结构，确保输尿管和膀胱间的无张力吻合。

特别注意，膀胱必须从耻骨后间隙和骨盆侧壁游离出来。

下一步是输尿管切除连带完整的宫旁切除。这不仅可以解除尿路梗阻，而且可以完全切除引起严重疼痛的盆腔的深部子宫内膜异位病灶。同时识别和保留盆内脏神经（副交感神经）和下腹下神经对术者来说是一个挑战。放置双 J 管可能有所帮助。分离并切除输尿管的狭窄部分后，后续采取的手术方式取决于断端的间距。如果切除的输尿管段较短，则直接行再植术。输尿管近端应向头端充分游离。膀胱充分游离后，采用膀胱腰大肌悬吊术将膀胱固定在腰大肌上，以减少吻合口处的张力。在某些病例中，当剩余输尿管长度极短时，可行膀胱成形术以减少吻合口的张力。在膀胱顶旁边横向打开膀胱。通过三针间断缝合连接膀胱和腰大肌，需注意避免损伤生殖股神经。输尿管要经黏膜下隧道进入膀胱，以避免反流。

输尿管膀胱吻合采用多针间断缝合（3/0 Monocryl®）。

膀胱切口分两层闭合（黏膜层和肌层，肌层和腹膜）。

双侧输尿管膀胱吻合术需要膀胱成形术来实现无张力吻合，并将膀胱瓣固定在腰大肌上。

在 Retzius 间隙或 Douglas 窝内放置引流管 2～3 天。可通过亚甲蓝试验检查是否存在吻合口漏。术后 7～10 天行膀胱造影检查，检查膀胱和吻合口是否完整，如检查正常则拔除导尿管。

术后管理

自主排尿后的残余尿量（导尿或超声检查）应小于100ml。术后2个月拔除输尿管双J支架管（逆行肾盂造影以后）。

虽然输尿管膀胱吻合术改变了泌尿系的解剖结构，但Carmignani等的研究表明，输尿管切除术和输尿管膀胱吻合术治疗子宫内膜异位症对尿动力学没有明显的负面影响[54]。然而，对包含有副交感神经和交感神经纤维的宫旁结构进行根治性切除，术后膀胱功能障碍的风险非常大。

因此，丰富的解剖学知识和能够保留神经的外科手术技能对外科医生来说是必不可少的。

（九）疾病的复发和持续

仅通过输尿管膀胱吻合术治疗子宫内膜异位症相关肾积水并不罕见，但这只能解决泌尿道/肾脏疾病问题。引起输尿管堵塞的原因，如盆腔侧壁的深部子宫内膜异位症，没有被去除。这保留了神经，但疾病本身和其他症状可能会持续存在。

随访

输尿管子宫内膜异位症患者术后应常规随访。疾病复发和手术引起的狭窄总是会带来肾功能丧失的风险。泌尿系超声检查应每年至少进行一次。如果术前肾功能受损，建议至少每年进行一次肾功能检查。应告知患者复发的可能性，特别是采取保守治疗的患者。

二、膀胱子宫内膜异位症

在泌尿系统中，膀胱是最常受累及的部位（85%的病例）[54]。在36%的病例中，子宫内膜异位症仅局限于膀胱。逼尿肌结节本身并不是代表其他泌尿系统病变的危险因素。然而，泌尿系子宫内膜异位症在不同位置可能共存，尤其是膀胱和输尿管[55]（图12-18和图12-19）。

膀胱子宫内膜异位症是指病灶组织部分或完全生长到膀胱逼尿肌中。它主要位于膀胱底部和膀胱顶，腹腔外部分很少受到影响[4, 55]。

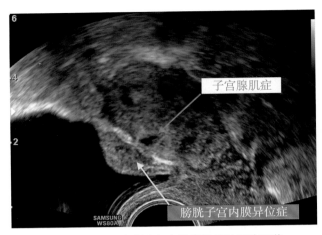

▲ 图12-18　膀胱子宫内膜异位症的超声图像
膀胱后壁明显增厚，低密度区直接侵入子宫前壁的子宫腺肌症病灶中

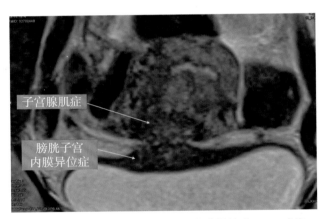

▲ 图12-19　膀胱、子宫的子宫内膜异位症MRI成像

（一）分类

膀胱子宫内膜异位症的分类（图12-20）不能采用rASRM分类。相比之下，Enzian分类和#Enzian分类用#Enzian FB描述了这个部位（图12-4）[12]。

（二）症状

膀胱子宫内膜异位症的特点是血尿、排尿困难、下腹痛和急迫性尿失禁。这些症状取决于膀胱区域病灶浸润的复杂性，因为同时在子宫前壁患有子宫腺肌症并不罕见。

这些症状也可由尿路感染、间质性膀胱炎或肿瘤和结石引起。针对性的病史信息获得和利用影像学信息有助于更容易发现膀胱子宫内膜异位症。

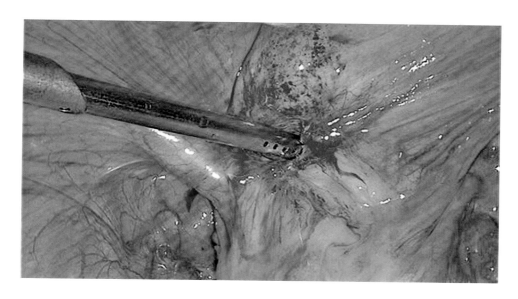

◀ 图 12-20　膀胱子宫内膜异位症伴子宫腺肌症，膀胱受累及内部的深部子宫内膜异位症

尿动力学检查显示，相对于无子宫前壁腺肌症的患者，膀胱输尿管腔确诊有子宫内膜异位症的患者通常高敏性膀胱和充盈痛性膀胱［膀胱疼痛、尿急和（或）尿频］的发生率增高。尿路和膀胱症状与膀胱疼痛综合征和间质性膀胱炎患者相似。

（三）诊断

如果膀胱出现临床症状（排尿困难、尿频、血尿），应进行尿样检查以排除感染（必要时进行尿培养）。

对于经验丰富的医生，超声和 MRI 对诊断膀胱子宫内膜异位症都有很高的特异度[4, 5]（图 12-18 和图 12-19）。关于超声检查，经阴道方式来识别病变，经腹部超声用于排除肾盂积水。动态超声技术评估器官的活动性，是深部子宫内膜异位症的一个软指标[56, 57]。这提供了病灶浸润类型的附加信息和计划手术的特定条件（见第 3 章）。

IDEA 描述了一种对前盆腔包括不同的膀胱部分和输尿管远端部分的超声评估系统[4]。我们获得了有关膀胱和（或）子宫内膜异位症结节与子宫关系的信息。粘连和严重的子宫腺肌症，其中一些不能区分，并不少见。这可能需要一个广泛的更复杂的手术。

解剖发现的精确记录对于手术措施的选择是很重要的。病变与输尿管之间的距离决定了输尿管可能需要重新植入的程度[58]。

为准确术前分期，MRI 对经阴道超声具有额外的补充作用。对所有子宫内膜异位症，经阴道超声后的 MRI 可能没有额外的益处[59]。一项小型回顾性研究显示，与经阴道超声相比，MRI 对膀胱 DE 的敏感性更高[60]。

MRI 很可能为子宫腺肌症和累及宫旁或后盆腔的广泛病变提供额外的重要信息。

膀胱镜检查有助于获得更多关于结节大小的信息，以及结节与尿道、输尿管或开口的解剖距离（图 12-21）。

（四）治疗

对于偶然诊断为膀胱子宫内膜异位症的无症状患者，可考虑采用药物治疗。手术切除病变是治疗的最终选择[61, 62]（视频 12-5）。

然而，如果子宫内膜异位症位于三角区，由于输尿管开口接近和神经血液供应的原因，手术切除病灶的风险更大。术后可能导致神经源性膀胱和逆行性膀胱回流。使用 GnRH 激动药治疗、持续使用口服避孕药或孕激素，如地诺孕素，单独用一种即可导致膀胱病灶的显著消退。持续使用口服避孕药可以显著改善许多希望避免或推迟手术女性的症状。如果药物治疗失败，也不会像输尿管受累的情况那样导致疾病的进展或肾功能的丧失。

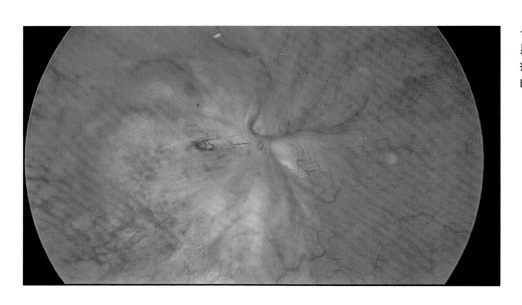

▶ 图 12-21 膀胱镜检查显示膀胱壁内子宫内膜异位症。结节的范围及其与子宫的关系尚不明确

手术的方案取决于病变的大小和位置。通过对诊断性影像的分析，非常有益于方案的规划。在诊断性腹腔镜手术中发现的病变位于膀胱表面（在腹腔镜手术中可见），可以很容易地切除（如激光、等离子射流）[39, 63]。切除用剪刀或温和的热器械进行，以尽可能保留健康组织。如果逼尿肌受累，可像所有的 DIE 一样，建议把病灶完全切除[63, 64]。

腹腔镜下的病灶切除术被认为是标准的治疗方法[64]。如果病灶结节很深（图 12-20），或者如果累及输尿管，则需要更复杂的手术，可以通过跨学科的方式进行；如果遵循治疗的规则，膀胱切开术恢复良好。受影响的膀胱区域应充分游离，以确保无张力闭合。使用热能器械必须小心，以避免损伤输尿管或阴道（有瘘的风险）。

输尿管支架和引流管的使用应该个体化。当病变在三角区附近，距离输尿管开口小于 2cm 时，建议插入双 J 管支架。这有助于在切除和缝合时很好地识别输尿管，并确保在愈合过程中（水肿或扭结）的尿液引流[65]。

膀胱内的深部病变通常致密粘连于子宫的前壁上。受累组织的广泛纤维化使准确识别其解剖视野变得困难。为了安全切开，笔者建议使用有灵活顶端的举宫器，必要时联合使用窥器显露阴道前穹窿。在特定病例中，我们使用举宫器的阴道杯来扩大整个阴道穹窿，以便于进入膀胱阴道间隙。

通过分离腹膜外侧、腹侧和结缔组织来显露结节周围的正常膀胱组织间隙，有利于进入输尿管远端和膀胱阴道隔尾端的通路。如果手术部位和输尿管的位置不清楚，可通过显露输尿管更近端以更容易显示远端输尿管进入膀胱的位置。

建议在术前准备用生理盐水充盈膀胱（必要时可用亚甲基蓝溶液），以便于识别膀胱的解剖结构。子宫膀胱之间的深部浸润和纤维化，以及子宫腺肌症的存在，导致膀胱子宫内膜异位症结节没有边界，需要同时对两个器官进行手术。手术中注射垂体加压素（水分离）是有助于减少出血倾向，并改善解剖层次的可视化，当病灶被充分游离后则可被完整切除。非常小的病灶结节可以从膀胱肌层组织中剥离出来并保留黏膜层。

🎬 视频 12-5　腹腔镜下切除全层膀胱子宫内膜异位症和部分膀胱切除术，腹腔镜下缝合修复膀胱壁缺损
请访问 https://resourcecentre.routledge.com/books/9781138595873

在大多数情况下，切除覆盖在结节上的膀胱黏膜也是必要的。膀胱切开术是从结节的腹侧打开，因而可以很好地获得膀胱的解剖视野，以避

免输尿管损伤的风险。结节浸润的深度、输尿管开口的位置及其与手术部位的距离都可以很容易地看到。从正常组织中分离并切除结节（图 12-22），以防止复发。如果一条或两条输尿管非常接近，术前没有放置双 J 管，则此时可放置（图 12-23 和图 12-24）。

用水平方向的连续缝合关闭膀胱切口（图 12-25 和图 12-26）。推荐使用 3-0Vicryl 线缝合。Chamsy 等[66] 报道了使用倒刺缝合线的效果更好，切口闭合更安全。伤口边缘应具有合适松弛度，必要时需进一步松解膀胱的周围结构。

如果缺损深入膀胱三角区域，建议 T 形缝合，即先垂直然后水平方向进行缝合，可促进无张力闭合。如果可能的话，缝线应该避免缝合黏膜，并保持足够的张力以确保膀胱的密闭性。除非漏尿试验阳性，否则可采用单层缝合封闭法。在手术结束时检查膀胱密闭性，并在拔除导尿管前 7～10 天进行膀胱造影。

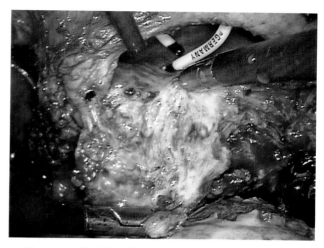

▲ 图 12-24　向左输尿管开口方向切除子宫内膜异位症结节

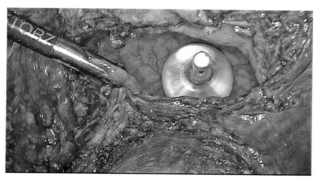

▲ 图 12-22　切除结节游离膀胱，伤口边缘整齐用以无张力缝合

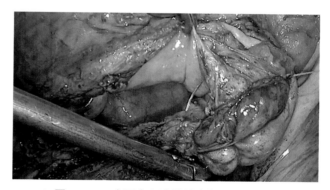

▲ 图 12-25　水平方向连续缝合闭合切开的膀胱

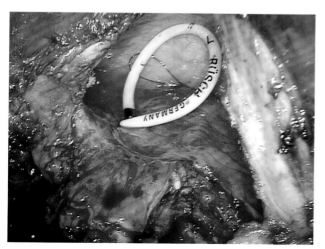

▲ 图 12-23　子宫内膜异位症向膀胱三角区深入延伸，双 J 管用于切除时定位以降低输尿管损伤的风险

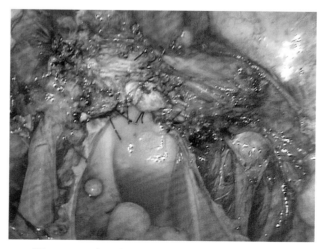

▲ 图 12-26　膀胱结节切除及膀胱切开术闭合后的情况
由于切除后缺损较大，并且靠近三角区，故采用 T 形缝合

结论

泌尿系子宫内膜异位症是很罕见的。膀胱和输尿管受累对患者和医生有完全不同的影响。尽管两者都可以通过药物治疗，但对于输尿管受累，药物治疗只是一种暂时治疗。手术治疗被认为是首选的治疗，几乎都可以通过内镜得到良好的效果，无论常规手术或机器人手术协助。如有必要，应做TVS、MRI 和 IVP 成像，以便术前诊断和治疗计划。

参 考 文 献

[1] Veeraswamy A, Lewis M, Mann A, Kotikela S, Hajhosseini B, Nezhat C. Extragenital endometriosis. *Clinical Obstetrics and Gynecology*. 2010;53(2):449–66.

[2] Gustilo-Ashby AM, Paraiso MFR. Treatment of urinary tract endometriosis. *Journal of Minimally Invasive Gynecology*. 2006;13(6):559–65.

[3] Carfagna P, De Cicco Nardone C, De Cicco Nardone A, Testa AC, Scambia G, Marana R, et al. Role of transvaginal ultrasound in evaluation of ureteral involvement in deep infiltrating endometriosis. *Ultrasound in Obstetrics & Gynecology*. 2018;51(4):550–5.

[4] Guerriero S, Condous G, van den Bosch T, Valentin L, Leone FP, Van Schoubroeck D, et al. Systematic approach to sonographic evaluation of the pelvis in women with suspected endometriosis, including terms, definitions and measurements: a consensus opinion from the International Deep Endometriosis Analysis (IDEA) group. *Ultrasound Obstet Gynecol*. 2016;48(3):318–32.

[5] Hudelist G, Tammaa A, Aas-Eng MK, Kirchner L, Fritzer N, Nemeth Z, et al. Outcome of sonography-based minimally invasive surgery for deep infiltrating endometriosis of the ureter and urinary bladder-a retrospective cohort study. *Acta Obstetricia et Gynecologica Scandinavica*. 2018;97(3):277–84.

[6] Cavaco-Gomes J, Martinho M, Gilabert-Aguilar J, Gilabert-Estelles J. Laparoscopic management of ureteral endometriosis: a systematic review. *European Journal of Obstetrics & Gynecology and Reproductive Biology*. 2017;210:94–101.

[7] Scioscia M, Bruni F, Ceccaroni M, Steinkasserer M, Stepniewska A, Minelli L. Distribution of endometriotic lesions in endometriosis stage IV supports the menstrual reflux theory and requires specific preoperative assessment and therapy. *Acta Obstetricia et Gynecologica Scandinavica*. 2011;90(2):136–9.

[8] Ceccaroni M, Ceccarello M, Caleffi G, Clarizia R, Scarperi S, Pastorello M, et al. Total laparoscopic ureteroneocystostomy for ureteral endometriosis: a single-center experience of 160 consecutive patients. *Journal of Minimally Invasive Gynecology*. 2019;26(1):78–86.

[9] Clement PB, Seidman JD, Russell P, Kurman RJ. *Blaustein's Pathology of the Female Genital Tract*. 5th ed. Springer; 2002.

[10] Kolodziej A, Krajewski W, Dolowy L, Hirnle L. Urinary tract endometriosis. *Urology Journal*. 2015;12(4):2213–7.

[11] Vercellini P, Pisacreta A, Pesole A, Vicentini S, Stellato G, Crosignani PG. Is ureteral endometriosis an asymmetric disease? *BJOG: An International Journal of Obstetrics & Gynaecology*. 2000;107(4):559–61.

[12] Keckstein J, Saridogan E, Ulrich U, Sillem M, Oppelt P, Schweppe KW, et al. The #Enzian-classification: A comprehensive non-invasive and surgical description system for endometriosis. *Acta Obstetricia et Gynecologica Scandinavica*. 2021;100(7):1165–75.

[13] Bosev D, Nicoll LM, Bhagan L, Lemyre M, Payne CK, Gill H, et al. Laparoscopic management of ureteral endometriosis: the Stanford University hospital experience with 96 consecutive cases. *Journal of Urology*. 2009;182(6):2748–52.

[14] Yohannes P. Ureteral endometriosis. *Journal of Urology*. 2003;170(1):20–5.

[15] Berlanda N, Vercellini P, Carmignani L, Aimi G, Amicarelli F, Fedele L. Ureteral and vesical endometriosis: two different clinical entities sharing the same pathogenesis. *Obstetrical & Gynecological Survey*. 2009;64(12):830–42.

[16] Alves J, Puga M, Fernandes R, Pinton A, Miranda I, Kovoor E, et al. Laparoscopic management of ureteral endometriosis and hydronephrosis associated with endometriosis. *Journal of Minimally Invasive Gynecology*. 2017;24(3):466–72.

[17] Fernbach SK, Maizels M, Conway JJ. Ultrasound grading of hydronephrosis: introduction to the system used by the Society for Fetal Urology. *Pediatric Radiology*. 1993;23(6):478–80.

[18] Medeiros LR, Rosa MI, Silva BR, Reis ME, Simon CS, Dondossola ER, et al. Accuracy of magnetic resonance in deeply infiltrating endometriosis: a systematic review and meta-analysis. *Archives of Gynecology and Obstetrics*. 2015;291(3):611–21.

[19] Nezhat C, Nezhat F, Green B. Laparoscopic treatment of obstructed ureter due to endometriosis by resection and ureteroureterostomy: a case report. *Journal of Urology*. 1992;148(3 Part 1):865–8.

[20] Mereu L, Gagliardi ML, Clarizia R, Mainardi P, Landi S, Minelli L. Laparoscopic management of ureteral endometriosis in case of moderate-severe hydroureteronephrosis. *Fertility and Sterility*. 2010;93(1):46–51.

[21] Antonelli A, Simeone C, Zani D, Sacconi T, Minini G, Canossi E, et al. Clinical aspects and surgical treatment of urinary tract endometriosis: our experience with 31 cases. *Eur Urol*. 2006;49(6):1093–7; discussion 7–8.

[22] Barra F, Scala C, Biscaldi E, Vellone VG, Ceccaroni M, Terrone C, et al. Ureteral endometriosis: a systematic review of epidemiology, pathogenesis, diagnosis, treatment, risk of malignant transformation and fertility. *Human Reproduction Update*. 2018;24(6):710–30.

[23] Aas-Eng MK, Salama M, Sevelda U, Ruesch C, Nemeth Z, Hudelist G. Learning curve for detection of pelvic parts of ureters by transvaginal sonography: feasibility study. *Ultrasound in Obstetrics & Gynecology*. 2020;55(2):264–8.

[24] Iosca S, Lumia D, Bracchi E, Duka E, De Bon M, Lekaj M, et al. Multislice computed tomography with colon water distension (MSCT-c) in the study of intestinal and ureteral endometriosis. *Clinical Imaging*. 2013;37(6):1061–8.

[25] Sillou S, Poirée S, Millischer AE, Chapron C, Helenon O. Urinary endometriosis: MR imaging appearance with surgical and histological correlations. *Diagnostic and Interventional Imaging*. 2015;96(4):373–81.

[26] Kalapong J, Thaidumrong T, Chitwiset S. Feasibility study of relative renal function assessment by contrast-enhanced abdominal CT in comparison to 99mTc-MAG3 renal scintigraphy. *Insight Urology*. 2021;42(1):46–50.

[27] Berlanda N, Somigliana E, Frattaruolo MP, Buggio L, Dridi D, Vercellini P. Surgery versus hormonal therapy for deep endometriosis: is it a choice of the physician? *European Journal of Obstetrics & Gynecology and Reproductive Biology*. 2017;209:67–71.

[28] Nezhat CH, Malik S, Nezhat F, Nezhat C. Laparoscopic ureteroneocystostomy and vesicopsoas hitch for infiltrative endometriosis. *JSLS: Journal of the Society of Laparoendoscopic Surgeons*. 2004;8(1):3–7.

[29] Nezhat C, Lewis M, Kotikela S, Veeraswamy A, Saadat L, Hajhosseini B, et al. Robotic versus standard laparoscopy for the treatment of endometriosis. *Fertility and Sterility*. 2010;94(7):2758–60.

[30] Nezhat CH, Nezhat F, Seidman D, Nezhat C. Laparoscopic ureteroureterostomy: a prospective followup of 9 patients. *Primary Care Update for Ob/Gyns*. 1998;5(4):200.

[31] Nezhat C, Nezhat F, Nezhat CH, Nasserbakht F, Rosati M, Seidman DS. Urinary tract endometriosis treated by laparoscopy. *Fertility and Sterility*. 1996;66(6):920–4.

[32] Isac W, Kaouk J, Altunrende F, Rizkala E, Autorino R, Hillyer SP, et al. Robot-assisted ureteroneocystostomy: technique and comparative outcomes. *J Endourol*. 2013;27(3):318–23.

[33] Schimpf MO, Wagner JR. Robot-assisted laparoscopic distal ureteral surgery. *JSLS: Journal of the Society of Laparoendoscopic Surgeons*. 2009;13(1):44.

[34] Autorino R, Zargar H, Kaouk JH. Robotic-assisted laparoscopic surgery: recent advances in urology. *Fertility and Sterility*. 2014;102(4):939–49.

[35] Williams SK, Leveillee RJ. Expanding the horizons: robot-assisted reconstructive surgery of the distal ureter. *Journal of Endourology*. 2009;23(3):457–61.

[36] Phillips EA, Wang DS. Current status of robot-assisted laparoscopic ureteral reimplantation and reconstruction. *Current Urology Reports*. 2012;13(3):190–4.

[37] Bourdel N, Cognet S, Canis M, Berdugo O, Botchorishvili R, Rabischong B, et al. Laparoscopic ureteroneocystostomy: be prepared! *Journal of Minimally Invasive Gynecology*. 2015;22(5): 827–33.

[38] Symons S, Kurien A, Desai M. Laparoscopic ureteral reimplantation: a single center experience and literature review. *Journal of Endourology*. 2009;23(2):269–74.

[39] Nezhat C, Nezhat FR. Safe laser endoscopic excision or vaporization of peritoneal endometriosis. *Fertility and Sterility*. 1989;52(1):149–51.

[40] Camanni M, Bonino L, Delpiano EM, Berchialla P, Migliaretti G, Revelli A, et al. Laparoscopic conservative management of ureteral endometriosis: a survey of eighty patients submitted to ureterolysis. *Reproductive Biology and Endocrinology*. 2009;7(1):1–7.

[41] Mu D, Li X, Zhou G, Guo H. Diagnosis and treatment of ureteral endometriosis: study of 23 cases. *Urology Journal*. 2014;11(4):1806.

[42] Uccella S, Cromi A, Casarin J, Bogani G, Pinelli C, Serati M, et al. Laparoscopy for ureteral endometriosis: surgical details, long-term follow-up, and fertility outcomes. *Fertility and Sterility*. 2014;102(1):160– 6.e2.

[43] Donnez J, Nisolle M, Squifflet J. Ureteral endometriosis: a complication of rectovaginal endometriotic (adenomyotic) nodules. *Fertility and Sterility*. 2002;77(1):32–7.

[44] Knabben L, Imboden S, Fellmann B, Nirgianakis K, Kuhn A, Mueller MD. Urinary tract endometriosis in patients with deep infiltrating endometriosis: prevalence, symptoms, management, and proposal for a new clinical classification. *Fertility and Sterility*. 2015;103(1):147–52.

[45] Comiter CV. Endometriosis of the urinary tract. *Urologic Clinics*. 2002;29(3):625–35.

[46] Antonelli A. Urinary tract endometriosis. *Urologia*. 2012;79(3):167–70.

[47] Sun G, Yan L, Ouyang W, Zhang Y, Ding B, Liu Z, et al. Management for ureteral stenosis: A comparison of robot-assisted laparoscopic ureteroureterostomy and conventional laparoscopic ureteroureterostomy. *Journal of Laparoendoscopic & Advanced Surgical Techniques*. 2019;29(9):1111–5.

[48] Asghar AM, Lee RA, Yang KK, Metro M, Eun DD. Robot-assisted distal ureteral reconstruction for benign pathology: Current state. *Investigative and Clinical Urology*. 2020;61(Suppl 1):S23–S32.

[49] Madalina AO, Jeremie S, Benoit R, Canis M, Revaz B, Bourdel N. Laparoscopic ureteroneocystostomy with a vesicopsoas hitch in 10 steps. *Journal of Minimally Invasive Gynecology*. 2018;25(6):951.

[50] Azioni G, Bracale U, Scala A, Capobianco F, Barone M, Rosati M, et al. Laparoscopic ureteroneocystostomy and vesicopsoas hitch for infiltrative ureteral endometriosis. *Minimally Invasive Therapy & Allied Technologies*. 2010;19(5):292–7.

[51] Stepniewska A, Grosso G, Molon A, Caleffi G, Perin E, Scioscia M, et al. Ureteral endometriosis: clinical and radiological follow-up after laparoscopic ureterocystoneostomy. *Human Reproduction*. 2011;26(1):112–6.

[52] Olsson CA, Norlen LJ. Combined Boari bladder flap-psoas bladder hitch procedure in ureteral replacement. *Scand J Urol Nephrol*. 1986;20(4):279–84.

[53] Nezhat C, Modest AM, King LP. The role of the robot in treating urinary tract endometriosis. *Current Opinion in Obstetrics & Gynecology*. 2013;25(4):308–11.

[54] Maccagnano C, Pellucchi F, Rocchini L, Ghezzi M, Scattoni V, Montorsi F, et al. Ureteral endometriosis: proposal for a diagnostic and therapeutic algorithm with a review of the literature. *Urologia Internationalis*. 2013;91(1):1–9.

[55] Gabriel B, Nassif J, Trompoukis P, Barata S, Wattiez A. Prevalence and management of urinary tract endometriosis: a clinical case series. *Urology*. 2011;78(6):1269–74.

[56] Arion K, Aksoy T, Allaire C, Noga H, Williams C, Bedaiwy MA, et al. Prediction of pouch of Douglas obliteration: point-of-care ultrasound versus pelvic examination. *Journal of Minimally Invasive Gynecology*. 2019;26(5):928–34.

[57] Reid S, Leonardi M, Lu C, Condous G. The association between ultrasound-based 'soft markers' and endometriosis type/location: a prospective observational study. *European Journal of Obstetrics & Gynecology and Reproductive Biology*. 2019;234:171–8.

[58] Leonardi M, Espada M, Kho RM, Magrina JF, Millischer A-E, Savelli L, et al. Endometriosis and the urinary tract: from diagnosis to surgical treatment. *Diagnostics*. 2020;10(10):771.

[59] Berger JP, Rhemrev J, Smeets M, Henneman O, English J, Jansen FW. Limited added value of magnetic resonance imaging after dynamic transvaginal ultrasound for preoperative staging of endometriosis in daily practice: a prospective cohort study. *Journal of Ultrasound in Medicine*. 2019;38(4):989–96.

[60] Hernández Gutiérrez A, Spagnolo E, Hidalgo P, López A, Zapardiel I, Rodriguez R. Magnetic resonance imaging versus transvaginal ultrasound for complete survey of the pelvic compartments among patients with deep infiltrating endometriosis. *International Journal of Gynecology & Obstetrics*. 2019;146(3):380–5.

[61] Vercellini P, Meschia M, De Giorgi O, Panazza S, Cortesi I, Crosignani PG. Bladder detrusor endometriosis: clinical and pathogenetic implications. *Journal of Urology*. 1996;155(1):84–6.

[62] Nezhat CR, Nezhat FR. Laparoscopic segmental bladder resection for endometriosis: a report of two cases. *Obstetrics and Gynecology*. 1993;81(5 (Pt 2)):882–4.

[63] Nezhat C, Hajhosseini B, King LP. Robotic-assisted laparoscopic treatment of bowel, bladder, and ureteral endometriosis. *JSLS: Journal of the Society of Laparoendoscopic Surgeons*. 2011;15(3):387.

[64] Working group of ESGE E, WES, KecksteinJ, Becker CM, Canis M, Feki A, et al. Recommendations for the surgical treatment of endometriosis. Part 2: Deep endometriosis. *Hum Reprod Open*. 2020;2020(1):hoaa002.

[65] Chapron C, Bourret A, Chopin N, Dousset B, Leconte M, Amsellem-Ouazana D, et al. Surgery for bladder endometriosis: long-term results and concomitant management of associated posterior deep lesions. *Human Reproduction*. 2010;25(4):884–9.

[66] Chamsy D, King C, Lee T. The use of barbed suture for bladder and bowel repair. *Journal of Minimally Invasive Gynecology*. 2015;22(4):648–52.

第 13 章　盆腔神经的子宫内膜异位症
Endometriosis of the Pelvic Nerves

Shaheen Khazali　Marc Possover　著

一、历史和背景

子宫内膜异位症累及盆腔神经并非新发现。Denton 于 1955 年报道了一例因坐骨神经子宫内膜异位症引起的坐骨神经综合征[1]。4 年后，Granberry 等报道了一例孤立性坐骨神经子宫内膜异位症，但骨盆其他部位没有任何子宫内膜异位的证据[2]。早在 1946 年，就有报道称骨盆外坐骨神经的子宫内膜异位症[3]。之后又出现了其他病例，包括 1962 年的一个病例，该病例描述了周期性坐骨神经痛[4]，其中周期性无疼痛间隔逐渐缩短，变为持续疼痛，这是坐骨神经子宫内膜异位症的特征。

1966 年，明尼苏达州梅奥诊所的神经外科医生 George Baker 发表了一份通过经臀部入路探查神经发现两例坐骨神经子宫内膜异位症的报道[5]。文中提示子宫内膜异位症的这种表现在当时鲜为妇科学界所知。文章的开场白如下。

> 坐骨神经鞘内的子宫内膜异位症很少见，但会非常疼痛，并且常常与腿部进行性麻痹有关……。通过盆腔探查得以诊断，治疗方式主要是通过放射或手术切除卵巢达到激素去势，或使用抑制子宫内膜的激素……。在妇科领域已有较多病例报道，但鲜有学者将坐骨神经综合征与子宫内膜异位症联系起来。

当前，不把坐骨神经综合征与子宫内膜异位症联系起来仍然是一个问题。当患有坐骨神经痛或臀部疼痛的年轻女性去看全科医生时，子宫内膜异位症很少会出现在全科医生的脑海中，因此，通常不会询问周期性问题。然后，患者通常会被转交给骨科医生或脊柱外科医生，他们甚至不太可能在鉴别诊断中考虑子宫内膜异位症。当影像没有显示任何异常时，问题变得更加复杂。

直到最近，即便是子宫内膜异位症专科的手术医生也很少有人熟悉子宫内膜异位累及神经。任何一位治疗过严重子宫内膜异位症的妇科医生都会认为，相当多患者存在坐骨神经痛、背痛、会阴疼痛、臀部疼痛和坐姿困难等症状。幸运的是，这些患者中只有少数人患有腰骶神经丛子宫内膜异位症，但正如 Baker 半个世纪前所说，"只有少数人将坐骨神经综合征与子宫内膜异位病灶（子宫内膜异位）联系起来"[5]，他们要么完全忽略这些症状，要么将患者送往另一位专家讨论这些"无关"症状。

这现象的部分原因在于盆腔体神经的子宫内膜异位症相对罕见，但这只是问题的一部分。Sampson 教授关于子宫内膜异位症病因的经血逆流理论，是大多数妇科医生最为熟悉的理论[6]，尽管有许多不同意见和相悖证据（它不能解释子宫内膜异位症的许多表型）。经血逆流理论也不能解释盆腔神经的受累情况，因为这有时发生在没有任何盆腔子宫内膜异位证据的情况下。

Chen 等[8]构建了坐骨神经子宫内膜异位症大鼠模型，发现在坐骨神经周围植入自体子宫组织会导致肿胀和神经损伤。植入 2 周后大鼠出现机械刺激、冷超敏和异常性疼痛，并且植入区域周围形成充满液体的囊肿。

最近，随着盆腔神经学的出现[9]，人们对管理盆腔神经子宫内膜异位症（以及许多其他疾病）重要性的认识有所提高。神经生理学是医学中的一门新生分支，它汇集了来自多个专业的骨盆神经生理学知识。将这些知识与神经学（而非妇科）思维方式相结合，再加上腹腔镜手术最新进展所提供的能力，使盆腔神经科专家能够对位于骨盆深处的神经进行诊断和手术。这些神经通常很难通过传统的骨科或神经外科方法探及。

2007 年，Possover 报道了连续 23 例坐骨神经子宫内膜异位症患者[10]，其目的是在神经科医生和神经外科医生中普及对这种疾病的认识。2011 年，他的坐骨神经子宫内膜异位症的病例报道增加到 178 例[11]。2017 年，他报道了对 46 名坐骨神经子宫内膜异位症患者的 5 年随访，其中超过 30% 的神经不得不被切除。这是迄今为止文献中样本量最大的病例系列[12]。这些患者是笔者于 2004—2016 年从坐骨神经或骶丛腹腔镜切除子宫内膜异位症 259 例患者中的一个亚组。

即使考虑到许多患者来自世界各地的转诊，这样单中心的大样本病例表明，盆腔躯体神经的子宫内膜异位症可能不像以前想象的那样罕见，特别是如果我们考虑到患有坐骨神经疼痛的女性通常先向神经科医生、神经外科医生或骨科医生求诊，而不是妇科医生。

盆腔神经学的范围很广，涉及多个专业，包括妇科、肛肠科、泌尿外科、骨外科和神经外科等。即使在妇科，也有很多主题包括保留神经的子宫内膜异位症和肿瘤手术。在本章中，我们主要关注影响腰骶干和坐骨神经的子宫内膜异位症。

二、腰骶丛的解剖

（一）腰骶干

腰骶干由 L_5、S_1 的前部分和 L_4 的一部分组成。骨盆边缘水平的闭孔神经在腰骶干上方 1～2cm，略位于腰骶干内侧。它走行于腰大肌的内侧。

腰骶干沿着末端分界线向尾侧和后侧延伸，与 S_1 连接。腰骶干内的许多纤维最终到达腿部外侧的肌肉。

（二）骶丛

腰骶干与 S_2、S_3 的腹侧分支和 S_4（有时是 S_5）的分支连接。

它们统称为骶丛。骶丛发出五条主要神经：臀上神经、臀下神经、坐骨神经、股后皮神经和阴部神经。记住这些神经的一个有用短句是 "Some Irish Sailor Pesters Polly"。

（三）臀上神经

臀上神经在坐骨大切迹上方约 2cm 处起源于腰骶丛，通过坐骨大孔离开骨盆，它支配臀中肌、臀小肌和阔筋膜张肌。如果子宫内膜异位症浸润到这个水平，累及臀上神经，可能会逐渐发展成肌肉萎缩，而这些肌肉对于保持骨盆的稳定性很重要。

臀上神经在梨状肌上方离开骨盆。臀上动脉和静脉伴随着神经的大部分走行。在解剖过程中，对这些血管的认识尤为重要，因为如果切断血管，它们会回缩到臀肌中，从而使止血非常困难。

（四）臀下神经

臀下神经支配臀大肌。坐骨神经和臀下神经通过大坐骨切迹、尾侧和梨状肌下方离开骨盆。

（五）坐骨神经

坐骨神经是人体最大的神经，直径约 2cm。它支配大腿后部肌肉（半膜肌、半腱肌和股二头肌），以及大外展肌的腘绳肌部分[13, 14]。

坐骨神经起源于骶丛，并通过位于梨状肌下方的坐骨大孔离开骨盆。

（六）股后皮神经

骶丛的一个分支。它负责股后侧、臀部和阴唇后侧的感觉。它和坐骨神经一起从梨状肌下方离开盆腔。

（七）阴部神经

阴部神经是源于 $S_{2\sim4}$（有时是 S_5）的感觉和运动神经。它从骶丛的分支邻近骶棘韧带，然后通过大坐骨切迹离开骨盆，并通过小坐骨切迹重新进入骨盆。

它发出三个远端分支即直肠下神经、会阴神经和阴蒂背神经（图 13-1）。

三、累及腰骶丛的子宫内膜异位症的临床表现

骶丛子宫内膜异位的诊断主要基于临床发现：病史和体检。影像学检查可能没有帮助，除非在更晚期的病例和（或）该区域存在大的囊性肿块。

这就是诊断常常被推迟的原因。Salazar Grueso 在 *Journal of Neurology* 上报道了坐骨神经子宫内膜异位症从症状发作到诊断之间约延迟 3.7 年[15]。一般认为子宫内膜异位症的诊断延迟为 7.5 年。人们普遍认为，延误诊断可能会导致严重、有时是不可逆转的残疾[16]。因此，预后也取决于临床表现和治疗之间的间隔时长。

神经子宫内膜异位症可以单独发生，而骨盆的其他部位没有子宫内膜异位证据的事实使这一问题更加复杂[17]。因此，临床医生必须非常重视育龄女性的周期性坐骨神经痛或臀肌疼痛。

盆腔侧壁和骶丛的浸润多发生在左侧，而坐骨子宫内膜异位症主要在右侧[12]。

最初，疼痛只在月经期间发生，但通常是进展性的，并在月经期间随着患者身体虚弱的加重而持续存在[12, 18]。就算有激素干预，这种从周期性疼痛到持续性疼痛的转变可能会在短短几个月内发生[18]。尤其是在患有孤立性神经疾病的患者中，痛经或盆腔疼痛可能不出现[16, 18]。

长时间坐着或躺下会加剧疼痛，并可能与大腿后部、小腿、脚跟和足背[18]的感觉异常有关，这取决于病变的位置。

疼痛通常非常剧烈，即使在很强的镇痛作用下，其平均 VAS 评分达到 9～10 分[12]。一些患者描述这种疼痛就好像他们的牙齿在没有麻醉的情况下被钻孔一样。

一旦疼痛持续，患者通常会开始出现以下症状。

• 骶部皮肤感觉障碍伴异常性疼痛（轻触摸疼痛，而正常情况下一般不会感觉到疼痛）、刺痛和感觉障碍，麻木感随后出现。

• 运动障碍，爬楼梯困难，由于足底（S_1）和踝关节背屈（L_5）的强度降低，以及脚趾弯曲困难（$S_{2~3}$）。

如果涉及臀上神经，或者如果损伤位于与腰骶干分离的臀上动脉的上方，则臀中肌和臀小肌的肌肉萎缩明显。

四、体格检查

跟腱反射减少、自发性收缩或丧失非常常见[12, 16, 18]，踝关节的力量减少、踝关节反射的改变也是如此[18]。

Possover 报道的系列病例（需要切除 30% 以上坐骨神经的患者亚组）的 46 名患者，都有步态障碍症状，需要其他人（$n=26$）、拐杖（$n=17$）或轮椅（$n=3$）的帮助。

直腿抬高疼痛（Lasegue 征）[19]常见于坐骨神经受累。

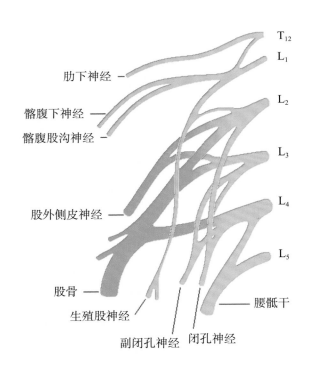

肋下神经 —
髂腹下神经 ——
髂腹股沟神经 —

股外侧皮神经 ——

股骨 ——
生殖股神经
副闭孔神经　闭孔神经

T$_{12}$
L$_1$
L$_2$
L$_3$
L$_4$
L$_5$
—— 腰骶干

▲ 图 13-1　腰丛的解剖
经许可转载，引自 Possover M., ed., *Neuropelveology: Latest developments in pelvic neurofunctional surgery*, ISON, 2018.

如果在引起疼痛之前，腿可以抬起的角度大于 45°，则称 Lasegue 征阳性。

在女性处于仰卧位的情况下进行测试。临床医生抬起一条腿，保持膝盖伸直，并记录疼痛发生的角度。正常值在 80°～90°。

可见的肌肉废用（臀肌）很常见[12]，但并不普遍[16]。

五、影像学检查

在某些情况下，进行 MRI 检查可能会有帮助，但 MRI 的阴性预测价值并不清楚。这和其他区域的深度浸润性子宫内膜异位症一样，都取决于放射科医师所使用的方案、技能和经验，以及疾病的大小和程度（图 13-2）。

在大多数已发表的病例报道中[16, 18, 20]，MRI 显示异常；但是在没有 MRI 诊断的病例中，则甚至没有考虑盆腔神经的子宫内膜异位症。

在第一次发表的坐骨神经子宫内膜异位症的 MRI 描述中，Pharm 等[20] 表示，增强的 T_2 加权成像对比度和周围脂肪组织的强衰减对于辨认轴突神经变性和失神经支配的肌肉特别有用，这两者都显得明显明亮。额外的对比增强 T_1WI 对于描绘神经周围的小血管也非常有用。在笔者描述的病例中，MR 神经造影的主要发现是以坐骨切迹为中心的弥漫性浸润性病变。此外，坐骨神经在病

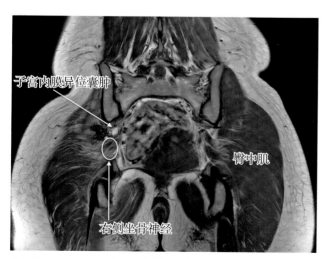

▲ 图 13-2　MRI 显示右侧坐骨神经受累，右侧臀中肌和臀小肌因受累而明显萎缩

变远端的 T_2WI 上显示显著和连续的亮度提示存在严重的轴索损伤。此外，可发现在坐骨神经和远端腰骶丛的支配的远端肌肉萎缩和去神经的证据，以在臀肌组和股方肌中最为明显[20]。

这些病变经常会被误认为是其他病理，如纤维脂肪瘤性错构瘤、神经纤维瘤[16]，甚至是恶性疾病。

在一些坐骨神经盆腔外受累的病例中，已经成功尝试进行了 CT 引导下的针刺活检[21]，但如果病史和体格检查提示存在子宫内膜异位症，则没有必要这样做。

六、肌电图

虽然肌电图（electromyography，EMG）通常不可靠，但在某些情况下可以表现出去神经体征，以及传导速度减慢，如果区分神经根和周围神经受累，则可能会有所帮助。肌电图也可用于随访切除后的神经恢复[16]。

七、管理

当证实子宫内膜异位症侵犯盆腔神经时，治疗方法几乎都是手术切除，特别是存在进行性运动或感觉功能障碍时。在计划进行最终治疗时，或在不想或不适合手术的女性中，保守或药物治疗可能会发挥作用。药物治疗在术后管理中也有一定的作用。

八、手术技巧

手术原则遵循"恶性肿瘤治疗"原则，即沿着病灶周围整块切除病灶。

深入了解闭孔血管下方这些区域的血管解剖结构（有时称为"无人区"）也很重要，因为最大的风险是出血，如果不立即控制，可能会致命。

应该谨记，尽管是妇科病患，但进行这种手术所需的知识和技能超出通常的妇科手术领域。一个有经验的妇科手术医生可能具有骨盆底方面的技术技能，但对于诊断、患者选择、咨询和治疗失败或并发症的管理则需要深入理解神经功能

解剖，尤其是临床骨盆神经技能。

骨盆神经外科主要是血管外科联合神经外科手术。腹腔镜切除坐骨神经子宫内膜异位症只能由受过专门训练并有骨盆神经外科经验的医生尝试。

穿刺器位置和患者的体位取决于外科医生个人的偏好，并遵循与其他复杂的妇科腹腔镜手术相同的原则。

在髂外动脉的外侧切开一个切口进入髂腰间隙，显露出腰大肌和髂外血管。然后逐步解剖，小心翼翼地把髂外动脉和静脉推向内侧。必须非常小心避免对大血管施加过大的牵引力，尤其是髂外静脉在这个阶段可能会受到创伤（图13-3）。

尽可能地向前和向后延伸腹膜切口，最大限度地扩大进入腰骶间隙的入路非常重要。这样可以减少牵拉血管、闭孔神经和输尿管所需的张力。舒适宽大的入路能让外科医生对可能发生的任何出血做出快速反应。在切开前必须耐心地电凝该区域的所有小血管，尽可能保持解剖平面干净。在这个阶段必须小心识别闭孔神经。

随着解剖平面的向后延伸，可以在骨盆边缘水平识别出腰骶干。继续向尾部和后部分离直至腰大肌的尾部边缘附近（图13-4）。

该疾病可向尾部延伸至闭孔内肌并超出闭孔内肌，需要部分分离闭孔内肌以到达病灶结节的尾部边缘。

务必注意不要损伤阴部静脉和臀肌血管，以及该间隙的其他神经血管结构。

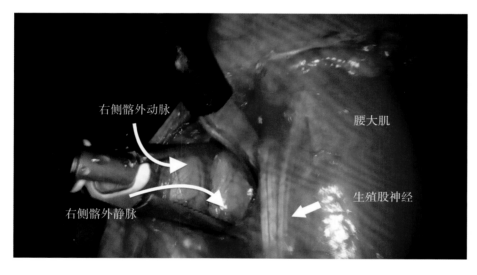

◀ 图 13-3　腰骶干手术入路
髂外血管向内侧牵拉和从腰大肌中分离

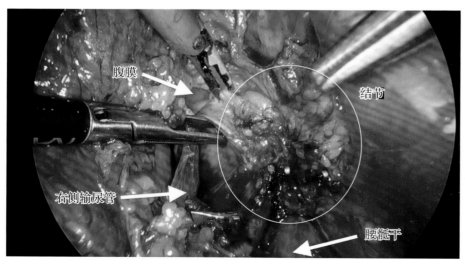

◀ 图 13-4　将子宫内膜异位结节与神经血管结构和输尿管分离

在解剖过程中，观察被切割的"组织特征"非常重要。当切割至异常组织时，组织呈纤维状，颜色会变得苍白，有斑点样的多个小囊腔。应该要解剖分离达到子宫内膜异位症病灶的边界。这一点非常重要，尤其是因为盆腔视诊和打开后腹膜都没有发现子宫内膜异位症并不排除坐骨神经子宫内膜异位症岛样病灶的浸润[17]（图 13-5）。

如果受累更多的是中间部位，则可以使用中部入路。从骶骨岬水平开始，助手将乙状结肠向左提起，切开腹膜。继续从中间、尾部和后部进行解剖，到达直肠后无血管的骶前间隙[22]。打开腹下筋膜，显露并解剖神经根。

如有必要，可以使用腹腔镜神经导航（laparoscopic neuro navigation，LANN）识别单个骶神经根[23]。LANN 是显露并对单个神经施加刺激，并通过观察它们相应的肌肉运动来识别这些神经的过程（图 13-6）。

九、结果

腹腔镜大神经切除术治疗深部浸润的坐骨神经子宫内膜异位症后的 5 年随访显示出确切的远期效果[12]。Possover 报道，2004—2016 年接受坐骨神经子宫内膜异位症切除术的 259 名患者的中位 VAS 评分从术前 9.33 降至术后 1.25。在这些患者的一个亚组中，超过 30% 的大神经被切除以彻底去除疾病（$n=46$），发现该亚组的步态和运动功能恢复，但在某些情况下，完全恢复需要至少 3 年的强化物理治疗。

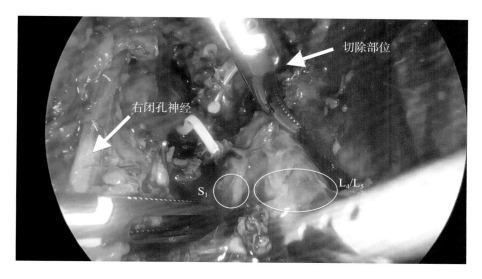

◀ 图 13-5　腰骶干、S_1 和右闭孔神经的解剖关系

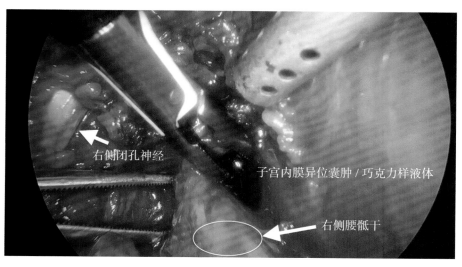

◀ 图 13-6　累及右腰骶干的子宫内膜囊肿在神经的外侧缘清晰可见

十、骨盆神经学培训

国际骨盆神经学学会（International Society of Neuropelveology，ISON）的成立为骨盆神经学领域的个人之间观点交流和经验分享提供一个平台。

ISON 为想要进一步了解这一领域知识的人提供三个层次的结构化培训方案。

结论

腰骶干和坐骨神经的子宫内膜异位症很罕见，但诊疗失败会导致不可逆的运动和感觉功能丧失。深入了解骨盆解剖，尤其是神经解剖，对于安全切除该疾病至关重要。

参 考 文 献

[1] Denton RO, Sherrill JD. Sciatic syndrome due to endometriosis of sciatic nerve. *South Med J*. 1955;48(10):1027–31.

[2] Granberry WM, Henderson ED, Miller RH, Faber JE, Dockerty MB. Endometriosis of the sciatic nerve without evidence of pelvic endometriosis. Report of a case. *Minn Med*. 1959;42:1794–7.

[3] Schlicke CP. Ectopic endometrial tissue in the thigh. *J Am Med Assoc*. 1946;132:445.

[4] Head HB, Welch JS, Mussey E, Espinosa RE. Cyclic sciatica. Report of case with introduction of a new surgical sign. *JAMA*. 1962;180:521–4.

[5] Baker GS, Parsons WR, Welch JS. Endometriosis within the sheath of the sciatic nerve. Report of two patients with progressive paralysis. *J Neurosurg*. 1966;25(6):652–5.

[6] Sampson JA. Peritoneal endometriosis due to the menstrual dissemination of endometrial tissue into the peritoneal cavity. *Am J Obstet Gynecol*. 1927;14(4):422–69.

[7] Redwine D. Chapter-10 Sampson revisited: A critical review of the development of Sampson's theory of origin of endometriosis. In: Garcia-Velasco J, Rizk B, editors. *Endometriosis: Current Management and Future Trends*. JAYPEE Brothers Medical Publisher Ltd, 2010.

[8] Chen S, Xie W, Strong JA, Jiang J, Zhang JM. Sciatic endometriosis induces mechanical hypersensitivity, segmental nerve damage, and robust local inflammation in rats. *Eur J Pain*. 2016;20(7):1044–57.

[9] Possover M, Forman A, Rabischong B, Lemos N, Chiantera V. Neuropelveology: new groundbreaking discipline in medicine. *J Minim Invasive Gynecol*. 2015;22(7):1140–1.

[10] Possover M, Baekelandt J, Flaskamp C, Li D, Chiantera V. Laparoscopic neurolysis of the sacral plexus and the sciatic nerve for extensive endometriosis of the pelvic wall. *Minim Invasive Neurosurg*. 2007;50(1):33–6.

[11] Possover M, Schneider T, Henle KP. Laparoscopic therapy for endometriosis and vascular entrapment of sacral plexus. *Fertil Steril*. 2011;95(2):756–8.

[12] Possover M. Five-year follow-up after laparoscopic large nerve resection for deep infiltrating sciatic nerve endometriosis. *J Minim Invasive Gynecol*. 2017;24(5):822–6.

[13] Adibatti M, V S. Study on variant anatomy of sciatic nerve. *J Clin Diagn Res*. 2014;8(8):AC07–9.

[14] Ceccaroni M, Clarizia R, Alboni C, Ruffo G, Bruni F, Roviglione G, et al. Laparoscopic nerve-sparing transperitoneal approach for endometriosis infiltrating the pelvic wall and somatic nerves: anatomical considerations and surgical technique. *Surg Radiol Anat*. 2010;32(6):601–4.

[15] Salazar-Grueso E, Roos R. Sciatic endometriosis: a treatable sensorimotor mononeuropathy. *Neurology*. 1986;36(10):1360–3.

[16] Mannan K, Altaf F, Maniar S, Tirabosco R, Sinisi M, Carlstedt T. Cyclical sciatica: endometriosis of the sciatic nerve. *J Bone Joint Surg Br*. 2008;90(1):98–101.

[17] Possover M, Chiantera V. Isolated infiltrative endometriosis of the sciatic nerve: a report of three patients. *Fertil Steril*. 2007;87(2):417 e17–9.

[18] Saar TD, Pacquee S, Conrad DH, Sarofim M, Rosnay P, Rosen D, et al. Endometriosis involving the sciatic nerve: a case report of isolated endometriosis of the sciatic nerve and review of the literature. *Gynecol Minim Invasive Ther*. 2018;7(2):81–5.

[19] Forst. *Contribution à llètude Clinique de la Sciatique*. (These No. 33) Paris: University of Paris; 1881.

[20] Pham M, Sommer C, Wessig C, Monoranu CM, Perez J, Stoll G, et al. Magnetic resonance neurography for the diagnosis of extrapelvic sciatic endometriosis. *Fertil Steril*. 2010;94(1):351 e11–4.

[21] Dhote R, Tudoret L, Bachmeyer C, Legmann P, Christoforov B. Cyclic sciatica. A manifestation of compression of the sciatic nerve by endometriosis. A case report. *Spine (Phila Pa 1976)*. 1996;21(19):2277–9.

[22] Heald RJ. The 'Holy Plane' of rectal surgery. *J R Soc Med*. 1988;81(9):503–8.

[23] Possover, Rhiem, Chiantera. The 'Laparoscopic Neuro-Navigation': LANN: from a functional cartography of the pelvic autonomous neurosystem to a new field of laparoscopic surgery. *Minim Invasive Ther Allied Technol*. 2004;13(5):362–7.

第 14 章　成像质量指标
Quality Indicators in Imaging

Tereza Indrielle-Kelly　Nazar N. Amso　著

落实质量保障措施，确保有效监测标准来建设性地应对质量问题。质量和关键绩效指标（quality and key performance indicators，QPI&KPI）是成像规定的各个方面监控的数据点和有用工具。其中一些指标由国家标准（等待时间、正式培训时间等）确定，但许多同等重要的领域（个体超声医师和放射科医生的实践和报告的准确性、专业间沟通的有效性等）并没有包括在内。每个部门都可以调整自己的框架，以确定和构建质量指标来分析和处理数据，从而推动必要的变革，最终提高服务质量和标准。一种方法是确定目标并定义其 QPI（例如，将患者满意度作为目标，将等待时间作为 QPI）。

多纳贝迪安医疗质量模型是医生 Avedis Donabedian 博士于 1988 年提出的[1]，是其在公共卫生服务中的巅峰之作。从本质上讲，它基于三分类模式，为审查卫生服务提供框架。这些分类包括结构、过程和结果。

结构包括提供服务所需的任何东西，包括设备、人力资源和组织工作，如员工培训等。过程指提供医疗保健中包含的所有操作，它关注患者从最初接触到诊断再到治疗的过程，包括医疗保健的所有方面，如预防和筛查。患者影响健康的行为，以及医疗保健专业人员对他们的教育可归入这一类别。结果侧重于我们医疗的结果及其对个体患者或人群的影响，包括最终健康状况（如手术并发症发生率、肿瘤存活率等）、行为变化（如有多少患者在减肥手术后坚持节食）、患者满意度或生活质量变化。

该模型在过去还是被广泛使用，尽管存在一些不足之处，并进行了几点改编。一些研究认为，忽略患者的背景和个人经历是一个很大的局限之处，因为这些是评估医疗保健的公认重要因素[2]。依据 Coyle 和 Battles[2] 的研究，与患者相关的因素不仅包括既往病史，还包括其社会人口学背景、对健康和生活的总体信念、个人偏好等。为了完善相关描述，有必要添加环境因素，如患者的文化、社会、政治和身体特征。

三个不同类别的分类质量指标使我们丧失了检查它们之间相互作用的可能性，如过时的超声机器（第一类，结构）如何影响子宫内膜异位症手术的成功率（第三类，结果）。然而，尽管多纳贝迪安模型有种种局限性，但我们仍将在本章中使用它作为副标题，因为它为质量指标的评估提供了一个清晰而简单的框架。

一、管理机构和现有指南

超声和 MRI 是子宫内膜异位症评估中的两种主要影像方式。MRI 质量保证是放射科的责任，应以科室内的质量标准为指导。另外，在许多国家，超声是妇科专业技能的一部分，正在或应该受到整个子宫内膜异位症医疗路径的质量保证计划的监管。

作为临床医生，我们习惯于学院发布的最佳医疗和治疗的指南和建议，而在质量保证方面，也有几个机构发表的建议或声明可以使用。特别是在质量标准匮乏的超声检查领域，我们需要利用所有可用的资源（表 14-1）。对个人和中心的培训和认证要求在第 18 章中有详细说明。

表 14–1	提供影像质量保证指南的主要管理团体、组织或机构 [3-15]	
团体、组织或机构	说　明	文件示例
美国超声医学研究所 www.aium.org	致力于通过专业和公共教育、研究、指南的制订和更新促进超声在医学中的安全有效使用的多学科协会	超声检查设备的常规质量保证 [3] 专业超声医生培训指南 [4] 美国超声医学研究所超声实践认证标准和指南 [5]
英国医学超声学会（BMUS） www.bmus.org	英国超声医学领域领先的协会	超声专业实践指南 [6]
英国政府下属部门和组织	卫生局（英国） https://www.gov.uk/government/organisations/department-of-health-and-social-care 健康与安全管理局	卫生和社会保健法 [7] 工作设备的提供和使用规定 [8]
欧洲妇科内镜学会（ESGE） https://esge.org/	欧洲妇科内镜领域领先的专业协会	ESHRE-ESGE 对女性生殖道先天性异常分类的共识 [9] 妇科内镜医师的超声技能、标准和实践
欧洲人类生殖与胚胎学会（ESHRE） https://www.eshre.eu/	欧洲人类生殖和胚胎学领域领先的专业协会	关于超声的良好实践建议：取卵 [10] 描述正常部位妊娠和异位妊娠的超声术语：ESHRE 的良好实践建议 [11]
国际妇产科超声学会（ISUOG） www.isuog.org	妇产科超声领域领先的专业协会	关于教育和培训的质量保证的建议
药品和保健产品管理局（英国）（MHRA） https://www.gov.uk/government/organisations/medicines-and-healthcare-products-regulatory-agency	MHRA 是一个执行机构，由卫生和社会保障局支资助 在英国管理用于输血的药品、医疗设备和血液成分	临床使用 MRI 设备安全指南 [12]
国家卫生和临床优化研究所（英国）（NICE） https://www.nice.org.uk	NICE 为改善英国的国家健康和医疗保健提供全国性的指导和建议	子宫内膜异位症：质量标准（2018）[13]
健康技能委员会（英国） www.skillsforhealth.org.uk	英国卫生局在 2002 年成立的非营利性的部门技能委员会	国家职业标准（举例） CHS106 要求进行影像学检查提供个人健康状况和需求的信息 CHS214 在医疗保健活动中进行质量性能检查
放射医师学会 www.sor.org 皇家放射医师学会（英国） www.rcr.ac.uk	英国放射医师、超声医师及放射实践的管理机构	超声服务标准 [14]
联合委员会（美国） www.jointcommission.org	为美国医疗保健机构提供认证和证书的独立非营利组织	高级影像学服务认证 [15]
国际联合委员会 https://www.jointcommissioninternational.org	为全球医疗保健机构提供认证和证书的独立非营利组织	

二、结构

结构包含医疗实施的物理环境（建筑、设备），也包含医疗本身的组织，包括对医护人员的培训。这些措施也称为投入措施，包括患者 – 员工比率和服务运营时间。

目前，在子宫内膜异位症中心是否必须配备影像学专业的医疗人员仍然存在争议。NICE 子宫内膜异位症医疗质量标准[13]（NICE，2018）建议，在普通妇科配置一位对妇科影像学感兴趣的医疗保健专业人员，在子宫内膜异位症中心配置一位具有诊断和治疗专业知识的妇科医生。然而，最终主要还是通过腹腔镜检查进行视觉诊断，而不是术前超声或 MRI 检查。

（一）设备

质量保证计划在设备使用上主要可分为两个方面：清洁和安全，以及影像显示和性能[3]。尽管医学取得了很大进步，但即使在 21 世纪，研究人员也发现超声探头的污染程度达到无法接受的程度，甚至高于公共马桶座圈或公共汽车杆[16]。所有主要管理机构都发布了超声仪器和 MRI 机器有关清洁程序的指南，也可以像制造商的说明书那样使用。每个部门都应该有自己的消毒探头和电线的规章，并且应该定期审核更新。这些规章必须是机构健康、安全和感染风险评估文件的一部分。最近的 COVID-19 更加强调了严格规程的必要性，因为它有利于正常的日常运行，期待许多与个人或患者相关的措施能保留下来。Tilleman[17] 详细阐述了常规临床诊疗中经阴道传感器消毒的基本原理和方法。笔者强调需要定期对临床操作进行检查，以确保符合已发布的规范消毒程序的指南，如欧洲放射学会超声工作组关于超声检查中感染预防和控制的建议[18]、世界医学和生物学超声联合会（World Federation for Ultrasound in Medicine & Biology，WFUMB）关于清洁患者之间经阴道超声传感器的指南[19]。

每位超声医生都有职责确保检查机器电线完好无损并清理干净，以最大限度地减少对工作人员和患者的危害，此类检查应每天至少一次。同样，放射科医生也应每天检查 MRI 机器是否有任何明显损坏，并确保在每位患者检查之后进行消毒。

Soave 和 Marci[20] 强调了在临床生殖医学实践中嵌入标准操作程序（standard operating procedures，SOP）的重要性，它清楚地解释了患者在诊疗过程中每一步的期望。笔者还重申，标准操作程序应以证据为基础，内容清晰，并且定期更新，并为所有员工所熟知。

制造商在确定必要的维护计划，确保机器安全使用及优化性能方面提供帮助。建议使用模型定期检查超声机器影像质量和校准。这些可以使用 Goodsitt 等的表格进行记录和存储[21]。这些性能检查通常应该每年进行一次[3]。

（二）培训

超声检查与 MRI 相比，在影像采集和解读方面更依赖于操作者；在 MRI 检查中，影像的采集是标准化的，只有解读依赖于操作者。更重要的是，对于一个超声医生的培训，仅有影像和视频剪辑的回顾性评估能力是非常有限的，通常还需要进一步的超声扫描能力。因为超声检查在扫描过程中就应获得最大限度的信息，与 MRI 不同，其事后的回顾、讨论和学习几乎是不可能的。D'Angelo[22] 强调了训练的重要性，成像获得技能对观察者内部和观察者之间可变性的影响，以及在生育治疗中卵泡测量的可重复性。

在第 16 章中，我们重点介绍了培训计划认证的不同类型和机制，EFSUMB[23] 概括了最详细的实践水平。目前，对培训要求尚未有明确的共识。在英国，责任往往由各个部门承担。技能维持训练和 CPD 活动受到的监管更少，仅由 EFSUMB 根据每年病例量提出建议。

三、流程

第二类质量评估侧重于提供医疗保健的流程。就超声而言，这种成像方式没有已知禁忌证和并发症，可能是等待时间、诊断性能或与患者的沟通（关于延迟、结果或进一步检查）。对于 MRI 和介入性超声检查（子宫输卵管造影，HyCoSy），除了上述所有因素，还有一定的并发症发生率（如静脉用药反应等）和禁忌证。

（一）影像的可获得性

虽然影像并不总是构成子宫内膜异位症中心认证的一部分，但笔者们的专业意见是，评审模式将在未来发生变化（类似于肿瘤医疗保健），专业超声或 MRI 检查的可及性将是获得认证的强制性条件。尽管关于术前影像检查益处的讨论仍在继续，但大多数中心已经提供一些术前评估。在质量保证计划中，科室不仅应关注超声或 MRI 检查的可及性，还应关注专家服务、影像检查质量、报告标准和等待时间，尽管目前没有官方推荐的目标时间。由于大多数国家的手术等待时间较长，在术前阶段影像等待时间即使较长也适合。

（二）诊断的准确性

这应该是质量保证最重要的领域之一，也是更具挑战性的领域之一。这些最近关于专业超声和 MRI 报告准确性数据[24, 25]的系统评价可用作准确性标准的基线值。ISUOG 发表了一篇关于超声评估深度盆腔子宫内膜异位症的术语、定义和测量的共识[26]，该共识也成功地用于 MRI 报告[27]。类似的方法被用于肿瘤学，如基于 FIGO 分期等，来比较各部门结果和预期生存率，可以预期它最终会出现在子宫内膜异位症的医疗保健过程中。

虽然审核诊断能力应该是服务的一部分，但目前还没有实施，这可能会随着影像学认证要求的引入而发生改变。能力审核的数据将为放射科医生提供重要的反馈，并强调多学科会诊中所有专业参与的重要性[28]。

（三）医患沟通

众所周知，医患沟通失败是大多数针对医疗保健专业人员的诉讼案件的核心[29]。子宫内膜异位症患者通常由于诊断周期长或与医生关系不佳，缺乏支持及身体健康状况不佳等情况[30]，会经历

更大的压力和干扰。从这个角度来看，投诉数量可以被视为有效医患沟通的质量指标，并且由于主要结果是患者满意度和生活质量，因此它应该是质量保证计划的主要部分之一。例如，在一定程度上这反映在目前英国对中心认证的要求中，其中专科护士被认为是团队的重要组成部分[31]，在最近的子宫内膜异位症全体会议报告中，这也得到了认可[32]。在某些方面，这类似于肿瘤的医疗，患者可以持续获得支持和信息。

四、结果

此类别包括医疗保健结果。Donabedian 认为，结果是医疗保健质量和有效性的"最终验证者"。他也知晓界定这些措施往往很困难，而且研究这些措施的时间框架还存在问题。

就影像学而言，其结果的衡量在某种程度上是间接的，因为影像学主要是术前评估工具。这可以通过组建多学科团队的有效性来体现，如基于术前影像学检查提示肠道或膀胱受累。另一个结果是核查比较有或没有术前影像学评估的患者并发症和术后症状持续存在的发生率。然而，仍存在一些主要问题，如整个子宫内膜异位症中心的专业影像学检查不一致，以及缺乏将影像学专业的医疗专业人员纳入团队的认证标准[31]。

五、讨论

术前影像检查在子宫内膜异位症中心认证中的作用越来越大，预计很快就会成为认证要求的一部分。围术期影像检查尚未得到广泛应用，但随着对手术准确性的要求不断提高，它在未来可能会发挥作用。然而，在此之前，我们有责任向患者确保我们能够提供质量标准，并证明我们的医疗保健不会做不到。在表 14-2 中，我们总结了主要的质量指标，读者可以使用这些指标作为基本服务的基准，并强调需要进一步努力的领域。

医疗服务要求

在为各部门设计质量保证计划时，重要的

表 14-2　质量保证计划的质量指标示例

类　别	指南中可用的质量指标	有限、无指南支持、待进一步研究的质量指标
结构	设备的清洁度和安全性 性能和影像质量 子宫内膜异位症中心服务架构	对影像学感兴趣的医疗专业人士的专业水平
过程	医患沟通（专科护士） 并发症发生率（MRI）	子宫内膜异位症卓越中心影像检查的可及性 提供影像检查的等待时间 性能审核和准确性
结果 – 影像的间接影响	患者满意度（调查） 生活质量（提供症状问卷） 手术成功率和并发症发生率	

是要保持系统方法并涵盖医疗服务提供的所有方面。英国国家医疗服务体系（National Health Service，NHS）一直在各个领域使用 6C 标准［关怀、同情、能力、沟通、勇气和承诺（care, compassion, competence, communication, courage and commitment）］，BMUS 在其专业超声实践指南[33]中也采用了这一标准，以确保临床医生获得患者知情同意，核查患者的身份，全程保持良好的沟通，并能够讨论过程的风险和好处。大致来说，6C 标准建议我们使用维护良好的设备并报告任何损坏。它建议医疗保健专业人员介绍自己和诊间里的其他人，以帮助患者感觉更舒适，建议医疗工作人员为每个患者提供个体化治疗，了解他们理解过程的能力，并确保有监护人员和（或）翻译员在场。

质量标准应反映医疗保健领域不断变化的需求。在最近的 COVID-19 流行期间，卫生标准已经修改，包括更广泛的清洁程序，以最大限度减少感染传播的风险。其他修改可能包括与患者远程（远程会诊）交流超声或影像结果，而不是通过面对面的就诊。因此，确定关键性能指标，持续监管临床服务，审查相关问题、事故和投诉，将确保未来建立稳健的标准并改善患者体验。因此，涉及这些领域的医疗专业人员必须遵守相关的质量标准。

结论

子宫内膜异位症影像检查的质量保证主要集中在术前影像学的多纳贝迪安模型中的结构和过程类别。最完善的质量指标涉及清洁度和设备安全与性能，其次是工作人员培训。即使在这些领域，也有很大的改进空间。

持续专业发展（continuous professional development，CPD）、医患沟通和衡量结果的质量保证非常稀缺，应该成为管理机构为医疗专业人员提供标准和指导的重点。结果间接受到个人和部门影像检查的准确性的影响，这些做法强调定期审核和 MDT 会议反馈的重要性，从而提高报告标准和准确性。

参 考 文 献

[1] Donabedian A. The quality of care: how can it be assessed? *JAMA* 1988;260:1743–8.

[2] Coyle Y, Battles J. Using antecedents of medical care to develop valid quality of care measures. *Int J Qual Heal Care* 1999;11:5–12.

[3] Boote E, Forsberg F, Garra B, Ophir J, Ophir K, Zagzebski J. Routine quality assurance for diagnostic ultrasound equipment. *Am Inst Ultrasound Med* 2015:10.

[4] American Institute of Ultrasound in Medicine. Training guidelines

for physicians who evaluate and interpret diagnostic 3-dimensional ultrasound examinations of the female pelvic floor. 2018:1–3. https://www. aium. org/resources/guidelines/Urogynecology. pdf (accessed April 23, 2021).

[5] American Institute of Ultrasound in Medicine. Standards and guidelines for the accreditation of ultrasound practices 2020. https://www. aium. org/officialstatements/26 (accessed April 23, 2021).

[6] British Medical Ultrasound Society. Guidelines for professional ultrasound. *BMUS Guidel* 2018:1–138. https://www. bmus. org/static/ uploads/resources/SCoR_ BMUS_ Guidelines_Amend_Mar_2019_fin al_DecHwyx. pdf (accessed April 23, 2021).

[7] Legislation. gov. uk. *Health and Social Care Act 2012*. 2012. https:// www. legislation. gov. uk/ukpga/2012/7.

[8] Health and Safety Executive. *Provision and Use of Work Equipment Regulations 1998*. https://www. hse. gov. uk/work-equipment-machinery/puwer. htm.

[9] Grimbizis G F, Gordts S, Di Spiezio Sardo A, Brucker S, De Angelis C, Gergolet M, Li T C, Tanos V, Brolmann H, Gianaroli L, Campo R. The ESHRE–ESGE consensus on the classification of female genital tract congenital anomalies. *Gynecol Surg* 2013;10:199–212. https://doi. org/10. 1007/s10397–013–0800–x.

[10] D'Angelo A, Panayotidis C, Amso N, Marci R, Matorras R, Onofriescu M, Ahmet Berkiz Turp AB, Vandekerckhove F, Veleva Z, Vermeulen N, Vlaisavljevic V. The ESHRE Working Group on Ultrasound in ART, Recommendations for good practice in ultrasound: oocyte pick up. *Hum Reprod Open* 2019;2019(4):hoz025. https://doi. org/10. 1093/ hropen/hoz025.

[11] Kirk E, Ankum P, Jakab A, Le Clef N, Ludwin A, Small R, Tellum T, Töyli M, Van den Bosch T, Jurkovic D. The ESHRE working group on ectopic pregnancy, terminology for describing normally sited and ectopic pregnancies on ultrasound: ESHRE recommendations for good practice. *Hum Reprod Open* 2020;2020(4):hoaa055. https://doi. org/10. 1093/hropen/hoaa055.

[12] Medicines and Healthcare Products Regulatory Agency. *Safety Guidelines for Magnetic Resonance Imaging Equipment in Clinical Use*; 2021, p.1–81. https://assets. publishing. service. gov. uk/ government/uploads/system/uploads/attachment_data/file/958486/ MRI_guidance_2021–4–03c. pdf.

[13] National Institute for Health and Care Excellence (NICE). Endometriosis. *Qual Stand* 2018:1–18. https://www. nice. org. uk/ guidance/qs172.

[14] Spencer P, Thomson N, Cozens N. Standards for the provision of ultrasound service. *R Coll Radiol* 2014.

[15] The Joint Commission. Compliance checklist. *Adv Imaging Serv Accreditation*. 2020. https://www. jointcommission. org/–/media/tjc/ documents/accred-and-cert/ahc/imaging-checklist. pdf (accessed April 23, 2021).

[16] Sartoretti T, Sartoretti E, Bucher C, Doert A, Binkert C, Hergan K, et al. Bacterial contamination of ultrasound probes in different radiological institutions before and after specific hygiene training: do we have a general hygienical problem? *Eur Radiol* 2017;27:4181–7.

[17] Tilleman K. Safety aspects of ultrasound scanning. In: D'Angelo A, Amso N, editors. *Ultrasound in Assisted Reproduction and Early Pregnancy*, CRC Press; 2021, p. 252–9.

[18] Nyhsen C, Humphreys H, Koerner R, Grenier N, Brady A, Sidhu P. Infection prevention and control in ultrasound – best practice recommendations from the European Society of Radiology Ultrasound Working Group. *Insights Imaging* 2017;8:523–35.

[19] Abramowicz J, Evans D, Fowlkes J, Maršal K, TerHaar G. Guidelines for cleaning transvaginal ultrasound transducers between patients. *Ultrasound Med Biol* 2017;43:1076–9.

[20] Soave I, Marci R. Quality aspects of Ultrasound. In: D'Angelo A, Amso N, editors. *Ultrasound in Assisted Reproduction and Early Pregnancy*, CRC Press; 2021, p. 244–51.

[21] Goodsitt M, Carson P, Witt S, Hykes D, Kofler J. Real-time B-mode ultrasound quality control test procedures: report of AAPM Ultrasound Task Group. *Med Phys* 1998;25:1385–406.

[22] D'Angelo A. Ultrasonographic monitoring of follicle growth in controlled ovarian hyperstimulation. In: D'Angelo A, Amso N, editors. *Ultrasound Assist. Reprod. early pregnancy*, CRC Press; 2021, p. 87–101.

[23] European Federation of Societies for Ultrasound in Medicine and Biology. Minimum training requirements for the practice of medical ultrasound in Europe. *Ultraschall Der Medizin: Eur J Ultrasound* 2010;31:426–7. https://doi. org/10. 1055/s-0030–1263214.

[24] Guerriero S, Saba L, Pascual MA, Ajossa S, Rodriguez I, Mais V, et al. Transvaginal ultrasound vs magnetic resonance imaging for diagnosing deep infiltrating endometriosis: systematic review and metaanalysis. *Ultrasound Obstet Gynecol* 2018;51:586–95. https://doi. org/10. 1002/ uog. 18961.

[25] Guerriero S, Ajossa S, Minguez JA, Jurado M, Mais V, Melis GB, et al. Accuracy of transvaginal ultrasound for diagnosis of deep endometriosis in uterosacral ligaments, rectovaginal septum, vagina and bladder: Systematic review and meta-analysis. *Ultrasound Obstet Gynecol* 2015;46:534–45. https://doi. org/10. 1002/uog. 15667.

[26] Guerriero S, Condous G, van den Bosch T, Valentin L, Leone FPG, Van Schoubroeck D, et al. Systematic approach to sonographic evaluation of the pelvis in women with suspected endometriosis, including terms, definitions and measurements: a consensus opinion from the International Deep Endometriosis Analysis (IDEA) group. *Ultrasound Obstet Gynecol* 2016;48:318–32. https://doi. org/10. 1002/ uog. 15955.

[27] Indrielle-Kelly T, Fruhauf F, Fanta M, Burgetova A, Lavu D, Dundr P, et al. Diagnostic accuracy of ultrasound and MRI in the mapping of deep pelvic endometriosis using the International Deep Endometriosis Analysis (IDEA) consensus. *Biomed Res Int* 2020;2020:1–11.

[28] Leonardi M, Espada M, Condous G. Closing the communication loop between gynecological surgeons, diagnostic imaging experts and pathologists in endometriosis: building bridges between specialities. *Ultrasound Obstet Gynecol* 2021;57:523–5.

[29] General Medical Council. *Communication Complaint Types and Contributory Factors*. General Medical Council; 2018.

[30] Facchin D, Saita E, Giussy B, Shouda D, Vercellini P. 'Free butterflies will come out of these deep wounds': A grounded theory of how endometriosis affects women's psychological health. *J Health Psychol* 2017;23:538–49. https://doi. org/10. 1177/1359105316688952.

[31] British Society of Gynaecological Endoscopy. Requirements to be a BSGE accredited center 2017. https://www. bsge. org. uk/ requirements-to-be-a-bsge-accredited-center/.

[32] Ames D, Cox E, et al. Endometriosis in the UK: time for change. *APPG Endometr Inq Rep* 2020:1–78. https://www. endometriosis-uk. org/sites/endometriosis-uk. org/files/files/Endometriosis APPG Report Oct 2020. p df (accessed April 8, 2021).

[33] British Medical Ultrasound Society. Guidelines for professional ultrasound practice. *Guidel Prof Ultrasound Pract* 2019:1–152. https:// www. bmus. org/static/uploads/resources/2020_Guidelines_for_ Professional_Ultrasound_Practice. pdf.

第 15 章　子宫内膜异位症手术的质量指标
Quality Indicators in Endometriosis Surgery

Caryl M. Thomas　Richard J. Penketh　著

在过去的几十年里，医疗保健系统内提高医疗服务质量、效绩和疗效的知识和经验均在不断发展[1]。尽管医疗保健体系架构和资源存在多样性，但全球仍在努力系统性地提高医疗服务质量[2]。随着成本和需求的增加、资源的限制和临床实践的差异，开发和提供可持续干预措施以促进当前医疗体系改变的压力也越来越大[3, 4]。

在医疗系统中，"质量"一词有多种定义[3]。2001 年，美国医学学会委员会构建了从六个维度定义医疗质量的框架，目的是缩小质量差距，并制订 21 世纪的绩效目标[5]。该框架强调的六个维度具体如下。

- 以患者为中心：知情同意，尊重个人意愿及其社会文化背景。
- 安全：最大限度地减少对患者的伤害，避免医源性伤害"人非圣贤，孰能无过"[6]。
- 有效：为可能从治疗措施中获益的患者提供基于循证医学证据的医疗服务，避免诊疗措施不到位和过度医疗。
- 高效：通过最大限度地利用资源和减少浪费，谨慎提供医疗保健措施。
- 及时：同时减少医患双方的等待时间和造成不良后果的延误。
- 公平：为所有人提供相同质量的医疗服务[1,5]。

该报告促使全球认识到需要改进临床数据收集系统，并有效监管医疗服务从业者所提供的医疗质量和安全[1]。医疗机构绩效测评是评估医疗机构管理成效、患者满意度及比较实际疗效与预期疗效的一种方式[7]。关键绩效指标（key performance indicators，KPI）是特定且可测量的临床实践指标，用于比较当前实际绩效和预期的且基于循证医学证据的标准之间的差异[8]（如再入院率、患者等待治疗的时间）。设定这些量化指标旨在系统的监测、评价和改善医疗服务[8]。关键绩效指标不是用来直接衡量质量的；相反，它们被用作工具，用以警示医疗机构哪些方面的诊疗服务能够进一步改善[9]。

"质量指标"是用于监测和评估管理能力、诊疗措施、临床和支持服务质量的测量指标，这些质量指标能够影响患者预后并促进患者医疗服务的改善[10-12]。定性或定量指标可用于评价医疗诊疗流程和疗效[10]。在某一专业领域内设置质量指标能改善对医疗的期望值，允许监管并实现基准测试[13, 14]。在设立质量指标时，必须重点监测以患者为中心的相关终点指标[13]。此外，必须要设定能负担得起、效价比高和长期可持续性的质量指标。实施"谨慎的医疗服务"措施是促进绩效改革的动力，可以通过提供负担得起、高质量的医疗服务来实现[15, 16]。

正如 William Bruce Cameron 在 1963 年所说的，我们必须记住"不是所有可以计算的东西都有价值，也不是所有有价值的东西都可以计算"[17]。事实上，可能存在一种趋势，即实施医疗服务来达到与患者康复毫无关联的目标，反而医疗服务本身对患者产生负面影响（图 15-1）。

2013 年，世界子宫内膜异位症协会就子宫内膜异位症的当前管理提出了第一个国际共识。该研究显示，欧洲国家之间的针对子宫内膜异位症的临床实践存在很大差异[18]。目前尚无统一的治愈子宫内膜异位症的方法，治疗措施以患者意愿

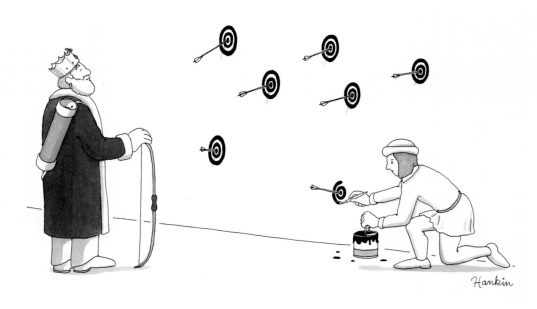

▲ 图 15-1　每次都正中靶心（操纵结果以达到目标）

经许可转载，引自 Cartoon Collections，www.CartoonCollections.com

为临床导向，旨在减轻疼痛，提高生育能力[19]。Acroverde 等[20] 采用术前和术后问卷形式，对接受子宫内膜异位症手术（包括表浅、深部和肠道子宫内膜异位症）的患者的生活质量进行了系统性综述。对所有类型的子宫内膜异位症（表浅、深部和肠道子宫内膜异位症）手术进行术后随访，健康相关生存质量（health-related quality of life，HR-QOL）评分表结果提示，精神因素评分（mental component scores，MCS）显著改善（0.21；95%CI 0.04～0.38），但躯体因素评分（physical component scores，PCS）无改善（0.41；95%CI 1.17～0.99）。深部子宫内膜异位症手术切除组的术后 MCS 评分（0.55；95%CI 0.10～1.00）和 PCS 评分（0.73；95%CI 0.27～1.18）均显著改善，其中术后 HRQOL 躯体疼痛方面评分改善最大（1.23；95%CI 0.47～1.99）。肠道子宫内膜异位症手术治疗组术后也有着同样的发现，MCS 和 PCS 评分均有显著改善，其中术后躯体疼痛方面观察到的 HRQOL 改善最高（1.39；95%CI 0.79～1.98）[20]。通过这种方式客观地量化疼痛和其他健康领域，可以对所提供的医疗服务进行以患者为中心的定性评估。

英国最近关于子宫内膜异位症的诊疗指南确立了多项标准，由此衍生出以下审核和质量控制标准[21]。

一、获取妇科医疗服务

临床诊疗网络的建立包括社区医疗服务机构、妇科诊疗服务机构和子宫内膜异位症专病中心的协调，可实现整合医疗服务并减少可疑或确诊子宫内膜异位症女性的延迟诊断[21]。

（一）二级医疗服务

妇科诊疗机构应遵循统一的诊疗策略，这可以通过实施设定好的临床路径来实现。为了成功提供优质医疗服务，医疗决策的制订实施需要多学科协作，团队需包含以下成员。

- 一名妇科医生，在腹腔镜手术方面接受过全面培训并拥有足够的手术技能，并在诊断和手术治疗子宫内膜异位症方面有专长。
- 具有子宫内膜异位症专长的妇科专科护士。
- 具有多学科协作的疼痛诊疗管理服务人员。
- 有对妇科影像诊断感兴趣且具备资质的专业人员。

- 生育管理服务人员[21]。

（二）三级医疗服务

转诊至子宫内膜异位症专病中心的标准包括疑似或确诊的累及输尿管、膀胱或肠道的深部子宫内膜异位症[21]。此外，如果二级医疗机构不具备专科相关专业诊治水平，也应立即转诊至三级医疗中心。

子宫内膜异位症专病中心的作用是能够为子宫内膜异位症患者提供全方位整体诊疗服务，即通过多学科协作的方式为患者提供所有可获得的治疗选择[21]。通过证明适当的临床团队之间的合作、充足的手术工作量和审计结果，中心能够获得英国妇科内镜学会（British Society for Gynaecological Endoscop，BSGE）的认证[21]。提供这种诊疗模式所需的专家包括以下人员。

- 一名接受过高级腹腔镜技能培训的妇科医生，在诊断和治疗子宫内膜异位症方面具有专长。
- 一位对子宫内膜异位症感兴趣的结直肠外科医生。
- 一位对子宫内膜异位症感兴趣的泌尿科医生。
- 一位子宫内膜异位症专科护士。
- 有针对慢性盆腔疼痛的多学科协作疼痛诊疗管理服务人员[21]。
- 一位对妇科影像感兴趣且具备有资质的专业人员。
- 具备由组织病理学专家和放射科专家组成的高级诊断服务机构。
- 生殖技术服务人员[21]。
- 一位对盆底有兴趣的物理治疗师[22]。
- 一位能提供咨询服务的临床心理学家[22]。

Allaire 等[22] 在一家具有多学科协作能力的子宫内膜异位症和慢性盆腔疼痛的三级转诊中心，进行了一项为期一年的前瞻性队列研究。该研究提供了一系列的治疗方法，包括微创手术、药物治疗、疼痛教育、物理治疗和心理治疗[22]。主要结果为慢性盆腔疼痛，采用 11 个点的数字评分法测量。该研究发现，与基线相比，一年后慢性盆腔疼痛严重程度评分的中位值降低了 2 个点（6/10～4/10，P＜0.001）。功能性生活质量评分也有所改善（子宫内膜异位症健康状况 –30 疼痛分量表 42%～29%，P＜0.001）[22]。

2013 年，英国国家医疗服务体系（National Health Service，NHS）委托委员会制订了重度子宫内膜异位症专病诊疗规范，并已公布了三级医疗机构需达到的医疗质量标准。手术切除被认为是治疗重度子宫内膜异位症最有效的方法。该诊疗规范的原则是应切除所有子宫内膜异位症病灶，无论其位于何处，从而推动医疗机构采用更统一的手术治疗方案[23]。所有需要在专病中心接受手术治疗的子宫内膜异位症患者应遵循标准化治疗路径，并且应使用患者自我报告结局量表（patient-reported outcome measures，PROM）来评估和比较生活质量衡量标准和症状[23]。

二、在专病中心接受手术治疗

（一）术前计划

深部子宫内膜异位症的腹腔镜手术治疗应根据患者的症状和需求进行量身定制。某些工具可用于促进知情的手术决策。其中包括以下内容。

- HR-QOL 问卷，如子宫内膜异位症健康概况 –5 和欧洲生存质量评分[24]。
- 疼痛评分的视觉模拟评分表（visual analog scale，VAS）或数字评分量表（numeric rating scales，NRS）[25]。
- 疼痛图谱[26]、简表和简单图形，可简明表述疼痛的位置、强度和频率（图 15–2 至图 15–4）。
- 术前咨询证据包括以下方面。
  - 手术治疗的替代方案。
  - 预期的症状改善程度。
  - 腹腔镜手术后的疾病复发率在 30%～50% 之间[27]，随访 7 年内需要再次手术的患者比例高达 55%[28, 29]。
  - 关于深部子宫内膜异位症手术切除并发症发生率的讨论涉及以下情况。

腹腔镜手术的一般并发症。

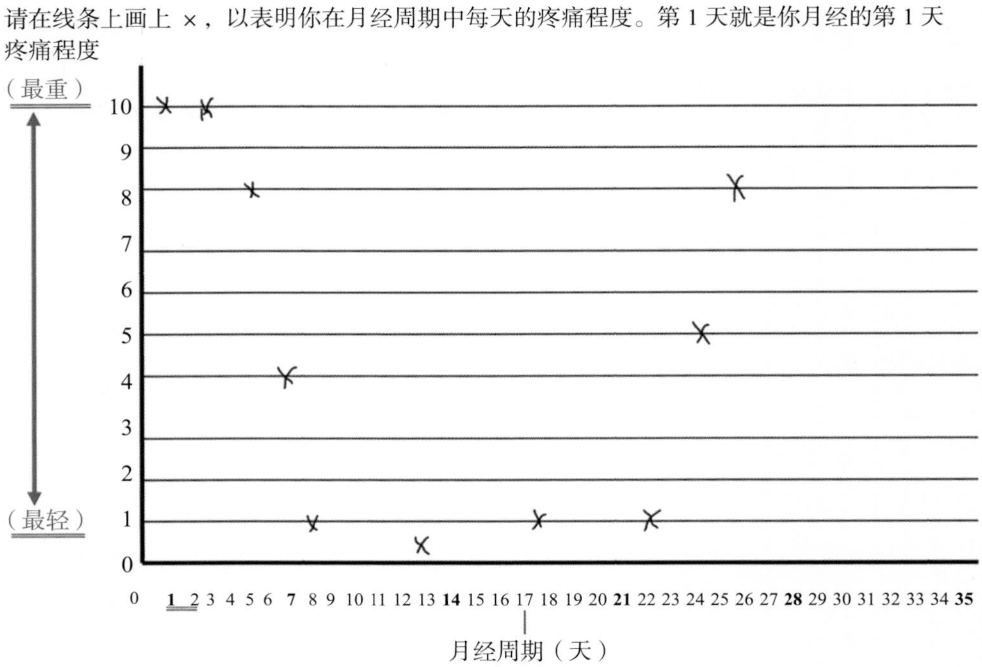

请在线条上画上 ×，以表明你在月经周期中每天的疼痛程度。第 1 天就是你月经的第 1 天
疼痛程度

▲ 图 15-2　患者月经周期和疼痛评分的相关图表
图片由 Cardiff and Vale University Health Board 提供

请在线条上画上 ×，以表明你在月经周期中每天的疼痛程度。第 1 天就是你月经的第 1 天
疼痛程度

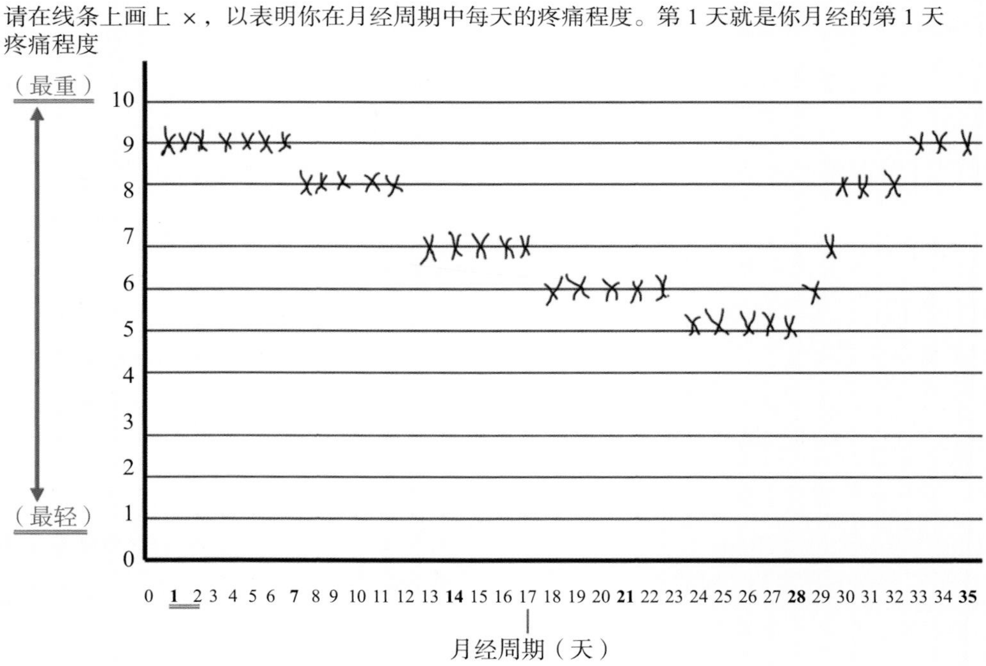

▲ 图 15-3　患者月经周期与疼痛评分之间的关系图
图片由 Cardiff and Vale University Health Board 提供

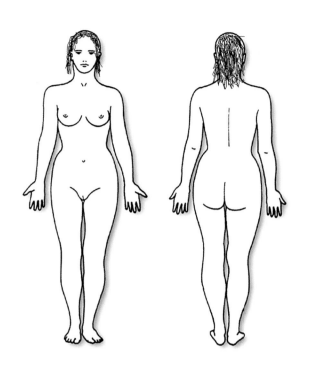

▲ 图 15–4　使用疼痛图谱以便患者能够描述疼痛部位的"树形"插图
图片由 Cardiff and Vale University Health Board 提供

1.1% 的患者出现肠道缝合口裂开、吻合口漏或瘘等肠道并发症。

1.0% 的病例出现包括输尿管、膀胱损伤或漏尿在内的泌尿系损伤[30]（在知情同意书文档中可查证已告知这些并发症）。

• 文档记录患者更优先选择保守手术方法还是更根治性的手术方法（通过文档记录能查证已告知可选择方案的证据）。

• 如合适转多学科协作会诊。

• 围术期影像学检查（检查是否存在深部子宫内膜异位症，以及评估是否涉及肠管、膀胱和输尿管受累情况）。

• 手术组织保障，即手术持续时间、术中其他专科会诊可能性、手术地点、所需设备（可从手术预约文件中核查相关信息）。

（二）多学科团队会诊

多学科团队会诊是子宫内膜异位症医疗服务的一个组成部分，旨在减少临床实践操作中的差异，确保高质量，鼓励多专科共同决策，并改善临床疗效[31]。会诊应邀请包括所有上述相关的三级医疗机构的临床专家，并获得职能部门支持，以便优化流程并系统文书记录疗效。为确保有效提供医疗服务，多学科团队会诊应当具备以下条件。

• 多学科团队会诊的正式转诊途径（纳入 / 排除标准）[32]。

• 一位牵头的临床医生[32]。

• 一位多学科团队会诊的协调员[33]。

• 所有的多学科团队成员必需出席[34]。

• 有计划的会诊频率和会诊预留时间[34]。

• 充足的资源，以便所有在临床工作的人员都能在预定时间内参会[31]。

• 多学科团队会诊统一商定好的书写规范[34]。

• 有足够视听设备的专用场地[34]。

• 其他人可访问的电子数据收集系统[34]。

• 临床管理和结论审核[32, 34]。

• 向患者和协作医疗机构进行讨论意见的反馈和随访[32, 34]。

（三）知情同意

知情同意是指临床医生以患者能够完全理解和消化的方式，向患者提供充足且精准的有关所实施手术的相关信息的过程。它是医患共同决策过程的一部分，允许患者在深思熟虑后做出治疗相关决定[35]。知情同意过程是慎重且完全自主的，通过多种途径向患者提供信息，包括口头和书面信息，以帮助决策。由于子宫内膜异位症与重要内脏器官贴近形成粘连或浸润累及这些脏器，深部子宫内膜异位症的手术切除与手术后高并发症风险显著相关。在 BSGE 认证的子宫内膜异位症专病中心，阴道直肠膈子宫内膜异位症腹腔镜手术切除的总并发症发生率为 6.8%。尿管损伤发生率 1%，胃肠道损伤发生率 1.1%[30]。作为知情同意过程的一部分，需与患者认真讨论并告知这些风险。

应当获得初级治疗提供者的书面知情同意书。如果不实用，可由经过充分培训且有资质的专科团队成员去获得知情同意书，该成员应对治疗措施有足够的了解，同时知晓相关治疗风险[36]。诊疗过程中的一个好做法是，让患者有一段"冷静期"之后，以思考他们的病情和治疗建议，以防他们改变主意[35]。在门诊部同意进行的术前患者审查允许进一步讨论外科手术，此外，它还提供了获得书面同意、进行术前血液检查的机会测试并共享相关的患者信息页[35]。这是完成 BSGE 术前生存质量调查表[37]。

（四）围术期管理

子宫内膜异位症手术应采用快速康复（enhanced recovery，ER）手术路径，以促进术后恢复，缩短住院时间，迅速恢复正常活动[38]。患者是在手术当天入院，在麻醉前 2h 允许输液，以缩短饥饿时间同时避免长期脱水[38]。推荐进行静脉血栓栓塞风险评估，以评估机械性和（或）药物性预防血栓的必要性[39]。术前，患者和手术者应反复检查并确认知情同意书。不建议常规使用术前机械性肠道准备，因为术前机械性肠道准备是否能减少肠段切除或肠道损伤所导致的感染性并发症仍缺乏循证医学证据支持[40]。一项发表于 2011 年的有关择期结直肠手术机械性肠道准备的有循证医学证据的综述发现，患者并未从该治疗措施中获益的显著性差异证据[41]。机械性肠道准备组总的吻合口瘘发生率为 4.4%，而无肠道准备组总的吻合口瘘发生率为 4.5%。此外，还比较了机械性肠道准备与直肠灌肠的差异，机械性肠道准备组总的吻合口瘘发生率为 4.4%，而直肠灌肠组中其发生率为 3.4%[41]。在非意愿性肠道损伤高风险的深部子宫内膜异位症患者或需行肠段切除的深部子宫内膜异位症病例中，尤其是涉及直肠切除的手术，术前是否行肠道准备应由结直肠外科医生做出个体化决策。术前即时排尿可减少术中留置导尿管的需求。Tang 等比较了常规腹腔镜妇科手术中留置导尿管与未留置导尿管的差别。未留置导尿管组的术后症状和尿路感染发生率减少[42]。当留置导尿管在原位时，每天发生无症状菌尿的风险为

3%～7%[43]。应为手术时间长的患者留置导尿管，以便进行液体平衡管理并降低尿潴留风险。抗生素预防性使用将降低手术部位感染的发生率[44]。事实上，上述指标依据当地标准的相关指标很容易测量并可进行持续评估。

微创技术减少了术后疼痛，相对于无放大功能的经腹手术而言，精准度更高。如果可能，应避免留置引流管、鼻胃管、尿管和置入阴道填塞物。因为以上这些置管或填塞物会与术后并发症发生率增加和住院时间延长有关[38]。可采用局部麻醉以减少阿片类药物的使用，并可提高患者满意度[38]。在全球范围内应用世界卫生组织 19 项类型表《手术安全检查表》（Surgical Safety Checklist），通过减少错误和不良事件，提高手术治疗的安全性，因此这应当成为常规操作[45]。这些指标可以接受审核评估，并有助于评估是否遵循当地的诊疗常规。

手术记录应以电子文档方式记录，以备将来审查时查阅。术中并发症必须记录在案，并要求提交患者意外事件或不良事件报告，以便相关部门对并发症进行评估。各职能部门应就所有需要上报的事故达成一致并列表说明。深部子宫内膜异位症病灶切除的手术细节（包括直肠阴道隔和直肠旁分离）可添加至 BSGE 数据库[37]。Byrne 等纳入 BSGE 数据库中来自不同子宫内膜异位症专病中心的 4721 名女性，随访 7 年时间[30]。其中，89% 的女性可获得术前症状资料，86% 的女性可获得生存质量（quality of life，QOL）评分。完成为期 6 个月的症状数据随访问卷的女性比例为 50%，同期完成 QOL 评分的女性比例为 47%。术后 1 年随访时，38% 的女性完成了症状资料的填写，同期 35% 的女性完成了 QOL 评分[30]。每一阶段的问卷调查，都是通过电子邮件邀请患者完成随访。随着时间的延长，不愿意提供随访资料、不完整或未完成的问卷都是导致数据资料缺失的原因。每个专病中心 BSGE 数据库的完成情况可以被评估和质控，以确保随访的合规性并鼓励患者随访。

（五）术后诊疗管理

短时间住院外科病房（相当于国内的一日病房）（住院时间最长为 24h）是接受子宫内膜异位症患者腹腔镜治疗的理想诊疗服务场所。鼓励患者术后尽早进食和活动是术后快速康复流程的一部分。由于盆腔手术后短期排尿问题的风险增加，因此应当通过细致的膀胱护理，尽早拔除导尿管和引流管[38]。超声评估膀胱残余尿可避免不必要的导尿管留置。出院时，应向患者交代相关信息，并提供纸质版记录，包括术后恢复期各种注意事项、联系电话和需要返院接受治疗的相关症状。由于与深部子宫内膜异位症病灶切除相关的严重并发症所导致的典型症状均出现比较晚，如输尿管、膀胱、肠道损伤或吻合口瘘，因此应在出院前特别强调。

腹腔镜手术通常能加快患者术后康复，迅速恢复到正常功能状态并重返工作岗位。所有医院的再次入院病例都应报告，并监查所有术后并发症。

（六）随访

由于医疗服务的限制，常规的术后随访咨询可能会比较困难。对治疗失败或有计划执行长期管理的患者，因需要进一步诊疗，建议进行随访。电话咨询随访既方便又能使患者便捷的获得服务，是面对面随访咨询的有效替代方式[46]。接受复杂手术的患者也可受益于随访，如肠段切除后的随访。在这种情况下，对患者健康和功能状态的术后评估很有用，并应同时反馈给多学科合作团队会诊人员。现已尝试通过电子邮件（要求填写症状问卷）进行自动随访，但遗憾的是其回复率很低[30]。

所有接受深部子宫内膜异位症手术治疗的患者均应在术后 6 个月、12 个月和 24 个月完成英国妇科内镜学会所提供的症状和生活质量问卷调查[37]。这就使诊治中心能够评估目前实施的治疗措施的成功率、复发率和对功能状态的影响。

三、手术质量、风险管理和手术监管

手术治疗后症状改善程度有赖于手术中精准识别子宫内膜异位症的病灶及其相应位置并彻底切除相关病灶。这需要熟练的腹腔镜手术技巧和丰富的临床经验。我们时常在临床上看到由于手术操作差异导致临床结局的不同。其原因可能包括外科医生专业水平的不同、所受腹腔镜培训和学习的不同、子宫内膜异位症严重程度和累及部位的不同，以及与病灶的不完全切除有关。目前，任何持有相关腹腔镜检查与手术资质的妇科医生，均可以检查可疑的子宫内膜异位症患者。这使子宫内膜异位症专病中心准入标准面临挑战。直肠阴道隔子宫内膜异位症患者应随后转诊至子宫内膜异位症专病中心进行手术治疗[21]。英国皇家妇产科医师学会（Royal College of Obstetricians and Gynaecologists，RCOG）支持一个高级培训技能模块（Advanced Training Skills Module，ATSM），用于高级腹腔镜手术切除良性疾病。该培训项目为受训者提供了三级子宫内膜异位症中心专家所期望的外科专业知识。国际上也提供类似的培训项目，如美国微创妇科外科［美国妇科腹腔镜医师学会（Americam Association of Gynecologic Laparoscopists，AAGL）］奖学金和欧洲［欧洲妇科内镜学会（European Society for Gynaecological Endoscopy，ESGE）］腹腔镜骨盆外科医生手术资格证书。

量化子宫内膜异位症患者与手术相关的特异性风险极具挑战性，因为手术风险取决于患者的合并症，以及疾病的严重程度和累及部位。Bilimoria 等开发了一种手术风险计算器（ACS NQIP），作为患者在决策手术方案时与医生共享决策的一种工具。风险计算器计算患者合并症中的因素，并提供手术操作特定的、经验得出的术后并发症风险[47]。类似的围术期风险预测模型已用于紧急剖腹手术患者的标准化风险计算，如国家紧急剖腹手术审计（NELA）风险预测工具和朴茨茅斯 – 生理功能与手术严重度评分（P-POSSUM）[48, 49]。有必要开发一种风险预测计算模型，以帮助患者评估了解与子宫内膜异位症手术相关特异性风险的发病率。

普外科和心胸外科已经建立了全国性的手

术监管，报告与紧急剖腹手术和成人心脏手术相关的临床结局和死亡率[48]。《国家心脏外科年鉴》（*National Cardiac Surgery Summary Report*）公布了英国各心胸外科单位和资深心胸外科医生的相关资料。患者可以很容易地在线查看临床结局；这些结局包括每个单位的手术死亡率和并发症发生率，以英国标准为基准[50]。

上述结果显示，在过去的 10 年里，心脏手术相关死亡率已显著降低[50]。在某些方面，子宫内膜异位症手术也应当与心脏手术同等对待。手术的目的是改善良性疾病的症状，如果不及时治疗，子宫内膜异位症会对患者造成长期的负面的症状负担。此外，手术可能很复杂，有很大的并发症风险。英国妇科内镜学会数据库前瞻性地收集了子宫内膜异位症专病中心的患者手术疗效、严重并发症发生率和生活质量评分[30]。监测和公布每个治疗子宫内膜异位症的外科医生和手术单位的手术疗效及结局，包括后续术后诊疗方案，这将提高患者的信任度，规范诊疗行为，并有助于提供统一和同质化的医疗服务。

四、腹腔镜手术与新型冠状病毒病展望

继世界卫生组织（World Health Organization，WHO）于 2020 年 3 月宣布新型冠状病毒病上升至全球疫情之后，英国所有常规择期妇科手术均被暂时推迟，以便医疗资源被转用于急诊和重症监护。在新型冠状病毒病大流行期间，大家很早就开始关注新型冠状病毒病对术后恢复和临床结果的潜在影响。一项全球队列研究发现，术前 7 天或术后 30 天内诊断为新型冠状病毒病的患者（包括任何类型的手术），有 51.2% 的患者出现术后肺部并发症，30 天内死亡率达 23.8%[51]。然而，本研究发现 70 岁及以上的男性才是"高危人群"。在我们的育龄女性队列中，患有糖尿病和哮喘等内科合并症，以及黑种人和南亚人种也被认为是新型冠状病毒病死亡的危险因素[52]。对于希望接受腹腔镜手术治疗子宫内膜异位症等良性疾病的女性，需要进一步评估以量化个体化围术期新型

冠状病毒感染的风险。

人们还对手术期间新型冠状病毒病在医护人员之间横向传播的潜在风险表示担忧，这种传播风险来源于气溶胶产生过程（aerosol-generating procedures，AGP），以及血液和粪便中的病毒[53]。释放的二氧化碳空气液滴或微创手术期间产生的手术烟雾可能造成病毒颗粒播散传播[54]。与开放手术相比，在腹腔镜手术期间使用电外科器械将产生更高颗粒浓度的烟雾，从而在手术切除标本、器械的非气密性交换和套管针阀的打开期间存在潜在显露风险[55]。然而，与开放性手术相比，在腹腔镜手术过程中，手术烟雾会被吸引器收集并局限在腹腔内，一定程度上可以安全可控的排空[56]。

在恢复择期腹腔镜手术同时，也对手术操作标准进行了重大修改。通过手术路径的改善来实施上述策略，以优化患者疗效结局，最大限度地降低围术期新型冠状病毒感染的相关风险，同时降低横向传播的风险（表 15-1），这些措施必须实施到位，以同时保护患者和医疗工作者。对接受子宫内膜异位症腹腔镜手术的患者，应当充分告知其围术期感染新型冠状病毒的风险，并确保知情同意。

如前所述，在手术前一天签署知情同意书是优选的医疗流程，以确保患者有机会谨慎考虑手术的益处、风险和替代方案。在新型冠状病毒病疫情期间，择期手术患者被要求在手术前进行自我隔离。因此，建议通过电话咨询或视频会诊的远程咨询的方式完成知情同意的获取，同时将医院面诊时间缩短至最低限度，以降低感染风险。皇家外科医师学会（Royal College of Surgeons，RCS）提倡术前网络咨询，将知情同意书寄送给患者，患者签署后在手术前送回医院[57]。电子知情同意书的存在使远程知情同意途径成为可能，包括使用电子签名。目前正在使用的电子知情同意解决方案包括 Concentric[58] 和健康软件（Wellbeing software）的电子知情同意书[59]。还有许多正在进行临床试验的电子版知情同意解决方案，包括标志性健康（Signant Health）[60] 和 Datstat 电

表 15-1　常规择期妇科腹腔镜手术和新型冠状病毒病的质量指标[56]	
保护患者	保护医疗工作者
术前咨询和知情同意，包括围术期感染新型冠状病毒病风险	负压吸引装置或高频率的空气交换装置
手术前自我隔离	只有与该患者相关必要的工作人员在场
减少术前访视（仅一次用于术前评估）	可获得个人防护设备： ● 三级过滤面罩（FFP3）呼吸装置 ● 防水长袖防护服 ● 护目镜和面罩 ● 手套
术前检查，包括咽拭子和鼻拭子 RT-PCR 新型冠状病毒病抗原检测	调整手术操作技巧，目的是将气体或气溶胶喷出的风险降至最低： ● 带球囊的套管 ● 排烟过滤系统或颗粒去除装置 ● 在移除套管或取出样本之前，使用真空抽吸装置，吸净腹腔内气体
入院前新型冠状病毒病问卷筛查及体温检查	对清洁区域行常规监测（新型冠状病毒）
清洁区域手术操作和术后护理	检测与追踪系统
最大限度行 ERAS 快速康复路径（尽可能的缩短住院时间）	

子知情同意书[61]。由于新型冠状病毒病造成的情况，Concentric 电子知情同意迅速获得了医院批准，威尔士和英国的指定医疗中心已经开始使用 Concentric 了[58]。Concentric[58] 可以单独使用，或可与电子版健康记录一起使用，临床医生可根据患者情况个体化选择诊疗流程，单独或联合使用相关记录。

所需的数据程序或数据程序组合，并为患者个性化信息。患者和临床医生可以在视频咨询期间查看这些信息，并通过电子邮件安全地发送给患者，以及嵌入的信息页，并在患者空闲时进行电子签名。可以在手术当天确认同意；它可以包含在电子健康记录中，并且可以取代手写纸质同意书的需要。临床医生和患者用户都对这种方法的使用进行了非常好的评价。患者报告称，在手术前，他们有机会在合理的时间内，按照自己的时间和节奏，使用自己的个性化信息，然后才同意手术。毫无疑问，在新型冠状病毒病疫情需求的推动下，此类创新将被简单地嵌入我们未来的实践中。

五、研究展望及建议

发展多学科合作的子宫内膜异位症专病中心是一项相对新兴且需要不断发展的医疗服务，有望在良性腹腔镜盆腔手术领域有进一步发展和创新。在一级、二级和三级医疗机构之间实现整合医疗服务途径，即分级诊疗转诊路径，有助于诊断子宫内膜异位症，从而明显缩短症状出现到明确诊断的时间间隔，即避免延迟诊断。引入国家质控标准能进一步促进这一分级诊疗措施的发展。在分级诊疗相关领域仍需进一步开展工作，以确保目前的医疗服务模式能够实现子宫内膜异位症精准和及时的诊断。

关于深部子宫内膜异位症手术后能够短期改善症状和提高生活质量的获益，已有确凿证据[30]。然而，关于手术治疗后患者的长期疗效还缺乏可靠的数据。这些数据应包括远期并发症、疾病复发率、再次手术、症状的长期缓解、患者对治疗的满意度。因此迫切需要有效的国家级电子数据收集系统来准确获取这些质量指标。未来进一步工作是开发相关电子系统，以确保准确、高质量和以患者为中心，记录所有子宫内膜异位症女性的远期疗效结局。

结论

上述质控指标有助于在患者治疗过程中设立标准。这些指标共同帮助我们回答患者和临床医生提出的问题，例如"我是否得到了最佳治疗方案？""我的症状改善了吗？""我们是否提供了最佳治疗方案？""我们是否提高了患者的生存质量？"

然而，在评估所提供的医疗服务质量时，并非所评估的每个质控指标都是有意义或具有临床相关性的。因此，在设定子宫内膜异位症医疗服务中质量指标时需要谨慎，以确保监测的终点以患者为中心，同时可以评估远期疗效结局并与其相关。质量指标是基于科学证据和专家评估后精心选择的，能够有效评估所提供的医疗服务质量的工具[62]。这些指标的使用及同期监查使得我们能够制订标准并设定新的目标和标准，确保我们不断改善患者医疗服务质量。

我们面临的挑战是保持上述质控指标的平衡和维持一个可持续、具有成本效益的系统。三级医疗机构专病中心应提供多学科诊疗方案，着重在优化术后功能状态和减少疾病复发。此外，我们的目标应该是实现子宫内膜异位症患者的长期健康和各方面生活质量的总体改善，同时在遵守医疗原则的前提下，尽可能降低医疗系统的总体成本。

参 考 文 献

[1] World Health Organization. Quality of care: a process for making strategic choices in health systems. 2006: Available from: https://apps. who. int/iris/handle/10665/43470.

[2] Leatherman S, Sutherland K. Designing national quality reforms: a framework for action. *International Journal for Quality in Health Care*. 2007;19(6):334–40.

[3] Campbell SM, Roland MO, Buetow SA. Defining quality of care. *Social Science & Medicine*. 2000;51(11):1611–25.

[4] Braithwaite J, Testa L, Lamprell G, Herkes J, Ludlow K, McPherson E, et al. Built to last? The sustainability of health system improvements, interventions and change strategies: a study protocol for a systematic review. *BMJ Open*. 2017;7(11).

[5] Institute of Medicine Committee on Quality of Health Care in America. *Crossing the Quality Chasm: A New Health System for the 21st Century*: National Academies Press; 2001.

[6] Institute of Medicine Committee on Quality of Health Care in America. To Err is human: building a safer health system. In: Kohn LT, Corrigan JM, Donaldson MS, editors. *To Err is Human: Building a Safer Health System*: National Academies Press; 2000.

[7] Rahman MH, Tumpa TJ, Ali SM, Paul SK. A grey approach to predicting healthcare performance. *Measurement*. 2019;134:307–25.

[8] Health Information and Quality Authority. Guidance on developing key performance indicators and minimum data sets to monitor healthcare quality. 2013. Available from: https://www. hiqa. ie/sites/default/files/2017–01/KPI-Guidance-Version1. 1–2013. pdf.

[9] Turpin RS, Darcy LA, Koss R, McMahill C. A model to assess the usefulness of performance indicators. *International Journal for Quality in Health Care*. 1996;8(4):321–9.

[10] Stelfox HT, Straus SE. Measuring quality of care: considering measurement frameworks and needs assessment to guide quality indicator development. *Journal of Clinical Epidemiology*. 2013;66(12):1320–7.

[11] Fischer C. *Quality Indicators for Hospital Care; Reliability and Validity*: Erasmus University Rotterdam; 2015.

[12] Anon. Characteristics of clinical indicators. *QRB Qual Rev Bull*. 1989;15(11):330–9.

[13] Dowdy SC, Cliby WA, Famuyide AO. Quality indicators in gynecologic oncology. *Gynecologic Oncology*. 2018;151(2):366–73.

[14] Mainz J. Defining and classifying clinical indicators for quality improvement. *International Journal for Quality in Health Care*. 2003;15(6):523–30.

[15] Porter ME. What is value in health care? *New England Journal of Medicine*. 2010;363(26):2477–81.

[16] Rix AMK. Welsh Government: Prudent health care and patient activation. 2015. Available from: https://gov/wales/docs/dhss/publications/161 024p atie ntac tivation. pdf.

[17] Cameron WB. *Informal Sociology: A Casual Introduction to Sociological Thinking*: Random House; 1963.

[18] Johnson NP, Hummelshoj L, for the World Endometriosis Society Montpellier C, Abrao MS, Adamson GD, Allaire C, et al. Consensus on current management of endometriosis. *Human Reproduction*. 2013;28(6):1552–68.

[19] Schleedoorn MJ, Nelen WLDM, Dunselman GA, Vermeulen N. Selection of key recommendations for the management of women with endometriosis by an international panel of patients and professionals. *Human Reproduction*. 2016;31:1208–18.

[20] Arcoverde FVL, Andres MP, Borrelli GM, Barbosa PA, Abrão MS, Kho RM. Surgery for endometriosis improves major domains of quality of life: a systematic review and meta-analysis. *J Minim Invasive Gynecol*. 2019;26(2):266–78.

[21] NICE. Endometriosis: Diagnosis and management. 2017. Available from: https://www. nice. org. uk/guidance/ng73/resources/endometriosis-diagnosis-and-management-pdf-1837632548293.

[22] Allaire C, Williams C, Bodmer-Roy S, Zhu S, Arion K, Ambacher K, et al. Chronic pelvic pain in an interdisciplinary setting: 1–year prospective cohort. *American Journal of Obstetrics and Gynecology*. 2018;218(1):114.e1–.e12.

[23] NHS Commisioning Board. NHS England standard contract for complex gynaecology: severe endometriosis. 2013. Available from: https://www. england. nhs. uk/commissioning/wp-content/uploads/sites/12/2014/04/e10–comp-gynae-endom-0414. pdf2013.

[24] Aubry G, Panel P, Thiollier G, Huchon C, Fauconnier A. Measuring health-related quality of life in women with endometriosis: comparing

the clinimetric properties of the Endometriosis Health Profile-5 (EHP-5) and the EuroQol-5D (EQ-5D). *Human Reproduction.* 2017;32(6):1258–69.

[25] Bourdel N, Alves J, Pickering G, Ramilo I, Roman H, Canis M. Systematic review of endometriosis pain assessment: how to choose a scale? *Hum Reprod Update.* 2015;21(1):136–52.

[26] International Pelvic Pain Society. Pelvic pain assessment form. 2008. Available online: https://www. pelvicpain. org. uk/wp-content/uploads/2018/01/IPPS-Pain-assessment-form-Eng. pdf: p. 1–11.

[27] Giudice LC. Endometriosis. *New England Journal of Medicine.* 2010;362(25):2389–98.

[28] As-Sanie S, Black R, Giudice LC, Gray Valbrun T, Gupta J, Jones B, et al. Assessing research gaps and unmet needs in endometriosis. *American Journal of Obstetrics and Gynecology.* 2019.

[29] Shakiba K, Bena JF, McGill KM, Minger J, Falcone T. Surgical treatment of endometriosis: a 7–year follow-up on the requirement for further surgery. *Obstet Gynecol.* 2008;111(6):1285–92.

[30] Byrne D, Curnow T, Smith P, Cutner A. Laparoscopic excision of deep rectovaginal endometriosis in BSGE endometriosis centres: a multicentre prospective cohort study. *BMJ Open.* 2018;8(4).

[31] Ugwumadu L, Chakrabarti R, Williams-Brown E, Rendle J. The role of the multidisciplinary team in the management of deep infiltrating endometriosis. *Gynecological Surgery.* 2017;14(1).

[32] The Expert Advisory Group on Cancer to the Chief Medical Officers of England and Wales. *Calman Hine Report: A Policy Framework for Commissioning Cancer Services: A Report by the Expert Advisory Group on Cancer to the Chief Medical Officers of England and Wales.* 1995. Available from: http://www. surginet. org. uk/misc/interview/downloads/doh/cancerfr CALMAN HINE. pdf1995.

[33] Ruhstaller T, Roe H, Thurlimann B, Nicoll JJ. The multidisciplinary meeting: An indispensable aid to communication between different specialities. *European Journal of Cancer.* 2006;42(15):2459–62.

[34] NHS National Cancer Action Team. The characteristics of a multidisciplinary team. 2010. Available from: http://www. ncin. org. uk.

[35] Royal College of Obstetricians and Gynaecologists. Clinical governance advice no 6 obtaining informed consent. 2015. Available from: https://www. rcog. org. uk/globalassets/documents/guidelines/clinical-governance-advice/cga6. pdf.

[36] General Medical Council. Decision making and consent. 2020. Available from: https://www. gmc-uk. org/ethical-guidance/ethical-guidance-for-doctors/decision-making-and-consent. paras 41–47.

[37] BSGE. British society of gynaecology endoscopy endometriosis centres. 2019. Available from: https://www. bsge. org. uk/become-bsge-accredited-centre/.

[38] Royal College of Obstetricians and Gynaecologists. Scientific impact paper no 36. *Enhanced Recovery in Gynaecology.* 2013. Available from: https://www. rcog. org. uk/globalassets/documents/guidelines/scientific-impact-papers/sip36. pdf2013.

[39] NICE. Venous thromboembolism in over 16s: reducing the risk of hospital-acquired deep vein thrombosis or pulmonary embolism. 2018. Available from: https://www. nice. org. uk/guidance/ng89/resouces/venous-thromboembolism-in-over-16s-reducing-the-risk-of-hospital-acquired-deep-vein-thrombosis-or-pulmonary-embolism-pdf2018.

[40] Cohen SL, Einarsson JI. The role of mechanical bowel preparation in gynecologic laparoscopy. *Reviews in Obstetrics & Gynecology.* 2011;4(1):28–31.

[41] Guenaga KF, Matos D, Wille-Jørgensen P. Mechanical bowel preparation for elective colorectal surgery. *Cochrane Database Syst Rev.* 2011;2011(9):Cd001544.

[42] Tang K, Wong C, Lo S, Ng T. Is it necessary to catheterise the bladder routinely before gynaecological laparoscopic surgery? *Australian & New Zealand Journal of Obstetrics & Gynaecology.* 2005;45:380–3.

[43] Nicolle LE. Catheter associated urinary tract infections. *Antimicrobial Resistance and Infection Control.* 2014;3:23.

[44] NICE. Quality standard QS49; Surgical site infection. 2013. https://www. nice. org. uk/guidance/qs49/chapter/quality-statement-2–antibiotic-prophylaxis.

[45] *WHO Guidelines for Safe Surgery 2009: Safe Surgery Saves Lives.* Geneva: World Health Organization; 2009. Available from: https://www. ncbi. nlm. nih. gov/books/NBK143243/.

[46] van Galen LS, Car J. Telephone consultations. *BMJ.* 2018;360:k1047.

[47] Bilimoria KY, Liu Y, Paruch JL, Zhou L, Kmiecik TE, Ko CY, et al. Development and evaluation of the universal ACS NSQIP surgical risk calculator: a decision aid and informed consent tool for patients and surgeons. *J Am Coll Surg.* 2013;217(5):833–42.e1–3.

[48] Eugene N, Oliver CM, Bassett MG, Poulton TE, Kuryba A, Johnston C, et al. Development and internal validation of a novel risk adjustment model for adult patients undergoing emergency laparotomy surgery: the National Emergency Laparotomy Audit risk model. *Br J Anaesth.* 2018;121(4):739–48.

[49] Prytherch DR, Whiteley MS, Higgins B, Weaver PC, Prout WG, Powell SJ. POSSUM and Portsmouth POSSUM for predicting mortality. Physiological and operative severity score for the enumeration of mortality and morbidity. *Br J Surg.* 1998;85(9):1217–20.

[50] National Institute for Cardiovascular Outcomes (NICOR). Adult cardiac surgery: 2019 summary report. 2019. Available from: https://wwwhqiporguk/wp-content/uploads/2019/09/national-adult-car diac-surgery-summary-report-2019–finalpdf2019.

[51] COVIDSurg Collaborative. Mortality and pulmonary complications in patients undergoing surgery with perioperative SARS-CoV-2 infection: an international cohort study. *Lancet.* 2020;396(10243):27–38.

[52] Williamson EJ, Walker AJ, Bhaskaran K, Bacon S, Bates C, Morton CE, et al. Factors associated with COVID-19–related death using OpenSAFELY. *Nature.* 2020;584(7821):430–6.

[53] Zhang W, Du R-H, Li B, Zheng X-S, Yang X-L, Hu B, et al. Molecular and serological investigation of 2019–nCoV infected patients: implication of multiple shedding routes. *Emerging Microbes & Infections.* 2020;9(1):386–9.

[54] Odejinmi F, Clark TJ, Mallick R. Getting back to business: considerations for restarting non-cancer gynaecological surgery following the COVID-19 peak. *Facts, Views & Vision in ObGyn.* 2020;12(2):119–27.

[55] Zheng MH, Boni L, Fingerhut A. Minimally invasive surgery and the novel coronavirus outbreak: lessons learned in China and Italy. *Annals of Surgery.* 2020;272(1):e5–6.

[56] British Society for Gynaecological Endoscopy. Joint RCOG BSGE statement on gynaecological laparoscopic procedures and COVID-19. 2020. Available from: https://www. bsge. org. uk/news/joint-rcog-bsge-statement-on-gynaecological-laparoscopic-procedures-and-covid-19/.2020.

[57] Royal College of Surgeons. Consent to treatment while COVID-19 is present in society COVID-19 toolkit. 2020. Online: Available from: https://www. rcseng. ac. uk/coronavirus/recovery-of-surgical-services/tool-5/.

[58] Concentric. Digital consent. 2021. Available from: https://concentric. health.

[59] Wellbeing software. eConsent digital consent solutions for clinicians/consent to treatment software. 2021. Available from: https://www. wellbeingsoftware. com/solutions/product/econsent/.

[60] Signant Health. Software for clinical trials. 2021. Available from: https://www. signanthealth. com/solutions/patient-solutions/econsent/.

[61] DatStat eConsent. DatStat electronic informed consent. 2021. Available from: https://www. datstat. com/datstat-econsent.

[62] Brook RH, McGlynn EA, Cleary PD. Measuring quality of care. *New England Journal of Medicine.* 1996;335(13):966–70.

第 16 章　内镜外科医生影像学培训和认证
Training and Certification in Imaging for Endoscopic Surgeons

Tereza Indrielle-Kelly　Arianna D'Angelo　Nazar N. Amso　著

子宫内膜异位症既安全又成功的处理，包括手术治疗，取决于对其病理及疾病严重程度的完全充分了解。已有充分的文献资料证实子宫内膜异位症的诊断往往延迟数年之久，这归因于其临床症状的多样性，Ali 和 Amso 在第 2 章中已经详细描述了子宫内膜异位症的各种症状。同样，按照目前的观点认为，诊断性腹腔镜检查（也是外科手术操作的一种）是其诊断的金标准。Banerjee 在第 5 章中有争论性地指出，虽然诊断性腹腔镜检查可有效识别浅表型子宫内膜异位症病灶，但无法确定深部子宫内膜异位症病灶的存在，更没法确定其浸润深度。当患者在某部位表现出可疑的子宫内膜异位症症状，那么最开始时应当通过影像学检查对子宫内膜异位症进行盆腔定位，随后仔细询问病史和体格检查。精准进行妇科检查所需的详细技术将后续描述，但我们认为，精准的妇科检查才最有可能减少子宫内膜异位症的延迟诊断。此外，深部子宫内膜异位症的盆腔定位应在术前进行，尤其是在复杂的手术中，如子宫内膜异位症的器官切除或癌症手术中，因为这些发现将有助于多学科团队进行手术计划的制订。内镜外科医生应具备解读超声和 MRI 影像的技能，以便更深入地了解疾病的严重程度，而不是完全依赖于报告。此外，超声在妇科手术和内镜操作中有更广泛的应用，以便达到更好的临床疗效结局，如在超声监视下人工流产手术相对于盲目刮宫而言疗效更佳[1]，超声引导下的卵巢交界性肿瘤楔形切除术的疗效也更佳[2]。超声还可显示盆腔腹膜后的组织（膀胱底部、直肠阴道隔、输尿管等）[3]和复杂的粘连[4]，理论上还可用于术中监视，提高手术

安全性，最终达成更高的患者安全性和满意度。

虽然子宫内膜异位病灶可出现在任何部位，但深部子宫内膜异位症最常见的部位仍然是盆腔内，并可通过超声和 MRI 进行常规评估。内镜检查（结肠镜检查和膀胱镜检查）通常仅用于有血尿或便血的病例，以排除潜在的恶性肿瘤。推荐通过一系列成像方式进行盆腔外子宫内膜异位症的诊断，包括 MRI 或 CT。在盆腔子宫内膜异位症中，超声专家诊断的准确度很高，可达到与 MRI 相同的准确度[3, 5]。超声检查的另一个优势是设备 / 器械可获得性高，因为其成本比 MRI 低很多。此外，这是一种安全、耐受性良好的检查，没有明确的禁忌证；因此，它被许多人视为专科影像学检查中的最优先选择。然而，为了达到所需要的诊断精准度，需要对相关影像学诊断技能进行培训和持续更新知识。

在英国，妇产科超声培训标准不断变化，标准由相关专业机构修订，包括 RCOG、国际妇产超声学会（International Society of Ultrasound in Obstetrics and Gynecology，ISUOG）和英国医学超声学会（British Medical Ultrasound Society，BMUS）。传统手把手带教和实时超声扫描的模式受到医疗服务需求改变的挑战，尤其是在欧洲工作时间限制的政策出台后，要求减少临床低年资住院医生工作时间。网络教学和多种混合教学方式已经越来越受欢迎，尤其在 COVID-19 大流行时，这种模式得到了发展。这已经对教育产生了全面的影响，并有望在未来改变培训形式。

一旦掌握了影像学技能，医生个人和医疗机构仍必须保持培训专业技能。持续发展的专业性

标准更不明确，导致子宫内膜异位症的很多影像学扫描在诊断评估中很大程度上被忽略了。这会导致术前影像学检查的可信度降低，并可能导致三级医疗机构中子宫内膜异位症超声或 MRI 应用的可信度下降。该问题也反映在子宫内膜异位症中心的审查中，该审查侧重于外科医生的手术操作，很少或根本不强调影像学诊断的临床经验[6, 7]。

一、临床技能提升与维持

（一）盆腔超声检查能力

临床技能是一套可以被监查的能力标准。它基于运用知识和技术来安全地完成临床工作。临床技能标准应来自研究结果，这些研究聚焦于专业知识技能的定义（观察性研究、报告的并发症、发生率等），临床能力（如培训）获得过程可通过学习路径曲线来描述，临床能力到达一个平台时，也就是学习过程中获得特殊技能所需的时间，此时并发症（在外科手术中）或假阴性和阳性发现（影像学诊断中）才能稳定在普遍可接受的水平。

根据所需掌握知识量和病例数，超声技能培训可分为 3 个级别（初级、中级、高级）。在妇科超声检查中，1 级水平主要表现为超声基础解剖知识（如经腹超声扫描识别孕早期胎儿），有限或没有独立诊疗的自主权。2 级水平对应于大多数超声

医师，能检查常规妇科疾病（如异位妊娠、卵巢囊肿）及子宫内膜异位症（在一些课程中）。3 级水平传统上被认为是专家级水平。不幸的是，培训标准和课程有很大的不同。例如，RCOG 中级模块（即 2 级水平）包括妇科疾病的经阴道超声扫描；类似的培训模块对应的却是欧洲医学和生物学超声学会联合会（European Federation of Societies for Ultrasound in Medicine and Biology，EFSUMB）的 1 级水平。由于三级分层学习培训有一定缺陷，我们也可以更改为一个五步学习模块，该模式改编自 Dreylus[8] 的超声培训模式（图 16-1）。

子宫内膜异位症分期通常被视为一套中级或高级超声技能，因此其学习曲线往往是在已经获得中级技能的医生和护士身上进行验证。Guerriero 等[10] 对盆腔不同部位深部子宫内膜异位症的个体病例采用脱机方式和手把手实操的混合培训方式进行培训，试图确定学员们需要学习扫描各部位（膀胱、直肠等）多少个病变，才能让他们自信且高准确度地用超声检查出这些病灶。

他们发现掌握该技能所需要的病例数，其中膀胱子宫内膜异位症所需病例数最少，为 17 例，子宫骶韧带深部子宫内膜异位症所需病例数最多，为 44 例。在临床实践中，并非所有子宫内膜异位症患者都存在盆腔各部位的深部子宫内膜异位症，

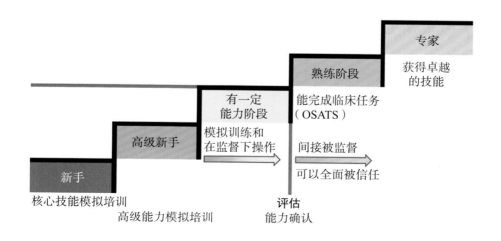

▲ 图 16-1　适用于超声培训的成人五步学习模式
经许可转载，引自文献 [9]

在妇科患者群体中，大多数去做超声检查的也没有深部子宫内膜异位症。基于深部子宫内膜异位症的设定患病率为90%的三级医疗机构专病中心，对于内镜外科医生而言，超声子宫内膜异位症分期的学习曲线需要100～150个病例。另一方面，学员之间的差异也是客观存在的，就如Bazot等[11]所示的关于卵巢子宫内膜异位囊肿影像学的学习曲线一样；因此，掌握该技能所需要的病例数仅作为最低学习要求。

拥有全方位高标准的培训至关重要。子宫内膜异位症超声表现的复杂性（见第3章）、患者不适程度的多样性使盆腔子宫内膜异位症的超声扫描特别具有挑战性。此外，术前评估漏诊的病灶易导致低估病例的复杂程度或并没有邀请泌尿科医生或结肠直肠外科医生会诊，从而导致未完全切除病灶，最终患者满意度欠佳。有时，即使是资深超声医师也会认为某些图像复杂且模棱两可，并建议进行进一步影像学检查，如MRI（见第4章）。

（二）超声引导下介入治疗技术

超声引导下介入治疗具有巨大的潜力，因为它能够使外部检查、内镜检查或开放性手术无法看到的组织平面可视化。然而，在目前的子宫内膜异位症诊疗中，超声的这种潜能还没有被充分发掘，部分原因是缺乏标准化培训和认证。在介入放射学和妇科超声之外，超声引导操作主要集中在辅助生殖中的取卵操作，部分宫腔镜手术和产科侵入性产前诊断。

一些医院提供了相对先进的技术，如超声引导下盆腔可疑恶性肿瘤穿刺活检[12]和超声引导下腹腔镜卵巢楔形切除术切除交界性卵巢肿瘤，帮助外科医生鉴别正常组织和肿瘤[2]。有时病灶无法触及或不易与周围组织区分，如肥胖患者的腹壁子宫内膜异位症，有研究可利用放射性同位素标记病变，并在γ探头的帮助下进行切除[13]；这样的病灶同样可以在术中通过超声识别。在复杂粘连松解术或腹膜后分离中，术中的超声应用也是有前景的，尽管还没有对其进行适当的探索研究。

在子宫内膜异位症中，已有超声引导下经阴道行卵巢子宫内异囊肿穿刺术的报道。然而，简单穿刺引流具有较高的复发风险，一项系统性综述报道，即使术中使用硬化剂，术后仍有高达75%的复发率[14]。这项操作既可以包含于介入放射学专业培训中（如在英国），也可以被视为声谱仪医生/超声医生的基本能力（如EFSUMB课程[15]培训中2级水平所定义的技能）。超声介入的另一个领域是在超声引导下对腹壁子宫内膜异位症进行高强度聚焦超声消融，其结果与手术治疗相似[16, 17]。这是一种相当新的技术，目前仍需要熟练的介入放射科医师参与。

欧洲人类生殖与胚胎学学会（European Society of Human Reproduction and Embryology，ESHRE）已定义了取卵操作技能的标准[18]。他们的标准涵盖了两种主要能力，包括预后情况（即并发症、成功率）和所需最少的病例数。也许在未来的妇科/子宫内膜异位症诊疗中，超声引导下的手术也可采用相同的准入标准。

二、针对子宫内膜异位症的医疗保健专业人员的超声培训

对于在英国接受培训的妇科医生，建议完成RCOG妇科中级课程[19]。虽然它并未涵盖所有领域，如深部子宫内膜异位症病灶定位，但即使是在英国的非超声科医生和超声科专家中，它也是一门广为人知和被人接受的课程。希望获得中级超声技能的超声科专家也更喜欢参加EFSUMB课程[15]，该课程不太面向初学者，但更具广泛适用性。

由于培训课程中针对子宫内膜异位症的内容非常有限，因此有必要在其他形式的教育中加强相关技能的培训。培训方式正在从单纯实操练习（如10年前）转变为由在线知识评估、模拟实践和实操课程组成的混合学习模式。超声培训应包括理论知识、实际操作技能和专业素养。在过去，理论知识（如图像形成、模式识别、撰写报告）是通过观察学习高年资超声医生获得的，而实操技能是在高年资医生直接监督下为真实患者进行

超声扫描获得的。过去 10 年中，临床实践和患者期望值的改变导致在学习过程中接触真实病例的机会有限，这促进了线上资源的大量开发。这些线上资源能演示操作技术，但不能进行手把手的实际操作和模拟实践，后两者为通过真实操作来发展实际操作技能提供了机会。模拟老式的观察式学习方法，网络学习提供讲座、网络研讨会、图像和视频库，使每个人都能获取知识。它还可以通过课后评估 [（多选问答（MCQ）、小测验等）] 为学习提供反馈。

实际操作技能同样重要，因为超声扫描是一个动态过程，与 MRI 或 CT 相比，超声在扫描过程中会获得大部分信息（而回顾性审查图像和视频片段的价值有限），而在 MRI 或 CT 中，图像质量更为重要，而图像的解读可以在后续任何时间点进行，甚至可以将其发送到不同的中心征求专家更好的建议或者诊断。工作时间的减少及临床上与患者接触机会的减少导致需要引入模拟操作，它能在现实生活中接触临床患者之前，对该项技能进行重复训练。模拟器通常分为两类，即低保真度和高保真度。低保真度模拟器具有静态设置，为超声扫描练习提供了一套解剖学示例。它们提供基础学习，可以多次使用，有些甚至可以自制。另一个优势是它们的成本低。另外，高保真模拟器是先进的计算机技术模拟现实生活中的超声制造的，用作商业用途，使用具有真实组织阻力的"模拟"骨盆，并以 B 型超声出现在屏幕上。这些模拟器较为昂贵，但可提供安全的学习环境，以及可实现各种超声病例的可重复的标准化评估。

在 2003 年出台了欧洲工作时间限令后，实施新的学习模式是主要的挑战。2020 年，在 COVID-19 期间，我们又遇到了新的挑战。不仅培训机会因为医疗法律条款而受到限制，因此上述替代性学习模式重要性增加了，而且新型冠状病毒感染风险的增加也导致了消毒程序的加强、保护套的使用（即便对于非腔内探头）、检查 / 交流时间的减少（即检查由资深的超声医师进行，但给患者最简短的解释）。如果不是不可避免的，预计新的感染防控要求和个人防护设备（personal protective equipment，PPE）的使用将在疫情以后的很长一段时间内继续存在，以保护培训人员和患者。疫情对培训的远期影响仍有待明确，但笔者认为，未来会更多地依赖模拟训练，而较少依靠接触患者来获得关键操作技能，后者用于巩固技能和确认熟练程度。

三、标准和审查

（一）标准

标准可以定义为"所需的或达成共识的质量水平"。领军专业机构发布推荐的超声诊断标准，重点关注培训要求、医疗服务的组织和超声的安全使用。RCOG 列出了初级和中级超声操作所需的必要技能，获得这些培训技能后，将记录在相应各模块的日志中。子宫内膜异位症相关技能在中级技能模块中略有涉及；然而，总体而言，它甚至可被视为一项高级技能。ISUOG 建议（表 16-1）和 EFSUMB 指南的 3 级技能模块中的高级超声技能和日志包括了更多的内容，3 级技能模块还包括超声检查技能的持续发展和维持，以便保持专业水准。

（二）认证

国家机构（如 NHS）、公立医院、教学医院所属大学、医学院校等，应致力于制订流程措施，对个人和医疗部门在子宫内膜异位症医疗的各个方面（包括术前影像）进行"认证"。其中有大学学位可以提供，还有实践和在线课程相结合，提供所需的一系列技能培训。由于缺乏整套技能标准，也有许多质量不合格的课程。这种不一致导致医疗部门在一定程度上不能确定医疗专业人员的超声能力。如果课程负责人 / 组织者向学员提供完整的证书，涵盖培训主题、学习 / 出勤时间、所获得的技能和评估结果，可能会减轻这种不确定性。对于使用超声或 MRI 进行术前评估的科室，建议在缺乏正式推荐的情况下，在先前研究所述的预期范围内定期审核并保持超声或 MRI 检查的准确度（表 16-2）。

专业机构	文件资料	标准范围	优 势	不足之处
RCOG 英国皇家妇产科学院	• 早孕期经腹超声检查（初级，强制性） • 2019年课程设置[17] • 早孕超声检查并发症（中级，选修） • 2019 课程设置[17] • 妇科超声检查（中级，选修） • 2019 课程设置[17]	根据 RCOG 培训课程超声模块的设置达到初级要求（必修）和中级要求（选修）	• 客观结构化临床技能评估（OSATS）列表 • 对英国学员有约束力 • 在英国的非超声科妇科顾问医生中很有名 • RCOG 组织的理论学习课程	• 非常有限的病例资料（如对子宫内膜病变只有3例 OSAT 而没有具体细节） • 在英国培训之外的用处有限 • 无 CPD 推荐 • 培训结束时没有正式的独立评估 • 子宫内膜异位症超声扫描不在课程范围内
RCR 英国皇家放射科学院	针对内外科专业医生的超声培训推荐（2017 年第 3 版）[18]	同时针对非放射科内科医生和放射科医生的超声培训推荐	• 提及子宫内膜异位症的超声扫描但无具体细节（2 级水平） • 罗列出 CPD 的要求 • 指定预期学习病例量（1 级水平学习病例150 例，2 级水平学习病例 600 例）	• 培训结束时没有正式的独立评估 • 没有特定的理论学习资源规定
BMUS 英国医学超声学会	专业超声人员实践指南，2015[19]	主要专业的超声评估和报告书写指南和标准	• 给出主要疾病超声教学描述和评估的具体细节 • 涵盖大多数类型的超声检查（腹部、盆腔、肌肉骨骼等）	• 其本身不足以作为理论基础 • 无 OSATS 或没有指定完成的病例量 • 无 CPD 推荐 • 缺乏特定子宫内膜异位症的超声培训学习
CASE 超声教育认证联合会	验证和认证手册，2020[20]	教学活动认证的要求	• 英国特有 • 组织和项目结构的标准 • 为个人设定较高的实践标准 • 培训结束后有正式独立的评估	• 对 OSATS 或实操经验 • 没有规定的病例数量 • 对个人不进行认证 • 无 CPD 推荐 • 以放射学为中心 • 对子宫内膜异位症的超声检查无特殊培训学习
EFSUMB 欧洲医学和生物学超声学会联合会	最低标准超声培训推荐，附录3，妇产科超声，2010[13]	罗列出三级水平能力层次的妇科超声理论手册（20h 课程/工作坊的学习，一级水平，等）和实践手册（一级水平病例数 300 例，二级水平病例数 2000 例）	• 规定了所要达到能力水平的要求和所需的病例数 • 规定了 CPD 的要求 • 提及子宫内膜异位症超声检查，但无进一步细节（2 级水平）	因为 CPD 要达到更高期望值，使非放射科医生很难达到按照 EFSUMB 标准所要求的技能

表 16-1　培训要求

（续表）

专业机构	文件资料	标准范围	优　势	不足之处
ISUOG 国际妇产科超声学会	ISUOG 教育委员会关于产科和妇科超声基础培训的建议，2013[21]	妇产科超声基础培训建议，作为负责制订教学标准和要求、评估学员能力的国内机构的指南	涵盖需要熟练掌握的疾病列表、建议学历的病例量及用于能力认证的手册	• 只有建议的理论学习和病例数量，没有做严格的要求（个体评估） • 没有 CPD 推荐 • 没有对获得的技能进行评估 • 不提供 ISUOG 认证 • 对子宫内膜异位症的超声检查无特殊培训学习
WHO 世界卫生组织	超声诊断培训：要点、原则和标准，1998[22]	定义在不同医疗机构中能有效进行超声诊断所需的培训要点和所需技能的标准	医学生和医生的课程全球适用	• 过时 • 非特定的区分专科（非专科）

CPD. 持续专业发展；O&G. 妇产科；OSATS. 客观结构化临床技能评估；UK. 英国

认证是保证在全国范围内执行医疗标准的关键，同时在医疗法律问题上也起着重要作用。个人认证包括完成一个被认可的具有明确学习效果和设定教学大纲的课程或项目，从而确保获得预期的知识和经验。培训完成后，临床技能应当规律性审核认证，纳入年度评估和（或）每 3~5 年正式认证一次，基于医生重新验证周期（适用于英国）。

医疗保健机构需要制订医疗服务标准框架，包括政策、临床管理和安全，以及在此框架内其执业医疗保健专业人员的能力（见第 15 章）。在英国，子宫内膜异位症中心的认证[6]不包含影像学服务的要求，如预期病例量或专业水平。ESGE、RCOG 或美国妇产科医师学会（American College of Obstet ricians and Gynecologists，ACOG）均没有影像学认证标准。欧洲子宫内膜异位症联盟（European Endometriosis League，EEL）有提及影像学的认证标准，但未规定子宫内膜异位症评估的预期标准。在撰写本章时，这些有关影像学的标准非常有限，也尚未得到广泛证据支持[7]。

四、持续专业发展

除了 EFSUMB 建议外，超声持续专业发展的标准定义不明确。在当前的医疗法律环境下，持续临床实践操作手册的记录和提供紧跟新技术发展的证据同样重要，尤其是新的分类系统（子宫畸形、IDEA 子宫内膜异位症命名法[20]等）。记录手册可以达到审核个体临床实践的目的，从诊断结果的反馈中获益，并能减少诊断的假阴性和假阳性结果。

除了参加传统的会议和课程之外，学会还经常为其成员提供在线资源，包括视频集锦（如 ISUOG 的 VISUOG）和以前的讲座，其中一些有 CPD 证书。最近新型冠状病毒流行期间，在线 CPD 活动的受欢迎程度呈指数级上升，许多会议以虚拟会议的形式在网上召开。学术组织还提供网络研讨会和"虚拟房间"会议。

部分持续专业发展活动可以发展新技能和拓展个人能力范围。在这种情况下，在常规工作的同时使用模拟和在线培训通常是能获益的。

五、技能认证及持续发展的建议

学术团体或专业团体均未提供针对子宫内膜异位症的课程和 CPD 要求。在表 16-3 中，我们总结了专业团体已发表的妇科超声培训推荐。

表 16-2 超声和 MRI 对盆腔深部子宫内膜异位症评估的准确性						
			敏感性	特异性	阳性似然比	阴性似然比
盆腔	DE 部位	诊断方法	[1, 3, 23–29]	[1, 3, 23–29]	LR+[3, 23, 27]	LR–[3, 23, 27]
盆腔前部分	膀胱	超声	44%～100%	97%～100%	32.0 208.4	0 0.4
		MRI	64%～81%	95%～97%	11.2	0.2
	子宫骶骨韧带	超声	67%	86%	7.8 4.8	0.5 0.38
		MRI	70%～85%	68%～93%	10.4 2.4	0.3 0.3
	左侧骶韧带	超声	81%	87%	6.3	0.2
		MRI	—	—	—	—
	右侧骶韧带	超声	83%	8%	5.5	0.2
		MRI	—	—	—	—
盆腔后部分	直肠	超声	90%～94%	85%～86%	6.2～6.5	0.1～0.5
		MRI	—	—	—	—
	直肠乙状结肠	超声	85%	96%	20.4	0.2
		MRI	80%～85%	77%～95%	18.4 3.6 5.4	0.2 0.3 0.3
	直肠阴道隔	超声	59%～74%	86%～97%	26.9 23.5	0.5 0.4
		MRI	66%～77%	95%～97%	22.5	0.4
	阴道	超声	59%	83%	3.4	0.5
		MRI	81%～82%	82%	4.5	0.2

DE. 深部子宫内膜异位症；USL. 子宫骶骨韧带；RVS. 直肠阴道隔；MRI. 磁共振成像

　　持续专业发展为确保完成度对医疗专业人员能力进行了建议。1 级能力水平的普通妇科超声医师应能识别最常见的疾病，包括子宫内膜异位囊肿和输卵管积水。2 级能力水平代表更高级的妇科超声检查，包括盆腔主要部位（肠道、膀胱、子宫骶骨韧带、直肠阴道隔和阴道）的子宫内膜异位症检查。3 级能力水平通常指专家超声检查，适用于将大部分工作时间用于扫描子宫内膜异位症

患者的医疗专业人员。

　　妇科超声培训的推荐病例量基于既往经验或个人学习速度的不同而不同，但 1 级至少达到 150 例，2 级至少应为 600 例[15]。然而，所有提及的推荐数量完全基于或主要来源于患者实操检查和现实生活中获得的经验，而模拟培训的作用正在扩大，可能会减少获取相应能力实际所需的病例数。同样，能力基准测试的趋势是从每个人的被动工作量转变

表 16-3　子宫内膜异位症超声的培训和 CPD 途径推荐			
	培 训		
	理论知识	实践经验 / 日志记录	评 估
1 级水平能力	理论课程至少 20h[§]	在 2 级水平能力的超声从业者 / 专家指导下完成 150*~300[§] 例病例，包括卵巢型子宫内膜异位症、输卵管积血	日志中记录 20 个病例（展示所涵盖的所有超声领域）[§]
2 级水平能力	理论课至少 30h[§] 在线培训至少包含：18 例膀胱、40 例乙状结肠、26 例阴道穹窿、44 例子宫骶韧带、22 例直肠阴道隔子宫内膜异位症[#]	600*~2000[§] 病例数	理论考试[§]
3 级水平能力		花费大部分时间精力从事或教授子宫内膜异位症超声[§]	
	CPD/ 技能维护		
	理论知识	实践经验 / 日志记录	评 估
1 级水平能力	CPD 培训至少每年 6h[†]	每年 300 病例数[§]	每年审计 – 报告、准确性（随机选择 10 例）[†] 定期评估和再验证 *
2 级水平能力	每年花在超声波上的工作时间的 CPD 的比例（如每周 1 天扫描 20%）[†]	每年 500 病例数[§] 至少每月参加子宫内膜异位症 MDT 会议	每年审计 – 报告、准确性（随机选择 20 例）[†] 定期评估和再验证 *
3 级水平能力	各学院推荐的年度持续专业进修活动[†]	每年至少 500 例（特别是通过教学减少临床暴露） 至少每月参加子宫内膜异位症 MDT 会议	每年审计 – 报告、准确性（随机选择 30 例）[†] 定期评估和再验证审查 *

*.[20] 针对内科和外科专业医生的超声培训推荐（第 3 版）
§.[15] 超声培训最低要求推荐，附录 3，妇科超声
†. 笔者推荐
#.[10] 采用结构化线下培训项目的深部子宫内膜异位症超声诊断学习曲线
CPD. 持续专业发展；MDT. 多学科协作团队

为基于个人的能力评估，如 RCOG 采用的方法[21]。

临床技能的保持是通过资料记录 CPD 培训小时数中的占比来反映的（例如，将 20% 的工作时间用于子宫内膜异位症超声扫描的医生应至少将 20% 的推荐年度 CPD 培训小时数用于该疾病的学习）。在 CPD 培训时间内，超声医生还应证明他们如何更新其新的技术发展和研究的知识（期刊俱乐部、会议等）。留存记录日志以记载每年完成病例量并评价诊断结果准确度（通过随机选择病例或按月选择），对于定期评估至关重要。

六、新型冠状病毒病对培训和持续专业发展的影响

自 2020 年 3 月 WHO 宣布新型冠状病毒病成为全球疫情以来，大多数国家医疗系统已经面临压力和资金不足，因此被迫开发新的更有效和

更具成本效益的方法来对病患进行分级诊疗和管理[22]。在英国 88% 的医院中，影像学和子宫内膜异位症手术及其相关培训暂停了数月之久[23]。必要的影像学检查推迟时间更长，因为需要更广泛的消毒流程，而且为了使感染的风险最小化，不允许学生进入检查室。培训的中断可能会持续到疫情结束后相当长一段时间，长时间的等待会进一步影响临床实践中手把手教学的机会。

预计新的更严格的分级诊疗路径将保持不变，过滤不必要的转诊和重复影像学扫描。另外可能需要保留的是更严格的医疗安全流程，包括更有力的消毒制度。由于缺乏面对面的教学，各医疗部门将从虚拟的多学科会议、研讨会和教学中受益。在子宫内膜异位症超声中，对已保存的盆腔深部子宫内膜异位症视频剪辑中进行在线学习被证明是有效的，并且对获得能转化为临床实操的能力是非常有帮助的。

结论

超声是用于盆腔子宫内膜异位症分期的两种主要影像学方法之一。各种指南和推荐中都规定了超声培训，其中最详细的指南由 EFSUMB 提供[15]。培训正在向网络资源学习和模拟训练及临床手把手教学的混合学习模式转变。尽管对 CPD 的推荐基本是缺失的，但超声医生必须保持其临床工作能力，同时留存 CPD 学习记录的证据，以便后续认证和医疗法律检查。我们建议，未来全球子宫内膜异位症卓越专病中心的认证应包括在子宫内膜异位症治疗中整合影像学的明确指南。

重点总结

• 盆腔子宫内膜异位症的超声分期包括详细的盆腔定位，因此需要整套更高级的超声扫描技术。

• 适当的临床技能培训和保持是至关重要的，应由各专业机构和学术组织督导。

• 保留 CPD 的日志和证据很重要，尽管大多数指南对其没有作出明确规定。

• 鉴于线下临床培训的减少，在线网络学习、模拟训练和临床手把手教学的混合学习方法是当前的趋势。

• 新型冠状病毒病对培训带来了挑战，包括临床真实实践中手把手指导超声扫描机会的减少、感染防控要求的提高和 PPE 的使用。在可预见的未来，这些挑战可能会继续存在。

参考文献

[1] Elsayed MA. Routine ultrasound guided evacuation of first trimester missed abortion versus blind evacuation. *Middle East Fertil Soc J* 2014;19:171–5. https://doi. org/10. 1016/j. mefs. 2013. 12. 006.

[2] Jones B, Saso S, Farren J, EL-Bahrawy M, Ghaem-Maghami S, Smith J, et al. Ultrasound-guided laparoscopic ovarian wedge resection in recurrent serous borderline ovarian tumours. *Int J Gynecol Cancer* 2017;27:1813–8.

[3] Guerriero S, Ajossa S, Minguez JA, Jurado M, Mais V, Melis GB, et al. Accuracy of transvaginal ultrasound for diagnosis of deep endometriosis in uterosacral ligaments, rectovaginal septum, vagina and bladder: Systematic review and meta-analysis. *Ultrasound Obstet Gynecol* 2015;46:534–45. https://doi. org/10. 1002/uog. 15667.

[4] Smereczynski A, Starzynska T, Kolaczyk K, Bojko S, Gałdyńska M, Bernatowicz E, et al. Intraabdominal adhesions in ultrasound. Part II: The morphology of changes. *J Ultrason* 2013;13:93–103. https://doi. org/10. 15557/jou. 2013. 0008.

[5] Guerriero S, Saba L, Pascual MA, Ajossa S, Rodriguez I, Mais V, et al. Transvaginal ultrasound vs magnetic resonance imaging for diagnosing deep infiltrating endometriosis: systematic review and metaanalysis. *Ultrasound Obstet Gynecol* 2018;51:586–95. https://doi. org/10. 1002/uog. 18961.

[6] British Society of Gynaecological Endoscopy. Requirements to be a BSGE accredited centre. 2017. https://www. bsge. org. uk/requirements-to-be-a-bsge-accredited-centre/.

[7] EuroEndoCert. Certification for endometriosis centres. 2020. https://www. endometriose-sef. de/aktivitaeten/zertifizierung/(accessed September 11, 2020).

[8] Dreyfus H, Dreyfus S. *Mind Over Machine: The Power of Human Intuition and Expertise in the Era of the Computer*. New York: Free Press; 1986.

[9] Amso NN, D'Angelo AD, Panayotidis C, Training and certification, in D'Angelo AD, Amso NN, eds, *Ultrasound in Assisted Reproduction and Early Pregnancy*. Boca Raton: CRC Press; 2021.

[10] Guerriero S, Pascual MA, Ajossa S, Rodriguez I, Zajicek M, Rolla M, et al. Learning curve for the ultrasonographic diagnosis of deep endometriosis using a structured off-line training program. *Ultrasound Obstet Gynecol* 2019;54:262–9. https://doi. org/10. 1002/uog. 20176.

[11] Bazot M, Darai E, Biau DJ, Ballester M, Dessolle L. Learning curve of transvaginal ultrasound for the diagnosis of endometriomas assessed by the cumulative summation test (LC-CUSUM). *Fertil Steril* 2011;95:301–3. https://doi. org/10. 1016/j. fertnstert. 2010. 08. 033.

[12] Fischerova D, Cibula D, Dundr P, Zikan M, Calda P, Freitag P, et al. Ultrasound-guided tru-cut biopsy in the management of advanced abdomino-pelvic tumors. *Int J Gynecol Cancer* 2008;18:833–7.

[13] Vitral G, Salgado H, de Castro Rangel J. Use of radioguided surgery in abdominal wall endometriosis: an innovative approach. *World J Nucl Med* 2018;17:204. https://doi. org/10. 4103/wjnm. wjnm 47 17.

[14] Goncalves F, Andres M, Passman L, Goncalves M, Podgaec S. A systematic review of ultrasonography-guided transvaginal aspiration of recurrent ovarian endometrioma. *Int J Gynecol Obstet* 2016;134:3–7.

[15] European Federation of Societies for Ultrasound in Medicine and Biology. Minimum training requirements for the practice of medical ultrasound in Europe. *Ultraschall Der Medizin: Eur J Ultrasound* 2010;31:426–7. https://doi. org/10. 1055/s-0030–1263214.

[16] Zhao L, Deng Y, Wei Q, Chen J, Zhao C. Comparison of ultrasound-guided high-intensity focused ultrasound ablation and surgery for abdominal wall endometriosis. *Int J Hyperth* 2018;35:528–33. https://doi. org/10. 1080/02656736. 2018. 1511836.

[17] Wang Y, Wang W, Wang L, Wang J, Tang J. Ultrasound-guided high-intensity focused ultrasound treatment for abdominal wall endometriosis: preliminary results. *Eur J Radiol* 2011;79:56–9.

[18] European Society of Humane Reproduction and Embryology. Ultrasound: oocyte pick-up. *Recommendations of the European Society of Humane Reproduction and Embryology*. n.d.

[19] Royal College of Obstetricians and Gynaecologists. Ultrasound guidance document. *Curriculum* 2019: 1–8. https://www. rcog. org. uk/globalassets/documents/careers-and-training/ultrasound/ultrasound-scan--guidance-vfinal. pdf.

[20] Guerriero S, Condous G, van den Bosch T, Valentin L, Leone FPG, Van Schoubroeck D, et al. Systematic approach to sonographic evaluation of the pelvis in women with suspected endometriosis, including terms, definitions and measurements: a consensus opinion from the International Deep Endometriosis Analysis (IDEA) group. *Ultrasound Obstet Gynecol* 2016;48:318–32. https://doi. org/10. 1002/uog. 15955.

[21] Royal College of Obstetricians and Gynaecologists. Sign-off of competency acquisition. n.d. https://www. rcog. org. uk/en/careers-training/about-specialty-training-in-og/assessment-and-progression-through-training/Sign-off-of-competency-acquisition/(accessed April 8, 2021).

[22] Kasaven LS, Saso S, Barcroft J, Yazbek J, Joash K, Stalder C, et al. Implications for the future of obstetrics and gynaecology following the COVID-19 pandemic: a commentary. *BJOG An Int J Obstet Gynaecol* 2020;127:1318–23. https://doi. org/10. 1111/1471–0528. 16431.

[23] Rimmer MP, Al Wattar BH, Barlow C, Black N, Carpenter C, Conti-Ramsden F, et al. Provision of obstetrics and gynaecology services during the COVID-19 pandemic: a survey of junior doctors in the UK National Health Service. *BJOG An Int J Obstet Gynaecol* 2020;127:1123–8. https://doi. org/10. 1111/1471–0528. 16313.

Saikat Banerjee　Donna Ghosh　著

没有人能在缺乏临床经验的情况下成为杰出的专业人士，但是丰富的临床经验并不一定能让人们成为专家。

K.A.Ericsson，2004[1]

所有手术医生的目标都是达到一种与生俱来的手术熟练水平，无意识下自然流露的手术能力（图 17-1），在作为初学者和手术专家时都能保持并持续提高手术技能。同样，根据希波克拉底誓言，医生的职业道德义务之一就是作为教师传授这些相关技能，以便后辈能够超越和精进技术[3]。在世界范围内，久经考验的模式是"看一个，做一个，教一个"的学徒制模式[4]。然而，"亲自动手"外科手术培训所面临的障碍越来越多，如培训项目时间缩短、监管的加强、患者的期望提高、围绕外科培训的专业挑战，以上这些都使得这种模式越来越不可行[5]。结果是，在允许受训学员对患者进行手术并对患者的诊疗承担高度责任之前，他们需要提高手术技能并证明自己的能力。手术并非没有风险，患者也不是训练场。同样，培养未来可以安全执业的外科医生也很重要。

历史

腹腔镜手术的应用给妇科带来了革命性的变化。Harry Reich 的首次腹腔镜下子宫切除术[6]被视作妇科腹腔镜手术的里程碑。与开腹手术相比，腹腔镜用于妇科手术的优势是众所周知的。有强有力的证据表明，对于妇科附件良性疾病[7]及异位妊娠手术治疗[8]，腹腔镜手术对患者更有益，可降低近远期并发症。目前，腹腔镜手术常被认为是手术金标准，腹腔镜下进行子宫切除术的比率从 2005 年的 2%[9]显著增加到 2017 年的 47%[10]。这一比例仍低于预期，部分可能由于病例复杂性的水平（如巨大子宫肌瘤）而无法行腹腔镜，但也可能是由于缺乏腹腔镜手术能力。

一、腹腔镜教学面临的挑战

腹腔镜手术教学有其自身固有的需要解决的问题[11]。这些可能是导致其进步相对缓慢的原因，包括以下几点。

- 培训老师和受训学员无法近距离接触手术组织，因此要用长器械进行远距离操作，故而减少了触觉反馈。

- 腹腔镜手术医生必须在二维视野下的三维立体环境内进行操作，因此深度感知和出色的手眼协调能力是必不可少的技能。

- 腹腔镜运动通过套管为支点发生逆转，导致手术器械的反向运动。

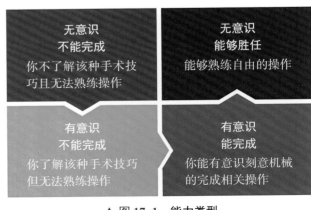

▲ 图 17-1　能力类型

• 直器械的运动轨迹只能在腹壁上的一个固定点进行旋转，这使得不同方向的各种动作更加困难。

• 外科医生的手术视野受到摄像头摄图及其在屏幕上的投影的限制。手术视野是被放大的，以至于外科医生手部的过度动作或震颤会被放大。外科医生的手术视野还受到控制镜头方向的扶镜助手医生的能力限制。

• 器械和仪器设置比开放手术更复杂[12]。

• 手术培训要求能够获得进行熟练的手术的能力，这种能力只有 25% 与医生的手灵巧性（即操作熟练度）有关，而有 75% 取决于手术相关决策[13]。该学习曲线将根据个人学习基础及其在曲线上的起点而有所不同[14]。

二、腹腔镜培训的机构

腹腔镜培训是外科专业的毕业后教育技能。在英国，由毕业后继续医学教育和培训委员会（Postgraduate Medical Education and Training Board，PMETB）授权的 RCOG 来制订该专业的腹腔镜培训内容[15]。专科培训的期限最短为 7 年。虽然腹腔镜手术不是一个公认的亚专科，但它已被纳入相关的培训课程，并有自己的高级培训技能模块。

培训课程的核心规定了必须掌握腹腔镜手术的三种技能要求。

• 诊断性腹腔镜检查（初级培训：第 1 年和第 2 年）。

• 简单治疗性腹腔镜手术（中级培训：第 3～5 年）。

• 异位妊娠的腹腔镜手术治疗（高级培训：第 6 年和第 7 年）。

（一）高级培训

高级培训技能模块（ATSM）使对妇科手术感兴趣和有天赋的受训者能够更专注于发展该专业领域。理想情况下，培训老师应具有足够的手术病例、病种组合和病例数量，以涵盖特定 ATSM

所有方面，进而可以直接评价学员的手术能力。目前有两种妇科 ATSM 更强调腹腔镜手术能力的培养。

• 良性腹部手术：开放手术与腹腔镜手术。

• 针对良性疾病切除的高级腹腔镜手术。

其他妇科 ATSM，如"肿瘤学"和"妇科急症和早孕"会包括一些需要腹腔镜技能的能力，但手术治疗本身仅是 ATSM 的一个较小组成部分。

2010 年引入了"针对妇科良性疾病切除的高级腹腔镜手术"的 ATSM，旨在组建一小组专家，接受过高级腹腔镜手术技能培训，能为患有严重子宫内膜异位症的女性提供医疗服务。未来的培训中心被要求提供工作量以确保完成教学大纲。参加 ATSM 课程培训的学员需要从整体培训时间中分配出 50% 的培训时间来获得必要的手术技能。

（二）能力评估和发展

受训学员需要证明自己的能力，从观摩手术过程发展到能被信任在间接监督下独立完成手术，对此采用传统评估的方法进行评价。理论上，这种标准化培训方法使学员能够持续接受培训，不受更换培训老师或工作安排改变的影响，这是通过接受一种称为"客观结构化培训评估"（objective structured assessment of training，OSAT）的客观评估模式来实现的。这能以快速、客观、无缝衔接和可重复的方式向下一位培训老师描述该学员的能力水平。学员也被要求评估目标任务的复杂程度，反思哪些进行得很好，哪些可以改进，并被要求制订一个学习计划作为总结。培训老师被要求给出评语，并对学员能力做出总体评判。范例参见英国的 RCOG 在线培训文件夹，学员会保存该文件夹以记录他们的学习进展[16]。

英国 NHS 也强调了"人为因素"的重要性[17]。外科医生的非技术性能力（non-technical skills for surgeons，NOTSS）是 RCOG 最近推出的一种评估工具，因为手术室内发生的很多失误都是与外科医生的技术能力无关的。NOTSS 是一种评分量表，其起源是从一种面向各专科的资深手术医生的认知问卷工具发展而来的，该量表主要与手术事件和行为相关[18]。RCOG 的 NOTSS 为学员提供了一个结构化的框架，对其在手术室的四个关键领域进行评估，包括情境意识、决策、沟通、团队合作和领导力[19]。

能力发展年度审查（Annual Review of Competence Progression，ARCP）是在每个学年结束时召开的一次正式会议，旨在审查评估、能力达成的证据，审查在培训期内是否达到教育进展框架所规定标准中设定的学习目标。这将有助于决定学员是否可以在专科培训中晋级到下一学年的培训。最后一年结束时，学员将被列入专科医生名册。对这种模式也有相关质疑，包括担心缺乏手术团队组建和手术室内磨合时间，所获得的外科手术经验有限[20]。世界范围内新型冠状病毒病的流行导致的择期手术减少、培训学员被重新分配到非手术岗位都加剧了这种情况[21]。同时这也给培训学员的精神情绪带来了压力。

培训学员[20]这种缺乏经验的问题，他们可能会在培训课程之后逐步增长手术经验，然后再申请顾问手术医生的职位。

三、进一步手术培训

外科主治医生培训为学员提供了另一个获得高级外科技能的集中培训机会。这种"学徒制"模式提供了与同一手术团队更连续和更规律性的联系，从而确保了诊疗过程的延续性。主治医生培训也可以为学员提供国际交流的机会，拓宽了其手术经验的地域宽广度。

除了国家培训项目之外，手术技能也可在短期集中培训课程中获得，或通过参加高等教育机构和大学组织的学习项目获得。意大利博洛尼亚大学的硕士项目（微创妇科手术；专业硕士课程 2 级水平）[22]就是此类项目之一。在英国，Anglia Ruskin 大学[23]提供泌尿外科硕士课程。研究生课程能够使学生受到临床、领导力、批判性思维和科研能力的培训，并在其临床实践中进行创新，从而改善患者就医体验和治疗结局。自从 Surrey

大学停止妇科内镜硕士课程以来，英国目前没有可申报的妇科内镜硕士课程。

随着数字平台的出现，许多培训项目对这些硕士课程采取了多元混合的模式，改善课程的可获得性和提高了效率。此类项目之一就是，法国微创手术训练中心（IRCAD）大学线上平台中的优胜（Winners）项目[24]。该项目将线上课程、短期线下课程和评估相结合。随着新型冠状病毒病的上升趋势，得益于其便利性，在线远程学习取代面对面线下课程的方式呈现了指数级增长，这种情况很可能会持续数年。

四、持续的专业实践和发展

持续专业发展至关重要，只有通过 CPD，按照全球化管理培训项目（GMC）的规定完成年度评估和重新认证，执业医师才能继续保持其执业资格。这需要通过与同事一起完成新的手术操作、参加相关课程及会议，以便其在专业领域实现持续精进发展。手术结局审查是英国对治疗严重子宫内膜异位症的专病中心认证的要求。新型冠状病毒病的流行阻碍了线下年度会议和大规模的教育会议和课程的开展，这些在很大程度上被网络研讨会和虚拟会议所取代。这不仅为在执业资格重新认证周期中获得 CPD 绩点提供了机会，也增加了课程获得更广泛全球受众的可能性。手术培训是一个持续不间断的过程，从取得手术资质起一直持续到退休为止。

五、模拟培训

自 20 世纪 20 年代末以来，航空公司率先认识到模拟培训在安全训练飞行员中的价值，在航空部门，在获得飞行执照和控制飞机之前，必须证明自己具有相关能力。在风险也很高的外科手术领域，随着社会压力的增加和患者医疗要求的提高，现在的预期是（尽管在许多地方还不是强制性的）新手外科医生将在实验室模拟器上而不是患者身上"操练"他们的手术技能。模拟器旨在模拟真实世界环境，为相对新手医生提供一个安全和可获得的途径，允许他们提高和精进其手术能力。它具有明确的培训重点和只直接针对受训学员，而不需要额外关心患者的医疗处理，并允许重复操作和直接反馈。使用这种模拟器已经被证实可以缩短能力的学习曲线[25]，降低相关手术风险，从而提高患者医疗服务标准[26]。

然而，也有许多弊端。模拟需要持续的资金投入，学员和培训老师时间和精力上的持续投入，以及场地的储备和维护。模拟器规律性定期使用使其获益最大化也可能受多种因素的影响。然而，尽管如此，这些模拟装置越来越多地出现在医疗机构，医疗机构不得不提供相关资源，因为这被作为外科手术培训的必修部分。

它们可以分为以下部分。

• 箱式训练器：在干的实验室器械装置上操作或湿的组织上操作。

• 动物（通常是猪）模型。

• 尸体解剖。

• 数字化训练系统：虚拟、强化和混合现实培训。

（一）箱式训练器

最基本的是腹腔镜箱训练器，即一个带有套管和器械的箱子，以及一个连接摄像头的电子数字化屏幕和一个箱内光源。这些训练器的复杂程度可能有所不同，可以是一个自制的带有网络摄像头的盒子（图 17-2）[27]，也可以是定制的复杂的商用的市售箱式训练器（图 17-3）。基本原则是允许用户通过套管进行腹腔镜器械的练习，并在三维立体结构内完成目标任务，同时在屏幕上实时观察到他们自己的操作。这模拟了腹腔镜装置，并有助于更灵活熟练的完成必备技能（如缝合）。可以使用物理模型，这些模型在某种程度上类似于实际手术操作中可能遇到的解剖结构，因

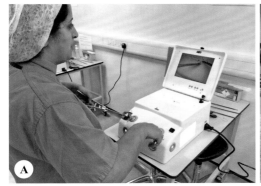 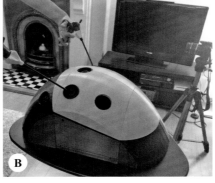

◀ 图 17-2 初级腹腔镜盆腔手术受训者使用（A）商用系统和（B）带三维打印机的自制系统

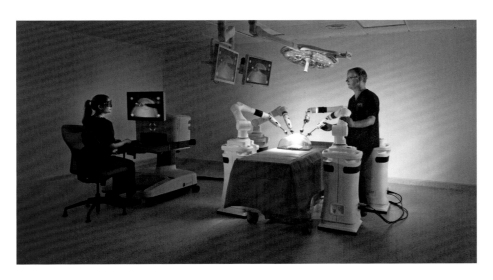

◀ 图 17-3 一款用于机器人手术培训的精密箱式训练器
经许可转载，引自 Cambridge Medical Robotics, Cambridge, UK.

此可以在安全的环境中再现该手术所需达成的任务。学员可以通过使用日常家用材料进行一系列手术操作，并逐步进展到使用食物原材料等组织进行练习。培训使一系列逐级递进的练习成为可能。复杂的商用训练器可能引入计算机程序来分析手术操作的有效性[25]。箱式训练器是最便宜和最容易获得的系统。缺点是它们通常被认为是不够真实的，因此使用起来可能不那么有动力，其价值也没有得到应有的认可。为了增加使用该训练器的动力，可将其作为培训的一个强制性组成部分，并正式评估其培训进展，这些都能促进训练器培训。

（二）动物的处理

使用活体动物组织给实验室增加了额外的成本，但有助于发展组织处理相关技术。它可以模拟组织分离的分离面，在活体动物模型中，增加了手术相关问题的真实性，如出血。这类课程非常受欢迎，但价格昂贵，而且在英国，需要获得正式的资质许可，但该许可并不易获得。此外，此类课程具有争议性，同时需要大量的组织工作。

（三）尸体解剖

人体尸体解剖课程的成本最高且潜在价值最高，只有在大型教学机构或大学才开设此类课程。在培训课程中已越来越多的纳入尸体解剖课程。此类课程既能练习组织处理，也能学习人体解剖学。尸体上的操作为学员完成整个手术过程或发展新手术方式和技术成为可能，并且能消除在患者身上操作导致并发症的担忧；尽管如此，也存在不足之处。

基于实验室的技能培训令导师和学员都处于一个安全和压力较小的环境中，使得学员能学习和实践更多不熟练的任务和技术；它是床边学徒制临床教学的完美辅助。结构化的有关教学任务和评估的大纲可以重复执行，直到完善。模拟训练在培训手术操作技能方面具有重要价值，并能够提高手术室中的手术操作技能和减少患者并发症[29, 30]。

（四）与培训项目合作

在欧洲，ESGE 推出了妇科内镜手术教育和评估项目（Gynaecological Endoscopic Surgical Education and Assessment program，GESEA）[31]。这是一个结构化的学习日程，培训计划内包括理论知识、实践技能和能力评估，是成为微创妇科手术医生的必经途径。BSGE 已在英国正式采用该项目。GESEA 认证和资质证书需要成功完成对理论和技能的正式评估。

（五）数字时代

1. 电子学习

电子学习（e-learning），特别是毕业后医学电子学习（PGMeL），可能是终身学习的未来[32]。电子学习已被证实其额外获益，如更便利、成本效益更高、组织管理更便捷[33]。10 年前，它还是一个充满未知的领域，如今随着技术的进步，它已经成为主流医学教育的一部分[34]。其定义很广，形式多样，囊括了从 YouTube 视频的数字化学习到互动线上培训平台。电子学习是基于使用电子媒体和设备作为工具，以改善培训、交流和互动的途径，并促进腹腔镜手术中新技能、知识和行为 / 态度的应用[35]。通过信息技术的提高和在线视频平台的改进实现上述电子学习，由于新型冠状病毒病的流行，保持社交距离的需求更加速了电子学习的发展。通过快速宽带连接，在虚拟世界中进行培训课程和完整的线上会议成为可能。然而，与"传统"教育方法相比，电子学习的总体效果和附加值值得商榷[36]。由于缺乏评估工具，并且用于研究 PGMeL 附加值的研究终点不同，导致很难比较，需要保持社交距离和旅行限制使得电子学习在人类生活的各个领域都有前景。这种情况很可能会持续下去，甚至可能会见证混合模式的出现，这种模式具有这里已经阐述过的所有优势。

Lawn 及其同事在 2017 年的综述中得出结论，只有少数电子学习模式具有高度的互动性、反馈和实践性，这些都应该是电子学习的附加值。作者建议混合模式学习（结合面对面教学和电子学习模式）保障医疗专业人员的学习效果[37]。最近，一项纳入 5679 名医疗专业人员的 Meta 分析综述得出结论，与传统学习相比，电子学习在患者治疗效果或医疗专业人员的行为、技能或知识掌握方面差异很小或没有差异[38]。然而，其他研究已经证明了电子学习在主要评价指标手术疗效和次要评价指标（如手术环境）的益处[39-41]。

2. 数字仿真

与互联网连接的箱式训练器越来越多地被使用。有些简单的远程学习就是视频图像与互联网简单连接，更为复杂的是虚拟现实型培训系统。在线互动变得越来越复杂并需要团队协作，包括从微软团队到 Zoom 的系统。全球外科教育培训的虚拟交互展示（Virtual Interactive Presence in Global Surgical Education，VIPAAR）[42, 43]是一种提供实时、双向虚拟交互的系统。使用 VIPAAR 系统，远距离外的外科医生可以通过将手放入手术区域进行协作和指导，或者进行远程手术模拟培训和实时评估（图 17-4）。

模拟现实环境主要有三种类型，即虚拟、增强和混合（表 17-1）。

虚拟现实（virtual reality，VR）模拟培训应用数字化技术建模，复制实际解剖结构，此种模式最初于 1987 年引入外科手术[44]。VR 项目为学员提供了一个平台，既能操练整个或部分手术过程或技能，如缝合，也能同时学习理解手术决策和解剖结构。VR 模拟的主要优势之一是可以根据学员的表现向其提供定性反馈，而且是机器人辅助腹腔镜手术培训的理想模式[45]。触觉相关技术已经被整合到模拟培训中，使得用户能感觉到施加到组织的张力，并且在模拟操作期间通过 3D 设备获得深度反馈[46]。具有触觉反馈的 VR 系统已被证明是一种与箱式训练器一样有效的训练工具，并且比单独的视频训练器更有效[47, 48]。

增强现实（augmented reality，AR）模拟结合了 VR 和传统箱式腹腔镜模拟的优点[49, 50]。这是通过使用数字软件技术向用户提供手术操作的客观反馈，以及通过在实体环境中使用仪器提供触觉反馈来实现的。尽管 AR 似乎是理想的模拟环境，但缺乏将其引入医学培训的证据[51]。在增强现实中，使用一种头戴式设备（如微软全息透镜系统）通过头戴式耳机创建一个增强现实空间，用于训练并将数字图像叠加到真实患者身上，以便进行

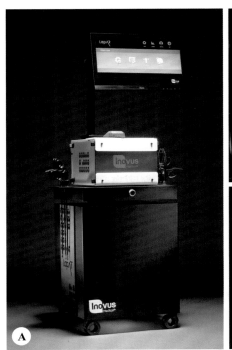

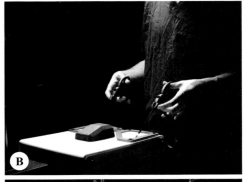

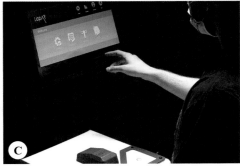

◀ 图 17-4 一种能够通过互联网进行 VIPPN 远程访问的盆腔部位的腹腔镜训练器

A. 训练器；B. 腹腔镜设备；C. 互联网接口（图片由 Inovus Medical 提供）

表 17-1 三种类型的模拟现实环境		
虚拟现实（VR）	增强现实（AR）	混合现实（MR）
• 是指沉浸式多媒体或计算机模拟现实，复制了相关环境，该环境模拟现实世界或想象世界中的物理存在，允许用户在该环境中进行交互沟通 • 例如，虚拟机器人缝合模拟模块（图片由 Cambridge Medical Robotics，Cambridge，UK 提供）	• 一种物理的、现实世界环境的真实、直接或间接视角，只是通过电脑集成的感觉输入系统将其中的元素被放大（或增强），如声音、视频、图形或 GPS 数据 • 例如，使用箱式腹腔镜盆腔手术训练器，但使用的图像是肉眼直视下的一个真正的阴道穹窿（图片由 Inovus Medical 提供）	• 有时候是指混合现实，是真实和虚拟世界的融合进而产生新的环境和视角，其中真实场景和虚拟场景共存并实时交互 • 例如，Cydar 的 AI（深度学习）能够自动通过患者术前的 CT 检查将腹主动脉的解剖分层，并形成 3D 图像。计算机视觉实时观看手术中的 X 线透视视频，定位患者位置（利用可见的骨骼解剖结构）并通过 3D 视图加强即时视频显示（蓝色轮廓线和红色环形标识）（图片由 Cydar Medical，Cambridge，UK 提供）

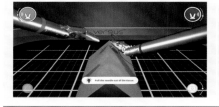 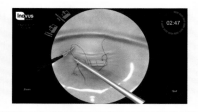 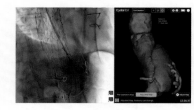

评估和制订手术计划。

根据笔者的经验，随着轮班工作制（轮班模式）的引入，越来越不可能让所有学员在工作周的任何一个时间点都可以参加教学环节的实操培训。在新型冠状病毒流行期间，作为团队共同参与培训的可用性进一步受到限制，保持社交距离限制了学员亲自参与的课程的人数，也限制了在直接监督下亲手操作的腹腔镜箱式训练器的培训课程的参与人数。解决的方法是学员可以将训练箱带回家，在自己方便的时候进行练习，但需要进行实时（或稍微延迟）在线远程监管和反馈。为了帮助学员适应这种模式，现已经开发了增强现实系统，例如，使用合成模型的干式箱式训练器，但同时与人体内真实手术视野图像相叠加。使用此类系统的课程的需求量越来越大，此类系统还包括能通过监控和传感器技术，以可比较和可再现的方式评估学员的表现。

基于进入临床工作前腹腔镜模拟培训已获得

的精巧手术技能已被证实可减少腹腔镜胆囊切除术的学习曲线长度和错误发生率[52]。它还被证明可以提高初级新手学员的手术操作，达到中级腹腔镜医生的水平[53]。然而，更复杂的培训模式需要更多的投入来建立及推广。最高级别的建模是使用模拟腹腔镜手术室，培训整个手术团队[54]。腹腔镜技能可在模拟器中客观测评，并随着实践操作逐步提高。这些技能可纳入腹腔镜手术住院医生的培训和评估中[55]。

六、外科手术培训的困境

欧洲工作时间限令（European Working Time Directive，EWTD）将每周平均工作时间限制在 48h，并在工作时间表中规定了相关的法定休息时间，以保障欧盟成员国雇员的安全和福利。有证据表明，遵守 EWTD 法规并未对患者临床医疗质量产生不利影响[56]，此外，根据 2009 年法规规定的工作时间执行后，学员在工作中的医疗失误也减少了[57]。然而，关于 EWTD 对外科手术培训质量的影响长期以来都有争议[58]。如果接受培训的医生每周的工作时间减少，然而医疗机构仍然需要同等数量的医生来维持紧急医疗工作的安全保障，从而必然导致选修的外科手术培训受到影响[59, 60]。这导致了需要对正常工作模式进行完全重新设计安排，并建立一个更有激励作用、更规范的培训和评估课程，以确保学员通过培训获得满意的手术技术，并邀请多名培训导师进行定期评估并保证培训的连续性。

新型冠状病毒的流行给全球医疗服务的提供带来了巨大变化，反过来也对外科培训产生了重大影响[61]。在英国和其他地方，择期手术被推迟，以增强急诊、普通内科、高度依赖和重症监护医护工作人员的配置水平和增强组织管理能力。外科专业的学员需要完成其紧急工作，但仍然还是有其盈余的时间。许多医疗机构主动将外科实习生重新部署到内科病房，以减轻新型冠状病毒病患者在这些专科上的负担。外科学员面临手术培训的断档。英国法定教育机构意识到了这一点，并发布了关于在疫情期间推进培训的指南。新型冠状病毒病并不影响学员获得相应最低要求的手术能力，因此可以不需要延长培训时间[21]。

由于培训方面的限制，可能会觉得最新认证的腹腔镜专科医生不如前几代医生般技术精湛。为了解决这些问题，专科培训项目覆盖的领域不那么宽泛了，外科医师变得更加专科化，作为多学科团队的一分子而不是个人孤立地进行手术[59]和做出临床决策。然而，工作实践中的这些变化也可能反映了临床标准和患者期望值的提高。即使大多数外科医生的职业生涯中的大部分时间都是作为已被认证的专科医生的，学员也不必担心未来，因为即使在这个阶段，他们仍然有进步的空间，在其获取相关资质当天的水平不可同日而语。

结论

妇科腹腔镜手术，特别是子宫内膜异位症腹腔镜手术，有了长足的发展，包括手术标准、患者期望值、尖端技术的提高，以及需要正式培训以获得资质认证。外科手术的学习来自信息传递、技能获得、重复练习、对错误的理解和对错误的接受度之间的复杂平衡。在现代医学诸多限制的现实中，如何进行教学和培训是一个挑战。在培训和持续专业发展的道路上，要凭借持续的创造力和系统的发展，克服接连不断的困难，我们仍然允许有能力且技术精湛的外科医生凭借其高超的技能激励后辈，并令其茁壮成长。

参考文献

[1] Ericsson KA, Deliberate practice and the acquisition and maintenance of expert performances in medicine and related domains. *Acad Med.* 2004;79(10):S70–81.

[2] Manthey D, Fitch M. Stages of competency for medical procedures. *Clin Teach.* 2012 Oct;9(5):317–9.

[3] Miles SH. *The Hippocratic Oath and the Ethics of Medicine.* Oxford; New York: Oxford University Press, 2004.

[4] Lubowitz JH, Provencher MT, Brand JC, et al. The apprenticeship model for surgical training is inferior. *Arthroscopy.* 2015;31(10):1847–1848.

[5] Ahmed N, Devitt KS, Keshet I. et al. A systematic review of the effects of resident duty hour restrictions in surgery: impact on resident wellness, training, and patient outcomes. *Ann Surg.* 2014; 259: 1041–1053.

[6] Reich H, DeCaprio J, McGlynn F. Laparoscopic hysterectomy. *J Gynecol Surg.* 1989 Jan:213–216.

[7] Medeiros LR, Rosa DD, Bozzetti MC, et al. Laparoscopy versus laparotomy for benign ovarian tumour. *Cochrane Database Syst Rev.* 2009 Apr 15;2:CD004751.

[8] Hajenius PJ, Mol F, Mol BW, et al. Interventions for tubal ectopic pregnancy. *Cochrane Database Syst Rev.* 2007 Jan 24;2007(1):CD000324. doi: 10.1002/14651858.CD000324.pub2.

[9] Bottle A, Aylin P. Variations in vaginal and abdominal hysterectomy by region and trust in England. *BJOG.* 2005;112:326–8.

[10] Madhvani K, Curnow T, Carpenter T. Route of hysterectomy: a retrospective, cohort study in English NHS Hospitals from 2011 to 2017. *BJOG.* 2019;126:795–802.

[11] Perino A, Cucinella G, Venezia R, et al. Total laparoscopic hysterectomy versus total abdominal hysterectomy: an assessment of the learning curve in a prospective randomized study. *Hum Reprod.* 1999;14(12):2996–2999.

[12] Kumar U, Gill IS. Learning curve in human laparoscopic surgery. *Curr Urol Rep.* 2006 Mar;7(2):120–4.

[13] Spencer F. Teaching and measuring surgical techniques: the technical evaluation of competence. *Bull Am Coll Surg.* 1978;63:9–12.

[14] Tekkis PP, Senagore AJ, Delaney CP, et al. Evaluation of the learning curve in laparoscopic colorectal surgery: comparison of right-sided and left-sided resections. *Ann Surg.* 2005;242(1):83–91.

[15] RCOG: https://www. rcog. org. uk/en/careers-training/specialty-training-curriculum/accessed 08/10/2021.

[16] RCOG: www. rcog. org. uk/en/careers-training/resources-support-for-trainees/training-eportfolio/accessed 08/10/2021.

[17] Agha RA, Fowler AJ, Sevdalis N. The role of non-technical skills in surgery. *Ann Med Surg*. 2015;4(4):422–7.

[18] Yule S, Flin R, Paterson-Brown S, et al. Development of a rating system for surgeons' non-technical skills. *Med Ed*. 2006;40:1098e104.

[19] RCOG: https://www. rcog. org. uk/globalassets/documents/careers-and-training/assessment-and-progression-through-training/notss-gynae-form. pdf accessed 08/10/2021.

[20] Moss EL, Bredaki FE, Jones PW et al. Is gynaecological surgical training a cause for concern? A questionnaire survey of trainees and trainers. *BMC Med Educ*. 2011;11:32.

[21] Gaba F, Blyuss O, Rodriguez I, et al. Impact of SARS-CoV-2 on training and mental well-being of surgical gynecological oncology traineesInternational *J Gynecol Can*. 2021;31:1268–77.

[22] University of Bologna: https://master. unibo. it/immigs/en accessed 08/10/2021.

[23] Anglia Ruskin University: https://aru. ac. uk/study/postgraduate/urology accessed 08/10/2021.

[24] IRCAD: https://websurg. com/en/winners/accessed 08/10/2021.

[25] Stefanidis D, Hope WW, Korndorffer JR Jr, et al. Initial laparoscopic basic skills training shortens the learning curve of laparoscopic suturing and is cost-effective. *J Am Coll Surg*. 2010 Apr;210(4):436–40.

[26] Aggarwal R, Mytton OT, Derbrew M, et al. Training and simulation for patient safety. *BMJ Quality Saf*. 2010;19:i34–43.

[27] Khine M, Leung E, Morran C, et al. Homemade laparoscopic simulators for surgical trainees. *Clin Teacher*. 2011 June; 8(2): available at www. theclinicalteacher. com and www. youtube. com/watch ?v =GUheFddh86A.

[28] Ganni S, Botden SMBI, Chmarra M. et al. Validation of motion tracking software for evaluation of surgical performance in laparoscopic cholecystectomy. *J Med Syst*. 2020;44:56.

[29] Varras M, Nikiteas N, Varra V et al. Role of laparoscopic simulators in the development and assessment of laparoscopic surgical skills in laparoscopic surgery and gynecology (Review). *World Acad Sci J*. 2020;2, 65–76.

[30] Brunckhorst O, Volpe A, van der Poel H et al. Training, simulation, the learning curve, and how to reduce complications in urology. *Eur Urol Focus (Internet)*. 2016;2(1):10–8.

[31] ESGE: https://esge. org/education/accessed 08/10/2021.

[32] Patel M. Changes to postgraduate medical education in the 21st century. *Clin Med*. 2016, 16(4):311–4.

[33] Taroco ALC, Jr., Valente TCO, Carbogim CS. Distance learning for updating health professionals in palliative care: a systematic review. *BMJ Support Palliat Care*. 2017;7(2):205–11.

[34] O'Doherty D, Dromey M, Lougheed J, et al. Barriers and solutions to online learning in medical education: an integrative review. *BMC Med Educ*. 2018;18(1):130.

[35] Sangrà A, Vlachopoulos D, Cabrera N. Building an inclusive definition of e-learning: an approach to the conceptual framework. *Int Rev Res Open Distrib Learning*. 2012;13(2):145–59.

[36] Vaona A, Banzi R, Kwag KH, et al. Elearning for health professionals. *Cochrane Database Syst Rev*. 2018;1:CD011736.

[37] Lawn S, Zhi X, Morello A. An integrative review of e-learning in the delivery of self-management support training for health professionals. *BMC Med Educ* 2017;17(1):183.

[38] Vaona A, Banzi R, Kwag KH, et al. E-learning for health professionals. *Cochrane Database Syst Rev*. 2018.

[39] Tarpada SP, Morris MT, Burton DA. E-learning in orthopedic surgery training: a systematic review. *J Orthop*. 2016;13(4):425–30.

[40] Feng J, Chang Y, Chang H, et al. Systematic review of effectiveness of situated e-learning on medical and nursing education. *Worldviews Evid Based Nurs*. 2013;10(3):174–83.

[41] Walsh K. E-learning in medical education: the potential environmental impact. *Educ Prim Care* 2018.

[42] Davis MC, Can DD, Pindrik J, et al. Virtual interactive presence in global surgical education: international collaboration through augmented reality. *World Neurosurg*. 2016 Feb;86:103–11. doi: 10.1016/j. wneu.2015.08.053. Epub 2015 Sep 3. PMID: 26342783; PMCID: PMC5476961.

[43] Shenai MB, Dillavou M, Shum C, et al. Virtual interactive presence and augmented reality (VIPAR) for remote surgical assistance. *Neurosurgery*. 2011 Mar;68(1 Suppl Operative):200–7; discussion 207. doi: 10.1227/NEU.0b013e3182077efd. PMID: 21304333.

[44] Coleman J, Nduka CC, Darzi A. Virtual reality and laparoscopic surgery. *Br J Surg*. 1994 Dec:81(12):1709–1711.

[45] Hertz AM, George EI, Vaccaro CM, et al. Head-to-head comparison of three virtual-reality robotic surgery simulators. *JSLS*. 2018;22(1):e2017.00081. doi:10.4293/JSLS.2017.00081.

[46] Våpenstad C, Hofstad EF, Lango T. et al. Perceiving haptic feedback in virtual reality simulators. *Surg Endosc* 2013;27:2391–2397.

[47] Alaker M, Wynn GR, Arulampalam T. Virtual reality training in laparoscopic surgery: a systematic review & meta-analysis. *Int J Surg*. 2016 May;29:85–94. Epub 2016 Mar 15.

[48] Taba JV, Cortez VS, Moraes WA, et al. The development of laparoscopic skills using virtual reality simulations: a systematic review. *PLoSONE*. 2021;16(6):e0252609.

[49] Botden SM, Buzink SN, Schijven MP et al. Augmented versus virtual reality laparoscopic simulation: What is the difference? *World J. Surg*. 2007;31:764–772.

[50] Botden, S.M.B.I., Jakimowicz, J.J. What is going on in augmented reality simulation in laparoscopic surgery? *Surg Endosc*. 2009;23:1693.

[51] Tang KS, Cheng DL, Mi E, et al. Augmented reality in medical education: a systematic review. *Can Med Educ J*. 2020;11(1):e81–e96. Published 2020 Mar 16.

[52] De Win G, Van Bruwaene S, Kulkarni J, et al. An evidence-based laparoscopic simulation curriculum shortens the clinical learning curve and reduces surgical adverse events. *Adv Med Educ Pract*. 2016;7:357–370.

[53] Larsen CR, Soerensen JL, Grantcharov TP, et al. Effect of virtual reality training on laparoscopic surgery: randomised controlled trial (published correction appears in BMJ. 2009;338. doi: 10.1136/bmj. b2074). *BMJ*. 2009;338:b1802. Published 2009.

[54] Aggarwal R, Undre S, Moorthy K, et al. The simulated operating theatre: comprehensive training for surgical teams. *Qual Saf Health Care*. 2004;13(Suppl 1):i27–i32.

[55] Derossis AM, Bothwell J, Sigman HH, et al. The effect of practice on performance in a laparoscopic simulator. *Surg Endosc*. 1998 Sep;12(9):1117–20.

[56] Collum J, Harrop J, Stokes M, et al. Patient safety and quality of care continue to improve in NHS North West following early implementation of the European Working Time Directive. *QJM*. 2010;103:929–940.

[57] Cappuccio FP, Bakewell A, Taggart FM, et al. Implementing a 48 h EWTD-compliant rota for junior doctors in the UK does not compromise patients' safety: assessor-blind pilot comparison. *QJM*. 2009;102:271–82.

[58] Hartle A. Gibb S. Goddard A. Can doctors be trained in a 48 hour working week? *BMJ* 2014;349:g7323.

[59] Goddard A, Hodgson H. Newbery N. Impact of EWTD on patient: doctor ratios and working practices for junior doctors in England and Wales 2009. *Clinical Medicine* 2010; 10:330–5.

[60] Simpson C. Cottam H. Fitzgerald JE. et al. The European working time directive has a negative impact on surgical training in the UK. *The Surgeon* 9:56–57.

[61] Lewin J, Saridogan E, Bryne D, et al. Impact of the COVID-19 pandemic on surgery for severe endometriosis in the UK: a national database study. *Authorea*. 2021 Sep 25. DOI: 10.22541/au.163256909.9 3155355/v1

第18章 优质的子宫内膜异位症诊治中心，过去、现在和未来：引进新技术的挑战
Endometriosis Centers of Excellence, Past, Present and Future: The Challenges of Introducing New Technologies

David Rowlands　Nahid Gul　著

每当提及子宫内膜异位症，我们一开始就要牢记 William Osler 爵士（1849—1919）说过的两句话：

好的临床医生治疗疾病；卓越的临床医生治疗患病的患者。

掌握了子宫内膜异位症的人就掌握了整个妇科学。

Sir William Osler，Professor，Johns Hopkins Hospital，Baltimore USA

这些是19世纪末20世纪初的语录，但直到21世纪，英国的专家才开始更认真严肃地理解这些语录。鼓励采取措施，让需要接受复杂手术治疗的子宫内膜异位症或其他疾病的患者更为集中，并接受更亚专业化的诊疗措施，从而减少诊疗策略的差异，优化治疗并减少并发症。

一、背景

2008年12月，BSGE 的妇科子宫内膜异位症专家与结直肠外科同行召开联席会议，讨论优化子宫内膜异位症的外科手术治疗。结果在2009年，该学会设立了一个专业委员会为英国的子宫内膜异位症专病中心设定质控标准，并编制数据库用以记录、审查子宫内膜异位症病例及其疗效结局和并发症。

二、数据库集中收录的深部子宫内膜异位症的定义

基于直肠阴道隔子宫内膜异位症切除手术的

并发症风险、严重发病率和死亡率，其定义标准是组织学确认的需要打开和分离直肠旁间隙的深部子宫内膜异位症切除术。但该定义一直有很大争议。当然，子宫内膜异位症专科手术医生及其多学科协作团队会实施其他多种复杂的手术操作，并不一定与该定义相匹配，然而，这一定义经受住了挑战，并为数据库纳入提供了一个实际可操作且明确的最低标准（精辟见解1）。

精辟见解 1

对要集中收集的病例有明确的定义。

BSGE 对深部子宫内膜异位症的定义：切除组织学证实的直肠阴道隔子宫内膜异位症，术中需要分离直肠旁间隙。

2009年，BSGE 最初认证了英国7个可以开展深部直肠阴道子宫内膜异位症外科手术治疗的专病中心，主要集中在伦敦和英格兰的东南部。

初始的认证标准是一次性满足以下所有标准。

● 每个中心必须有一名妇科医生、一名结直肠外科会诊医生、一名泌尿科会诊医生和一名疼痛科专家。每位成员必须签字同意加入专病中心，并向国家数据库提交相关数据资料，以便进行疗效的比较和分析。

● 每个中心每年至少有12例此类手术患者。

● 所有病例的资料在获得患者的知情同意后，必须上传至 BSGE 数据库。不同意上传资料的患

者不能纳入数据库，也不能计入此类手术例数。

• 所有纳入数据库的患者必须在术前完成基线症状和生存质量问卷评估，在术后 6 个月、12 个月和 24 个月再次完成相同的问卷调查。

• 外科医生必须在术后完成手术记录的书写，包括记录肉眼可见子宫内膜异位症病灶的部位、其处理方式、使用何种能量器械及术中并发症。

• 术后 3 个月内的任何并发症都需要记录。

• 所有中心都应该每 3 年进行一次滚动同行访问评审，以达到互相学习及监查的目的。

三、中心的革新 / 学习

从 2008 年开始，BSGE 注册认证的专病中心明显增多（包括一些只进行经腹手术的中心），2011 年已经有大约 130 个认证的专病中心了。

不幸的是，在审查数据库的阶段，显然大多数中心都没有提交数据，因此不符合纳入标准。BSGE 子宫内膜异位症学组认为能够用于追溯、审查和研究的数据资料有限，这样无法确保诊疗质量。不符合纳入标准的中心被移除，通过认证的中心再次回落到个位数。

因此，又引入了几项改变。

• 开始对数据进行年度审查，并每年对中心进行认证，每年都需符合设定的标准，而不是一次性通过认证即可（精辟见解 2）。

精辟见解 2

对病例进行集中年度审查和对中心进行重新认证对于确保合规性、病例数据质量和确保提交至关重要。

• 同样，显而易见的是 3 年一次的同行访问评审，虽然有利于互相学习，但实际实施并不容易，也不是所有中心都能做到这一点。因此中心认证标准改为每年提交一个经过编辑的 3min 的手术视频，其中需要演示原始病理结果、直肠旁间隙分离过程和病灶切除。该标准适用于所有中心，所有视频都由 BSGE 子宫内膜异位症质量控制小

组进行同行评审。

• 临时的中心也被引入，允许新的中心提出其希望成为 BSGE 认证专病中心的愿望，而不是该单位有意愿达成认证标准就自动认证成为专病中心。将在当年年底对该新的中心的合规性进行评估，并审查提交的数据资料是否符合当年最低数据标准。因此，已经建立了更为稳健的年度认证系统，并在 2021 年稳步重建了 67 个被认证的中心和 7 个临时中心（精辟见解 3）。

精辟见解 3

临时注册的中心就可以允许新的中心在被正式认证为专病中心之前，能根据标准要求自己并进行评估。

• 2017 年，认证标准有了进一步改变，即每个中心需要根据所拥有的妇科手术医生的数量来提供相应数量的病例。也就是说，每个手术医生需要每年最低限的病例数来确保提高自身操作能力，同时仍然需要培训（精辟见解 4）。

精辟见解 4

每个得到认证的子宫内膜异位症中心内的子宫内膜异位症手术医生都需要足够的工作量，在确保个人年度工作量的同时，也确保有足够的病例数用以培训（BSGE 要求每个中心每位有资质的手术医生每年 12 例手术病例）。

2018 年，BSGE 数据库中录入了超过 1700 例需要分离和解剖直肠旁间隙的病例资料。然而，每个中心实施的手术例数和妇科腹腔镜手术医生的数量存在着显著的差异。在 2019 年（COVID-19 前），34 个中心都只有一个子宫内膜异位症妇科手术医生，22 个中心的手术例数不到 20 例 / 年，只有 10 个中心每年的手术例数在 40 例以上。2019 年，BSGE 重新定位了其对英国本土以外海外中心的角色，即便海外中心符合其认证标准，BSGE 也不再对海外中心进行认证（精辟见解 5）。

精辟见解 5

国家机构应集中精力确保本国的质控标准。虽然其他国家的专病中心可以选择采用相同的标准来建立自己的中心，但这些中心所在的国家机构需要对其诊疗质量进行负责。

2021 年，BSGE 最终对各个中心的个体化执行情况进行了反馈。当然，情况反馈是审查和医疗质量服务改进的一个重要方面，也受到了各中心的欢迎，以便各个中心能够相互学习并努力改善其各自个体化诊治的女性的疗效结局（精辟见解 6）。

精辟见解 6

与反馈所有被认证中心的平均疗效结局相比，个体化反馈给各个中心他们自己患者的疗效结局有助于各个中心的持续化质量改进。

鉴于这些更为严格的认证标准，被识别为数据异常（过高或过低）的中心可能要接受更严格的评估，以确定其诊疗实践过程中哪些方面能分享经验或提出建议，以达到改善医疗服务的目的。那些没有进步的表现不佳的中心也有可能被取消认证资格。

四、疗效结局

随着几年来数据的积累，BSGE 在 2017 年[1]英国医学期刊（BMJ）（开放获取）上公布了其子宫内膜异位症中心的队列研究[1]。这是同类研究中规模最大的一项，纳入近 5000 名符合上述手术标准的患者，由来自 51 个单位的 100 多名妇科腹腔镜手术医生进行手术。该研究的目的是采用标准化患者症状问卷调查（0 个月、6 个月、12 个月和 24 个月）随访评估腹腔镜直肠阴道子宫内膜异位症切除术的有效性和安全性，以及围术期和术后并发症。

该研究得出结论，腹腔镜手术切除直肠阴道子宫内膜异位症是一种安全有效的治疗方法，改

善了生活质量，减轻了疾病症状且严重并发症发生率低。表 18-1 中的证据证实了优秀专病中心多学科联合医疗服务达到了预期获益。

五、临床子宫内膜异位症专科护士

建立子宫内膜异位症中心的初衷无疑是实施外科手术。然而，由于子宫内膜异位症的诊疗需要一套整体的方案，并要有一个团队对患者进行支持鼓励，临床子宫内膜异位症专科护士（clinical nurse specialist，CNS）已然成为子宫内膜异位症专病中心认证的重要组成部分。从 2014 年 1 月起，这已成为一项认证要求，也是最令人兴奋的发展之一。接受临床子宫内膜异位症专科护士照护的最低小时数为每周 10h，该时间段必须得到保证，并且确保由专科护士这一特殊人员来完成。临床子宫内膜异位症专科护士这一角色的支持要求及其承担的关键职能的推荐已在表 18-2 和表 18-3 中列出。

六、多学科协作团队的作用

多学科协作诊疗绝对是优质化和个体化医疗的关键，能在进行医疗决策时均以每位女性患者为中心。手术只是诊疗过程的一方面。

表 18-1　发表在 BMJ Open 2017[1] 上的疗效结局

报道认为患者的以下症状得到了显著的缓解
- 经前、经期疼痛和非周期性盆腔疼痛
- 深部性交痛
- 排便痛
- 腰痛
- 膀胱区疼痛
- 排尿困难
- 便秘
- 里急后重
- 尿不净
- 尿频

生存质量评分［使用欧洲生存质量评分表（EuroQOl）］也从手术前的中间值 55/100 上升到术后 6 个月时的 80/100

这些症状改善可持续至术后 2 年

肠道和泌尿系主要并发症发生率分别为 1.1% 和 1.0%

表 18-2　BSGE 对临床专科护士岗位的建议

BSGE 认证的支持子宫内膜异位症临床专科护士岗位的推荐：

- 根据英国 NHS 变革议程（AFC）分级提出建议薪酬
- 子宫内膜异位症临床专科护士应当被分在 AFC7 级（或更高），或者分在 AFC6 级但明确后续有途径能升至 AFC 7 级

BSGE 认证的子宫内膜异位症专病中心中临床子宫内膜异位症专科护士岗位的分配工作时间

每周至少达到 10h，确保该工作时间是单独分配给子宫内膜异位症临床专科护士这一岗位的。子宫内膜异位症临床专科护士的工作时长应当根据其所需提供的医疗服务和该岗位预期发挥的作用在当地做统一规定

BSGE 的期望是其保障工作时长根据以下情况延长

- BSGE 认证子宫内膜异位症专病中心的规模 / 医疗活动
- 中心顾问医生数量

子宫内膜异位症多学科团队由以下人员组成。

- 妇科腹腔镜子宫内膜异位症手术专家。
- 结直肠外科医生。
- 泌尿科医生。
- 疼痛科顾问医生。
- 对子宫内膜异位症感兴趣的放射科顾问医生。
- 子宫内膜异位症临床专科护士。

MDT 团队应至少每月举行一次正式会议讨论，对正在进行治疗的病例，在其现有治疗的基础上再讨论其个体化医疗服务。

MDT 讨论有很多获益，如下所述[2]。

第一，患者获益。多学科讨论有助于优化个体化整体医疗服务，将短期、中期和长期手术治疗和非手术治疗的各种方案都考虑在内。

第二，有如下方面获益：手术干预之前的术前沟通、知情同意和预期进行的手术方式和流程（疾病的转归预后、专业知识、手术所需时间和设备）；了解该女性患者试图通过手术干预获得什么效果，以及她准备承担的风险（例如，生育与疼痛；盆腔内病灶的切除；肠道切除术的接受度伴有或不伴结肠造口术）。

表 18-3　临床专科护士岗位的主要职责

子宫内膜异位症临床专科护士每周主要的临床工作

发掘患者可获得的医疗资源和服务

负责患者数据资料的审校、管理和上报

在妇产科护理方面有很强的专业背景

BSGE 建议每个专病中心的子宫内膜异位症临床专科护士的职责同时遵循皇家护理学院指南（https://www.rcn.org.uk/professional-development/publications/pub-007239 ） 和 NICE 的 规 定（https://www.nice.org.uk/guidance/ng73/resources/endometriosis-diagnosis-and-management-pdf-1837632548293 ）

指导 – 每个新的子宫内膜异位症临床专科护士都将有一名指导者，他们将支持专科护士的岗位职责，确保其能胜任工作并在 BSGE 设定的能力认证上签字

教育和专业发展 – 每位子宫内膜异位症临床专科护士参加 BSGE 年度科学会议（至少每 2 年召开一次）

完成基本核心能力将成为每位临床专科护士的必须要求

- 病史询问
- 子宫内膜异位症及其治疗选择的专业知识
- 能独立进行咨询
- 咨询技巧（基础水平）
- 转诊去其他医疗机构
- 免费疗法的相关知识
- 订购和解释诊断工具
- 数据资料收集和管理
- 电脑网络技术和维护 BSGE 数据库
- 沟通技巧

额外的教育背景和技能选项如下

- 超声：经阴道扫描，经直肠扫描
- 疼痛评估方面专业的知识，疼痛评价和管理
- 非医疗相关的处方医生
- 知情同意和法律方面知识
- 基本、中级和高级咨询（正式和非正式），如性心理咨询和（或）认知行为治疗
- 替代疗法方面前沿知识和理论，如反射疗法、针灸、按摩
- 饮食、营养和锻炼
- 肠道和膀胱功能：评估、评价和治疗管理
- 盆腔神经学：评估、评价和功能
- 领导力
- 实施技术和知识的更新
- 教学和呈现疗效结局
- 审核和研究

七、英国 NHS 英格兰分部专业化运作

NHS 英格兰分部认识到这项手术的专业化性质，并根据 BSGE 标准来认证和运作专病中心，强调多学科团队的重要性[3] 和其他欧洲地区和全球其他地区一样，NHS 专业化医疗的关键是医疗服务的可持续性。只有一名外科医生的中心是很脆弱和不稳定的，因为他们提供的整个医疗服务完全依赖于该外科医生。在英国，NHS 正在向综合医疗网络发展，为一个地理区域内的更多人群提供医疗服务，因此致力于在更大的网络中将有认证资质的外科医生聚集到单个专病中心一起工作。

八、2017 年英国国家卫生与临床优化研究所指南

2017 年，英国国家卫生与临床优化研究所（National Institute for Health and Care Excellence，NICE）公布了子宫内膜异位症诊断和治疗指南[4]。患者及其医护人员 / 家庭成员、保健医生及 NHS 的工作人员和医疗服务提供者都能获得该资料。本指南取代了之前的指南，之前的指南只关注生育能力，而本指南涉及女性健康更广泛的领域。

该指南很重要，因为它认证了子宫内膜异位症专病中心的学术地位，而且还进一步描述了为可疑或确诊的子宫内膜异位症患者建立受监管的临床网络（从初级、中级和三级医疗机构）的需求，并阐明当地妇科医疗服务的职责。

九、诊断所面临的挑战

NICE 指南描述了子宫内膜异位症症状，在认识到子宫内膜异位症对女性生活的影响后，提出及时诊断和治疗的必要性，然而可悲的是，从出现症状到诊断子宫内膜异位症的平均时间在 6～12 年，这取决于患者获取疾病信息的渠道。无论哪一个时间是准确的，我们都认为这是不可接受的。虽然可以说，BSGE 子宫内膜异位症中心项目已经在英国取得了巨大成功，但我们仍然没有达成早期有效诊断和治疗子宫内膜异位症的需要和挑战。

就临床症状（包括 17 岁以下年轻女性的症状）和检查（尤其是经阴道超声和腹腔镜）而言，诊断部分是 NICE 的关键部分。诊断的挑战已经在第 2 章至第 5 章中阐明。

十、子宫内膜异位症各党派议会小组

子宫内膜异位症各党派议会小组（All-Party Parliamentary Group on Endometriosis，APPG）在 2018 年成立，以此来提高议会对子宫内膜异位症的认识，调查那些患有该病的人如何获得她们需要的支持，询问女性是否被告知子宫内膜异位症和子宫肌瘤的可获得的治疗选择，并在知情的情况选择治疗方案。报告全文可在网络上获取[5]，其摘要见表 18-4 和表 18-5。

十一、子宫内膜异位症中心在教学培训方面的作用

为满足增长的医疗服务需求，教学培训是基础。子宫内膜异位症中心为培训未来几代经认证的子宫内膜异位症专家和提供全方位照护和服务的健康医疗专业人员，如外科医生、影像学医生和 MDT 专业人员，提供了难得的机会。在第 17 章中提到教学培训部分，并在后文提到其与机器人手术的关系。

十二、优秀的子宫内膜异位症中心和新的手术治疗方式

优秀的子宫内膜异位症中心的多学科综合医疗服务提供无与伦比的机会，能以结构化和可控的方式实施研究并引入新的治疗方法。

十三、子宫内膜异位症的机器人手术

20 世纪 90 年代，微创手术被迅速用于诊断子宫内膜异位症，随后又被用于子宫内膜异位症的手术治疗，取代开腹手术成为子宫内膜异位症手术的金标准。腹腔镜手术被认为可以减少疼痛和改善生育力[6]，并能降低围术期并发症[7]。自此之后，技术不断创新，使得更复杂的手术过程能通过微创手术得以实施，最大限度地减少中转开腹手术。

表 18-4 子宫内膜异位症全党议会小组工作执行摘要
子宫内膜异位症是一种普遍的疾病，从青春期到绝经影响了 10% 的女性（在英国患病女性超过 150 万人）
• 子宫内膜异位症患者平均诊断延迟 8 年（近 10 年来没有改变）
• 超过 58% 的患者因为有症状去全科医生处就诊 10 次或以上，53% 的患者去过急诊室（紧急医疗）；27% 去急诊室 3 次或以上，21% 因为有症状去医院就诊 10 次或以上
• 诊断延误可以影响生活质量并导致疾病进展
• 81% 患者认为子宫内膜异位症对其心理精神健康造成负面或极端负面的影响
• 90% 患者希望获得精神心理上的支持，但并没有提供这类服务
• 只有 19% 患者知道她们是否就诊于子宫内膜异位症专病中心，84% 的受调查者提出有子宫内膜异位症相关肠道症状
• 超过 60% 的受调查者曾在不一定有足够的专业技术为她们进行手术或提供有效治疗的医疗机构就诊

表 18-5 子宫内膜异位症各党派议会小组推荐
• 缩短确诊时间，目标是在 2025 年前延迟诊断时间为 4 年或更短，到 2030 年则缩短为 1 年或更短
• 所有英联邦政府部门确保 NICE 指南和子宫内膜异位症质控标准的有效性
• 在普通妇科医生中找出对子宫内膜异位症特别感兴趣的，任命其为专科医生并设立该岗位
• 获得多学科疼痛管理服务
• 为有需要的子宫内膜异位症患者提供生殖医疗和生育力保存服务
• 为非盆腔子宫内膜异位症提供转诊途径，从胸腔子宫内膜异位症开始
• 保证精神心理支持成为女性治疗计划中的一部分
• 在英国，月经期健康被列为学校课程的必修课
• 英国皇家全科医生学院、皇家妇产科医生学院和皇家护理学院反思如何确保其成员获得所需的知识、培训和经验，以识别子宫内膜异位症的症状

继美国 FDA 于 2000 年 7 月批准达芬奇手术系统在美国的使用后，机器人辅助手术已经在许多外科领域得到了广泛的应用，包括妇科。然而，机器人仍然只是一种手术工具，手术决策（包括是否使用机器人）才是关键，也就是说盆腔解剖学知识和对人类生理学变异知识的累积才是进行复杂妇科手术必不可少的要素[8]。机器人技术的引进有时会引起一些妇科医生的争议，因为缺乏大规模随机对照试验，他们对机器人手术的获益持怀疑态度。最初腹腔镜手术在 20 世纪末的实施也面临过类似情况，当时开放手术被认为是金标准。

患者越来越多地质疑更具侵入性的技术（开放手术），越来越需要更微创的手术。外科医生最重要的是及时了解新的诊疗措施，并让患者知情和参与到是否手术和手术类型的决策中来。

有趣的是，在 1920 年，Capek 引入"机器人"一词是用来定义强迫劳动的（无人希望承担的工作）。笔者很想知道，他是否会意识到 20 世纪机器人技术在世界范围内会有如此的进步？

在 FDA 批准机器人手术后，外科医生发现他们能够安全地通过机器人进行超出传统腹腔镜手术能力的复杂的微创手术操作，其证据是 Ind 等对 36 项研究的 Meta 分析表明（总共 3830 例机器人辅助腹腔镜手术和 4245 例传统腹腔镜手术患者）[9]，中转开腹手术概率低。达芬奇手术机器人市场上的机型从最初的标准操作平台（S）发展到新一代操作平台（Si、Xi、单孔）。在近 5 年，更多最新型的手术机器人被认证允许用于临床，如剑桥医学机器人（CMR）Versius、Medtronics、Transenterix Senhance 系统、Avatera Medical[10-14]。在本章中，许多文献报道和笔者个人的经验都是来自第 Si 代达芬奇手术机器人。机器人手术越来越被公认为是执行复杂妇科手术的标准规范术式，如直肠阴道子宫内膜异位症，妇科已经成为世界范围内第二大使用机器人手术的专业。在英国和爱尔兰，机器人手术在初始阶段的实施比较缓慢，而且存在明显的地域差异。机器人手术被认为是一种高手术成本的手术操作，然而，整体 - 健康经济手术成本分析表明机器人手术是具有成本效益的。

成本效益的提高是因为机器人手术减少了中转开腹，术后快速康复减少了手术并发症，缩短了住院时间，而且患者能更早的恢复正常社会经济活动。现在，50% 英国国民医疗服务体系内的医院能实施妇科机器人手术，机器人手术在复杂妇科手术操作中是更被推荐的手术方式[15]。

十四、机器人操作平台介绍

机器人手术具有三部分组件。

- 床旁机械臂系统 / 组件。
- 影像设备车组件。
- 具有 3D 观察器的移动外科医生操作台。

机器人相较于传统腹腔镜而言的优势是由数个优势组合而成的：3D 三维立体视野，具有两个以上用于连接器械的机械臂，与人手合为一体的器械和稳定的摄像机，所有这些都可以由外科医生远程操作。后者为外科医生、手术助手和手术团队提供了卓越的人体工程学舒适度。传统腹腔镜手术被认为与多种肌肉骨骼问题有关，因此机器人手术的人体工程学舒适度是很重要的优势[16, 17]，这不仅对医生的日常工作很重要，而且对其整个手术生涯的长短也很重要（精辟见解 7，表 18-6 至表 18-8）。

精辟见解 7　机器人手术和传统腹腔镜手术主要特性的比较

机器人手术	腹腔镜手术
直观可见的灵巧度、精确度，远程控制机器人	远程操纵
7 个方向自由度活动	4 个方向自由度
外科医生操作台的人体工程学设计	站立操作
缺乏力量反馈	缺乏触觉
抓持力 57N	抓持力 112N
通过调节和过滤消除震动	可见震颤晃动

表 18-6　机器人手术优势

外科医生获益	患者获益	学科获益
执行多重并行任务	能通过微创途径完成手术	通过改善可视化体验来展示真实世界立体的外科解剖学和培训手术步骤
可视化（10 倍放大 vs. 传统腹腔镜 7 倍）	低中转开腹率	指导者和受训者舒适的教学体验
高清晰度、3D 立体视野	精确切除病灶并保留神经血管束，进而减少术后功能障碍	双外科医生控制台操作系统，缩短学习曲线
器械如同腕关节运动般精准的活动度（7 个方向自由度）	围术期并发症减少	模拟器上每例手术操作前能够进行技能复习
精密的器械	彻底切除包括具有挑战性部位的所有病灶，如深部直肠阴道子宫内膜异位症，腰骶神经受累 盆腔外病灶，如横膈、肝、胸部	远程操作和远程指导
过滤生理性手部震颤	术后更早康复和重返工作	
人体工程学舒适度改善	消除支点效应，减少术后疼痛	
提高灵活度 稳定的摄像系统 更好的人体工程学体验 可缩放的数字摄像系统 外科医生还能控制第 3 个机械臂，使得手术助手操作更为稳定		

表 18-7　复杂子宫内膜异位症病灶切除的机器人手术操作前的准备步骤

1. 患者纳入和选择
2. 病史询问和咨询，知情同意，术前 MDT 讨论
3. 团队简报，确保参与手术的所有成员都了解病例和手术要求
4. 世界卫生组织核查清单第一部分和全身麻醉诱导
5. 患者体位摆放，头低足高位时使用防患者滑落的材料
6. 从麻醉室转移到手术室和 WHO 核查清单第 2 部分
7. 检查患者体位，阴道准备，按需要准备举官器、直肠探头，并确保第二助手熟悉所负责的手术操作步骤
8. 建立气腹
9. 置入套管
10. 改良头低足高位（倾斜角度因患者而异，为 20° ~25°）
11. 对接（将机械臂连接到套管）。根据医生接受的培训和偏好，选择在患者左侧 / 右侧或两腿之间进行对接。通过 Xi 代达芬奇机器人，可以实现多象限手术。其他机器人系统也是模块化设计，更具灵活性
12. 气腹压力可下降至 8~15mmHg，压力取决于患者特征
13. 确保团队所有成员都能看到手术视频监视器，患者操作通道维持开放
14. 在外科医生用操作平台开始手术之前，和所有人最终确认
15. 术前和术后团队都进行病例简报，术中团队成员之间建立清晰规律的沟通交流
16. 确认手术完成，在直视下移除所有器械，解除机械臂与套管的对接。缝合套管切口。帮助团队撤出机器人并移开设备，为患者转移至麻醉复苏室创造空间。
17. 确认所有手术操作准确无误的记录，确保报销编码恰当地反映了病例的复杂性
18. 完成世界卫生组织核查清单第 3 部分，确保标记了标本用以进行组织学检查
19. 感谢团队所有成员，探讨所有术中可供学习的知识点。完成手术审核数据库的填写
20. 跟进患者术后情况，并解释说明出院后合适的治疗方案和随访安排

十五、机器人手术培训

一台成功的手术 70% 依赖于手术决策，30% 依赖于手术技巧。任何技术工具都不能替代这些因素。解剖学知识和预测及防范手术失误的能力在开腹手术或腹腔镜手术中都是同等需要的。还需要额外掌握的技能包括技术方面操纵机器人手术平台，还有在更复杂的机器人手术室环境中发挥领导力协调手术室内人为因素。

每台机器人手术操作平台 / 组件都开发了专门针对其特定训练平台的培训模块。

然而，知道如何开车并不一定是一个能安全驾驶的好司机。英国与爱尔兰妇科机器人手术医生协会（BIARGS）[21]制订了一系列培训课程，并与 RCOG 合作，为机器人手术引入先进的专业模块（ASM），其中一部分就是针对机器人子宫内膜异位症手术的。BIARGS 机器人手术培训项目支持 RCOG 培训目标，旨在培养具备 21 世纪所需技能、知识和视野的专家，满足患者和医疗服务的需求。预计 BSGE 和 BIARGS 将共同协作商定严重子宫内膜异位症手术所需的手术技能组套，并考虑到机器人手术需要额外强调人为因素和环境意识（非外科医生手术技巧）（精辟见解 8）。

精辟见解 8

为了安全实施机器人手术，整个手术团队都要进行培训。

将病例讨论和培训纳入手术团队简报被认为是让整个团队参与到提供安全优质新技术中来的最佳途径之一[19]。

手术室环境全面评估通过 NOTSS 完美实现[20]。

用于子宫内膜异位症机器人手术的 ASM 组件在 BIARGS 培训课程中详细说明[21]，包括以下部分。

- 机器人干湿实验室手术培训。
- 手术室内的手术指导。
- 评估 / 进展。

十六、机器人手术的执行和临床监管

机器人辅助手术中有额外技术需要对整个手术团队进行综合培训，包括外科医生、护士、团队中的专业人士和麻醉师。为了实现机器人手术有效且安全，需要进行结构化培训课程。BIARGS

表 18-8 直肠阴道子宫内膜异位症机器人手术的步骤（根据笔者的临床实践经验）

手术步骤	方 法
1. 进入后腹膜，分离输尿管	1. 机械臂 3 中使用机器人抓握器对阔韧带内侧褶皱进行牵拉。如果计划进行子宫切除术或卵巢切除术，可以切开金三角区域的腹膜，以识别三角区下缘的输尿管（视频 18-1） 2. 用机器人单极电刀在腹膜上切开一个小口，让气体能进入后腹膜，建立一个无血管的平面 3. 用左侧臂（2 号臂）的双极钳在疏松的蜂窝样组织中进行切开，腹膜后的血管和输尿管表面的腹膜就被拉高了 4. 继续切开，切开腹膜部位保持在输尿管上方朝向输尿管隧道方向，输尿管界限清晰显示
2. 打开直肠旁间隙	1. 切开直肠旁脂肪外侧边缘与宫骶韧带内侧边缘之间的骶骨岬外侧下方的腹膜后，就进入了潜在的无血管区域，腹下神经就位于 USL 外侧（视频 18-2 和视频 18-3） 2. 腹膜内侧褶皱上的牵拉能很容易扩大空间，并且可以继续向前内侧显露直肠阴道间隙 3. 在 10 倍放大下，直肠浆膜面的识别是很容易的，操纵直肠探头能帮助识别，能在直肠阴道隔病变和直肠下方病变之间建立平面
3. 保留神经血管束	腹下神经丛穿过直肠旁间隙，从内向外跨过子宫骶韧带，并对其进行神经支配，再穿入宫旁组织。机器人辅助手术能更精准的切除病灶并保留神经（除非在严重病变时，神经也是子宫内膜病灶的一部分），通常推荐保留至少一侧神经，试着减少出现泌尿生殖系统症状的风险
4. 病灶切除	按照病灶严重程度和范围、切除方式不同，分为刨削术、圆盘状碟形切除术或更广泛的肠道节段性切除术。在英国，肠道节段性切除术常规来说是一种和 MDT 团队中其他成员一起进行的联合手术操作（需要结直肠外科医生和泌尿科医生或在腰骶神经根受累的病例中需要盆腔神经外科医生）

视频 18-1 机器人辅助手术，展示后腹膜切开，以识别"金三角"（外侧髂血管、前方圆韧带和内侧卵巢血管之间围成的三角形空间）中的输尿管和子宫动脉

请访问 https://resourcecentre.routledge.com/books/9781138595873

视频 18-2 机器人辅助下保留神经的深部子宫内膜异位症切除术。视频演示了直肠阴道深部结节的切除和保留双侧腹下神经

请访问 https://resourcecentre.routledge.com/books/9781138595873

视频 18-3 机器人辅助下 4 期子宫内膜异位症手术，演示了打开直肠旁间隙和 3 个机器人器械的协助手术过程

请访问 https://resourcecentre.routledge.com/books/9781138595873

已经为机器人手术医生、第一和第二助手开发了结构化的培训课程，并对训练有素的外科医生进行认证。

为了确保任何新的外科技术都符合临床监管标准，每家医院都有责任评估专门从事子宫内膜异位症手术和机器人手术的外科医生（表 18-9）。

十七、子宫内膜异位症的机器人手术证据

严重直肠阴道子宫内膜异位症手术是高度复杂的手术操作，机器人辅助手术能帮助我们完成在腹腔镜下极具挑战性的病灶切除。在复杂的病例中，尤其是需要肠壁全层切除的病例中，这能帮助减少并发症和降低中转开腹手术的比例。

在该领域中，比较机器人手术和传统腹腔镜技术的可行性和安全性的研究有限。

一项纳入 44 名因为直肠阴道子宫内膜异位症而实施机器人手术或腹腔镜手术患者的多中心、前瞻性观察性队列研究得出结论，主要结果（手术时间"切开至缝合"）或是中转开腹比率、围术期并发症或术后 12 个月子宫内膜异位症相关症状

表 18-9　摘要：新技术实施流程的关键点
1. 回顾已发表的数据和指南
2. 确定部门的医疗服务需求、信用度和财务状况
3. 当地同行中寻求支持帮助
4. 让高级组织管理团队、临床监管团队和利益相关者共同参与
5. 对所有团队成员（包括护理团队和麻醉师）进行培训
6. 领导团队并获取项目
7. 审查执行情况和提供反馈意见
8. 让患者参与并进行患者满意度调查
9. 分享经验，在当地、国家 / 国际范围内学习，并与学会和专业同行合作
10. 发表失败和（或）成功的病例以学习或庆祝，以利于职业持续性发展
11. 掌握最新的临床证据和技术，并对变革持开放态度

等次要结果都无统计学显著差异。两组患者术后12 个月随访时，疼痛和肠道症状均改善。然而，需要注意的是机器人手术组中计划子宫切除的数量更多，更多病灶累及子宫骶韧带，所以组间似乎没有可比性。机器人手术组患者在手术室内时间更长（患者入手术室到出室）[22]。这也强调了手术团队需要培训以提高手术室设置效率，并强调非手术技巧方面的重要性[20]。

一项腹腔镜和机器人子宫内膜异位症手术的多中心 RCT 研究（2017）比较[23]得出的结论是，机器人手术和传统腹腔镜手术在围术期没有差异，包括手术时间。然而，最大一项纳入 164 例患者的多中心机器人辅助手术病例研究发现相较于腹腔镜手术，机器人辅助子宫内膜异位症病灶切除手术的主要并发症发生率下降约 50%（机器人辅助手术 3%[24]，腹腔镜手术 6%～7%[25]）。

最近 Restaino 等的一项系统性综述和 Meta 分析纳入了 4 项比较性研究共 1527 例接受机器人辅助和腹腔镜手术切除子宫内膜异位病灶的患者，结论是在复杂严重病例中，机器人手术是安全和可行的手术选择[26]。两组患者围术期结局相似，而机器人手术的手术时间更长，该结论与之前的文献报道相同。这和笔者在机器人手术病例中得出的经验也是相似的，这些经验在国内和国际会

议上均有发表（在 BIARGS、SERGS 和 ESGE 口头汇报和海报呈现）。与国际上报道相比，我们的中转开腹率和并发症发生率均较低，即便机器人手术会选择更复杂的病例[27]。机器人手术的学习曲线更短，尤其是对那些有腹腔镜手术经验的术者来说。我们建议需要 20～30 例患者才能熟练掌握机器人手术技巧。

机器人子宫内膜异位症手术有效性的 RCT 研究证据有限。一项纳入 545 例女性患者的回顾性研究认为腹腔镜手术和机器人手术的围术期结局类似。然而，两组之间没有可比性，因为相对腹腔镜手术组，机器人手术组中 3～4 期高期别子宫内膜异位症患者更多[7]。未来的临床研究应当关注子宫内膜异位症保留神经手术的获益，就像在前列腺癌中保留神经一样[28]；并尽可能关注如何通过组织增强介质，如吲哚菁绿，更好地显示和切除病灶，这就相当于降低了复发率。

在英国快速普及机器人手术的主要障碍就是费用，随着新的机器人操作平台和技术的爆炸式出现，有望通过竞争降低成本。为了安全实施手术，和美国机器人培训项目类似[30]，欧洲和英国机器人学会也设立了合适的培训项目[29]。

十八、机器人手术小结

目前机器人操作平台没有脱离外科医生操控的自主动作功能；因此，该新技术强调解剖学专业知识与创造性手术技能的结合。

主要优势包括：能在腹腔内压力较低的情况下手术，有第 3 个机械臂进行手术辅助，通过"调节"和"过滤"消除手术震颤，从而做到顺滑、一致性的精准动作。人体工程学舒适度也能延长外科医生的手术生涯。

十九、未来发展

尽可能最大限度降低手术风险和改善患者医疗的愿望是微创手术技巧持续发展的动力。在未来，可能从人类智能向人工智能连续性发展，进而协助手术决策和自动选择手术方式[31]。持续参

与、培训、指导、监督和多学科协同工作，为了降低风险，提供的子宫内膜异位症微创手术，其结果有质量控制保障流程（quality assured，QA）。技术的使用和用人工智能进行影像/视频分析将成为认证和外科医生认证评估的常态。

利用电子学习培训模块实现卫生健康技术数字化和功能训练技能的客观评估将取代目前的主观评估方法。

虚拟和增强现实与 3D 打印模块的结合将有助于外科医生明确解剖和病理学，针对复杂病例进行 MDT 会议并确定术前计划（包括 USS、MRI 的放射学检查回顾）和知情讨论。这能帮助患者进行决策，帮助外科医生挑选最佳可获得的手术器械，以便在严重直肠阴道子宫内膜异位症中获得最佳手术结局。

在未来手术操作中，电脑上手术视频的评价和电子 - 监管将成为常态，为患者和其他利益相关者提供保障。

结论

子宫内膜异位症一直是极具挑战性的妇科疾病，在疾病的认知、患者对疾病了解度、药物治疗和手术治疗方法上都持续改善。因此，这些患者在临床实践中的治疗方法的演变和创新是必然的，医疗服务需要变革和重塑。

今天我们有机器人辅助手术，明天，谁知道呢？我们可能拥有机器人外科医生。外科的专科医生正在积极采用这些新技术，试图改善患者的预后和体验。

有许多文献支持机器人妇科手术，因为患者预后更好（并发症发生率降低，中转开腹率降低，住院时间缩短）；由于并发症发病率降低且恢复加快，高初次开机成本与总体较低的费用相平衡。

患者希望提供子宫内膜异位症医疗服务的临床医生和医疗部门是优质子宫内膜异位症专病中心的一部分，有多学科团队协同工作且具备最先进的设备技术。现在和未来，这些优质中心必须确保医疗服务质量，这些医疗服务有严谨的临床管理框架，并具有同行评审的 QA 标准。希望外科医生都经过严格的培训并已经实施了最低限度病例量的手术操作。

接受新技术可能是一个快速的过程，尤其是在不涉及高成本的情况下。相反，在英国，机器人技术的实施很缓慢，因为费用高昂且缺乏随机对照临床研究；然而，越来越多的文献支持使用该技术则患者和外科医生均能获益。随着新型机器人操作平台不断涌现，机器人手术的培训和认证将成为常态。

有理由相信，收治大量深部子宫内膜异位症女性并实施大量手术的优质的子宫内膜异位症专病中心将成为未来诊疗革新的机构。优质的机器人手术中心也应该纳入，因为对于那些实施多例机器人手术的外科医生而言，其患者的疗效相较腹腔镜手术者更好[32]。

在国家/国际数据库（BSGE 子宫内膜异位症数据库和欧洲机器人子宫内膜异位症数据库）中录入患者资料，能为将来审查疗效和设定优质手术标准提供集合的数据库。

参考文献

[1] Byrne D, Curnow T, Smith P on behalf of BSGE Endometriosis Centres, et al. Laparoscopic excision of deep rectovaginal endometriosis in BSGE endometriosis centres: a multicentre prospective cohort study. *BMJ Open* 2018;8:e018924. doi: 10.1136/bmjopen-2017-018924.

[2] Ugwumadu L, Chakrabarti R, Williams-Brown E et al. The role of the multidisciplinary team in the management of deep infiltrating endometriosis. *Gynecol Surg* 2017;14:15. https://doi. org/10. 1186/s10397-017-1018-0.

[3] NHS England: https://www. england. nhs. uk/commissioning/wp-content/uploads/sites/12/2014/04/e10-comp-gynae-endom-0414. pdf.

[4] NICE: https://www. nice. org. uk/guidance/ng73/resources/endometriosis-diagnosis-and-management-pdf-1837632548293.

[5] APPG: https://www. endometriosis-uk. org/sites/endometriosis-uk. org/files/files/Endometriosis APPG Report Oct 2020. p df.

[6] Wattiez A, Puga M, Albornoz J, et al. Surgical strategy in endometriosis. *Best Pract Res Clin Obstet Gynaecol* 2013;27(3):381–392.

[7] Patzkowsky KE, As-Sanie S, Advincula AP. Perioperative outcomes of robotic versus laparoscopic hysterectomy for benign disease. *JSLS*

2013; 17: 100–106.

[8] Carbonell AM, Warren J et al. Reducing length of stay using a robotic-assisted approach for retromuscular ventral hernia repair: a comparative analysis from the Americas hernia society quality collaborative. *Ann Surg. Robotic Surg.* 2018 Feb;267(2):210–217.

[9] Ind T, Laios A, Hacking M, et al. A comparison of operative outcomes between standard and robotic laparoscopic surgery for endometrial cancer: a systematic review and meta-analysis. *Int J Med Robot* 2017;13:e1851.

[10] Intuitive Surgical: www. intuitivesurgical. com.

[11] Cambridge Medical Robotics (CMR): Versius: www. cmrsurgical. com.

[12] Medtronics: www. medtronic. com.

[13] Transenterix Senhance System: www. transenterix. com.

[14] Avatera Medical: www. avatera. eu.

[15] El-Hamamsy D, Geary RS, Gurol-Urganci I et al. Uptake and outcomes of robotic gynaecological surgery in England (2006–2018): an account of Hospital Episodes Statistics (HES). *Journal of Robotic Surgery.* 2022;16(1):81–88. https://doi. org/10. 1007/s11701–021–01197–5. A2021.

[16] Berguer R, Forkey DL, Smith WD. Ergonomic problems associated with laparoscopic surgery. *Surgical Endoscopy*; 2014. 13;466–468.

[17] Hignett S, Moss E et al. *Save Our Surgeons: An Ergonomics Evaluation of Laparoscopic Hysterectomy. Contemporary EHF 2017, Gynaecology, Musculoskeletal, Postural Analysis, Publications, Surgery.* Chartered Institute of Ergonomics & Human Factors; 2018.

[18] Spencer F. Teaching and measuring surgical technique, the technical evaluation of competence. *Bulletin of the American College of Surgeons* 1978: 63;9–12.

[19] LAPCO Train the Trainers: www. lapco. com.

[20] Fin R, O'Connor P, Crichton M. *Safety at the Sharp End. A Guide for Non-Technical Skills.* New York: CRC Press; 2008.

[21] BIARGS: www. biargs. org. uk.

[22] Raimondo D, Alboni C, Orsini B, et al. Comparison of perioperative outcomes between standard laparoscopic and robot-assisted approach in patients with rectosigmoid endometriosis. *Acta Obstetricia Et Gynecologica Scandinavica* 2021;100(9):1740–1749. https://doi. org/10. 1111/aogs ,14170.

[23] Soto E, Luu TH, Liu X, et al. Laparoscopy vs. robotic surgery for endometriosis (LAROSE): a multicenter, randomized, controlled trial. *Fertil Steril* 2017; 107: 996–1002.

[24] Collinet P, Leguevaque P, Neme RM, et al. Robot-assisted laparoscopy for deep infiltrating endometriosis: international multicentric retrospective study. *Surg Endosc* 2014; 28: 2474–9.

[25] Kondo W, Bourdel N, Tamburro S, et al. Complications after surgery for deeply infiltrating pelvic endometriosis. *BJOG* 2011;118:292–8.

[26] Restaino S, Mereu L, Finelli A. et al. Robotic surgery vs laparoscopic surgery in patients with diagnosis of endometriosis: a systematic review and meta-analysis. *J Robotic Surg* 2020;14:687–694. https:// doi. org/10. 1007/s11701–020–01061–y.

[27] Sadashivaiah J, Ahmed D, Gul N. Anaesthetic management of robotic-assisted gynaecology surgery in the morbidly obese: a case series of 46 patients in a UK university teaching hospital. *Indian J Anaesth* 2018;62:443–8.

[28] NICE. Prostate cancer: diagnosis and management. *Clinical Guideline [CG175].* 2014. https://www. nice. org. uk/guidance/cg175.

[29] Hanssens S, Nisolle M et al. Robotic-assisted laparoscopy for deep infiltrating endometriosis: the register of the Society of European Robotic Gynaecological Surgery. *Gynécol Obstét Fertil* 2014;42(11):744–748.

[30] Fatehchehr S, Rostaminia G, Gardner MO, et al. Robotic surgery training in Gynecologic Fellowship Programs in the United States. *JSLS* 2014;18:e2014.

[31] Walker RF. Artificial intelligence in business. Balancing risk and quality. PEGA White paper. 2017.

[32] Herrinton LJ, Raine-Bennett T, Liu L, et al. Outcomes of robotic hysterectomy for treatment of benign conditions: influence of patient complexity. *Perm J* 2020;24:19.035.